国家卫生健康委员会"十四五"规划教材

全国高等学校教材

供本科护理学类专业用

护理学导论

第 5 版

主　编　李小妹　冯先琼

副主编　李　昆　王爱敏

编　者　（按姓氏笔画排序）

丁亚媛（南京中医药大学护理学院）　　　　　尼春萍（空军军医大学护理系）

于明明（北京大学护理学院）　　　　　　　　刘　芳（陕西中医药大学护理学院）

马晓璐（中国医科大学护理学院）　　　　　　李小妹（西安交通大学护理学系）

王　涛（海南医学院国际护理学院）　　　　　李　昆（吉林大学护理学院）

王　婧（西安交通大学护理学系）（兼秘书）　张京慧（中南大学湘雅医院）

王爱敏（青岛大学护理学院）　　　　　　　　陈美静（福建医科大学护理学院）

叶旭春（海军军医大学护理系）　　　　　　　郭　茜（西安交通大学护理学系）（兼秘书）

冯先琼（四川大学华西护理学院 / 四川大学华西　储爱琴（中国科学技术大学附属第一医院

　　　　医院）　　　　　　　　　　　　　　　　　　安徽省立医院）

人民卫生出版社

·北　京·

图书在版编目（CIP）数据

护理学导论/李小妹，冯先琼主编. —5 版. —北
京：人民卫生出版社，2021.12（2024.11重印）

ISBN 978-7-117-32533-2

Ⅰ.①护… Ⅱ.①李…②冯… Ⅲ.①护理学–医学
院校–教材 Ⅳ.①R47

中国版本图书馆 CIP 数据核字（2021）第 242323 号

人卫智网	www.ipmph.com	医学教育、学术、考试、健康， 购书智慧智能综合服务平台
人卫官网	www.pmph.com	人卫官方资讯发布平台

护理学导论

Hulixue Daolun

第 5 版

主　　编：李小妹　冯先琼
出版发行：人民卫生出版社（中继线 010-59780011）
地　　址：北京市朝阳区潘家园南里 19 号
邮　　编：100021
E - mail：pmph @ pmph.com
购书热线：010-59787592　010-59787584　010-65264830
印　　刷：天津市光明印务有限公司
经　　销：新华书店
开　　本：850×1168　1/16　印张：20
字　　数：592 千字
版　　次：1999 年 9 月第 1 版　　2021 年 12 月第 5 版
印　　次：2024 年 11 月第 7 次印刷
标准书号：ISBN 978-7-117-32533-2
定　　价：65.00 元

打击盗版举报电话：010-59787491　E-mail：WQ @ pmph.com
质量问题联系电话：010-59787234　E-mail：zhiliang @ pmph.com

第七轮修订说明

2020年9月国务院办公厅印发《关于加快医学教育创新发展的指导意见》(国办发〔2020〕34号),提出以新理念谋划医学发展、以新定位推进医学教育发展、以新内涵强化医学生培养、以新医科统领医学教育创新,并明确提出"加强护理专业人才培养,构建理论、实践教学与临床护理实际有效衔接的课程体系,加快建设高水平'双师型'护理教师队伍,提升学生的评判性思维和临床实践能力。"为更好地适应新时期医学教育改革发展要求,培养能够满足人民健康需求的高素质护理人才,在"十四五"期间做好护理学类专业教材的顶层设计和规划出版工作,人民卫生出版社成立了第五届全国高等学校护理学类专业教材评审委员会。人民卫生出版社在国家卫生健康委员会、教育部等的领导下,在教育部高等学校护理学类专业教学指导委员会的指导和参与下,在第六轮规划教材建设的基础上,经过深入调研和充分论证,全面启动第七轮规划教材的修订工作,并明确了在对原有教材品种优化的基础上,新增《护理临床综合思维训练》《护理信息学》《护理学专业创新创业与就业指导》等教材,在新医科背景下,更好地服务于护理教育事业和护理专业人才培养。

根据教育部《关于加快建设高水平本科教育 全面提高人才培养能力的意见》等文件要求以及人民卫生出版社对本轮教材的规划,第五届全国高等学校护理学类专业教材评审委员会确定本轮教材修订的指导思想为:立足立德树人,渗透课程思政理念;紧扣培养目标,建设护理"干细胞"教材;突出新时代护理教育理念,服务护理人才培养;深化融合理念,打造新时代融合教材。

本轮教材的编写原则如下:

1. 坚持"三基五性" 教材编写坚持"三基五性"的原则。"三基":基本知识、基本理论、基本技能;"五性":思想性、科学性、先进性、启发性、适用性。

2. 体现专业特色 护理学类专业特色体现在专业思想、专业知识、专业工作方法和技能上。教材编写体现对"人"的整体护理观,体现"以病人为中心"的优质护理指导思想,并在教材中加强对学生人文素质的培养,引领学生将预防疾病、解除病痛和维护群众健康作为自己的职业责任。

3. 把握传承与创新 修订教材在对原有教材的体系、编写体裁及优点进行继承的同时,结合上一轮教材调研的反馈意见,进一步修订和完善,并紧随学科发展,及时更新已有定论的新知识及实践发展成果,使教材更加贴近实际教学需求。同时,对于新增教材,能体现教育教学改革的先进理念,满足新时代护理人才培养在知识结构更新和综合能力提升等方面的需求。

4. 强调整体优化 教材的编写在保证单本教材的系统和全面的同时,更强调全套教材的体系性和整体性。各教材之间有序衔接、有机联系,注重多学科内容的融合,避免遗漏和不必要的重复。

5. 结合理论与实践　针对护理学科实践性强的特点,教材在强调理论知识的同时注重对实践应用的思考,通过引入案例与问题的编写形式,强化理论知识与护理实践的联系,利于培养学生应用知识、分析问题、解决问题的综合能力。

6. 推进融合创新　全套教材均为融合教材,通过扫描二维码形式,获取丰富的数字内容,增强教材的纸数融合性,增强线上与线下学习的联动性,增强教材育人育才的效果,打造具有新时代特色的本科护理学类专业融合教材。

全套教材共 59 种,均为国家卫生健康委员会"十四五"规划教材。

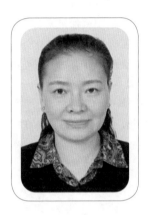

李小妹,教授,博士研究生导师,西安交通大学护理学系主任,美国护理科学院院士,陕西省教学名师。教育部医学专业学位研究生教育指导委员会委员,教育部高等学校护理学类专业教学指导委员会委员,教育部护理专业认证工作委员会副主任委员,中国心理学会护理心理学专业委员会副主任。中华护理学会护理教育专业委员会副主任委员,全国高等学校护理学类专业教材评审委员会副主任委员,多本国内外杂志副主编或编委,陕西省护理学会副理事长等。

主要研究领域为心理护理及慢病管理。获得国家自然科学基金会、世界卫生组织、美国中华医学基金会(CMB)、欧盟等国内外组织多项资助,资金共 1 300 余万元。发表专业论文 160 余篇,其中 SCI 论文 25 篇,主编/副主编规划教材 14 本,专著 5 本,译著 7 本。

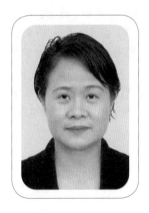

冯先琼,教授,硕士研究生导师,四川大学华西护理学院教授,四川省卫生厅学术技术带头人。Sigma Theta Tau International Honor Society of Nursing 会员,美国护士协会和中华护理学会会员,曾任美国华裔护士协会秘书长,四川省护理学会常务理事等。

从事护理工作三十多年,主要研究方向为护理教育、护理管理、脆弱人群护理与灾害护理。发表护理专业论文 100 多篇,其中 SCI 和 Medline 论文 16 篇;主编/副主编护理论著 7 部,主审 2 部,参编 8 部;主持并负责包括美国高校教师发展基金、亚洲老年护理培训中心、四川省科技厅、成都市科技局等资助的研究课题 10 多项。受邀担当多本国际性护理杂志如 *International Nursing Review*,*Worldview on Evidence-based Nursing* 等审稿专家。任《中华护理杂志》《中国护理管理》等杂志编委。

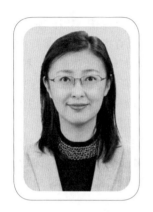

李昆，教授，博士研究生导师，吉林大学护理学院副院长，美国加州大学访问学者，社会医学与卫生事业管理博士后。兼任中国康复医学会康复护理分会委员，吉林省护理学会康复分会副主任委员，吉林省护理学会教育分会副主任委员等职务。

主要研究方向为社区与老年护理，发表论文 60 余篇，其中 SCI 论文 30 余篇。副主编/参编国家规划教材及专著 6 部，主持《护理学导论》获得吉林省精品在线开放课程。受邀担任多个国际期刊如 *BMC Medicine*，*Journal of Nursing Management*，*Journal of Clinical Nursing* 等审稿专家。

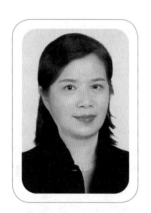

王爱敏，教授，博士研究生导师，青岛大学护理学院院长。中华护理学会护理教育工作委员会委员，全国高等学校护理学类专业教材评审委员会委员，山东省本科教育教学指导委员会护理学类专业教育指导委员会秘书长。《国际护理学杂志》副主编。

主要研究方向为临床护理、老年与社区护理。近年来，主持完成省级高等学校教育教学改革项目 7 项，获得省级教育教学成果 3 项。副主编国家级教材 7 部。

护理学导论是引导学生明确护理学基础理论及学科框架，了解专业核心价值观及其发展趋势的一门重要专业基础课。本课程设置目的是让学生在护理专业学习的入门阶段，全面了解护理学的专业内涵及特点、专业核心价值体系、主要学科知识及课程体系、专业与社会经济发展的关系等内容，为全面培养学生的基本专业素质、提高学生独立思考、独立解决护理专业问题及创造性思维能力奠定良好的基础。本课程的知识概念、基本理论原理、科学思维和工作方法等也将为后续课程的学习提供必要支撑。本教材自 1999 年 5 月首次出版以来，在全国本科院校普遍使用，教材质量得到了广大师生的一致好评。

按照全国高等学校护理学类专业教材评审委员会所制订的第七轮本科教材编写整体规划及要求，以及本课程在护理学专业本科课程体系中的特殊地位与功能，本教材在充分调研前期教材使用情况的基础上，吸收第 4 版教材优点，引入了国内外同类最新教材的新知识，增加及更新了许多重要的学科知识点，突出介绍了护理专业的基础理论、基本思维及工作方法，同时也删除了一些陈旧的知识点。

在取材范围上，充分考虑了在目前大健康背景下，公众对护理的需求，在内容的选择及安排上介绍了当前护理学中先进的专业思想、理论及学科框架，主要围绕人的健康及护理学概念的基本内涵，按照概述、健康、人及护理四个模块来组织课程内容。本教材的主要内容包括护理学的发展及基本概念、健康与疾病、需要与关怀、文化与护理、护患关系与人际沟通、生命历程中的身心发展、压力学说及其在护理中的应用、护理程序、护理理论及模式、护理科学思维方法与决策、健康管理与健康教育、临终关怀、护理伦理、护理专业中的法律问题及护理职业生涯规划共 15 章。在篇幅的选择上，考虑到多数院校护理学导论课时相对较少，在编写过程中，力求从实际出发，内容及文字简明、详略得当，安排合理，重点突出。

每章章首加入了"开卷有益"，以提高学生学习本章内容的兴趣；在每章开始前列出学习要求，学生能从正文中找到相应的学习内容；其次，以 Box 的形式加入了"知识拓展""案例与思考""科学证据""他山之石"等内容，以拓展学生的思维；再次，在每章数字内容中设有中英文小结，对本章内容进行简要归纳总结，以强化学生的学习。

本教材在编写过程中，得到了各位编者及所在单位的鼎力支持、真诚合作，在此表示衷心的感谢！同时也感谢前 4 版教材的主编和编者的辛勤劳动成果。

由于能够参考与收集的资料有限，加之编者知识水平的限制，本教材难免会有疏漏之处，敬请使用本教材的各位老师、同学及护理界同仁不吝指教，以使本教材能够日臻完善。

李小妹　冯先琼

2021 年 10 月

NURSING

目录

NURSING

第一章

护理学的发展及基本概念

01章 数字内容

学 习 目 标

- **认识与记忆：**

1. 阐述国内外护理学发展的历史。

2. 简述护理学的发展过程及每个阶段的发展特点。

3. 列出 3 个以上南丁格尔对护理学发展的贡献。

4. 能准确说明护理专业的工作范畴。

- **理解与分析：**

1. 说明护理学四个核心概念的 3 个演变过程及每个过程的特征。

2. 分析近代、现代护理发展的各个重要阶段,比较每个阶段护理发展的主要特点。

3. 举例说明几个重要的护理组织对护理学概念的阐述及护理专业的特点。

4. 准确理解专业护士的角色要求。

- **综合与运用：**

1. 从护理专业的发展趋势,讨论未来护士角色的演变趋势。

2. 通过文献查阅,说明未来国内外护理的发展问题及主要发展目标。

3. 从专业发展的角度,说明护士的素质要求。

开卷有益

可否记得这样的场景,当你或家人生病住院时,在普通病房、重症监护室,是谁24小时守护在你的身边,用其专业知识、技能及专业关怀在帮助患者康复? 你一定会说:医护人员! 作为将来护理专业的从业人员,你一定想知道这个专业的框架、内涵及要求。护理学导论是你踏入护理学专业大门接触的第一门护理学专业课程,也将是你为自己人生书写守护健康、关爱他人的第一步。从此以后,你将经历人生的多个首次:穿上白大褂时的骄傲与向往,对患者进行第一次护理操作时的紧张与无措,成功抢救患者时的自豪与满足。你将学习一门既崇高又神秘,既古老又年轻,与人类健康密切相关,被世人称为"白衣天使"的专业——护理学。你也一定想知道,这个专业学什么? 怎么学? 毕业后做什么? 专业发展前景如何?

护理学既是一门科学,也是一门艺术。从科学的角度分析,护理学是一门以自然科学与社会科学为理论基础,研究有关预防保健、疾病治疗及康复过程中护理理论、知识、技术及其发展规律的综合性应用科学。护理学的内容及范畴涉及影响人类健康的生物、社会、心理、文化及精神等各个方面因素,其研究方法是应用科学的思维方法对各种护理学现象进行整体研究,以探讨护理服务过程中各种护理现象的本质及规律,并形成具有客观性及逻辑性的科学。从艺术的角度讲,护理也是一门涉及各种护理行为及护理技术的应用艺术。本章将以发展的眼光,概述护理学的发展历史、相关概念以及护士的角色素质要求等内容,目的是使学生对护理专业有全面的了解。

第一节　护理学的形成与发展

护理学的形成及发展与人类文明及健康需要密切相关。在不同的历史发展时期,护理专业不断进步以适应当时社会对护理实践的需求。回顾历史,才能更好地了解专业发展过程,明确专业发展方向,准确预测未来的发展趋势,更好地满足社会对护理专业服务的需求,增进人们的健康水平。本节按照现代护理学的发展过程分别阐述国内外护理发展概况。

一、国外护理学的形成及发展过程

护理学(nursing science)是最古老的艺术,也是最年轻的专业之一。地球上自有了人类,就有了生、老、病、死的问题,而人类为解除或减轻自身的痛苦及疾病发展了护理学专业。因此,护理学经过了漫长的历史发展时期,每个时期的护理特点都带有当时科学发展的烙印,受生产力水平和生产关系的影响,具有其特定的时代及历史背景。

19世纪中叶以前,全球各国没有正规的护理专业,医院也很少,医疗与护理没有明显的区别,治疗与护理全部以人对自然的理解来处理。护理在当时没有科学的内容,也不必接受正规教育。19世纪以前的护理发展主要分为以下几个阶段:

（一）早期护理

1. 公元前后的护理　自从有了人类就有了护理活动,但早期医学及护理并无科学依据。当时医、药、护不分,医师一人兼任医生、药剂师及护士的工作,这种情况持续了数千年。因此,当时的护理记录主要是对一些文明古国的医疗及护理发展的记录。

（1）埃及:是世界最古老的文明国家之一。曾有医生提出了王室尸体的防腐保存法,这种方法是用来埋葬尸体及制作木乃伊,是尸体防腐、尸体包裹,即绷带包扎术的创始。受此影响,人们逐步开始研究人体。当时埃及人已经能够应用各种草药、动物及矿物质制成丸、膏等制剂来治疗疾病;通过饮食及卫生来预防疾病的传播;同时也有了应用一些护理技术,如催眠术、止血、伤口缝合以及用催吐、灌肠净化体内以维持健康的记载。但总体来看,当时医、药、护不分,护理工作主要由妇女承担,为患者及老人提供护理。

(2)希腊:医学之父希波克拉底(Hippocrates,公元前460—公元前370)将医学引入科学发展的轨道,使公元前的6—公元前4世纪成为医学早期的黄金时代,他主张从事医疗的人应以观察、诊断、记录等方法探求疾病的原因,然后对症治疗。他用哲学推理的方法思考疾病的成因,提出了"四元素"和"体液学说",并教会了人们应用冷、热、泥敷法等护理技术。希波克拉底书写的医学誓言至今仍被许多国家尊为医学道德的典范。

(3)罗马:罗马帝国最富有的家族法米利亚(Farmilia)家族创建了私人医院;罗马医生伽伦(Galenos)以人体解剖的医学观点,创造了独特的医学体系;罗马人在当时非常注意环境、个人卫生及人的保健,如供应清洁的饮水、修建浴室、修建大型的体育场所等,可以看成是预防疾病及促进健康的早期阶段。

(4)印度:印度建立了东方最早的医院之一,并培养医护人员,重视疾病的预防,成立了类似现在的健康治疗小组,成员包括医生、护士、药剂师等人,每个人的职责分明,共同承担预防及治疗疾病的任务。当时由于妇女不能外出工作,由男性承担护士工作,可以看成是最早的"护士"。当时对这些男护士的要求为身体健康、勤劳善良、忠于职守、具有照顾患者的技能,能满足患者的需要,遵从医生等。

2. 公元初期的护理(公元1—500年) 自公元初年以后,从事护理工作的主要是有慈善之心的女性,她们没有接受过正规的护理训练,但出于博爱的宗旨,以认真的态度护理患者,此阶段可以看成是护理的最初阶段。当时西方建立了许多医院、救济院、孤儿院、老人院等机构,由女性来访问患者。公元400年,各类护理团体开始陆续成立,使护理组织化、社会化。其中重要的影响人物有菲碧(Phoebe)、玛赛拉(Marcella)、菲毕奥拉(Fabiola)及波拉(Paula)等人。

3. 中世纪的护理 此阶段医学及护理学的发展极为落后,人们被疾病、战争及天灾所困扰,医院条件极为简陋,没有明确的分科,各科疾病混杂在一起,机构设置杂乱无章,管理混乱。当时由于战争连年,伤病员大量增加,因此需要随军救护人员。战争中一些志同道合的人组成救护团,男团员负责运送伤病员和难民,女团员负责在医院里护理患者。战争导致伤员人数增加,伤员的大量增加,促进了护理人员数量的大幅增加。在战争之外的欧洲各国,普遍建立了小型的医院,护理工作主要由机构的女性承担。护理逐渐从家庭式的自助与互助模式向规模化、社会化及组织化的方向发展。

当时的护理工作环境主要为一般的医疗机构。护理的重点是改变医疗环境,包括改变采光、通风及空间的安排等。护理除了重视医疗环境的改善外,也重视护士的训练、护理技术的发展、在岗教育、对患者的关怀、工作划分等方面。但护理培训及实践内容很不正规,也没有足够的护理设备,伤病员的死亡率很高。

4. 文艺复兴时期的护理 从14世纪开始的文艺复兴,其核心是以人为中心,肯定了人的尊严、价值及其自然性,医学等领域有了很大的发展及进步,出现了一批医学科学家。如比利时的安德烈亚斯·维萨留斯(Andreas Vesalius,1514—1564)医生写出了第一部人体解剖学专著。随后,英国的威廉·哈威(William Harvey,1578—1657)发现了血液循环的原理。从此,近代医学开始朝着科学的方向发展,并逐渐演变成了一门独立的专业。而护理工作仍然停留在中世纪的状态,护理事业落入了长达200年的黑暗时期。护士基本没有接受过正规的护理训练,也缺乏护理经验、工作热情及爱心,服务态度恶劣,护理工作几乎陷入了瘫痪的状态。直到1576年,开始出现受过一定培训的从事护理工作的社会团体,其成员深入群众,为病弱者提供护理服务,深受人们的欢迎,也使护理逐渐成为一种既能帮助患者,也能谋生的职业。

（二）现代护理学的发展历程

19世纪后期,由于科学的发展及医学的进步,医院数量不断增加。加上天花的大流行及英国殖民地内部战争,社会对护理的需求不断增加。在此背景下,欧洲相继开设了一些护士训练班,护理的质量及地位有一定的提高,护理的内涵也有了一定的科学性。1836年,德国牧师西奥多·弗里德尔(Theorder Fliendner,1804—1864)在莱茵河畔的凯撒斯韦特城(Kaiserswerth)招收身体健康、品德优良的教会女执事进行护理训练,要求护士统一着装,穿蓝袍,戴白帽,训练课程及方法包括授课、医院实习、家庭访视,被视为世界上第一个较为正规的护士训练班。1850年南丁格尔曾经在此学习。这一时期德国、英国和瑞士都开办了不同形式的护士训练机构或学校,但并未形成系统化的护理教育,也没有完善的护理实践体系。直到19世纪中后期南丁格尔在英国开始了正式的护理教育及实践,开创了全新的现代护理教育与实践体系。

1. 南丁格尔时期　19世纪中叶,佛罗伦斯·南丁格尔(Florence Nightingale,1820—1910)首创了科学的护理专业,发展了以改善环境卫生、促进舒适和健康为基础的护理理念,使护理学逐步走上了科学的发展轨道及正规的教育渠道。国际上称这个时期为南丁格尔时期(Nightingale period),这既是护理学发展的一个重要转折点,也是现代护理学的开始。

南丁格尔1820年5月12日出生于意大利的佛罗伦萨,其家庭为当时英国的名门望族。她从小受到了良好的教育,精通英、法、德、意大利、希腊及拉丁语,并擅长数理统计。母亲仁慈的秉性对她有很大影响,她少女时代就表现出很强的慈爱心,乐于助人,接济贫困人家。长大之后经常去看望附近村庄里的穷苦患者和亲友中的病弱者。

当时在英国从事护理工作的还有一些为了生计的贫困妇女,这些从事护理工作的女性社会地位低。南丁格尔不顾家庭的阻挠和社会舆论的压力,毅然决定去做护士。她曾经到法国、德国、希腊等地考查这些国家的护理概况,充实自己的阅历,坚定了立志于护理事业的决心。她自学相关护理知识,积极参加一些医学社团关于社会福利、儿童教育及医院设施的改善等问题的讨论。在1850年去德国的凯撒斯韦特参加护士训练班期间,她认真考察了当时英国、法国、德国的护理工作。

1853年,她又去法国学习护理组织工作。回国后,她被任命为英国伦敦妇女医院的院长,她强调新鲜的空气、舒适安静的环境对服务对象恢复健康的重要性。但当时的护理工作仍以家务劳动及生活护理为主。

1854—1856年,英、法等国与俄国爆发了克里米亚战争,英军的医疗救护条件非常落后,当时在战场上浴血奋战的英国士兵由于得不到合理的救护而大批死亡,伤员的死亡率高达42%,引起了英国民众的强烈不满。南丁格尔得知后,立即去函当时的英国陆军大臣,要求护士奔赴前线。1854年10月,南丁格尔被任命为"驻土耳其英国总医院妇女护士团团长",率领38名护士克服重重困难,顶住前线医院人员的抵制及非难,凭着对护理事业执着的追求及抱负,自愿到前线救护伤病员。

南丁格尔在前线医院充分显示了自己各方面的才能,她利用自己的声望及威信,用自己募捐的3万英镑为医院添置药物及医疗设备,改善了战地医院的环境及条件,并改变了医院的组织结构。清洗患者伤口,消毒物品,消除虫害,以维持清洁;改善伤员膳食,以增加营养;建立阅览室和游艺室,以调剂士兵的生活;重整军中邮务,方便士兵与家人通信,兼顾伤员身心两方面的需求;建立护理巡视制度,夜以继日地工作以解除伤病员的身心痛苦。她的积极服务精神赢得了医护人员的信任和伤员的尊敬,士兵们称颂她为"提灯女神(the lady of lamp)""克里米亚天使"。

由于她和其他护士的努力,在短短的半年时间内,战地医院发生了巨大的变化,伤员死亡率迅速下降到 2.2%。其工作效率及效果被英国媒体报道后，不仅震动了英国社会各阶层，而且也改变了人们对护理的看法。英国政府及皇室授予她勋章、奖品及奖金以表彰她的贡献。经过克里米亚战争的护理实践，南丁格尔更加坚信护理是一门科学，从教育、培训、临床及管理多方面开创了护理的先河。她终身未婚，将自己的一生都奉献给了护理事业。

为了表彰南丁格尔对护理事业的贡献，国际护士会于 1912 年将南丁格尔的诞生之日即 5 月 12 日定为护士节，并成立了南丁格尔国际护士基金会，此基金主要为各国的优秀护士提供继续学习的奖学金。在南丁格尔逝世后第二年，国际红十字会正式确定颁发南丁格尔奖章，这是国际护士的最高奖项，我国护理前辈王琇瑛于 1983 年获得了第 29 届南丁格尔奖章，是我国第一位获奖者，从 1983 年至 2020 年我国已有 80 名护理工作者获此殊荣。1939 年 7 月，国际护士会正式成立南丁格尔国际纪念基金会，以帮助世界各国护理事业的发展。

南丁格尔对护理发展的贡献概括为以下几个方面：

（1）为护理向正规的科学化方向发展提供了基础：南丁格尔提出的护理理念为现代护理的发展奠定了基础，她认为护理是一门艺术，并有其组织性、实践性及科学性。她也确定了护理学的概念和护士的任务，提出了公共卫生的护理思想，重视患者的生理及心理护理，并发展了自己独特的护理环境学说。同时，由于她的努力，使护理逐渐摆脱了教会的控制而成为一门独立的专业。

（2）著书立说，阐述其基本护理思想：在 1858 年及 1859 年分别写了《医院札记》（Notes on Hospital）及《护理札记》（Notes on Nursing）。在《医院札记》中，她阐述了自己对改革医院管理及建筑方面的构思、意见及建议。在《护理札记》中，她以随笔的方式阐明了自己的护理思想及对护理的建议，如环境、个人卫生、饮食对患者的影响等多方面的阐述。同时，她先后发表了一百多篇护理论文，答复了上千封各地的读者来信。

（3）致力于创办护士学校：南丁格尔坚信护理工作是一门正规的职业，必须由接受过正规训练的护士担任。1860 年，南丁格尔用英国政府在克里米亚战争后给自己的奖金，加上随后的募捐，在英国伦敦的圣多马医院（St Thomas' Hospital）开办了全世界第一所护士学校，命名为南丁格尔护士训练学校（Nightingale Training School for Nurses）。学校的办学宗旨是将护理作为一门科学的职业，采用了新的教育体制及方法来培养护士。从 1860 年至 1890 年，该校共培养护理学专业学生 1 005 名，她们在工作中弘扬南丁格尔精神，推行护理改革，创办护士学校，使护理工作有了崭新的面貌。该校的办学模式、课程设置及组织管理模式为欧亚大陆许多护士学校培养模式提供了指南，促进了护理教育的迅速发展。

（4）创立了一整套护理制度：这套制度首先提出护理要采用系统化的管理方式，强调在设立医院时必须先确定相应的政策，使护士担负起护理患者的责任，并要适当授权，以充分发挥每位护士的潜能。要求护士必须受过专门的培训。在护理组织的设立上，要求每个医院必须设立护理部，并由护理部主任来管理护理工作。同时也制订了医院设备及环境方面的管理要求，提高了护理工作效率及护理质量。

（5）其他方面：强调护理伦理及人道主义护理观念，要求平等对待每位患者，不分信仰、种族、贫富，给患者平等的护理；注重了护士的训练及资历要求等。

目前西方学者从历史及哲学角度对护理学的发展历史进行了多方面深入研究，对南丁格尔在护理学发展过程中的贡献也有一定的争议。有些学者认为南丁格尔是现代护理学的奠基人，对护理学的发展具有不可替代的作用。而有些学者却认为正是南丁格尔当时护理理念的不完善，才使护理专业的发展出现很多难以逾越的障碍。

2. 现代护理的发展历程　从 19 世纪开始，现代护理学的发展历程，与各国的经济、文化、教育、妇女地位及人民生活水平的发展有很大的关系。现代护理学从职业向专业发展的历程，主要表现为

Note:

以下几个方面：

（1）建立完善的护理教育体制：自1860年后，欧美许多国家的南丁格尔式的护士学校如雨后春笋般出现。如在美国，1901年约翰霍普金斯大学开设了专门的护理课程；1909年明尼苏达大学率先开始高等护理教育；1917年哥伦比亚大学师范学院率先开展5年制的护理教育，1924年耶鲁大学首先成立护理学院，学生毕业后取得护理学士学位，并于1929年开设硕士学位；1964年加州大学旧金山分校开设了第一个护理博士学位课程；1965年美国护士协会提出凡是专业护士都应该有学士学位。期间，世界其他国家及地区也创建了许多护士学校及护理学院，使护理教育形成了多层次而完善的教育体制。

（2）护理向专业化方向发展：由于护理教育的不断完善，受过高等教育的护士对护理理论的研究及探讨不断深入，对护理科研的重视及投入不断增加，各种护理专业团体逐步形成。护理作为一门为人类健康事业服务的专业，得到了进一步的发展及提高。

（3）护理管理体制的建立：从南丁格尔以后，世界各国都相继应用南丁格尔的护理管理模式，并将管理学的原理及技巧应用到护理管理中，强调了护理管理中的人性化管理，并指出质量管理是护理管理的核心。同时护理管理要求更加具体及严格，如美国护理协会对护理管理者有具体的资格及角色要求。

（4）临床护理分科：从1841年开始，特别是第二次世界大战结束以后，随着科技的发展及现代治疗手段的进一步提高，西方护理专科化的趋势越来越明显，要求也越来越高，如在美国除了传统的内、外、妇、儿、急症等分科外，还出现了重症监护、职业病、社区及家庭等不同分科的护理。

（三）重要的国际性及西方国家性护理专业组织及刊物

1. 国际护士会（International Council of Nurses，ICN） 国际护士会是世界各国自治的护士协会代表组织的国际护士群众团体，于1899年在英国伦敦成立，当时参加的代表有美、英、加拿大、新西兰、芬兰、荷兰、丹麦等国的护士，第一任会长为毕业于英国皇家医院护士学校的艾丝尔·贝德福·芬威克（Ethel Bedfore Fenwick，1857—1947）。国际护士会是最早的国际组织之一，其目的是促进各国护士的交流，使各国护士能够彼此沟通，加强联系，增进友谊并能共同为促进人们的健康、预防及治疗疾病、努力发展护理事业做出贡献。

国际护士委员会于1900年7月在伦敦召开会议，起草章程并正式定名为国际护士会。1901年在美国召开了第一届国际护士大会，并确定每4年在不同的国家召开大会。中华护士会于1922年加入国际护士会，依照加入顺序排名为第11位。目前国际护士会有会员国111个，会员140多万人。国际护士会1899年成立时会所在伦敦，1925年迁到日内瓦，后又由于多种原因将会所迁到英国、美国等地，1966年重新迁到日内瓦至今。

国际护士会的宗旨为：①推动各国的健康服务，提高护理学术标准；②改革护理教育的设施，扩大护理服务的范围；③通过改善护士的职业、社会及经济条件以提高护士的地位；④与相关的卫生机构及组织合作；⑤强调护士应尽自己公民的职责；⑥发展护士间的国际合作及友谊。

国际护士会的任务为：①提高护理教育水平，培养合格的护士；②协助各国护士发展其全国性的护理组织；③充当各国护士的代言人；④改善护士的福利状况及社会地位。

2. 主要的国际护理刊物 1900年《美国护理杂志》（*American Journal of Nursing*）创刊，1952年《护理研究杂志》（*Nursing Research*）创刊。国际护士会的正式刊物为1926年出版发行的《国际护士报》（*International Nursing Report*）。现在主要的护理刊物包括：《国际护理研究杂志》（*International Journal of Nursing Studies*）、《高级护理杂志》（*Journal of Advanced Nursing*）、《护理学新进展》（*Advances in Nursing Science*）、《护理展望杂志》（*Nursing Outlook*）、《北美护理杂志》（*Journal of North American Nursing*），以及内、外、妇、儿、精神、心理、社区、急诊护理等专业性的杂志。

二、中国护理的发展概况

我国现代护理学起源于半殖民半封建社会,历经国民革命、抗战时期、解放战争、社会主义初期和改革开放时期,护理事业获得了长足的发展,特别是近年来,展现出了蓬勃发展、欣欣向荣的新局面。

(一)中国古代护理的产生及发展

作为四大文明古国之一,中国的医药学为人类的医药发展作出了杰出的贡献。中国传统医学的特点是将人看成一个整体,建立了自己独特的理论体系及治疗方法,医、护、药不分,强调护理及休养的重要性。在中国古代医学书籍中记载了许多护理知识及技术的内容。如《黄帝内经》中提到疾病与饮食调节、心理因素、环境和气候改变的关系,并谈到了要"扶正祛邪",即加强自身的抵抗力以防御疾病,同时也提出了"圣人不治已病而治未病"的预防观点。孙思邈《备急千金要方》中提出了凡衣服、巾、枕等不与别人通用的预防观点,并创造了以葱叶去尖、插入尿道的导尿疗法。但当时的这些医学观点都没有将护理单独提出。

(二)中国近代护理

1. 早期西方医学的传入及影响　西方医学在中国的传播从唐朝开始,当时就有景教徒在华行医的记录。明末清初,一些来华的传教士在行医的同时,也翻译了少量的医学书籍。19世纪初,西方医学已经发展到以实验科学为特征的阶段,一批英美传教士在广州、澳门等地传教行医,并训练了一些中国助手。

2. 鸦片战争以后西方医学与护理学的传入及影响(1840—1915年)　1840年以后,西方医学与护理学传入我国,一些医院和学校相继建立。当时的医院环境、护士的服装、护理的操作规程及护士学校的教科书受此影响,许多学校上课及实习均使用英语。

1835年广东建立了第一所西医医院,后以短期训练班的方法培养护士。1887年,第一名在中国开办护理教育的美国护士伊丽莎白·麦克奇尼(Elizabeth Mckechnie,1845—1939)在上海首家教会妇孺医院上海西门妇孺医院(Margaret Williamson Hospital)开办护士训练班。1888年,美国人埃拉·约翰逊女士(Ella Johnson)在福州成立了中国第一所护士学校。1900年,汉口普爱医院成立了一所护士学校,并由该院的医护人员合编了一本《护理技术》为教材,进行为期3年的训练。1907年,中国第一名女医生金雅梅在天津开设医科学校,并培养护士。1908年8月,天津海关拨银2万两,由长芦盐运使司主管,在天津创办了近代中国第一所公办护士职业学校——北洋女医学堂。1915年,上海仁济医院也正式创办了护士学校。

尽管当时我国各地相继成立了许多护士学校,但大多数以教会学校或医院为基础,中国的公立学校很少。学校的设备简陋,缺乏图书馆、实验室、自修室、标本室等基本的教学设施,也没有专职教师,缺乏统一的教学标准及统编教材。学生的人数很少,教学水平低下,教学方法为学徒制,操作为主,理论为辅,学生多数以半工半读的方式接受护理教育。

1914年当时第一届全国护士会员代表大会结束前开始了护士学校的注册工作,并以此为契机规范护理教育。1915年开始在全国范围内实施护士毕业会考。会考合格的毕业生,有资格从事护理工作。

3. 中国近代护理的发展(1915—1937年)　1915年美国洛克菲勒基金会下属的罗氏基金会(即美国中华医学基金会China Medical Board的前身)出资购买了北京协和医学堂,后经扩充改造后更名为北京协和医学院(Peking Union Medical College,PUMC)。1919年美国护士沃安娜(Anna Dryden Wolf,1890—?)被派遣到中国筹办协和护士学校,1920年9月28日协和高等护士专科学校顺利开学,是中国第一所具有本科水平的护士学校。学校的办学宗旨是培养一流的护理精英;校训是"勤、慎、警、护",以金字蓝底刻在校徽上;学生入学标准高,招收高中毕业生;要求必须有两年的大学预科背景,且只招收全国有协作关系的大学护理预科如燕京大学、金陵女子文理学院、东吴大学、岭南大学、齐鲁大学五所大学中必修课成绩优良的学生;学制 3~4 年。学生实行淘汰制,学习 1 年后,如校方认为不适于从事护理工作或学习成绩不达标,会令其退学。学生毕业后发给护士文凭。自 1920—1951 年,协和高等护理专科学校为国家培养了 263 名高等护理人才,创造了属于那个时代我国高等护理教育的辉煌。

1932 年,中国的第一所正规的公立护士学校在南京成立,学制 3~4 年。1934 年 12 月,国民政府教育部成立中央护士教育委员会,将护士教育定为高级护士职业教育。该委员会制定了护理教育课程设置标准、教材大纲等标准,并要求全国护士学校向教育部办理相关的登记手续。

1936 年,当时的卫生部开始管理护士注册事宜。要求护理学校的学生毕业后参加护士会考,会考及格者发给证书,然后经注册后领取护士证书。

4. 抗日战争到全国解放（1931—1949 年） 九一八事变至解放前,我国护理的主要发展历史为:

（1）在解放区:延安解放区的护士在十分简陋和艰苦的条件下,克服重重困难及阻力,出色地完成了救治伤病员的任务。很多知识分子奔赴延安,开办医院,并在医院培养护士。同时也有许多国际医学护理界的友人来华支援中国人民的抗日战争。

（2）在国民党统治区:日军占领地的许多护校被日本人接管或关闭。一些护校迁到后方继续培养人才。如协和医学院护校的教师在校长聂毓婵的带领下将学校迁到成都,继续培养护理人才。

（3）在日军的占领地:中华护士会总干事田粹励留在了沦陷区,机智地与日军周旋,完整地保存了中华护士总会在南京的会所,并继续坚持进行护士会考及发证等工作,保障了护理教育的质量。

至 1949 年,全国共有 183 所护士学校,3 万多名护士,当时的人口为 6 亿,护士的数量远远不能满足医疗保健及人民健康的需要。

（三）中国现代护理（1949 年—　）

1949 年中华人民共和国成立后,政府接管了公立及私立学校,当时接管的中等卫生学校有 228 所,其中护士学校 126 所,助产士学校 51 所,其他学校 51 所。中华人民共和国成立后中国的卫生事业有了很大的发展,护理事业得到了迅速的发展。特别是 1978 年至今,改革开放政策及人民健康要求的不断提高,护理学术活动活跃,促进了护理事业的蓬勃发展。2011 年 3 月,国务院学位委员会颁布了新修订的科学目录,将护理学从临床医学下的二级学科升为一级学科,为中国护理事业的发展掀开了崭新的一页。

1. 护理教育

（1）多层次的学历教育:1950 年在北京召开了全国第一届卫生工作会议,在此次会议上对护理专业教育进行了统一规划,将护理专业教育列为中级专业教育之一,并规定了护士学校的招生条件,成立了教材编写委员会,出版了 21 本中级护理专业教材,为国家培养了大批中等专业护士。

但我国在 1952 年后取消了高等护理教育,当时的主要目的是为更快、更好地培养护理人才,却在一定程度上导致了护校教师、护理管理人员、科研人员青黄不接,阻碍了我国护理专业的发展。1966—1976 年,护理教育断层,全国几乎所有的护士学校均被停办、解散或被迁往边远地区,校舍及各种教学仪器设备遭到破坏,护理教育基本停滞。直到 1979 年,护校才陆续恢复招生。

1983 年,教育部与卫生部联合召开会议,决定在全国高等医学院中增设护理专业及专修科,恢复了高等护理教育。同年天津医学院(现天津医科大学)率先在国内开设了五年制本科护理专业,学生毕业后获得学士学位。1985 年,首批八所卫生部的重点医科院校开始招收五年制护理专业本科生。

此后其他院校也纷纷开设了四年制或五年制的本科护理专业,据不完全统计,截至 2020 年中国本科护理院系有 276 所,高等卫生职业护理院校有 400 多所。

1992 年北京医科大学(现北京大学护理学院)开始招收护理硕士研究生。1994 年在美国中华医学基金会的资助下,当时的西安医科大学与北京医科大学、中国协和医科大学、上海医科大学、中国医科大学、华西医科大学、湖南医科大学、中山医科大学及泰国清迈大学联合举办护理研究生班,为中国各院校培养硕士毕业的护理人才 123 名。据不完全统计,全国目前已有 72 个护理学一级学科硕士点。2011 年教育部批准护理专业硕士研究生教育,目的是为中国培养更多的应用型高级护理人才,截至 2020 年,有 108 所院校具有护理硕士专业学位授权资格。2004 年第二军医大学等开始招收护理博士研究生,目前全国有 27 所院校陆续获得了护理学一级学科博士点。目前我国已形成了多层次、多渠道的护理学历教育体系。

(2) 岗位教育及继续教育:改革开放以来,各医疗单位陆续对护士进行了岗位教育,教育手段主要采用邀请国内外护理专家讲课、选派护理骨干到国内先进的医院进修学习,以及组织编写有关材料供广大护士学习。

自 1987 年,国家教育委员会、国家科学技术委员会、国家经济委员会、国家劳动人事部、财政部及中国科学技术协会联合发布了《关于开展大学后继续教育的暂行规定》。随后人事部又颁发了相应的文件,规定了继续教育的要求。1996 年,卫生部继续医学教育委员会正式成立。1997 年,卫生部继续教育委员会护理学组成立,标志着我国的护理学继续教育正式纳入国家规范化的管理。1997 年,中华护理学会在无锡召开了继续教育座谈会,制定了护理继续教育的规章制度及学分授予办法,使护理继续教育更加制度化、规范化及标准化。

2005 年 7 月 20 日,卫生部印发了《中国护理事业发展规划纲要(2005—2010 年)》,强调要根据临床专科护理领域的工作需要,有计划地培养临床专业化护理骨干,分步骤在重点临床专科护理领域开展专业护士培训,提高护士队伍专业技术水平;大力发展社区护理,拓展护理服务,提高社区护士队伍的业务素质。2007 年 3 月,卫生部办公厅印发了《社区护士岗位培训大纲》,结合国家大力发展社区卫生服务的有关精神,全国各地卫生厅相继组织开展了专科护士及社区护士的培训工作。2019 年 7 月健康中国行动推进委员会制定并颁布《健康中国行动(2019—2030 年)》,为护理教育及继续护理教育的发展指明了新的方向。

2. 护理管理　1950 年,各医院开始实行科主任负责制,曾一度取消了护理部,使护理质量下降,1960 年又恢复护理部对医院护理工作的管理。但 1966—1976 年,又再次取消了护理部,取消了医护分工,提倡“医护一条龙”等错误做法,使护理管理水平下降。

1986 年,当时的卫生部召开了全国首届护理工作会议,会后公布了《关于加强护理工作领导,理顺管理体制的意见》,其中对各级医院护理部的设置作了具体而明确的规定。各级医院健全及完善了护理管理体制,由护理部负责护士的培训、调动、任免、考核、晋升及奖励等,提高了护士的素质,保障了护理质量。1979 年在《卫生技术人员职称及晋升条例(试行)》中规定护士的主要专业技术职称分为护士、护师、主管护师、副主任护师及主任护师五级,使护理专业具有完善的护士晋升考试制度。2012 年以来,很多医院尝试护士的分级分层管理,使护理管理更上一个新台阶。

3. 临床护理　自 1950 年以来,我国临床护理工作一直受传统医学模式的影响,实行的是以疾病为中心的护理服务。护士主要在医院从事护理工作,医护分工明确,护士为医生的助手,处于从属的地位。临床护理规范以疾病的诊断及治疗为中心而制定。1979 年以后,特别是进入新世纪以后,由于加强了国内外的学术交流,加上医学模式的转变,护士积极探讨以人的健康为中心的整体护理。同时护理的范围也不断扩大,护士开始在社区及其他的卫生机构逐步开展了预防保健及其他护理服务。

Note:

近年来,各种新型护理模式层出不穷,临床护理中重视了系统论、方法论及循证思维,重视了患者问题的特殊性与普遍性,从 2012 年以来,各地陆续开展专科护理服务,例如开展国际造口师、PICC 护士、糖尿病等专业的专科护士培训及服务,并在不断探讨专科护士的培养与使用。在"健康中国2030"背景下,护理临床实践正在向预防、临床及康复等方面进一步拓展与深化。

4. 国内外学术交流及其他方面　1979 年以后,我国护士出国考察、访问及各国护理专家及护士来华讲学或进行学术交流的人数日渐增多。各高等院校的护理系或学院也加强了与国外护理界的学术交流及访问,国家及各地每年选派一定数量的护士去国外进修或攻读学位。近年来,中华护理学会及各省市护理学会举办了很多高规格的国际及国内护理学术会议。这些国际交流缩短了我国护理与国外护理之间的差距,提高了我国的护理教育水平及护理质量。

（四）中国护理学术组织及刊物

1. 中华护理学会（Chinese Nursing Association）　1909 年 8 月 31 日在美国盖仪贞（Nina Diadamia Gage,1883—1946）等六位护士的倡议下,在江西庐山牯岭成立中国护士会（Nurses' Association of China）。会长一职在 1928 年前一直由英、美两国护士轮流担任。从 1928 年开始,由中国护士伍哲英首任,其后都由中国护士担任理事长。1914—1948 年,学会共举行全国护士代表大会 16 届。1949 年之前,全国有 13 个省、市成立了分会。当时的护士总数 32 800 人,护士会员人数达 10 114 人,其中永久会员为 3 500 余人。

中华护理学会曾几易会名。1951 年改为中华护士会,1952 年会所由南京迁到北京。1964 年改为中华护理学会至今。中华护理学会作为护理科技工作者的学术性、群众性团体组织,受中国科协及国家卫生健康委员会(以下简称国家卫生健康委)双重领导。学会的最高领导机构是全国会员代表大会。中华护理学会为促进国内外的护理学术交流及学科建设,提高护士的素质,争取护士的合法权益,完善及健全护理教育体制,推动护理事业的发展作出了巨大的贡献。目前,中华护理学会的地方分会分布在我国 31 个省(自治区、直辖市)以及香港、澳门特别行政区等。

2. 主要刊物　1920 年,《中国护士四季报》在上海创刊,1921 年更名为《护士季报》。1954 年中华护士学会创办《护理杂志》,并在全国发行,1981 年改为《中华护理杂志》沿用至今。我国现有的主要护理杂志除《中华护理杂志》外,还有:International Journal of Nursing Sciences 及《中国护理管理杂志》《中华护理教育》《中国实用护理杂志》《中华现代护理杂志》《护士进修杂志》《护理学杂志》《护理研究》《护理管理杂志》《国际护理学杂志》《国际护理学杂志》等十余种。

第二节　护理学的相关概念及知识体系

护理学的内容及范畴涉及影响人类健康的生物、社会心理、文化及精神等各个方面因素。其基本任务是维护健康、预防疾病、恢复健康及减轻病痛。

一、护理的概念

护理（nursing）一词来源于拉丁文"Nutricius",原意为哺育小儿,它包含保护、养育、供给营养、照顾等。因为从原始时期开始护理儿童的工作多由母亲或其他的妇女担任,这种照顾方式以后扩展到对老人及患者的照顾。早期的护理,是指看护或照护病患。随着社会需求及环境的变化,以及护理专业的不断发展与完善,护理的概念已经涵盖了作为一个卫生服务重要专业的全部内容。从单纯被动执行医嘱和各项技术操作,到应用护理程序对患者实施身心、社会等全方位的连续性、系统性的整体护理。在过去一百多年的时间内,护理的概念经过了以下 3 个阶段的历史演变过程。

（一）以疾病为中心阶段（19 世纪 60 年代—20 世纪 40 年代）

此阶段为现代护理发展的初期,当时医学科学的发展逐渐摆脱了宗教和神学的影响,但是人们对疾病的认识还十分局限,认为疾病是由于细菌和外伤引起的机体结构改变和功能异常,即"有病就是不健康,健康就是没有病"。因此,一切诊疗活动都是以治疗疾病为目的,从而形成了"以疾病为中心"的医学指导思想。受此医学思想的影响,加之护理在当时还没有形成自己的理论体系,协助医生诊断和治疗疾病成为这一时期指导护理工作的基本着眼点。

此阶段的护理特点:护理已成为一门专门的职业,从事护理的人需要接受专门的培训。护理工作的主要内容是执行医嘱和进行各项护理技术操作,护理教育者和管理者都将护理操作技能作为护理工作质量的关键。此阶段没有专门的护理理论和科学体系,但在长期对疾病护理的实践中逐步积累,形成了一套较规范的疾病护理常规和护理技术操作常规。护理的中心是治疗及护理住院患者,护士的主要工作场所是医院。南丁格尔于1859年提出的"护理是让患者处于接受自然作用的最佳环境",代表了这一阶段护理界对护理概念的认识。

"以疾病为中心"的护理是现代护理学发展初期的必然产物,为护理学的进一步发展奠定了基础。然而,"以疾病为中心"的护理观点的致命弱点是"见病不见人",忽视了人的整体性,因而护理从属于医疗,护士成为医生的助手,护理研究领域十分局限,束缚了护理学专业的发展。

（二）以患者为中心阶段（20世纪40—70年代）

二战以后,随着科技的发展及人们生活水平的不断提高,人们对健康与疾病的认识发生了很大的改变,开始重视社会心理因素及生活方式对健康与疾病的影响。社会科学中许多有影响的理论和学说相继被提出或确立,如系统论、人的基本需要层次论、人和环境的相互关系学说等,为护理学的进一步发展奠定了理论基础,促使人们重新认识人类健康与心理、精神、社会环境之间的关系。1948年,世界卫生组织（World Health Organization,WHO）提出了新的健康观,为护理研究提供了广阔的领域。美国护理界展开了对新的护理定义的讨论,在原有的护理定义中加入了健康人也是护理服务对象的新概念,指出在护理教育中应该增加一些人文及心理课程以进一步增强护士对人的全面理解及护理。与此同时,护理程序的提出使护理有了科学的工作方法。护理领域相继出现了一些新理论,提出应重视人是一个整体。由此,在疾病护理的同时开始注重对人的整体护理。

此阶段的护理特点:强调护理是一个专业,护理人员是保健队伍中的专业人员。护士不再是单纯被动地执行医嘱和护理技术操作,而是应用科学的方法——护理程序,对患者进行身体、心理、社会等全方位的连续的、系统的整体护理,解决患者的健康问题,满足患者的健康需求。护理学通过吸收相关学科的理论及自身的实践和研究,逐步形成了自己的理论知识体系,建立了"以患者为中心"的护理模式。以患者为中心的护理,改变了护理的内容和方法,但仍然以住院患者为护理的主要对象,护理的工作场所限于医院内,尚未涉及群体保健和全民健康。

现列举当时最主要的几位国外护理学家对护理的定义:

1. **奥立维尔（Sister Olivia）**　护理是一种艺术与科学的结合,它包括照顾患者的身体、精神及智力。

2. **克瑞特（Francis Reiter Kreuter）**　护理是对患者加以保护,并指导患者满足自身的需要,使患者处于舒适的状态。

3. **约翰森（Dorothy Johnson）**　人在压力下不能满足自己的需要,护理的主要作用是为人提供技术服务,消除压力以帮助人恢复原有的内在平衡。

4. **韩德森（Virginia Henderson）**　护理是帮助健康人或患者进行保持健康、恢复健康或安宁死亡的活动。

（三）以人的健康为中心阶段（20世纪70年代—）

此阶段由于医学模式的转变,对护理工作产生了很大的影响。1977年,美国罗彻斯特大学的恩格尔（George Libman Engel,1913—1999）教授提出,在研究疾病的发生及发展过程中,要将生物因素、

Note:

心理因素及社会因素密切地结合起来考虑,这种新的医学模式被称为生物-心理-社会医学模式。医学模式的转变带动了护理模式的转变,要求护士在为人提供护理时应将服务对象看成一个具有生理及社会心理需要的整体,而不是只重视服务对象的生理或病理反应的局部。

同时由于护理学的飞速发展,护理教育的不断发展及完善,护理科研水平的提高,护理学已经由一门职业逐渐发展为一门科学与艺术相结合的专业,并重点强调了护理的独立性、科学性及高等护理教育的重要性,出现了许多研究护理现象的护理理论及护理概念模式。

此期的主要特点是护理学已经发展成为一门为人类健康服务的独立的应用学科。护理的服务对象为所有年龄段的健康人及患者,服务场所从医院扩展到了社区、家庭及各种机构,并以护理理论指导护理实践。主要的代表人物如玛莎·罗杰斯(Martha Elizabeth Rogers,1914—1994)1970年对护理的定义为:护理服务的对象是整体的人,是协助人们达到其最佳的健康潜能状态。凡是有人的场所,就需要护理服务。

二、护理学的概念

在全球范围内,目前对护理学的概念尚没有公认的标准定义。对护理学的学科性质尚处于争议阶段,对护理学究竟是科学、艺术,还是二者的结合,是应用学科还是基础学科尚有诸多的讨论。随着护理学的不断发展及完善,护理学的概念将会得到进一步的发展及扩展,并最终会形成适合学科发展的标准定义。

所谓学科是一个专业知识体系的有机组合。而一门学科的定义,首先要明确该学科的研究对象及内容,才能确定其学科性质。护理学的研究目标是人类健康,不仅是患者,也包括健康人;研究内容是维护人类健康的护理理论、知识及技能,包括促进正常人的健康,减轻患者痛苦、恢复健康,保护危重者生命及慰藉垂危患者的护理理论、知识及技能,还包括研究如何诊断和处理人类对现存的、潜在的健康问题的反应。从这种认识出发,护理学是一门在自然科学与社会科学理论指导下的综合性的应用学科,是研究有关预防保健与疾病防治、康复过程中护理理论与技术的科学。从此认识出发,国内外许多学者认为护理学(nursing science)是一门独立学科,有其专业本身的知识体系及理论框架、独特性及科学性。在卫生保健领域中与临床医学、预防医学等学科具有同等的重要性。

国际护士会(ICN,1973)认为护理学是帮助健康的人或患病的人保持或恢复健康,预防疾病或平静地死亡。美国护士会(American Nurses Association,ANA,1980)将护理学定义为"护理学通过判断和处理人类对已经存在或潜在的健康问题的反应,并为个人、家庭、社区或人群代言的方式,达到保护、促进及最大限度提高人的健康及能力,预防疾病及损伤,减轻痛苦的目的"。而美国学者吉恩·华生(Jean Watson,1940—)认为护理学是一门专业性的关怀科学。

我国学者周培源1981年对护理学的定义为"护理学是一门独立的学科,与医疗有密切的关系,相辅相成,相得益彰"。我国著名的护理专家林菊英认为"护理学是一门新兴的独立科学,护理理论逐渐形成体系,有其独立的学说及理论,有明确的为人民健康服务的思想"。

综上所述,护理学是健康学科中一门独立的应用性学科,以自然科学及社会科学为基础,研究如何提高及维护人类身心健康的护理理论、知识及发展规律。

三、护理学的学科体系

人类进入21世纪以来,随着科技的不断发展,护理学原有的分支学科内容日益更新,新的分支学科不断涌现。护理学的专业分工也越来越精细,构成一个专业化、多层次的综合性学科体系。近年来,以美国为首的发达国家的护理学学科体系不断向宏观、微观方向纵深发展,新的分支学科不断演化生成。

Note:

1. **学科体系及护理学的学科体系的概念**　学科体系即若干有关某学科的事物互相联系、互相制约而构成的一个有机整体。一门学科的学科体系是指该学科本体及其理论、历史和方法以及各分支学科或分支专题研究的总和。学科体系包含两层含义，一是指某一学科的内在逻辑体系及其理论框架；二是指该学科范围和各个分支学科构成的有机整体。

护理学学科体系是对护理学学科本体及其理论、历史和方法以及各分支学科或分支专题研究的总和，是反映特定护理学研究对象、研究范围及其内在各个要素之间相互关系的理论体系，其核心内容载体是护理学科二级、三级学科的合理划分及设置依据。

2. **学科体系的作用**　护理学科体系对护理学教育、实践及研究具有目录性及规范性的作用。

（1）目录性作用规定学科的教学及研究的范围与领域。

（2）规范性作用指导学科的学术研究、教学和管理。

护理学科的内涵具有广义与狭义之分，广义的护理学科指的是为人类健康服务的专业形式；而狭义的护理学科内涵主要指的是护理人员所从事的以护理服务对象为主的各种形式的服务。

护理学科体系的作用体现在厘清护理学的学科性质、研究对象、研究方法、历史任务的基础上，面对日益增多的护理学科知识，确定各知识体系之间的内在逻辑关系，明确护理学科的各研究领域划分标准，指导确立不同类型的护理学硕士及博士研究生培养方向、培养方案、课程体系；指导专科护士划分、培训及使用，也指导国家相关机构制定不同的发展纲要。

知 识 拓 展

护理学科生态系统

护理学科体系是一个与周围环境不断进行能量流动的复杂生态系统，具有开放性、整体性、动态性等特点，各分支学科不断与外界环境如经济、政治、文化等交换信息，汲取相关学科知识营养，拓展其专业知识的深度与广度，从而促进整个学科体系发展壮大。

护理学科生态系统包括三个微系统：学科基本要素、学科发展要素及学科生态系统。学科基本要素微系统是学科内部的学术信息、学术载体、学术物质文化建设等必须要素，包括教育、科研、学术组织、实践反思四大模块，以理性思维为主导；学科发展要素微系统主要涉及学科发展环境问题，包括对外开放、政策法规等保障因素，能够对学科基本要素微系统产生重要影响；学科体系生态系统是护理学学科体系内部各分支学科之间协同共生关系，组成一个护理学科生态系统，维持学科体系的动态平衡；并不断从临床医学、预防医学、人文社会科学及工程技术科学中汲取知识，逐步形成新的护理学分支学科。

3. **国内外护理学科体系**

（1）美国护理学学科体系的主要研究框架：美国护理学家在探讨护理学科的本质属性问题，并反思有关护理概念、范畴及发展护理知识的方法，使护理学科的知识体系逐步向多层次、多维度发展。目前美国学科体系采用从社会需求到课程尝试，再到专业成型的动态发展思路，为各院校的专业自主设置提供指导性框架。美国护理学科体系框架主要采用美国学科专业目录，护理学一级学科下设 8 个专业领域，包括急危重症、家庭护理、公共卫生护理、成人保健、青少年健康保健、精神卫生护理等分支学科，构建了从哲学到护理学基础学科、技术学科和临床学科的完善的学科体系。部分美国护理学院尝试设置了生物行为护理与保健系统、家庭与儿童护理、社会心理健康与社区卫生、家庭卫生保健护理、社区卫生系统、社会与行为科学等二级学科。其设置标准需要护理研究者从历史学角度进行探讨，结合具体国情进行分析，作为指导美国护理学科体系发展的动态框架。

（2）我国护理学学科体系的框架：从 2011 年升为一级学科以来，我国学者对护理学的学科体开始进行探索,目前的研究尚处于起步阶段,缺乏一定的系统性。构建学科体系的基础在于对学科属性的深刻认识,包括对学科的研究对象及内容进行深入分析。相信在不久的将来,我国护理研究者将从不同的研究划分标准出发,构建出不同形式的学科体系,其核心内容将在学科专业分类系统或专业目录中体现出来。

四、护理学的知识体系

护理学作为一门独立的学科,经过一百年的发展已逐渐形成了相对稳定的知识体系,除了护理学的专业知识外,还吸收其他学科如医学、社会学、心理学等方面的知识构成自己的专业知识体系。但不同的学者,对护理学的知识体系有不同的认识。

（一）西方对护理学知识体系的认识

西方护理界从 20 世纪末到 21 世纪初,对护理学的知识体系组成进行了许多有益的探讨,美国护理学者通过对护理学科的本质属性的不断总结及反思,指出护理学科的知识体系形成来源及特点,有学者认为获取护理知识,首先应考虑护理作为一个以人为中心的专业,其实践性、科学性及艺术性的特点。其中最为护理学术界推崇的是美国学者卡渤（Carper）,她认为护理的对象是人,护理学的概念及知识应该包括以下五个方面:

1. **伦理学知识（ethics of nursing）**　护理学的职业道德及伦理的规律性知识。通过在护理过程中对有关的职业道德、伦理方面问题的澄清、价值观念的建立、代言性的护理活动等方法来获取护理伦理方面的知识。护理伦理学的知识一般以伦理法典、伦理原则、伦理指导等方式出现。

2. **美学知识（art of nursing）**　护理艺术、技能或护理行为方面的知识。护理美学知识的获取主要依靠护士的感官、行为、态度等方面的实践来获取。

3. **个人知识（intuition and personal knowledge）**　通过个人的直感而获取服务对象的知识。个人知识的获取可以通过自我开放、对人的深入思考、对护理现象的分析等方法来获取。从研究角度看,个人知识常采用定性研究的方法获取。

4. **科学知识（science of nursing）**　即通过科学实验的方法所获取的护理学知识。护理是有关人类健康的科学,科学知识包含对资料的收集、评判性的分析以及在科学的基础上描述、解释及预测涉及人的健康与疾病有关的客观事物。护理科学知识的获取及积累以逻辑实证主义哲学观为基础,通过传统的科学手段如实验、假设检验等方式所获取的护理学知识,用以描述、解释及预测护理现象。

5. **社会政治、文化等知识（social-political-cultural knowledge in nursing）**　指护理大环境及氛围方面的知识,包括社会政治、经济、文化、科学对护理的影响,以及受此影响护士角色的变化及扩展。一般指以社会评判科学为哲学基础,通过对社会政治、文化对护理影响的研究所获得的护理学知识。

（二）中国对护理学知识体系的认识

受医学教育模式的长期影响,中国护理界一直应用三段式的护理教育模式,虽然目前有很多院校对护理知识的组成进行了一些研究,但普遍认为护理学的知识应该包括以下两个方面:

1. **基础知识**

（1）自然科学知识:如生物学、物理学、化学等。

（2）医学基础知识:如解剖学、生理学、病理学、医学微生物学等。

（3）人文及社会科学知识:如文学、哲学、美学、社会学、心理学、伦理学等。

（4）其他方面:如计算机应用、数理统计等。

2. 护理专业知识

（1）护理学的基础理论：如护理学导论、护理学基础、护理理论等。

（2）临床专科护理知识：包括各专科护理的理论及技术，如内科护理学、外科护理学、妇产科护理学、儿科护理学等。

（3）预防保健及公共卫生方面的知识：如社区护理、公共卫生护理、职业护理、学校卫生护理等。

（4）护理管理、教育及科研方面的知识：如护理教育学、健康教育学、护理管理学、护理科研等。

护理学的知识体系并非固定不变，而是随着科学技术的发展及护理科研的深入而不断地调整、发展、丰富及完善的。

第三节　护理专业概述

护理学是一门技术性的职业，还是一门具有独特理论体系的专业，是国内外医学界及护理界长期争议的问题。由于社会的不断发展、科学的日新月异，人们对健康及护理专业的要求越来越高，使护理专业不断地向深度及广度发展，成为一门独立的学科及专业，并具有很强的科学性、社会性及服务性。

一、专业的特征及护理专业

社会学家指出，一门专业的形成往往以满足人的某种需要、为社会谋福利开始，先是职业活动再演变为专业活动。在这种转化过程中，一门专业逐渐建立了其科学的理论体系、正规的教育过程、独特的实践方式及特定的社会地位。医学专业正是沿着这条道路转化的。在由职业转化为专业的过程中，医学逐渐淡化了其慈善及关怀的中心，而将医疗、科技手段作为专业的基础，并逐渐形成了自己独特的理论及实践体系。

由于护理工作本身具有特殊性，从事护理职业人员的性别相对单一，以及护理专业形成过程中的历史原因，使其专业化的进程极其艰难与缓慢。护理学在 20 世纪 50 年代以前一直被许多人认为是类专业或辅助专业。从 20 世纪 50 年代开始，国外护理界从完善护理教育体制、提高护理科研水平、开展护理理论的研究、完善专业团体的功能等方面对护理向专业化的方向发展起到了很大的推动作用，使护理学逐渐由一门技术性的职业转化为一门新兴的专业。

（一）专业的特征

社会学家认为，一门专业必须具有以下五个特征：

1. **以提供满足社会需要的服务为目的**　一门专业必须具备能为人类的某些方面服务的特征，并符合社会及时代对专业的需求。

2. **有完善的教育体制**　完善的教育体制是形成专业的基础，任何一门专业的从业人员必须经过严格的专业高等教育，才能胜任本专业的工作。

3. **有系统完善的理论基础**　任何一门专业必须有完善的理论基础及技术来支持其实践及科研体系，并获得公众的认同及尊重。

4. **有良好的科研体系**　科研是保证专业更新及发展的重要手段，只有不断地更新及发展才能保证专业的生命力。

5. **有专业自主性**　一般每个专业都必须具有相应的专业组织，专业组织制定一定的伦理、道德等专业规范来检查及约束其从业人员的专业活动。专业组织依据这些标准来进行同行监督及自我检查，以维持高质量的服务标准，其目的是提高整个专业的整体水平，争取专业的社会地位及工作自主权,为其从业人员谋福利等。

（二）护理专业

传统上护理被认为是一门职业（occupation）或半专业（semi-profession），经过护士多年的努力及护理专业从服务、教育、科研及专业组织等方面的不断完善与发展，护理已经成为初具雏形的专业。具体分析如下：

1. **以提供满足社会需要的服务为目的** 护理专业的从业人员应用自己的专业知识及技能，为服务对象提供各种护理服务，其目的是保障服务对象的健康及安全，最大限度地满足服务对象的健康需要。

2. **有完善的教育体制** 护理教育已经形成了多渠道、多层次的教育体制。目前，西方有护理学士、硕士、博士、博士后等不同的教育方式，我国也有中等专业、大学专科、大学本科、硕士及博士教育体制，并在逐步探索博士后教育。

3. **有系统完善的理论基础** 护理学以社会科学、自然科学及医药学作为理论基础，并不断地探讨其独特的理论体系，以指导护理教育、科研及实践。

4. **有良好的科研体系** 国外护理科研体系正在逐步地实施及完善。我国的护理科研也初具雏形，并随着硕士及博士教育的不断开展而逐渐发展及完善。

5. **有专业自主性** 护理专业有自己的专业组织，有自己的护理质量标准，并有执业考试及定职考核制度，有护理伦理及法律方面的要求。

二、护理专业的工作范畴

护理专业的工作范畴广泛，涵盖人类健康与疾病的各个领域，根据不同的划分方式有不同的内容。

（一）根据护理功能来划分

护理功能是护士在执行护理措施时所从事的各种活动，按照护士在执行这些护理措施时的自主程度，可以将护理功能分为以下三种：

1. **独立性护理功能（independent function）** 指护士应用自己的专业知识及技能来决定的护理措施及护理服务。如对服务对象病情的观察、采取增进服务对象舒适的护理措施、糖尿病患者的自护指导等。

2. **合作性护理功能（interdependent function）** 指护士必须与医疗小组的其他人员密切配合及协作才能完成的护理功能，如与医生配合对服务对象进行诊断及治疗、与营养师配合对服务对象进行饮食方面的指导、与理疗师配合指导服务对象的康复训练等。

3. **依赖性护理功能（dependent function）** 指护士需要按照医生的处方及其他医嘱对服务对象所实施的护理。如遵医嘱对服务对象应用各种药物、使用呼吸机等。

虽然从概念上划分护理具有以上截然分开的功能，但在实际护理工作中这三种功能不能完全分开。如按照医生的处方对服务对象注射药物，这属于依赖性的护理功能。但用药后观察服务对象对药物的反应及药物疗效，则属于独立性护理功能。如果服务对象用药后出现了一定的副作用，则需要医生与护士共同抢救，则属于合作性的护理功能。

（二）根据工作的专业性质来划分

1. **专业性（professional）** 专业性的护理活动范围广、复杂多变、无章可循，它要求护士依据自己的专业知识及能力，敏锐地观察、分析及解决护理问题。因不同的时间、地点、服务对象的身心状况的不同而采取不同的护理方式。这种功能要求从业人员要接受正规的专业教育及以后不断的继续教育，以便在不同的场合随机应变地处理好服务对象的问题。

知 识 拓 展

美国注册护士的职责及工作场所

美国护士学会规定,注册护士的职责包括:①获取健康史,进行健康评估;②提供健康促进、健康咨询及健康教育;③给药,伤口护理及其他相关的个人护理;④解释患者的信息,并在此基础上进行护理行为决策;⑤作为健康服务团队成员,与其他卫生服务人员合作;⑥指导及监督初级护理人员如操作护士及护理员的工作;⑦开展护理科研,以改善护理实践及患者的康复效果。

注册护士的主要工作场所包括:医院、老人院、私人医生诊所、急诊服务中心、社区卫生服务中心、学校、零售诊所,以及其他机构,如难民营、无家可归者中心、监狱、体育比赛场所及旅游目的地等。

2. **半专业性（semi-professional）** 指一些简单性、常规性护理工作。它需要护士经过一段时间的培训,有一定的理论及技能来实施的护理。一般指护士所执行的常规、习惯、有章可循的护理活动,它不要求护士的随机应变能力。

3. **非专业性（non-professional）** 指一些不需要学习或深思熟虑的工作,或服务对象的生活护理性的工作,如为服务对象喂饭、剪指甲等工作。

三者的关系如图 1-1 所示,专业性的护理活动服务广而无止境。而非专业或半专业的护理活动则有一定的范围限制。在护理工作中,三者互相交叉重叠,没有明显的分界线。

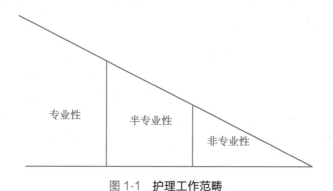

图 1-1　护理工作范畴

（三）根据工作场所不同来划分

1. **医院护理** 着重于对服务对象的照顾及恢复,范围包括各种医院、疗养院、诊所等。医院中护士工作的重点如下:

（1）提供直接或间接的服务对象护理,满足服务对象所需要的护理服务。

（2）认真评估及收集服务对象身心各方面的资料。

（3）根据医嘱执行治疗措施,观察服务对象对治疗及护理的反应。

（4）执行各种独立性的护理功能,执行各项护理技术操作及护理常规。

（5）记录护理活动及服务对象的疾病变化过程。

（6）监督、指导与护理有关的工作人员。

（7）协调医疗小组成员的活动,共同合作以满足服务对象的需要。

2. **社区护理** 主要的工作场所包括卫生所、健康中心、工厂、学校、教会及各种民间团体等。工作的重点为社区卫生、心理卫生及与预防保健有关的活动。具体内容如下:

（1）协助其他卫生工作人员,在社区中建立医疗卫生服务网点:如家庭卫生所、社区保健中心、防疫站等,为服务对象提供医疗护理服务。

（2）预防及抑制传染病的发生及蔓延：运用流行病学的概念，及早发现传染性疾病流行前的征兆，以抑制其发生及扩散。

（3）及时发现及处理辖区内个人、家庭及社区内所存在的普遍或共同性的健康问题，并寻求解决方法。

（4）以健康教育的方式普及保健常识，以提高公众的自护能力及保健意识。

（5）家庭访视及护理：如进行家庭咨询，提高家庭应对健康问题的能力，降低离婚率，并做好单亲家庭的子女辅导、预防保健、计划生育等方面的卫生宣教。

（6）注意环境卫生及团体卫生：包括关注饮水卫生、食品卫生、公害防治、工业卫生、学校卫生、职业卫生、工厂卫生等，同时要进行公众的环境卫生教育，以保证环境卫生。

（7）妇幼卫生：如对孕产妇的产前及产后检查、卫生宣传教育，对婴幼儿的保健护理等。

（8）社区的评估、诊断及护理：必须以社区居民的需求为导向，使护理保健更适合社区民众的实际健康需求。

（9）心理卫生指导：对人们实施有关心理卫生方面的指导与咨询，促进公众的心理健康，满足公众的自尊及其他心理健康的需要。

（10）卫生行政：对各项卫生资料的收集、统计、分析及整理，配合及实施各项卫生研究、流行病学调查、办理及推动各项卫生活动，执行及推广政府的各项卫生政策。

3. 护理教育、科研及管理　护理教育机构是培养护理人才的摇篮。因此，需要教育者具有良好的专业理论知识、教育能力及表达能力。同时教育机构也担负着科研的重任，教育者可以根据自己及学生的专长进行护理科研，以促进专业发展及教学质量的不断提高。在各种护理岗位上的护士，必须具有相关的管理知识及技能，才能完成护理中的各种组织管理工作。

三、专业护士的角色

随着护理专业的不断发展，专业护士的角色越来越多，近年来，随着人们对护理专业要求的不断增加，专业护士的角色范围也在不断地扩展。

1. 护理者（caregiver）　即应用自己的专业知识及技能满足服务对象在患病过程中的生理、心理、社会文化、感情精神等方面的需要，并帮助服务对象最大限度地保持及恢复健康，预防疾病、减轻病痛、控制感染、减少服务对象对疾病的各种压力反应等。

2. 决策者（decision maker）　指护士应用护理专业的知识及技能，收集服务对象的有关资料；判断其健康问题及原因或诱因，做出护理诊断；根据服务对象的具体情况做出护理计划；执行计划并判断及评价。在整个护理活动中，护士是服务对象健康问题的判断者及护理的决策者。

3. 计划者（planner）　护理程序本身就是一连串经过计划的步骤与措施，以有效地满足患者的需要，解决患者的健康问题。在这一系列的计划过程中，护士必须应用自己扎实的专业知识及敏锐的观察与判断能力，为服务对象做出符合需要及特征的整体性的护理计划。

4. 沟通者（communicator）　包括收集资料及传递信息。为了提供适合服务对象情况的个体化的整体护理，护士必须与服务对象、家属、医生、同事及其他健康工作者沟通，以更好地了解服务对象的情况，使各种健康服务人员更加明确服务对象的需要及疾病的发展过程，最大限度地满足服务对象的需要。

5. 管理者及协调者（manager and coordinator）　专业护士有责任管理及组织服务对象护理的过程，并注意协调护理过程中与各种人员之间的关系，以保证良好的护理质量。

6. 促进康复者（rehabilitator）　在服务对象由于疾病或意外伤害出现伤残或失去身体的某种功能时，护士应想方设法提供康复护理的专业技术及知识，以帮助患者最大限度地恢复身体健康，并

Note:

能做到最大限度的独立与自理。

7. **教育者及咨询者（teacher and counselor）** 护士必须应用自己的知识及能力,根据服务对象的具体情况对服务对象及家属实施健康教育或提供咨询,包括向服务对象及家属讲授或解答他们有关如何预防疾病、维持健康、减轻病痛及恢复健康,以最大限度地获得自理的知识与技能。

8. **代言人及保护者（advocator and protector）** 护士应为服务对象提供一个安全的环境,采取各种预防措施以保护服务对象免受伤害及威胁。在服务对象自己没有能力辨别或不能表达自己的意图时,护士应为服务对象辩护。当护士发现一些损害服务对象利益或安全的人或事时,或者当护士发现有任何不道德、不合法或不符合服务对象意愿的事情时,应挺身而出,坚决捍卫服务对象的安全及利益。

9. **研究者及著作者（researcher and author）** 实施护理科研,以检验成果,促进护理专业的发展,提高护理质量,并可进一步丰富护理理论及专业基础知识。同时将自己的科研结果写成论文或专著,在会议上宣读或在专业杂志上发表,以利于专业知识的交流。

10. **权威者（authority）** 在护理领域中,护士有丰富的专业知识及技能,能自主地实施各种护理功能,在护理领域最具有权威性。因此,对有关护理的事务,护士有最权威的发言权,因为护士知道何时、何地、如何应用其专业知识及能力去满足服务对象的需要。

四、护理专业的发展趋势

随着公众对健康的不断重视,现代医学理念、模式及技术的不断发展,原有护理学学科的内涵及外延也不断拓展和更新,知识领域也在更专业化的平台上不断发展与完善,因此,护理专业在未来科技及医学不断发展的挑战中,会不断拓展及发展。

（一）新的科技与医学发展对护理专业的挑战

医学科学的进步、新技术的开发与临床应用,使护理工作的难度和范畴增加。21 世纪的临床护理工作,若仅凭现有的技术与经验去应对,已远不能满足医疗技术发展和服务对象对护理专业的要求。从医院的现代化和为患者提供优质高效的服务角度而言,各种新药物的作用、移植和植入、人工关节置换以及微创外科的发展,使救治各种疑难和新型病例成为可能。

临床医学发展呈现新的趋势,对人类生命与健康规律的认识趋向整体,对疾病控制策略的建构趋向系统,临床医学正走向"4P"医学模式:预防性（preventive）、预测性（predictive）、个体化（personalized）和参与性（participatory）。"4P"医学模式是随着人类基因组计划实施后出现的新医学模式,将为解决长期困扰人类的很多重大疾病,如癌症、糖尿病、神经和精神疾病等的早期诊断、早期治疗开辟新途径。同时,各种新型传染病如新冠肺炎的出现,也向护理专业提出来公共卫生护理及预防的挑战。

（二）护理学的发展趋势

临床护理技术必须同步发展以适应其发展与需要。例如,由于互联网的不断发展,大数据医学的兴起,需要护理专业对信息技术、医学研究、护理研究进行融合,研发出真正能实现覆盖医院、社区及各种诊疗护理机构的医疗护理数据共享的大数据分析平台系统,分享统一的数据标准。护士可以应用"互联网+"相关理论及技术协助及指导患者对急性传染病的预防、慢性疾病的长期科学自我管理以及患者的长期康复指导,同时也需要采取相应的护理措施防止互联网上相关信息对患者的错误引导。

1. **护理教育** 近年来,随着人口老龄化、疾病形态及疾病谱的改变、家庭结构的核心性变化,以及民众对医疗保健需求的增加,迫切需要大量本科层次、能独立在各种机构中工作的护士。因此,护理教育将向高层次、多方位的方向发展,形成以高等护理教育为教育的主流,大专、本科、硕士、博士及博士后的护理教育将不断地完善和提高。同时,护理教育体系中将更加重视各层次之间的衔接,其目标是强化学生的护理专业知识及临床技能,兼顾学生的未来发展及潜力的发挥,以培养能符合社会需

Note:

求的现代化护理人才。

在教学的组织中将更加注意知识、能力、素质的有机结合。根据社会的需求,形成基础宽厚、知识结构合理、能力较强、具有较高综合素质的护理人才培养模式。护理教育的重点将是发展学生提出问题的能力、自学的能力、评论知识和护理文化的能力、自主创新能力及独立分析判断的能力。

2. **护理实践**　护理实践将以理论为指导,专业性会越来越强,分科会越来越细,对高新技术的应用会越来越多。护士的角色会不断扩大。例如,为了适应社会对护理专业的需求,美国于1965年率先开展了独立开业护士(nurse practitioner)教育项目,一般为2年的硕士教育或几个月的硕士后教育,然后通过统一执照考试获得执业资格。开业护士的职责是帮助社区各年龄组的个人及其家庭,为他们提供医疗护理信息,指导他们选择正确的生活方式。开业护士能够独立诊断和治疗常见病,在一定范围内具有处方权。

国外目前护士除了承担原有的角色,还根据各个医疗机构的需要设立临床护理专家(clinical nurse specialist)、高级护理咨询者(advanced nurse counselor)、护理治疗专家(nurse therapist)、护理顾问(nurse consultant)、个案管理者(case manager)等角色。我国近年来专科护理不断发展,将逐步尝试探讨开业护士及其他高级护理角色的培养与使用。

在新的医学模式指导下,医疗卫生机构的服务对象不仅包括患病的人,而且包括有潜在健康问题的人及健康人。服务场所不仅局限于医院,还包括社区、家庭、学校、工厂等。目前我国也在大力发展社区医疗卫生工作,随着医疗制度改革的不断深入,社区卫生服务机构也将得到进一步的发展。社区护理作为社区卫生服务的重要组成部分,也将成为我国护理的发展方向。

3. **护理管理**　世界各发达国家的护理管理模式随着人们健康观念的改变而发生了很大的变化。护理管理的宗旨是以优质的护理服务满足人的生理、心理、社会文化及精神的健康需求,尊重及保护患者的权益,通过护理质量的标准化、质量保证体系及培养高素质的护理人才来实现护理管理目标。目前西方发达国家在护理管理方面采用护理质量标准化管理。其质量控制标准一般由国家统一制定,并每间隔一段时间,根据护理专业的发展情况进行必要的修订。质量标准包含了护理工作的全部内容,是所有的护理单位包括医院、社区护理及家庭保健等单位实施护理质量管理的依据。护理管理全部采用微机化、标准化管理,保证了护理质量标准统一和落实。如美国护理界制定了相应的护理质量标准指南(见附录一),同时护理管理也遵循其他一些国际上的相关规定。

在我国,护理管理的科学化程度会越来越高,相关的法律及法规将不断地完善,护理的标准化管理将会逐步取代经验管理。护理质量保障体系的建立及完善将成为护理的重点,而在管理中对人的激励、尊重及促进护士的自我实现将成为管理的重要组成部分。我国将逐步制定及完善护理标准及指南。

4. **护理科研**　护理理论的研究将进一步深入,研究的重点为对临床问题的解决及对护理现象与本质的哲学性探讨。护理研究的方法也会出现多元化的发展趋势,除传统的定量研究方法外,定性研究及综合研究也将成为护理研究的主要方法。

第四节　护士的专业素质要求

由于科技的发展,人民生活水平的提高及对健康的重视,护士的角色及功能范围不断扩大及延伸,对护士素质的要求也越来越高。不仅要求护士受过良好的专业教育,取得执业资格,有扎实的专业知识、精湛的护理技术,而且要求护士在执行护理活动时,具有高尚的职业道德,遵守护理伦理道德及法律的规范要求,具有良好的心理素质,以满足护理工作的各种角色要求,应对各种复杂的护理环境,做好服务对象的身心康复护理工作,并维护自己的身心健康。这就要求护士必须具备以下基本素质:

一、道德与法律素养要求

（一）基于自律的专业伦理意识及人文关怀精神

1. 良好的人生观及职业动机　良好的专业态度决定护理服务质量及个人职业生涯的成长与发展。专业活动占从业人员生活的大部分时间，因此，要求从业人员能以良好的职业心态及动机选择该专业，才能有更好的职业活动及表现。护理专业要求其从业人员能认同并热爱护理专业，有一定职业荣誉感，了解职业的角色要求，有一定择业动机及对专业的成就感要求，有稳定的职业心态，有基本的、发自内心的关心及爱护服务对象的能力。

护理服务的对象多数是处于弱势的人，具有人的生物性及社会性。生物性要求护士主动应答患者的身体疾苦；社会性说明患者有丰富的内心需要及复杂的情感。要求护士不仅了解患者的疾病及其反应，更应了解患者的内心感受及各种社会心理因素对患者的身心影响，满足患者的个性化护理服务需求。这些特征要求护士在工作中需要具有人道主义关怀精神。在护理工作中，特别是频繁的护患接触过程中，尊重患者的人格、权利、尊严及隐私，表现出对患者的关心、同情及爱护，并能维护患者的利益。

2. 人文关怀理念　人文关怀的核心是"仁者之心"。护理人文关怀精神要求将尊重生命、关爱服务对象融入护理专业仁爱教育中，遵守"服务对象利益至上"的原则。护士需要具有人文关怀理念，充分理解人文关怀的内涵，正确认识人的价值，理解生命的意义。要求护士运用倾听、移情、证实、反馈等语言及非语言的沟通方式了解患者健康状况、心理感受及其文化、信仰和习俗，进而实施因人而异、因病而异、因治疗而异的护理服务。护士应经常思考"患者现在感觉如何"，并适时与患者沟通，及时了解他们的需求，为患者提供体贴入微、技术娴熟的人性化服务。护士同时也需要帮助患者理解生命的价值，在疾病的治疗护理过程中，甚至在预后不良的情况下，能享受生命过程的快乐。

> ### 知 识 拓 展
>
> #### 叙事医学：尊重疾病的故事
>
> 美国哥伦比亚大学医学院丽塔·卡伦（Rita Charon）提出了叙事医学（narrative medicine）的概念，希望叙事医学能够重新认识疾病、医疗护理与生死，回应针对医学实践的冷漠、没有人情味、碎片化、唯利益至上、缺乏社会责任感等指责。她认为患者及医务人员以整体的方式进入疾病及治疗护理过程。对患者而言，疾病是生命的黑夜，患病过程中充斥着羞耻、责备、恐惧等负面心理活动，更增加了疾病带来的痛苦。特别是对于无法治愈的疾病，患者会感觉自己是没有未来的人，因而会回避病情。虽然包括医生、护士在内的周围人都试图安慰患者，但健康人无法真正感受患者的痛苦。医生、护士只是在观察，而患者是正在体验。面对患者，医生、护士、家属及患者虽然都可能有痛苦或痛心的感受，但三者无法合而为一。因此，医疗与护理是一种回应他人病痛的努力，只有当医生和护士从患者的角度了解其感受，医疗护理才能在尊重及信任的基础上开展，而当医生和护士明确技术的边界时，才会有更多可以作为的地方。

（二）基于责任的法律意识

护理工作是一种脑力与体力并举、与人的健康及生命密切相关的工作。在护理工作中，法律与护理专业的关系已日益受到重视，牵涉到护士的诉讼案件也有不断上升的趋势。在护士对患者实施护理的过程中，存在着许多潜在的法律问题。患者接受护理及护士从事护理活动都受到法律的保护，侵犯了患者和护士的正当合法权益就要受到法律的制裁。

每个护士必须具有专业责任心及法律意识，做事认真负责，一丝不苟，敢于承担责任。必须随时了解与自己所从事的工作密切相关的卫生法律规范，明确自己在医疗卫生工作中享有的权利及应承

Note:

担的义务,准确地了解护士职责的法律范围。根据自己所受的专业教育及专业团体的规范要求,熟知各项护理工作的原理及效果,并应明确哪些工作自己可以独立执行,哪些工作必须有医嘱或在医生的指导下进行,以防止产生法律纠纷。

二、专业知识及能力要求

(一)基于护理服务需要的知识体系及精湛技术

一名护士的日常工作,需要评估患者、处理医嘱、完成各种治疗与护理操作,对患者的治疗与护理进行统筹管理,与医生、营养师、患者或家属等进行沟通等。繁忙而复杂的工作不仅需要护士具有系统完善的人文科学、医学基础理论、护理学基础及临床等多方面的知识储备,而且要求护士具有良好的基础护理技能、专科护理技能、健康评估、沟通技能、患者的综合管理技能、健康教育等多方面的技能。需要学生从接触护理专业开始,储备好自己的知识基础及体系。同时把握实验室及临床的各种见习及实习的机会,从基本功开始,练就精湛的护理技能,能在面对临床复杂的患者问题时,从护理的角度做出判断,提出科学的解决方法,及时解决患者的问题。在毕业以后的工作中,随时了解自己的优势及不足,不断完善自己的知识及技能。

(二)基于审美意识的个人素养

美感是人生活中的一种崇高追求,护理专业是科学与艺术的组合,通过各种护理技术,塑造健康、美丽的人生,达到健与美的和谐统一,提高人的生命质量。护士应在工作中应用美学原理,给患者以美的享受,促进患者疾病的转归。在临床护理过程中,护理美学得到完美的体现,因为护理人员的形象美能够让患者感受到生命的美好,为患者树立战胜疾病的信心。这就要求护士具有良好的审美意识及审美素养,具有行为美、礼仪美、语言美、心灵美及环境美。护士的行为及礼仪美是健康美与自然美的结合,要求护士仪表整洁端庄、表情自然、面带笑容、和蔼可亲,以开朗的态度对待服务对象及家属。语言美要求护士对服务对象的问题耐心倾听,给予适当的答复。应用美的护理语言,有助于患者在心理和环境之间达到一种平衡,使患者处于最佳的治疗状态,早日康复。心灵美则需要护士在任何情况下从利他的角度出发,为患者的利益考虑,这样能让患者树立对护士的信任感,保证患者接受各种治疗的最佳效果。环境美要求病室环境整洁,符合患者的身心需要,如病区的布局要合理,病室光线要充足柔和,室内温度湿度要适宜,空气流通,整个病室整洁美观、干净、陈设简单,颜色选择要适宜。

(三)基于大数据时代的信息素养

大数据的技术使漂浮的海量数据形成有规律的信息集群,使局部散在的信息汇总成有用的共享信息。这些大数据在改变生活模式、管理模式的同时,也在改变医学护理的思维与发展模式,对护理实践、管理及研究等方面都将产生巨大的影响。护理贯穿健康管理全过程,院前服务、院中治疗、院后康复都离不开护理,而在每个环节中都需要高效的护理服务。大数据将在洞察数据价值、预防疾病蔓延、杜绝浪费、避免高昂医疗费用产生等方面发挥巨大作用,成为使护理更高效的"超能力"。现在,已有大量的人工智能机器人被用于治疗护理,护理机器人已呈现出逐渐取代医护人员的趋势,可以在社区医院、患者家中、病房等地方发挥着医生或护士替身的作用。在互联网环境下,一名护士通过远程控制机器人,能够长期跟踪一个患者的生活,监督其生活习惯,为其提供更为完整的护理服务。一个远程控制护理机器人,能够长期专业地护理服务对象。因此,护士必须具有查找、阅读、评价、应用及创造信息的能力。

(四)基于共同目标的团队合作能力

患者的治疗及康复不是一个人所能完成的工作,需要护理、医疗、医技、营养甚至后勤保障等多部门的通力合作。因此,在整个医疗护理服务过程中,需要各专业在充分沟通的基础上,以团队合作精神为患者的康复做好各种形式的配合。

（五）基于发展的科研及终身学习能力

科研是提高护理专业知识及技能的科学有效的途径。从学习护理专业开始，学生应在做好基础学习的同时，多读前沿文献及报道，了解最新的科研成果，培养自己广阔的思路。在以后的临床护理工作中，要有主动性及进取心，在护理专业领域中不断地创新及开拓，随时以最好的方式护理服务对象。有独立学习及判断能力，在遇到具体的护理疑难问题时，能主动查阅有关资料，或请教有关专家以解决问题。

终身学习能力包括自主学习及持续学习。自主学习是一种自发的生活方式，即学习者正视自己需要哪方面的知识或能力，能自觉地规划自己的学习，通过观察、听讲、提问及质疑、思考等方式学习，并自觉地评价学习效果。通过个体学习，逐渐将学习内化为个人的经验及能力。终身学习不是一种阶段性的学习体验，而是一生持续不断的学习过程。对护士来说，终身学习能力是护理学专业提升的基础，贯穿整个职业生涯，这样才能保持高水平的护理专业服务质量。

三、身心健康要求

（一）基于专业需要的身体健康

护士经常面临各种危机、突发及多变的情况；涉及护士与服务对象、家属、医生及其他护士等复杂的人际关系；护理工作需要护士日夜轮流值班，影响护士的日常生活规律等，护理工作的这些特点决定了护理是一个具有高强度压力的专业，需要具有良好的身体素质。

（二）基于专业特点的心理健康

专业护士应具备的良好的心理素质包括以下六个方面：

1. **敏锐的洞察及感知能力**　护理工作需要护士具有敏锐的洞察能力及感知能力，通过应用专业知识及技巧，获取全面而准确的服务对象资料，以便及时观察服务对象的身心变化，预测及判断服务对象的需要，协助服务对象的诊断及治疗，评价护理的效果。

2. **精确的记忆力**　护理工作的每一项任务都有严格的时间、具体的数量及对象的要求，并需要专业知识，要求护士能精确地记忆每项护理措施的实施对象、时间、用量等方面。如对服务对象进行肌内注射，护士一定要准确地知道注射对象、药物的量及应用时间，可能会出现什么反应，需要采取什么措施以预防反应等。

3. **良好的分析及评判性的思维能力**　临床护理中，护士会遇到各种各样的护理问题，这就需要护士依据自己的专业知识，根据服务对象的具体情况分析问题，以创造性地解决服务对象的问题。

4. **稳定的情绪状态及积极的情感感染力**　护士的工作情绪对服务对象及家属有直接的感染及影响作用，需要护士在工作中保持稳定的情绪，不要喜怒无常，更不要将自己的生活、家庭问题所产生的情绪带入护理工作中或发泄到服务对象身上。要学会控制自己的情绪，做到遇事沉着冷静，适度地表达自己的情感，遇到紧急、危重服务对象抢救等情况时，要求冷静不慌乱、有条理，以稳定服务对象及家属的情绪，使服务对象有安全感、亲切感及信任感。

5. **坚强的意志力**　护理工作是一种复杂而具体的工作，涉及许多复杂的人际关系，会遇到各方面的问题、困难、委屈、挫折或误解，甚至会遇到难以想象的问题，遇到难以处理的人际关系，这些都需要护士有坚强的个人意志力。在遇到困难及挫折时，能应用自己的意志力及控制力，排除干扰，约束自己的言行，首先将服务对象的生命及健康放在首位，认真作好各项工作。

6. **良好的个性心理素质**　个性心理素质包括气质、能力及性格。个性心理虽然是相对稳定的，但也有一定的可塑性。护士要善于了解自己的个性心理特点，克服个性心理中的不足之处，在工作环境中再塑自己良好的个性心理。

由于社会的不断发展、科学的日新月异，人们对健康及护理专业的要求越来越高，使护理专业的深度及广度不断发展，成为一门独立的学科及专业。随着社会的进步和科技的发展，护理学的发展将更为迅速。生物-社会-环境护理模式将全面主导护理实践。从而使护理工作模式发生一系列的转

Note:

变,即以疾病为主导转变为以健康为主导,以单个患者为中心转变为以各种群体甚至全社会的人群为中心,以医院为基础转变为以社区为基础,以治疗疾病为重点转变为以预防保健为重点,以基本防治与身心健康为目标转变为以身心健全及其社会环境的和谐一致为目标。护理专业的莘莘学子们,请铭记自己的专业承诺,不改初心、不忘初心,无怨无悔,为人类的健康服务!

(李小妹)

思 考 题

1. 有人说护理不是一门正规专业,你是如何认识这个问题的?
2. 从历史发展的眼光,你如何看待南丁格尔对护理专业的贡献?
3. 从学科体系的角度,你认为学习护理专业需要哪些方面的知识?
4. 护理专业毕业后能从事哪些方面的工作?
5. 护士需要哪些方面的素养才能更好地完成护理工作?

URSING

第二章

健康与疾病

02章　数字内容

学习目标

- 认识与记忆：
  1. 正确陈述健康与疾病的相关概念。
  2. 陈述影响健康的因素和健康的测量指标。
  3. 陈述患者常见的行为和心理反应。
- 理解与分析：
  1. 理解健康与疾病的关系。
  2. 理解和分析常见的患者角色适应不良。
  3. 举例说明疾病对患者、家庭和社会的影响。
  4. 理解全球和我国卫生保健的战略目标及健康中国战略。
- 综合与运用：
  1. 运用现代健康观和疾病观，评述护士在健康保健事业中的作用。
  2. 综合运用预防疾病的护理活动为服务对象提供护理。
  3. 综合运用健康促进的方法，促进服务对象的健康。

我国无臂钢琴师刘伟,10 岁因意外触电失去了双臂,伤愈后他学会了用脚吃饭、穿衣等生活技能。12 岁加入北京市残疾人游泳队,连续两年获全国残疾人游泳锦标赛冠军。19 岁学习用脚弹钢琴,23 岁登上维也纳金色大厅舞台,让世界见证了中国男孩的奇迹。他身残志坚的故事激励了成千上万的人,24 岁成为"感动中国人物"。什么是健康? 刘伟没有双臂,他健康吗? 作为护理专业的初学者,大家一定想知道,如何辩证地认识健康和疾病? 两者的关系是什么? 我们如何帮助普通民众保持健康,预防疾病呢? 本章将带你从专业的角度认识这些问题。

健康与疾病是人类生命活动本质状态和质量的一种反映,是医学科学中两个最基本的概念。健康与疾病不仅是生物学问题,也是重要的社会学问题;不仅需要从微观的层面来考虑,也需要从宏观的角度去研究。国际护士会指出,护士的基本职责是促进健康、预防疾病、恢复健康和减轻痛苦。因此,从护理学的角度深入探讨和研究有关健康与疾病的问题,对于发展护理理论、丰富护理实践和深化护理研究具有重要的意义。

第一节 健 康

健康是人类共同追求的目标,是个人成就、家庭幸福、社会安定、国家富强的基础及标志。护理的对象,不仅仅是患病及住院的患者,也包括健康人。维护和促进健康是护士的首要责任。护士应明确健康的含义及其影响因素,实施促进健康的护理活动。

一、健康概述

健康(health)是一个复杂、多维和不断演变的概念,其意义广泛,涵盖不同的层面,其定义与人对健康的认知密切相关,对健康的理解和认识受个人年龄、教育程度、生理状态、自我照顾能力、社会阶层、风俗习惯、价值观念及科技发展等因素的影响。从人类发展的历史来看,健康的概念经过了以下几个阶段的演变过程:

1. **古代健康观** 古代中外均从朴素的平衡协调观点认识人的健康。中国古代医学将人体分为阴阳两部分,认为阴阳协调平衡即为健康。西方医学认为,生命由土、气、水、火四元素组成,这些元素平衡即为健康。

2. **近代健康观** 随着医学的发展近代健康观不断地完善及进步,主要包括:

(1) 健康就是没有疾病:这是一种传统的生物个体健康观。将健康与疾病视为"非此即彼"的关系,未能真正说明健康的实质和特征,忽略了健康与疾病之间的中间状态。

(2) 健康是人们身体感到舒适:这是从功利主义角度来认识健康的观点。虽然健康的身体会给人带来舒适,舒适并不等于健康,例如喝酒后,有些人身体会有短暂的舒适,但酒精成瘾会破坏人的健康。

(3) 健康是人体正常的功能活动:即健康是机体各部位功能的正常发挥。此定义抓住了健康的重要特征,但忽视了人体精神、心理的作用与影响。

(4) 健康是人体正常的生理和心理活动:此定义在躯体健康的基础上,增加了精神、心理层面,对健康的认识前进了一步,但此定义只从微观的角度分析了健康,没有将健康置入人类生活的广阔背景中,忽略了人的社会适应性,存在局限性。

(5) 健康是一个综合概念:1948 年,WHO 提出了健康的定义,即"健康不但是没有疾病和身体缺陷,而且还要有完整的生理、心理状态和良好的社会适应能力。"1989 年,WHO 又提出了健康新概念,即"健康不仅是没有疾病,而且包括躯体健康、心理健康、社会适应良好和道德健康",首次将"道德健康"纳入健康的内容,形成四维健康观。其内涵包括四个方面。①躯体健康:指身体结构完整和功能良好的状态,躯体没有疾病和残疾;②心理健康:指个体能够正确认识自己,情绪稳定、自尊自爱和积极乐观等;③社会健康:指能有效适应不同环境,胜任个人在社会生活中承担的各种角色;④道德健康:指能按照社会道德行为规范约束自己,履行对社会及他人的义务。WHO 的健康定义把健康的内涵扩展到了一个新的认识境界,对健康认识的深化起到了积极的指导作用。

(6) 健康是一种基本人权:1978 年,WHO 的《阿拉木图宣言》提出健康对可持续发展至关重要,人人享有初级卫生保健;从 1998 年开始,世界卫生大会陆续提出健康公平、全民健康覆盖等概念。2015 年,联合国《2030 年可持续发展议程》提出确保健康的生活方式、促进各年龄段所有人的福祉。

(7) "大健康"观念:健康是衡量一个国家发展水平和社会文明程度的一项重要指标。2016 年,中国卫生与健康大会提出全方位、全周期保障人民健康;《"健康中国 2030"规划纲要》提出"大健康观",把人民健康放在优先发展的战略地位。随着健康理念的不断发展,大健康观念将健康融入国家政策,上升为国家战略。

现代健康观涵盖了微观及宏观的健康观,既考虑了人的自然属性,又兼顾了人的社会属性,克服了将身体、心理和社会等方面机械分割的传统影响,强调了人与社会大环境的协调与和谐。从微观的角度出发,躯体健康是生理基础,心理健康是促进和维持躯体健康的必要条件,而良好的社会适应性则可以有效地调整和平衡人与自然、社会环境之间复杂多变的关系,使人处于最理想的健康状态;从宏观角度出发,"道德健康"的提出,考虑了人在整个社会大环境中的功能,从关心个体健康扩展到重视群体健康,要求每个社会成员不仅要为自己的健康承担责任,而且要对社会群体的健康承担社会责任;"大健康观"将健康融入国家政策,健康成为衡量国家发展水平和社会文明程度的重要指标。

二、影响健康的因素

人类处于复杂多变的自然环境和社会环境中,其健康状态受多因素的影响和制约。从生物-心理-社会医学模式角度出发,影响健康的因素主要包括以下五个方面。

1. **生物因素(biological factors)** 人的生物属性决定了生物因素是影响人类健康的主要因素,主要包括两大类:一类是生物性致病因素,即由病原微生物引起的传染病、寄生虫病和感染性疾病。WHO 公布的"2019 年全球十大健康威胁"中有 6 个与病原微生物感染有关,如流感、埃博拉出血热、登革热、艾滋病等。另一类是遗传因素,遗传变异可导致人体发育畸形、代谢障碍、内分泌失调和免疫功能异常等。此外,个体生物学因素如年龄、性别、生长发育和代谢等也是影响人类健康的生物因素。

2. **心理因素(psychological factors)** 身心互动学说认为,人的心理活动是在生理活动的基础上产生的,反过来,人的情绪和情感又通过其对神经系统的影响,对人体组织器官生理和生化功能产生影响。大量的临床实践证明,人的情绪不稳定,如焦虑、恐惧、忧郁和怨恨等可以引起人体各系统的功能失调,从而导致失眠、心动过速、血压升高、食欲下降和月经失调等症状,并在许多疾病的发生、发展和转归上起重要作用。

3. **环境因素(environmental factors)** 环境是人类赖以生存和发展的重要条件和基础,几乎所有的疾病或健康问题都与环境因素有关。

(1) 自然环境:主要指阳光、空气、水、土壤、气候和动植物等,是人类赖以生存和发展的重要物质基础。健康的自然环境是人与环境的协调共存,但目前自然环境中存在许多不利于人类健康的因素,如水污染、雾霾和谷物蔬菜农药残留等。

（2）社会环境：与健康有关的社会环境主要包括政治制度、经济状况、文化教育、科技发展、婚姻、家庭及福利等多个方面。比如文化教育会影响人们的健康素养、对健康和疾病的认知、就医行为的即时性和健康教育的接受程度等。社会环境易受物质环境的影响，如城市发展过快、高楼林立、住宅过分拥挤、休闲设施缺乏等，人们长期处于紧张状态，人际关系的疏远易导致情绪暴躁、烦闷、酗酒、药物成瘾等社会心理问题，并引发高血压、溃疡病等躯体疾病。

4. 行为与生活方式（behavior and lifestyles） 是指人们受一定文化因素、社会经济、社会规范及家庭的影响，为满足生存和发展的需要而形成的生活意识和生活习惯的统称。研究证明，不良的生活方式与多种慢性疾病如高血压、冠心病、糖尿病和恶性肿瘤等的发生发展密切相关。

5. 卫生服务体系（health service system） 医疗卫生服务的内容、范围和质量与人的健康密切相关。医疗资源布局不合理、初级卫生保健网络不健全、城乡卫生人力资源配置悬殊和医疗保健制度不完善等服务体系问题，会直接危害人们的健康。

三、健康的测量指标

健康测量是将健康概念及与健康有关的事物或现象进行量化的过程。随着对健康概念及其内涵认识的深化，对健康的评定已从定性向定量发展，测量指标也从单纯的疾病测量转向全方位、多层次的指标体系，不仅测量个体或群体的健康状况和行为，还测量与健康相关的法律、政策、经济、环境和卫生服务等诸多方面。

（一）健康测量指标的类型

WHO 健康水平测量研究小组指出，理想的健康测量指标应该具有科学性、客观性、特异性和敏感性等特点。常见的健康测量指标有以下几种分类：

1. 按照测量的对象划分可分为个体指标和群体指标。

（1）个体指标：①描述个体生命活动的类型及完成情况的定性指标，如儿童发育测量和老人活动项目测量等；②描述结构和功能达到程度的定量指标，如身高、体重和活动度等。

（2）群体指标：①描述群体生命活动类型及实际情况的定性指标，如婚姻和生育等；②描述群体素质的定量指标，如群体气质、青少年吸烟率和死因构成比等。

2. 按照测量的内容划分可分为健康状况的生理学、心理学和社会学指标。

（1）生理学指标：主要反映人的生理学特性的指标，如年龄、性别和生长发育指标等。

（2）心理学指标：主要反映人的心理学特征的指标，如人格量表和智力量表等。

（3）社会学指标：主要指与健康有关的社会指标，如社会发展指数、人类发展指数和国民幸福指数等。

3. 按照指标的属性划分可分为客观指标和主观指标。

（1）客观指标：指通过体格检查和实验室检查等手段获得的生理和生化等方面的指标，以及其他客观存在的指标，如死亡率、出生率、生长发育指标及患病率等指标。客观指标能够较客观地反映实际存在的可以测量到的健康现象或事物，但难以反映人的主观感受和心理活动。

（2）主观指标：指通过自我报告的形式来反映人们在健康方面的主观感受和心理活动等状况的指标，以此弥补客观指标在健康测量中的不足，如疼痛的测量、个人对生活质量的满意度及对卫生服务水平的评价等。从某种意义上讲，主观指标更能够体现人的社会性。

（二）生存质量

1. **概念** 生存质量（quality of life，QOL），亦称生活质量或生命质量，是在客观健康水平提高和主观健康观念更新的背景下应运而生的一套综合评价健康水平的指标体系，不仅能全面地反映人们的健康状况，而且能充分体现积极的健康观。1993 年，WHO 在生存质量研讨会上明确指出："生存质量

Note:

是指个体在其所处的文化和风俗习惯的背景下,由生存的标准、理想和追求的目标所决定的对其目前社会地位及生存状况的认识和满意程度。"

2. 测定内容 生存质量的测量内容尚无统一的标准。WHO 建议生存质量的测定应包括六个方面:①身体功能;②心理状态;③独立能力;④社会关系;⑤生活环境;⑥宗教信仰与精神寄托。

3. 常用量表 生存质量状况主要通过量表来测量。常见的量表有:①一般量表。适用于人群共同方面的测量,可用于不同人群的比较,但不精确,如欧洲五维生活质量量表和 WHO 生活质量量表(SF-36)等。②特殊量表。适用于某种特定疾病的人群的测量,灵敏度高,但不利于不同种类患者的组间比较,如糖尿病患者生存质量测量量表和癌症患者生存质量测定量表等。

四、促进健康的护理活动

(一)健康相关行为

健康相关行为(health related behavior)是指人类个体和群体与健康和疾病有关的行为。按行为对行为者自身和他人健康状况的影响,分为促进健康的行为和危害健康的行为,简称健康行为(health behavior)和危险行为(risk behavior)。

1. 促进健康的行为 是指客观上有利于个体或群体健康的一组行为,包括以下七类:

(1)日常健康行为:指日常生活中一系列有利于健康的基本行为,是维持和促进健康的基础,如合理膳食、适当运动、控制体重和充足睡眠等。

(2)保健行为:指正确合理地利用卫生保健服务,以维护自身健康的行为,如定期体检和预防接种等。

(3)避免有害环境行为:指主动避开自然环境和社会环境中对健康有害的各种因素的行为,如远离污染源和其他危险环境、做好职业安全防护及积极应对紧张生活事件等。

(4)戒除不良嗜好行为:指戒除对健康有危害的个人偏好的行为,如戒烟限酒和不滥用药物等。

(5)预警行为:指预防事故发生和事故发生后正确处理的行为,如驾车系安全带、车祸后的自救和他救行为等。

(6)求医行为:指觉察到自己有某种疾病时,寻求科学可靠的医疗帮助的行为,如及时就诊、主动咨询和提供真实病史等。

(7)遵医行为:指确认有病后,积极配合医疗和护理的行为,如遵从医嘱、规律服药和积极康复等。

2. 危害健康的行为 是指偏离个人和社会期望,不利于个体和群体健康的一组行为,可分为以下四类:

(1)不良生活方式:指对健康有害的行为习惯,包括不良嗜好、不良饮食习惯、不良卫生习惯和缺乏锻炼等。

(2)致病行为模式:指易于导致特异性疾病发生的行为模式。国内外研究较多的是 A 型行为模式和 C 型行为模式。A 型行为模式与冠心病发病密切相关,故称为"冠心病易发性行为"。核心行为表现为争强好胜,富有竞争性和进取心,对工作十分投入,有时间紧迫感。警戒性和敌对意识较强,一旦受挫就容易恼怒。C 型行为模式与肿瘤的发生有关,故称为"肿瘤易发性行为"。核心行为表现为情绪过分压抑和自我克制,善于忍让和回避矛盾,内心却强压怒火,爱生闷气。

(3)不良疾病行为:指个体从感知有病到疾病康复过程中表现出的不利于健康的行为,如惧病、疑病、瞒病、讳疾忌医、过度求医、不遵从医嘱、封建迷信、悲观绝望和自暴自弃等。

(4)违规行为:指违反法律法规、道德规范并危害健康的行为。例如吸毒、性乱和药物滥用等行为,不仅危害到个体的健康,而且对他人、社会都有不利影响,严重影响社会健康和社会秩序。

Note:

知 识 拓 展

WHO 全球健康促进大会

自 1986 年以来,WHO 共举办了九届全球健康促进大会。第一届全球健康促进大会(渥太华,1986 年)发布了《渥太华健康促进宪章》,提出"健康促进(health promotion)是促使人们维护和改善其自身健康的过程,是协调人类与环境之间的战略,规定个人和社会对健康各自所负的责任"。随后在澳大利亚阿德莱德(1988 年)、瑞典松滋瓦尔(1991 年)、印度尼西亚雅加达(1997 年)、墨西哥墨西哥城(2000 年)、泰国曼谷(2005 年)、肯尼亚内罗毕(2009 年)、芬兰赫尔辛基(2013 年)和中国上海(2016 年)举行了一系列 WHO 全球健康促进大会。在这些重要会议上发布的《阿德莱德宣言》《松滋瓦尔宣言》《雅加达健康促进宣言》《健康促进曼谷宪章》《2030 可持续发展中的健康促进上海宣言》等文件为世界各国如何采取健康促进行动提供了指导和方向。

(二)促进健康的护理活动

促进健康的护理活动是通过护士的努力,使公众建立和发展促进健康的行为,减少危害健康的行为,从而维护和提高人类的健康水平。根据不同人群的健康状况,促进健康的护理活动应有所侧重。

1. **健康人群** 护士通过健康教育,帮助人们树立正确的健康观念,获取有关维持或增进健康所需的知识及资源,如指导其合理膳食、保证充足睡眠、定期预防接种及做好安全防护等。

2. **患者** 护士运用专业知识和技能,帮助患者明确现存或潜在的健康问题,有计划地开展护理活动,从而改善和促进患者的健康状况,如告知遵医行为的重要性、指导高血压患者低盐低脂饮食、运用松弛疗法减轻患者痛苦、协助术后患者实施早期功能锻炼,以及为残障患者制定康复护理计划等。

第二节 疾 病

在人的生命过程中,疾病是不可避免的现象,是自然的动态过程。随着人们在微观和宏观层面对疾病认识的不断深入,对疾病的预防也贯穿于疾病的发生、发展和转归。预防疾病、维持和促进健康是护士的职责。因此,护士不仅要从个体等微观层面了解疾病,还应从家庭、社区和社会等宏观层面认识疾病对人的影响,从三级预防的角度帮助人们预防疾病、治疗疾病和恢复健康。

一、疾病概述

人类对疾病(disease)的认识经历了一个漫长的演变过程,可大致分为三个阶段。

(一)古代疾病观

1. **疾病是鬼神附体** 远古时代,由于生产力低下,人的认识能力落后,认为疾病是鬼神附体,是神灵对罪恶的惩罚,因而出现了一系列与鬼神作斗争以治疗疾病的方法。

2. **疾病是机体的失衡状态** 这是以原始朴素的自然观来认识疾病。公元前 5 世纪,著名的医学家希波克拉底创立了"体液学说",认为疾病是由于体内血液、黏液、黑胆汁和黄胆汁四种基本流质失衡所致。我国古代认为阴阳失调则是疾病。这种疾病观虽然带有一定的主观猜测性,但对机体"失衡"状态的认识,对近代医学对疾病的认识产生了一定的影响。

(二)近代疾病观

18—19 世纪,随着组织学和微生物学的发展,人们开始从细胞学的角度来认识疾病,指出疾病是致病因素损伤了机体特定细胞的结果,对疾病有了比较科学的定位。此后人类对疾病本质的认识日趋成熟。有代表性的疾病观包括:

1. **疾病是不适、痛苦与疼痛** 将疾病与不适、痛苦与疼痛联系起来,对区分正常人与患者有一定帮助。但疼痛与不适只是疾病的一种表现,并非疾病的本质和全部。这种片面的认识,不利于疾病的早期诊断和预防。

2. 疾病是社会行为特别是劳动能力丧失或改变的状态 此定义以疾病带来的社会后果为依据,期望从社会学角度唤醒人们努力消除疾病,战胜疾病的意识。

3. 疾病是机体功能、结构和形态的异常 这是在生物医学模式指导下具有影响力的疾病定义,从本质上揭示了许多疾病的奥秘,但此定义过分强调患病部位的结构、形态及功能的改变,忽视了人的整体功能状态的变化。

4. 疾病是机体内稳态的紊乱 这是在整体观指导下对疾病所作的解释,认为所有生命都以维持内稳态为目的。当内稳态紊乱时,机体则表现为疾病。

（三）现代疾病观

现代疾病观综合考虑了人体各组织、器官和系统之间的联系,以及人体生理、心理、社会、精神和环境多层面之间的联系,归纳起来有以下特征:

1. 疾病是发生在人体一定部位、一定层次的整体反应过程,是生命现象中与健康相对立的一种特殊征象。

2. 疾病是机体正常活动的偏离或破坏,是功能、代谢和形态结构的异常以及由此产生的机体内部各系统之间和机体与外界环境之间的协调性障碍。

3. 疾病不仅是体内的病理过程,而且是内外环境适应的失调,是内外因作用于人体并引起损伤的客观过程。

4. 疾病不仅是躯体上的疾病,还包括精神和心理方面的疾病。完整的疾病过程,常是身心因素相互作用、相互影响的过程。

综上所述,疾病是机体在一定的内外因素作用下而引起的一定部位的功能、代谢和形态结构的变化,表现为损伤与抗损伤的病理过程,是内稳态调节紊乱而发生的生命活动障碍。从护理的角度讲,疾病是一个人的生理、心理、社会和精神受损的综合表现,是多种生态因素和社会因素作用的复杂结果。

二、健康与疾病的关系

健康和疾病是人生命过程中最为关注的现象。随着人类对健康、疾病的认识日趋成熟,对二者的关系判定,也在不断地变化。过去认为二者是相互对立、"非此即彼"的关系,目前则普遍接受二者是连续性的观点。健康与疾病的关系可归纳为三点。

1. 健康与疾病是一个动态的过程 20世纪70年代,美籍华裔生物统计学家蒋庆琅提出健康-疾病连续相模式(health-illness continuum),认为健康与疾病是一条连续的线,连线的一端为最佳健康状态,另一端则是死亡状态(图2-1)。任何人任何时候的健康状态都处于这条连线的某一点上,且位置在不断变化。任何时期的状态都包含了健康与疾病的成分,哪一方面占主导,就表现出哪一方面的现象与特征。

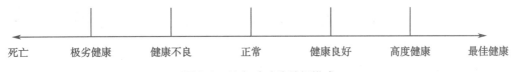

死亡 　　极劣健康　　健康不良　　正常　　健康良好　　高度健康　　最佳健康

图 2-1　健康-疾病连续相模式

2. 健康与疾病在一定条件下可以转化 健康与疾病是相对的,很难找到明显的界限,二者在一定条件下可以相互转化。例如,一个人自觉不适,可能是疲劳所致,如果个体经过充分休息后,则不适感消失,维持健康。如果继续熬夜加班,机体各方面功能开始紊乱,就可能导致疾病。

3. 健康与疾病在同一个体上可以并存 一个人可能在生理、心理、社会和道德中的某些方面处于低层次的健康水平甚至疾病状态，但在其他方面是健康的，如截肢的患者，虽然身体残缺，但经过积极治疗和康复护理后，充分发挥其他方面的功能和潜能，达到自己最佳的健康状态。可见，健康与疾病可以在同一个体并存，而个体最终呈现出来的健康状态就是其生理、心理、社会和道德等方面健康水平的综合体现。

三、患病行为及心理

当个体的健康状态往健康不良侧持续发展，最终导致个体出现身体或心理上的不适、厌恶或痛苦等体验，则称为患病。患病是一个重要的生活事件，会导致个体产生一系列的行为和心理反应。

（一）患病后患者的行为反应

1. 无就医行为或延迟就医行为 当个体认为已出现的不适或症状不严重，对日常生活和工作影响不大，往往采取"观望等待"的态度，选择不就医或者延迟就医。

2. 寻求帮助 当疾病症状进一步明显，给生活、工作造成不便或威胁时，个体开始向外界寻求帮助。寻求帮助的对象可能是周围的同事或朋友，期望得到他们的经验分享或治疗建议；也可能是医务人员，通过求医行为，接受医务人员的专业性帮助和治疗。

3. 犹豫不决 有些人在是否就医问题上犹豫不决。一方面希望治疗疾病，缓解不适；另一方面又担心就医影响生活和工作，患得患失。

4. 对抗行为 有两种表现形式，一种是拒绝就医，甚至以疯狂工作或增加活动量来否认患病事实；另一种是四处求医试图证明自己没有患病。尤见于患有难治或不治之症者，如癌症和艾滋病等患者。

（二）患病后患者的心理反应

个体患病后，原先正常的生活状态或工作模式发生改变，加上病痛的困扰，容易出现一系列心理反应。

1. 焦虑和恐惧 工作学习的受限、经济负担的加重、住院环境的陌生、手术的实施和疾病的预后不佳等情况，都可能使个体产生不同程度的焦虑甚至恐惧，常表现为紧张、失眠、食欲缺乏和坐立不安等。

2. 猜疑心加重 表现为多疑和矛盾行为，如对周围人的语言、表情和动作等特别敏感，反复揣测其中的意思。猜疑心加重使患者时刻保持警觉状态，身心非常疲惫和痛苦，也给周围的人造成心理负担。

3. 依赖性增强 患病后，患者受到亲友、医务人员的特殊照顾，成为人们关心和帮助的中心，常有意无意变得软弱无力，被动性加重，依赖性增强，甚至出现与原先性格特征完全不一致的行为。

4. 自尊心增强 疾病因素使患者某些需要的满足出现障碍，自尊心比以往更强烈。一方面，患者希望得到他人的关心和照顾；另一方面，又觉得被关照是无能的表现，自尊心受损。

5. 主观感觉异常 患者的注意力由外部世界转向自身的体验和感受，主观感觉异常，对周围的声、光、温度及自身的症状都特别敏感，如稍有声响就紧张不安，正常胃肠活动也认为是消化不良。

6. 情绪不稳定 表现为自控能力下降，紧张和易激动。例如，检查或治疗不顺利时，容易产生愤怒情绪或抵触心理；病情恶化或预后不良时，容易悲观、抑郁甚至自我伤害等。

7. 孤独感 陌生的环境和人员、与外界相对隔绝的住院生活，使患者常有孤独感和不安全感，渴望被关爱，渴望亲朋好友的探视和陪伴。

8. 习惯性心理 即一种心理定势，使患者不能立即适应角色的改变。例如患病初期，怀疑诊断有误，不愿意配合治疗；疾病康复时，认为自己尚未完全恢复，还需进一步观察和治疗。

9. 害羞和罪恶感 尤其是患有性病、艾滋病等时，感觉难以启齿、无地自容，内心产生羞辱感、罪恶感,甚至导致自残行为或拒绝治疗。

10. 心理性休克和反常行为 一般发生于突患某病或病情加重时。患者常表现为发呆、茫然、言语行为无目的和无真实感。在休克缓解后出现过度"乐观"及"不自在"表现,其实质是抑制、否认及反向形成心理防卫机制的表现。

（三）影响患者就医行为的因素

患病后,个体的就医行为受到个人特征、疾病因素和医疗水平等多因素的影响(图 2-2)。

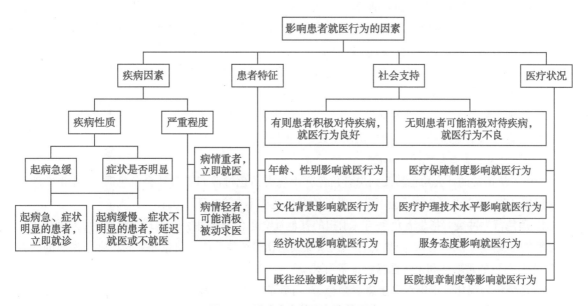

图 2-2　影响患者就医行为的因素

1. **疾病因素** 疾病性质及严重程度会影响患者的就医行为。疾病的起病急缓、症状的明显与否直接影响个体对疾病的重视程度,如起病急或症状明显的患者会立即就诊,而当疾病严重地影响了个体的正常生活,患者会立即求医,并会遵从医务人员的治疗和护理建议。

2. **患者特征** 患者的年龄、性别、文化背景、经济状况以及既往患病经验会影响其对待疾病的态度。儿童多是家庭重点关注和保护的对象,一旦出现不适,往往立即就医。一般情况下,女性更关注躯体的变化,早期就医的机会往往比男性多。经济水平在很大程度上影响患者能否及时就医和就医的持续性。一般情况下,经济条件较好的人,对疾病也比较重视,一旦患病会及时寻求医疗帮助。如果一个人过去曾患过某病,当相同的症状出现时,他可能采用和以前同样的方式处理而不去就医。如果既往的就医经历是不愉快甚至是痛苦的体验,则人们的就医行为也会比较消极。

3. **社会支持** 患病后,如果从亲友处得到更多关注、支持和鼓励,则有助于患者产生对待疾病的积极态度和良好的就医行为;反之,患者则可能产生消极对待疾病的态度和不良的就医行为。

4. **医疗状况** 完善的医疗保障制度、优质的医疗护理技术水平、良好的服务态度能促使患者主动求医,及时获得医疗服务。此外,医院的交通状况、规章制度也会给患者带来一定的影响,如医院的规章制度对患者可能是一种约束,使其出现情绪波动或适应不良。

四、患者角色

（一）患者角色的概念

"角色(role)"一词源于戏剧术语,20 世纪 20 年代被引入社会心理学,称为"社会角色",指与个体的社会地位和身份相一致的行为模式、心理状态以及相应的权利和义务。患病时,个体就获得了患者角色(patient role)。患者角色是一种特殊的社会角色,是社会赋予患者的社会位置、权利和义务的总和。"患者角色"概念最早是由美国著名社会学家塔尔科特·帕森斯(Talcott Parsons,1902—1979)于1951年在他的著作《社会制度》中提出。

（二）患者角色的特征

帕森斯通过观察患者与周围人的互动,从社会学角度提出了患者角色的四个特征。

1. 免除或减轻正常社会角色所承担的责任和义务 免除的程度取决于疾病的性质与严重程度、患者在其支持系统中所能得到的帮助等。

2. 患者对其陷入疾病状态没有责任 患病是超出个体控制能力的事情,患者本身也是受害者,不需为其患病承担责任,同时有权利接受帮助。

3. 患者有恢复健康的义务 患病是一种不符合社会需要的状态,患者有义务积极求医,努力使自己早日康复。

4. 患者有配合医疗和护理的义务 在诊疗活动中,患者有义务和医务人员通力合作,积极配合治疗和护理,如遵医嘱服药等,以期尽快恢复健康,回归社会。

（三）常见的患者角色适应不良

当患者从正常的社会角色转变到患者角色或由患者角色过渡到正常社会角色时,不能正常地行使权利和义务,就会出现角色适应不良。常见的角色适应不良有以下五类:

1. 角色行为冲突 指患者角色与其承担的其他社会角色发生冲突。表现为患病后,无法从正常社会角色中脱离出来,且有焦虑、愤怒、茫然、烦躁或悲伤等情绪反应。角色冲突的程度与疾病的轻重缓急、正常角色的重要性和个体性格特征等有关。

2. 角色行为强化 指患者安于患者角色,对自我能力产生怀疑,对家庭和社会依赖性增强。尤其是病情好转时,产生退缩和依赖心理,害怕出院后病情加重或复发,对承担常态社会角色的责任感到恐惧不安。

3. 角色行为缺如 指患者没有进入患者角色,不承认自己是患者,这是"否认"心理防御机制的表现。常发生于由健康角色转向患者角色及疾病突然加重或恶化时。

4. 角色行为减退 指患者已经适应了患者角色,但由于某种原因,又重新承担起原先扮演的其他角色,患者角色退回从属地位。通常见于重要生活事件的发生。

5. 角色行为异常 指患者虽然知道自己患病,但难以承受患病、残障或不治之症的挫折,感到悲观、厌倦或绝望,甚至产生拒绝治疗、攻击或自杀等行为表现。常见于慢性病长期住院、病情危重、病情反复和患有不治之症的患者。

（四）护士在帮助患者角色适应中的作用

患者角色的社会期望就是承认患病,主动配合治疗和护理,尽快恢复健康,回归社会。护士有责任和义务帮助和指导患者顺利完成角色转换,可采取以下措施:

1. 常规指导 患者初次入院时,护士应热情接待,主动介绍病区环境、规章制度、医务人员和同室病友,使患者感受到温暖,尽快熟悉医院,消除陌生感和恐惧感,树立扮演患者角色的信心。

2. 随时指导 患者住院后出现一些新情况,如即将面临痛苦的检查、手术等,多数患者会表现出焦虑、恐惧和不安,护士应细心观察,及时掌握准确的信息,并对其进行及时的解释、指导和鼓励。

3. 情感指导 随着疾病的发展和转归,患者会产生一系列的心理和行为反应。护士应随时观察,及时发现患者的心理变化,积极给予情感指导。如长期住院、功能丧失的患者,容易对治疗失去信心,甚至产生轻生的念头,出现角色缺如或角色异常现象,护士应给予情感疏导,使其在心理上达到新的平衡。

Note:

五、疾病对患者及社会的影响

每个人都是社会的一分子。因此,患病对患者、家庭乃至社会都会带来不同程度的变化和影响。

（一）疾病对个体的影响

1. 生理改变　患病后身体组织器官病理生理的改变,使患者产生不适感,如疼痛、咳嗽、高热和呼吸困难等,影响进食和休息,严重者甚至无法正常工作和生活,危及生命安全。

2. 心理改变　病情越严重,持续时间越长,患者的心理反应越激烈,表现为恐惧、抑郁和无助感等,甚至产生放弃治疗的念头。

3. 自我概念的改变　自我概念(self-concept)即一个人对自己的看法或认识,包括个体对自己躯体、需要、角色和能力的感知。患病后,如烧伤、偏瘫等情况,个体的身体外观、日常生活、工作能力、经济状况和人际关系等受到不同程度的影响,家庭和社会的角色弱化,自我概念可随之发生改变。

4. 生活方式的改变　患病事件使患者警觉性提高,对健康更为关注,从而改变原有不良生活方式,尽量避免或减少致病因素,并积极参加一些促进健康的活动,如戒烟限酒、定期锻炼、注意休息和睡眠等。

（二）疾病对家庭的影响

疾病对家庭的影响程度取决于患者的家庭角色、所患疾病的严重性、患病时间的长短、家庭的经济状况和文化习俗等。

1. 家庭角色的改变　个体患病后,由于生产劳动力的下降或丧失,其原先的家庭角色功能需要其他家庭成员来承担。在家庭角色改变的过程中,如果进展不顺利,则会导致适应不良,严重者需要专业性的咨询和指导。

2. 家庭运作过程的改变　家庭运作过程包括家庭日常活动的运行、事务的决策和分配、家庭成员相互的支持、应对变化和挑战的过程。如果父亲或母亲患病时,其他家庭成员无力或拒绝承担其角色责任,就可能导致家庭的某些活动或决策停止或推迟,此时家庭运作过程就会发生紊乱。

3. 家庭健康行为的改变　一个家庭中若成员确诊患有遗传倾向的疾病或家族遗传病如血友病、原发性高血压、糖尿病、抑郁症和癌症等,这通常可提高家庭乃至整个家族的警惕性,从而促使家庭健康行为发生改变,做到及早预防、及早发现和治疗。

（三）疾病对社会的影响

个体患病后,不能继续承担其原有的社会角色,必定降低社会生产力,且诊断和治疗疾病还要消耗本就有限的社会医疗资源。如果患的是传染性疾病,如新冠肺炎、病毒性肝炎、肺结核和艾滋病等,若不采取适当的隔离措施,则有可能造成更大范围的传播,严重威胁他人的健康和社会的安全。

六、预防疾病的护理活动

随着健康观的改变,医疗护理服务中,对疾病的预防已贯穿于疾病的发生、发展和转归全过程,从而实现"未病先防、已病防变、病后防复"。这种涵盖了预防、治疗和康复三个层面的健康保健措施称为三级预防。

1. 一级预防(primary prevention)　又称病因预防,是采取各种措施消除或控制致病因素,从而防止疾病的发生,是最经济有效的预防措施。例如控制体重、婚前检查、预防接种、开展健康教育及做好职业防护等。WHO提出的健康四大基石"合理膳食、适量运动、戒烟限酒、心理平衡"是一级预防的基本原则。

2. 二级预防（secondary prevention） 又称临床前期预防,指在疾病的临床前期早期发现、早期诊断和早期治疗,也称为"三早"预防。目的是预防疾病的发展和恶化。对病因不完全明确或致病因素经过长期作用而发生的慢性病,完全做到一级预防比较困难,应以二级预防为重点。例如开展宫颈癌的细胞学筛查、对高危人群定期测量血压和及时治疗高血压等。

3. 三级预防（tertiary prevention） 又称临床期预防,主要是对症治疗、防止伤残和积极康复。目的是通过适时有效的处置,防止疾病恶化,减少并发症和后遗症的发生,促进功能恢复,提高生活质量,如高血压患者规范化的非药物和药物治疗、卒中后的早期康复指导和乳腺手术后的肢体运动等。通过三级预防,将患者健康问题的严重程度降低到最低限度。

第三节 全球医疗卫生政策及保健体系

在医疗卫生体系中,护士承担着重要的预防保健任务。1993 年,世界银行在世界发展状况报告中曾明确指出"大部分初级卫生保健工作应该由护士及助产士承担,在未来的一段时间内,此种趋势将逐渐扩大。"因此,护士必须了解有关医疗卫生的战略目标和方针政策,明确护理专业在整个医疗卫生保健体系中的作用。

一、全球卫生保健的战略目标

WHO 是联合国下属的一个专门机构,其主要职责是指导和协调全世界的卫生工作,宗旨是使全世界人民获得尽可能高水平的健康,战略目标是"人人享有卫生保健"。

1. 人人享有卫生保健的提出背景 20 世纪 70 年代,WHO 总结和分析了各国卫生保健的经验和教训,逐步明确了以下观点:卫生工作的重点应从大城市、大医院转移到农村基层;应当从治疗疾病为主转移到预防疾病为主;应当从为少数人服务转移到为大多数人服务。1977 年,WHO 在第 30 届世界卫生大会提出了"2000 年人人享有卫生保健（health for all by the year 2000）"的全球战略目标。1978 年 9 月,WHO 与联合国儿童基金会（UNICEF）在苏联阿拉木图召开的国际初级卫生保健会议上发表了《阿拉木图宣言》,将发展初级卫生保健（primary healthcare,PHC）作为实现 WHO"2000 年人人享有卫生保健"这一宏伟战略目标的关键措施。

2. 人人享有卫生保健的含义 WHO 对"2000 年人人享有卫生保健"的具体阐述是"到 2000 年使世界全体人民都能享有基本的卫生保健服务,并且通过消除和控制影响健康的各种有害因素,使人们都能享有在社会和经济生活方面均富有成效的健康水平,达到身体、心理和社会适应的完好状态"。遗憾的是,由于多种原因,此目标在全球未能完全实现。

3. 人人享有卫生保健的深化和发展 2018 年 10 月 25 日,WHO 197 个成员国在全球初级卫生保健会议上,一致通过了《阿斯塔纳宣言》,誓要加强各国的初级卫生保健系统,为实现全民健康覆盖做出更大努力,这也是对具有重要历史意义的《阿拉木图宣言》的又一次重申。

各国政府针对初级卫生保健的四个关键领域,一致做出了新的全球承诺,包括:①所有部门为增进健康做出大胆的政治选择。重申各级政府在促进和保护人人享有可达到的最高健康标准的权利方面的主要作用和责任。②建立可持续的初级卫生保健服务。依据国家法律、国情和优先事项提供初级卫生保健服务。③赋予个人和社区权利。支持个人、家庭、社区和民间社会的参与,鼓励其参与制订和实施对健康有影响的政策和计划。④使利益相关者的支持与国家政策、战略和计划保持一致。呼吁所有利益相关者(包括卫生专业人员、患者、民间社会组织等)与国家政策、战略和计划保持一致,并采取联合行动,建立更强大的、可持续的初级卫生保健服务,以实现全民健康覆盖。

知识拓展

从《阿拉木图宣言》到《阿斯塔纳宣言》

1977年第30届世界卫生大会提出了"人人享有卫生保健"的目标。为了实现这个目标,1978年,WHO和联合国儿童基金会在苏联的阿拉木图召开了国际初级卫生保健大会,与会成员国发表了著名的《阿拉木图宣言》,提出了初级卫生保健是实现人人享有卫生保健的必由之路。这一策略在全球卫生领域发挥了重大作用并产生了深远影响。40年以后,2018年,为了纪念《阿拉木图宣言》,世界卫生组织、联合国儿童基金会和哈萨克斯坦共和国政府在哈萨克斯坦共和国新的首都阿斯塔纳召开了全球初级卫生保健大会,会议发布了《阿斯塔纳宣言》,提出重振初级卫生保健以实现全民健康覆盖和可持续发展目标,这是全球卫生史上又一个具有里程碑意义的会议。

二、初级卫生保健

为推动"人人享有卫生保健"这一全球战略目标的实现,初级卫生保健是实现该目标的基本途径和根本策略。

1. 初级卫生保健的意义及原则　初级卫生保健是指人们所能得到的基本卫生保健服务,包括疾病预防、健康维护、健康促进及康复服务。它是服务于个人、家庭及社区的国家卫生保障体系的第一线,尽可能地将防治与保健带入人们的生活与工作中,并形成了连续性的健康照顾,是衡量一个国家的卫生体制是否健全及全民健康素质优劣的重要指标。

初级卫生保健包含五项基本原则:①合理布局,同时考虑需求的可及性和覆盖率;②社区参与,社区主动参与有关本地区卫生保健的决策;③预防为主,强调疾病预防和健康促进的综合卫生保健,以寻求和消除各种致病因素为核心;④适宜技术,对于可支配的资源还需考虑适用技术和成本效益;⑤综合途径,加强部门间的合作。

2. 初级卫生保健的任务可分为四个方面、九项要素。

(1) 四个方面:包括健康促进、预防保健、基本医疗和社区康复。

(2) 九项要素:①对当前主要卫生问题及其预防和控制方法的健康教育;②改善食品供应和合理营养;③供应安全卫生的饮用水和基本环境卫生设施;④妇幼保健和计划生育;⑤主要传染病的预防接种;⑥预防和控制地方病;⑦常见病和外伤的合理治疗;⑧提供基本药物;⑨1981年第34届世界卫生大会增加了第9条内容:"使用一切可能的办法,通过影响生活方式和控制自然和社会心理环境来预防和控制慢性非传染性疾病和促进精神卫生"。

3. 21世纪的初级卫生保健　2003年第56届世界卫生大会通过有关初级卫生保健的决议,要求各会员国采取一系列行动以加强初级卫生保健。2008年世界卫生报告的主题为"初级卫生保健——过去重要,现在更重要",提出要重振初级卫生保健。报告总结了初级卫生保健实施30年来的成效与不足,并提出了四套改革措施:①普遍覆盖的改革;②服务提供的改革;③领导力的改革;④公共政策的改革。该报告体现了初级卫生保健价值观、国民的期望和不同国情下卫生工作所共同面临挑战之间的融合。

三、中国卫生保健的战略目标

为实现WHO提出的"人人享有卫生保健"的国际承诺,满足人民群众日益增长的物质文化需要,基于对我国基本国情及卫生工作面临挑战的分析,卫生部在2008年全国卫生工作会议指出,"人人享有基本医疗卫生服务"是我国卫生工作的重大战略目标。

1. "人人享有基本医疗卫生服务"的含义　"人人享有"的本质含义是"公平享有",任何公民,无论年龄、性别、职业、地域和支付能力等,都享有同等权利。"基本医疗卫生服务"是指与我国社会主义初级阶段经济社会发展水平相适应的,国家、社会、个人能够负担得起的,投入低、效果好的医疗卫生服务。基本医疗卫生服务既包括疾病预防控制、计划免疫、健康教育、卫生监督、妇幼保健、精神卫生、卫生应急、急救、采供血服务以及食品安全、职业病防治和安全饮用水等公共卫生服务,也包括采用基本药物,使用适宜技术,按照规范诊疗程序提供的急慢性疾病的诊断、治疗和康复等医疗服务。

2. "人人享有基本医疗卫生服务"的发展历程　2009 年,中共中央、国务院印发了《关于深化医药卫生体制改革的意见》,全面启动了医改工作。医改工作有效地推动了"人人享有基本医疗卫生服务"战略目标的实施。

2011 年,《中国国民经济和社会发展第十二个五年规划纲要》提出要统筹公共卫生、医疗服务、医疗保障和药品供应保障四个体系,加快推进基本医疗卫生制度建设,为实现"人人享有基本医疗卫生服务"战略目标提供了有力的保障。

2016 年,《中国国民经济和社会发展第十三个五年规划纲要》从全面深化医药卫生体制改革、健全全民医疗保障体系、加强重大疾病防治和基本公共卫生服务等八个方面对推进"人人享有基本医疗卫生服务"战略目标的实现提出了具体要求,有利于其深度实施。

2021 年,《中国国民经济和社会发展第十四个五年规划纲要》提出全面推进健康中国建设,从构建强大公共卫生体系、深化医药卫生体制改革建设体育强国等六个方面深入实施健康中国行动,完善国民健康促进政策,织牢国家公共卫生防护网,为人民提供全方位全生命期健康服务。

四、中国医疗卫生方针及发展战略

医疗卫生方针是政府领导卫生工作的基本指导思想,对卫生事业的管理、改革与发展起主导作用。2016 年,国务院发布了《"健康中国 2030"规划纲要》,确定了我国新时期卫生工作方针,即"以基层为重点,以改革创新为动力,预防为主,中西医并重,将健康融入所有政策,人民共建共享",明确了我国今后一段时期卫生工作的方向。

卫生发展战略是在一定历史时期内卫生事业优先发展的工作思路。为实现积极参与全球健康治理、履行 2030 年可持续发展议程国际承诺,我国把健康摆在优先发展的战略地位,将"健康强国"作为一项基本国策。为全面提高人民健康水平,《"健康中国 2030"规划纲要》将促进健康的理念融入公共政策制定实施的全过程,以推进健康中国建设,引领卫生事业发展。

（一）"健康中国 2030"规划纲要的意义

"健康中国 2030"将国民健康提高到国家战略高度,以"共建共享、全民健康"为健康中国的战略主题,强调要以人民健康为中心,坚持预防为主,推行健康生活方式,减少疾病发生,强化早诊断、早治疗、早康复,实现全民健康。"健康中国 2030"确立了以促进健康为中心的"大健康观""大卫生观",提出将这一理念融入公共政策制定实施的全过程,全方位、全周期维护和保障人民健康,对维护人民健康和推进健康中国建设具有重大意义。

（二）"健康中国 2030"规划纲要的战略目标

"健康中国 2030"战略目标分三步走:①到 2020 年,建立覆盖城乡居民的中国特色基本医疗卫生制度,人人享有基本医疗卫生服务和基本体育健身服务,我国主要健康指标居于中高收入国家前列;②到 2030 年,促进全民健康的制度体系更加完善,健康领域发展更加协调,我国主要健康指标进入高收入国家行列;③到 2050 年,建成与社会主义现代化国家相适应的健康国家。

（三）"健康中国 2030"规划纲要的核心内容

2016 年,国家卫计委解读了《"健康中国 2030"规划纲要》,提出其明确了今后 15 年健康中国建设的总体战略。

Note:

1. **基本原则**　包括：①健康优先，将促进健康的理念融入公共政策制定实施的全过程，实现健康与经济社会良性协调发展；②改革创新，发挥科技创新和信息化的引领支撑作用，形成具有中国特色、促进全民健康的制度体系；③科学发展，坚持预防为主、防治结合、中西医并重，转变服务模式，构建整合型医疗卫生服务体系；④公平公正，以农村和基层为重点，推动健康领域基本公共服务均等化，实现全民健康覆盖，促进社会公平。

2. **重点内容**　包括：①预防为主、关口前移，推行健康生活方式，减少疾病发生，促进资源下沉，实现可负担、可持续的发展；②调整优化健康服务体系，强化早诊断、早治疗、早康复，在加强基层建设的基础上，促进健康产业发展，更好地满足群众健康需求；③将"共建共享全民健康"作为战略主题，坚持政府主导，动员全社会参与，推动社会共建共享，人人自主自律，实现全民健康。

3. **战略任务**　"健康中国 2030"坚持以人的健康为中心，按照从内部到外部、从主体到环境的顺序，依次针对个人生活与行为方式、医疗卫生服务与保障、生产与生活环境等健康影响因素，提出五个方面的战略任务：①普及健康生活，强调个人健康责任，引导群众形成合理膳食、适量运动、戒烟限酒、心理平衡的健康生活方式；②优化健康服务，从疾病的预防和治疗两个层面采取措施，为群众提供更优质的健康服务；③完善健康保障，通过健全全民医疗保障体系，切实减轻群众看病负担，改善就医感受；④建设健康环境，针对影响健康的环境问题，开展大气、水、土壤等污染防治；⑤发展健康产业，优化多元办医格局，支持发展健康医疗旅游等健康服务新业态，不断满足群众日益增长的多层次多样化健康需求。

五、中国卫生保健服务体系

卫生保健服务体系是为我国民众提供卫生保健服务的各种卫生组织机构的总称，承担着保障国民获得适宜健康保健和疾病防治服务的重任，是保障人民群众健康的社会基础设施和支撑体系。我国的卫生保健服务体系包括卫生服务、卫生保障和卫生执法三大系统。

（一）卫生服务体系

卫生服务体系是指提供医疗、预防、保健、康复、计划生育指导和健康教育等服务的各级各类医疗卫生机构所组成的整体，是提供各种卫生服务的载体。2015 年，国务院发布《全国医疗卫生服务体系规划纲要（2015—2020 年）》指出，我国的医疗卫生服务体系主要包括医院、基层医疗卫生机构和专业公共卫生机构等（图 2-3）。

1. **医院**　分为公立医院和社会办医院。公立医院分为政府办医院（根据功能定位主要划分为县办医院、市办医院、省办医院、部门办医院）和其他公立医院（主要包括军队医院、国有和集体企事业单位等举办的医院）。公立医院是我国医疗服务体系的主体，充分发挥其在基本医疗服务提供、急危重症和疑难病症诊疗等方面的骨干作用，各级医院分别承担医疗卫生机构人才培养、医学科研、医疗教学等任务，承担法定和政府指定的公共卫生服务、突发事件紧急医疗救援、援外、国防卫生动员、支农、支边和支援社区等任务。社会办医院是医疗卫生服务体系不可或缺的重要组成部分，与公立医院形成补充，可以提供基本医疗服务；可以提供高端服务，满足非基本需求；可以提供康复、老年护理等紧缺服务。

2. **基层医疗卫生机构**　县级以下为基层医疗卫生机构，主要包括乡镇卫生院、社区卫生服务中心（站）、村卫生室、医务室、门诊部（所）和军队基层卫生机构等。其主要职责是提供预防、保健、健康教育、计划生育等基本公共卫生服务和常见病、多发病的诊疗服务以及部分疾病的康复、护理服务，向医院转诊超出自身服务能力的常见病、多发病及危急和疑难重症患者。

3. **专业公共卫生机构**　主要包括疾病预防控制机构、综合监督执法机构、妇幼保健计划生育服务机构、急救中心（站）、血站等，原则上由政府举办。其主要职责是向辖区内提供专业公共卫生服务（主要包括疾病预防控制、健康教育、妇幼保健、精神卫生、急救、采供血、综合监督执法、食品安全风险

Note:

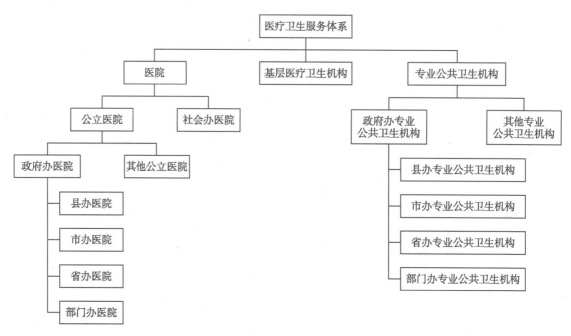

图 2-3 我国医疗卫生服务体系

监测评估与标准管理、计划生育、出生缺陷防治等),并承担相应管理工作。

（二）卫生保障体系

卫生保障体系是社会保障体系的重要组成部分,主要通过资金的筹集,为卫生服务提供合理的物质资源的支持。卫生保障体系与卫生服务体系相互作用,共同承担保护人类健康的职能,其中最有代表性的就是医疗保险。我国现行的医疗保险包括社会医疗保险和商业医疗保险。

1. 社会医疗保险 指国家和社会根据一定的法律法规,向保障范围内的民众提供患病时的基本医疗保障,包括城镇职工基本医疗保险、城乡居民基本医疗保险(由原来的城镇居民基本医疗保险和新型农村合作医疗整合而成)组成的基本医疗保险和城乡医疗救助,分别覆盖城镇就业人口、职工基本医疗保险参保人员以外的其他所有城乡居民和城乡困难人群。

2. 商业医疗保险 指由保险公司经营的、赢利性的医疗保障,如意外伤害医疗保险和特种疾病保险等。

（三）卫生监督与执法体系

卫生监督与执法体系是政府管理社会卫生工作的重要保障,其主要职能是依法对影响人民健康的物品、场所、环境等进行监督和管理,保护人民健康权益,如国家、省、市和县级的卫生监督所(或局)。

预防疾病、促进健康是护士神圣的职责。预防保健的内涵已延伸到重视生理、社会、心理及精神,并需要全社会的共同参与,护士只有在充分了解有关健康、疾病及医疗卫生保健体系后,才能提供整体的预防保健护理,促进全人类的健康。

（陈美静）

思 考 题

---

1. 李某,女,21岁,大三学生。最近李某感到学习压力大,经常长时间玩手机、上网减压,久坐、熬夜、失眠,常感焦虑、易疲劳、反应力减慢、眼睛胀痛等不适。遂去医院就诊,各项检查结果指标均在正常范围。

请思考:

（1）目前李某出现了什么问题?

Note:

（2）影响其健康的因素有哪些？

（3）从此案例分析，你如何理解健康与疾病的关系？

2．郑某，女，35岁，白领。平素经常熬夜、饮食不规律。半年前在洗澡时无意中发现左侧乳房有一蚕豆大的无痛性肿块，未予重视。肿块进行性增大，遂来院就诊，以"左乳癌"收入院。患者否认自己有病，拒绝住院和治疗。

请思考：

（1）该患者出现了什么情况？

（2）针对上述情况，护士应该如何帮助她？

3．小王从某医科大学护理学专业毕业，就职于一家疾病预防控制机构。

请思考：

（1）卫生服务体系包括哪些？

（2）小王就职的单位属于哪一类的卫生服务机构？主要职责是什么？

NURSING

第三章

需要与关怀

03章　数字内容

学 习 目 标

认识与记忆：

1. 正确叙述需要的概念和特征。

2. 简述马斯洛的人类基本需要层次论、卡利什的人类基本需要层次论、韩德森患者需要模式等需要相关理论或学说的基本观点。

3. 简述关怀的含义。

4. 简述华生的人性关怀理论、斯旺森关怀照护理论的基本观点。

理解与分析：

1. 阐述马斯洛的人类基本需要层次论在护理实践中应用的意义。

2. 分析影响患者需要满足的因素。

3. 解释护理关怀的意义和作用。

综合与运用：

1. 结合临床实例，依据人类基本需要层次论，分析患者的需要。

2. 根据不同护理服务对象自身的特点，采用相应的策略满足其基本需要。

刘先生,50 岁,是一家知名企业的高管。自从去年升职后,他对待工作和下属比以前更加严苛了,经常因为下属的工作疏忽大发雷霆。近期,他有时感到头晕目眩,但是因为工作太忙,从未到医院检查治疗。4 小时前,他在会议中忽然晕倒,被同事送往医院,测得血压 200/110mmHg,口角歪斜,右侧肢体偏瘫,经抢救治疗后神志恢复,血压平稳,立即办理住院,等待进一步体检。他想到桌上尚未批阅的文件,心急如焚,想要立即起身,却发现右侧肢体完全不能活动了。在此事件中,我们可以看到人在不同的生活境遇中有着不同的需要,只有全面分析他的需要,才能对其实施针对性的关怀和照护。从专业的角度,什么是需要? 如何能在系统地评估患者需要的基础上,正确地实施护理关怀,满足其需要? 本章将循序渐进地带你从一般到护理,进入需要与关怀的世界。

护理的服务对象是人,而人的生存和发展离不开各种需要的满足,如对食物、水、睡眠、性、交往、尊重、爱与被爱的需要等。如果这些基本需要得不到满足,人的健康就会受到影响。因此,作为人类健康的守护者,只有充分了解人的基本需要的内容及特点,才能更好地为服务对象提供关怀照顾,以维护并促进人类的健康。

第一节　需要概述

需要是维持人类生存及发展的基本条件。护理的过程就是满足人类基本需要的过程。了解需要的基本概念、理论、特征及需要满足的影响因素,有利于护士应用需要理论对不同的服务对象进行正确、全面的评估,识别并帮助服务对象满足不同层次的需要。

一、需要的相关概念

1. **需要(need)**　是有机体、个体、群体对其生存与发展条件所表现出来的依赖状态,是个体和社会的客观需求在人脑中的反映,是个体的心理活动与行为的基本动力。需要与人的活动密切相关。一方面,需要是推动人类活动的基本动力,它促使人根据需要设定目标,同时在追求目标、实现目标的过程中获得满足;另一方面,需要也在人类的活动中不断产生和发展,随着已有需要的满足,新的需要便会产生和发展,从而促使人的活动向更高的目标前进。

作为一个概念,不同学科对需要有不同的理解。护理学家从护理的角度阐述需要。英国护理学家南丁格尔认为需要是“新鲜的空气、阳光、温暖、环境、个体的清洁、排泄以及各种防止疾病发生的需求”。美国护理学家艾达·奥兰多(Ida Jean Orlando,1926—2007)解释:“需要是个体需求。一旦满足,可消除或减轻不安、痛苦,维持良好的自我感觉,获得舒适感。”美国护理学家卡利斯塔·罗伊(Callista Roy,1939—)认为“需要是个体的一种内在要求,激励个体产生一系列的行为反应,从而维持人的完整性。”

2. **基本需要(basic need)**　是指个体生存、成长与发展,维持其身心平衡的最基本的需求。美国人本主义心理学家亚伯拉罕·马斯洛(Abraham H. Maslow,1908—1970)认为人的基本需要是始终不变的、遗传的、本能的人类所共有的需要。无论其种族、文化和年龄有何差别,其基本需要具有共同的特性。这些特性包括:①缺少它可引起疾病;②有了它可免于疾病;③恢复它可治愈疾病;④在某种非常复杂的、自由选择的情况下,丧失它的人宁愿寻求它,而不是寻求其他满足;⑤在一个健康人身上,它处于静止的、低潮的或不起作用的状态中。

二、需要的特征

1. **动力性与无限性**　需要是人各种活动的基本动力。人一旦有了某种需要,就会朝着需要的目标行动,以求得自身的满足。同时,当某些需要得到满足后,又会产生新的需要。个体正是在不断产生需要与满足需要的活动中得到成长与发展,并推动着人类社会的进步。

2. **共同性与独特性** 无论种族、性别、年龄、社会文化背景是否相同,人类拥有一些共同的基本需要,如对空气、食物、水、活动、交往、劳动的需要等。同时,除了基本需要外,每个个体还有区别于他人的独特需要。这种独特需要是由个体的遗传因素和环境因素决定的。需要的独特性不仅体现在个体对需要的对象和程度的不同,也体现在需要满足方式的不同,以及在特定情形下优势需要的不同。

3. **整体性与关联性** 人的各种需要相互联系、相互作用、相互影响。一种需要的满足会影响另一种需要的存在与发展。各种需要既互为条件,又互为补充。例如,精神需要的存在与发展以物质需要为基础和保障,而精神需要的满足又可作为物质需要满足的补充。

4. **动态性和共存性** 人的需要是随着内在和外在的条件变化而动态发展的。随着年龄的增长,周围环境的变化,人的各种需要也在不断地发生变化。同时,人在同一时期可能存在多种需要,例如,一位涉世之初的应届毕业大学生同时存在着生存需要、成就需要、情感需要等,这些需要往往成为他/她的目标和动力,在追求需要的同时,促进他/她的独立和成熟。

三、影响需要满足的因素

人类基本需要的满足受多种因素的影响,具体包括:

1. **个体因素** 个体的生理因素、认知因素、情绪因素等均能影响需要的满足。①生理因素:如各种疾病、损伤及因此造成的疲乏、疼痛、活动受限,使人的活动需要得不到满足;②认知因素:人们由于缺乏有关健康和疾病相关的知识和信息,不能正确地识别自我需要,不能正确地选择满足需要的途径和手段;③情绪因素:如个体的焦虑、抑郁等负性情绪会对需要的满足产生负性影响,而好的情绪状态能促进需要的满足。此外,个体的个性特点、价值观、生活习惯、生活经历等亦影响需要的满足。

2. **环境因素** 不良的环境,如通风不良、光线和温度不适宜、噪声等都会影响需要的满足。

3. **社会因素** 社会动荡、经济水平、社会交往等社会因素影响需要的满足。如紧张的人际关系或群体压力过大等容易影响爱与归属需要及自尊需要的满足。

4. **文化因素** 如各地不同的传统风俗习惯、文化经历、教育状况等影响需要的满足。

第二节 需要的相关理论及模式

19世纪30年代以来,心理学家和护理学家等从不同角度探讨了人的基本需要,提出了不同的理论和模式。其中最有影响力、应用最广泛的是马斯洛的人类基本需要层次论。此外,在护理领域应用较多的还包括护理学家卡利什的人类基本需要层次理论和韩德森的患者需要模式。

一、马斯洛的人类基本需要层次论

1943年,马斯洛提出人有五种不同层次的需要,包括生理需要、安全需要、爱与归属需要、尊重需要和自我实现需要,并论述了不同层次之间的联系。1970年,在《动机与人格》中,马斯洛增加了两类新需要,分别为求知需要和审美需要,位于尊重需要和自我实现需要之间,最终形成了含有七个不同需要层次的人类基本需要层次论(hierarchy of basic human needs theory),见图3-1。

1. **人的基本需要层次** 马斯洛将人的需要分为七个层次按其重要性和发生的先后顺序,由低到高依次为生理需要、安全需要、爱与归属需要、尊重需要、求知需要、审美需要和自我实现需要。

(1) 生理需要(physiological needs):指维持生存及种族延续的最基本的需要,包括空气、适宜温度、避免疼痛、休息和活动、性等。生理需要是人类最基本、最强烈、最具有优势的需要,是其他需要产生的基础。如果这些需要不能得到满足,人类的生命就会受到威胁,继而会影响个体追求高层次的需要。如处于饥饿状态的人,对食物的需要可能要比对安全、爱、自尊的需要更为强烈。

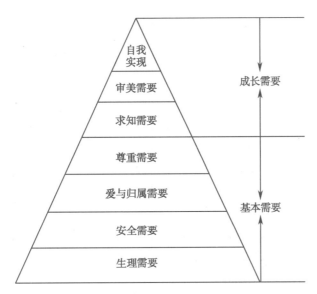

图 3-1　马斯洛的人类基本需要层次理论

　　（2）安全需要（safety needs）：指希望受到保护、免遭威胁，从而获得安全感。安全需要是在生理需要得到相对满足后显露出来，包括对组织、秩序、安全感和可预见性等的需要。安全需要最主要的目标就是要减少生活中的不确定性，以确保自己能生活在一个免遭危险的环境中。如果安全需要得不到满足，个体可出现焦虑、恐惧、害怕等负性情绪体验，以及寻求安全的行为等。

　　（3）爱与归属需要（love and belongingness needs）：指被他人或群体接纳及爱护，包括接受和给予两个方面。一般在生理和安全需要得到基本满足后出现，处于这一层次中的人渴望去爱别人和被别人爱，希望被他人和社会集体接纳，建立良好的人际关系等。如果这一层次的需要得不到满足，个体会感到空虚、孤独、寂寞、被遗弃等。

　　（4）尊重需要（esteem needs）：在前三种需要得到基本满足后出现，包括自尊与他尊两个方面。自尊需要指个体渴求能力、信心、成就、实力等。他尊需要指个体希望得到别人的尊重、认可、赞赏等。尊重需要得不到满足，个体就会失去自信，怀疑自己的能力和价值，产生自卑、软弱、无能等感受。

　　（5）求知需要（needs to know）：指对己、对人、对周围事物有所了解和探索的需求。求知的需要源于人的好奇心，学习和发现未知的东西会给人带来满足和幸福。

　　（6）审美需要（aesthetic needs）：指对美好事物欣赏，并希望周遭事物有秩序、有结构、顺自然、循真理等心理需求。马斯洛认为，正如人需要饮食一样，人也需要美，因为美有助于人变得更健康。

　　（7）自我实现需要（needs of self-actualization）：指个体希望最大限度地发挥潜能，实现自我价值，为人类作出自己应有的贡献。自我实现需要是在其他需要获得基本满足后才出现，是最高层次的需要。处于这一需要层次的人努力发挥自己的潜能，努力实现理想。自我实现是人们追求和奋斗的终极目标，并不是所有人都能达到真正的自我实现。

　　马斯洛将以上七个层次的需要分为两个水平：基本需要（basic needs）和成长需要（growth needs）。处于较低层次的生理需要、安全需要、爱与归属需要、尊重需要称为基本需要，因为这四种需要均由于生理上或心理上有某些欠缺而产生，故又称匮乏（缺失）性需要（deficiency needs）。基本需要是个体生存所必需的，如得不到满足，将影响到健康；若得到满足，需要强度就会降低，不再对人有激励作用。处于较高层次的求知需要、审美需要和自我实现需要称为成长需要。成长需要不是维持个体生存所必需的，但成长需要的满足会促进人的健康成长。成长需要不随其满足而减弱，反而因获得满足而增强，并激发个体强烈的成长欲望。

　　2. 各层次需要之间的关系　马斯洛认为人类的基本需要具有层次性，且相互关联。

　　（1）需要的满足过程逐级上升：较低层次需要的满足是较高层次需要产生的基础。当低层次需

Note:

要得到基本满足后才会追求高层次需要。古人"仓廪实而知礼节,衣食足而知荣辱"正反映了此特点。

（2）满足各种需要的紧迫性不同:有的需要必须立即满足,如对氧气的需要,有的需要可暂缓或延后满足,如休息、饮食等需要,但后者的这些需要始终存在,最终都需要得到满足。

（3）各层次需要相互依赖,可重叠出现:较高层次的需要并不是在较低层次的需要完全得到满足后才出现,而是在较低层次需要基本满足后就会逐渐出现。这一过程一般遵循从无到有、由弱到强、逐步发生的规律,前后层次之间往往会有重叠。

（4）各种需要的层次顺序并非固定不变:不同的人、在不同的条件下各需要的层次顺序会有所不同,最明显、最强烈的需要应首先得到满足。"不食嗟来之食"即体现了人为维护自尊的需要而放弃生理需要的满足。

（5）需要的层次越高,其满足方式和程度的个体差异性越大:人们对空气、食物和睡眠等生理需要的满足方式基本相同,但对尊重、自我实现等较高层次需要的满足方式,却因个人的性格、教育水平和社会文化背景的不同而有较大的差异。

（6）基本需要满足的程度与健康密切相关:生理需要的满足是维持生存和健康的必要条件。有些高层次的需要虽然并非生存所必需,但能促进生理功能更加旺盛,如果不被满足,会引起焦虑、恐惧、抑郁等负性情绪,导致疾病发生。

知 识 拓 展

人的 XOY 需要系统

有学者认为,在人的需要结构中,不仅存在着马斯洛所指出的人的个体需要层次,还存在着由个人需要、家庭需要、职业集体需要、公共生活群体需要、民族国家需要、人类共同需要六个层面所组成的人的群体需要层次。这两个层次交叉成为人的 XOY 需要系统。XOY 平面坐标系解释了这两个需要层次及其内在的关系,X 轴表示马斯洛需要层次,Y 轴表示人们的群体需要层。人的 XOY 需要系统是由人的双重主体性所确定的,是主导人的动机行为的根本动力。如图所示

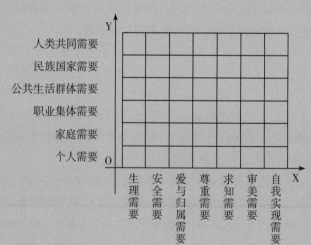

二、卡利什的人类基本需要层次论

美国护理学家理查德·卡利什（Richard Kalish,1927—2001）在 1977 年对马斯洛的人类基本需要层次进行了修改和补充,在生理需要和安全需要之间增加了一个层次（图 3-2）,即刺激的需要（needs of stimuli)，包括性、活动、探索、操纵和好奇。卡利什认为，人们往往在氧气、水分、食物、排泄、温度、休息、避免疼痛等生理需要得到基本满足之后，才会寻求各类刺激。知识的获取是人类的好奇心和探索所致，而为了满足好奇心，人们常在探索或操纵各类事物时忽略自身的安全。

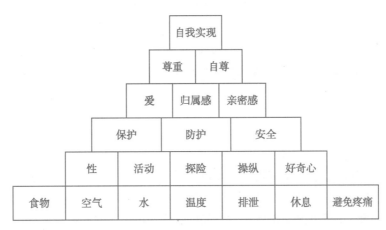

图 3-2　卡利什的人类基本需要层次论

三、韩德森的患者需要模式

美国护理学家维吉尼亚·韩德森（Virginia Avenel Henderson，1897—1996）在 1966 年提出了患者需要模式。韩德森认为护理的独特功能是协助个体从事有益于健康、促进康复或安详地死亡等活动，并帮助其尽可能地获得独立。该模式提出了十四项帮助患者满足日常生活的需要，具体如下：

1. 正常地呼吸；
2. 适当地摄入食物、水；
3. 通过各种途径排出代谢废物；
4. 移动并维持所期望的姿势，如走路、坐、卧和改变姿势等；
5. 充足的睡眠和休息；
6. 选择恰当的穿着；
7. 通过调整穿着或环境，使体温维持在正常范围；
8. 保持身体清洁和良好修饰，保护皮肤的完整性；
9. 避开环境中危险因素，并避免伤害他人；
10. 通过表达自己的情绪、需要、观点，与他人进行沟通；
11. 遵照自己的信仰从事相关活动；
12. 从事可带来成就感的工作；
13. 参与不同形式的娱乐活动；
14. 学习、发现、满足各种促进正常发展的健康好奇心。

除了上述理论，在马斯洛的基本需要层次论的基础上，美国心理学家戴维·麦克利兰（David Clarence McClelland，1917—1998）在 20 世纪 50 年代提出了成就需要理论，认为在人的生存需要得以满足后，还有三种需要：成就需要（need for achievement）、亲和需要（need for affiliation）和权力需要（need for power），其中成就需要最为重要。美国心理学家克雷顿·奥尔德弗（Clayton Paul Alderfer，1940—2015）在 1969 年提出了 ERG 理论，认为人有三种核心需要：生存需要（existence）、关系需要（relatedness）和成长需要（growth）。这些理论在护理管理领域应用较为广泛。

Note：

第三节　需要理论在护理实践中的应用

需要与护理密不可分。学习人类基本需要的概念及相关理论有助于指导护理实践。在临床护理实践中,护士以需要理论为理论框架来开展工作,按照需要的不同层次进行全面的患者资料收集,由此充分识别患者的当前需要,预测可能出现的需要,从而提供有效的护理措施,帮助患者满足需要,以恢复、维持和促进患者健康。帮助患者发现和满足其尚未满足的需要,解决患者的健康问题。

一、需要理论在护理实践中应用的意义

需要理论对护理实践有着重要的指导意义,尤其是马斯洛的人类基本需要层次论,主要体现在以下方面:

1. **系统地收集资料,识别患者未满足的需要**　护士以人类基本需要层次理论为理论框架,系统全面地收集患者的资料,识别患者在各个层次尚未满足的需要,发现护理问题。

2. **判断患者需要的轻重缓急,确定护理计划的优先次序**　按照基本需要的层次及各层次需要之间的相互影响,判断护理问题的轻、重、缓、急,按其优先次序制订和实施护理计划,并针对影响需要满足的因素,采取最有效的护理措施,满足患者的各种需要。

3. **领悟和理解患者的行为和情感**　需要理论有助于护士领悟和理解患者的行为和情感。例如,手术前患者表现为焦虑不安,这是安全需要的表现;因化疗而脱发的患者,即使在夏天也要戴上帽子或头巾等饰物,这是尊重和审美需要的表现;患者住院后想家,希望亲友常来探视和陪伴,这是爱与归属感的需要。

4. **预测患者即将出现或尚未表达出的需要**　针对患者可能出现的问题,积极采取预防措施。例如,在患者新入院时,及时介绍病房环境和规章制度,介绍主管医生、护士及病友,以避免患者由于对环境不熟悉而产生不安全感。护士在为患者提供护理时,不仅是要满足患者生理的需要,应认识到一个人的需要不只是有关其生存的生理需要,每个人都渴望并需要有新奇的事物、爱和尊重,并努力要满足自我实现的需要。即使是濒临死亡的人,也希望有尊严的活到生命的最后一刻。

因此,护理的目的就是发现患者未满足的需要,帮助患者满足这些需要,以促进患者尽可能恢复和提高患者独立满足其基本需要的能力。

二、满足不同服务对象基本需要的策略

1. **住院患者**　个体在健康状态下能满足自己的基本需要,但在患病时,个体既不能自行满足基本需要,更不能很好地识别和满足自己患病状态的特殊需要,这些都需得到他人的协助。因此,护士应全面评估患者各种需要,并根据其优先次序制订和实施相应的护理措施,以恢复机体的平衡与稳定。

(1) 生理需要:生理需要是维持机体生理功能的基本需要,而疾病常导致患者各种生理需要无法得到满足。因此,护士应及时发现并协助患者满足尚未满足的生理需要。①氧气:氧气是人体进行新陈代谢的关键物质,是人体生命活动的第一需要,护士应及时正确地评估患者的缺氧程度及缺氧的原因,选择正确的氧疗方法,满足患者对氧气的需要。②水:水与人的健康密切相关,具有传送养分、促进循环、帮助消化、排泄废物、保持呼吸功能、润滑关节、调节体温等功能。护士应能及时发现并正确评估患者水代谢紊乱的程度和原因,协助医生采取补液、给予药物等方法及时纠正水代谢紊乱,满足患者对水分的需要。③营养:合理营养是满足人体正常生理需求、维持人体健康的重要保证。护士应评估患者的营养状况,确定引起患者营养失调的原因,给予合理的营养支持与指导,满足患者的营养需要。④排泄:排泄是机体将新陈代谢过程中产生的终产物排出体外的生理过程。护士应评估发现患者排泄方面的问题及原因,提供相应的护理措施,满足患者对排泄的需求,减轻患者的不适。

⑤温度:包括人体体温与环境温度。护士应为患者提供适宜温度的环境,同时注意评估患者的体温变化及影响因素,采取有效措施使患者的体温维持在正常范围内。⑥休息与睡眠:休息和睡眠是生命所必需的过程。充分的休息和睡眠可以帮助机体消除疲劳,恢复体力和精力,增强机体的免疫力,促进生长发育,延缓衰老等。充分的休息和睡眠有利于患者的康复。护士应在充分评估患者休息和睡眠状况及影响因素的基础上,采取促进患者身体舒适、减轻患者心理压力、创造良好睡眠环境等措施,满足患者休息和睡眠的需要。⑦舒适:住院患者通常感到躯体疼痛或不舒适,疼痛是感觉和情绪上的不愉快体验,患者带来身心痛苦。护士应及时评估患者疼痛状况,针对原因采取积极的预防和处理措施,满足患者舒适的需要。

(2)刺激需要:内外环境的刺激是维持人体身心健康的基本需求。患者在患病期间,仍需要活动、性、探索、好奇、操纵等刺激。如在 ICU 单调的环境中,由于缺乏正常人体所需要的刺激,患者各种生理上和心理上的不适,甚至会产生各种心理情绪问题。因此,护士应根据患者的具体情况以及医院的条件设施满足患者对刺激的需要。如对长期卧床的患者予以协助翻身、皮肤按摩,指导患者进行主动或被动性肢体活动,避免皮肤受损、肌肉萎缩等;组织适当的娱乐活动,布置病房环境等来激发患者的新鲜感,改善患者枯燥、无聊等情绪。

(3)安全需要:人在患病住院时由于对医院环境不熟悉、对住院生活的不习惯以及对自身疾病和治疗护理手段的不了解,往往会感到安全受到威胁,安全感下降。护士应评估患者的安全状况及影响因素,积极采取防范措施,保障患者安全。①避免身体伤害:为患者提供安全的住院环境,如地板防滑、使用床挡、夜间开地灯、告知患者呼叫器的使用、正确用药、严格执行无菌操作、严格消毒隔离预防院内感染等;②避免心理威胁:及时对患者进行入院介绍,提供及时恰当的疾病及诊疗信息,耐心解答患者的问题和疑虑,保证良好的服务态度和过硬的护理操作技术,帮助患者与周围人群建立和谐的人际关系等。

知 识 拓 展

应用人工智能满足患者的安全需要

患者安全是一个严重的全球公共卫生问题。循证护理为满足患者安全需要提供了大量证据,护理实践的安全规范也日趋精进。但是,风险仍然存在。近几年,美国许多大学和医院研究用计算机视觉来识别床边护理的风险,能帮助护士更好地满足患者的安全需要。基于传感器距离人和物体表面特征的距离,利用反射的红外信号来创建类似轮廓的图像。通过检测人与物体表面的微小温度差异,热传感器可以创建热图像,从而显示人体的运动形态,以及在光照和黑暗环境下的浅呼吸和尿失禁等生理事件。研究人员正在研究图像传感方法的组合是否能够在保护隐私的同时,准确识别医院病房中重要的临床床边行为。最大限度地识别风险,保证患者的安全。

(4)爱与归属需要:患者因住院与家人、亲友、同事分开,加上疾病所致的自理能力下降而易致无助感增强,其对爱与归属的需要更为强烈,迫切希望得到家属及周围人的关心、爱护、理解和支持。因此,护士应与患者建立良好的护患关系,让患者感到被关怀、被重视;鼓励患者家属及亲友多探视、关心患者;介绍病友相互交流等,满足患者爱与归属的需要。

(5)尊重需要:患病时,患者会因能力受限、需要依赖他人照顾、隐私得不到保护、某些疾病导致的体像改变等,产生低自我价值感。因此,护士应采取措施以帮助患者感受到自我存在的价值,注意使用礼貌和尊重的称呼,重视和听取患者的意见,尊重患者个人习惯和宗教信仰,协助患者尽可能达到生活自理,保护患者的隐私,指导患者适应疾病带来的体像改变。

(6)求知需要:患者患病住院后,会对自身疾病的相关知识较为渴望,急切的需要知识的普及,也会产生很多的问题,需要专业人士的解答。护士应站在患者的角度,给予耐心的解释,积极的健康宣教。

（7）审美需要:患者住院后,对环境、自我形象的要求和标准并没有降低,有些患者对病室的内部装饰、患者服装等提出较高的要求,护士应该耐心地倾听患者的需要,并在病房制度允许的条件下,尽量满足患者的个性化审美需要。

（8）自我实现需要:疾病影响患者的机体功能,尤其是当机体有重要功能丧失如出现偏瘫、截肢、失语、失明等情况时更容易影响患者自我价值的实现。由于自我实现需要的内容和满足方式因人而异,护士应鼓励患者表达自己的感受,教给患者适当的技巧以发展其潜能,鼓励患者根据具体情况,重新树立人生目标。并通过积极康复和加强学习,努力在疾病中获得新的成长,为自我实现创造有利条件。

护士在评估患者的各种基本需要,明确患者现存的或潜在的护理问题后,可按照人的基本需要层次排列护理问题的优先次序。一般来说,维持生存的需要是最基本的,必须优先予以满足。护士应把患者看作是整体的人,在满足低层次需要的同时,应考虑较高层次的需要,各层次需要之间相互联系、相互影响,不能将其孤立地看待。如在为患者灌肠排便时,除了满足患者排泄的需要,还应注意通过遮挡,保护患者的隐私,以满足患者尊重的需要。同时,由于患者的社会文化背景、个性心理特征不同,各层次需要的优先次序可能会有所不同,对于较高层次需要的满足方式也可能存在差异。因此,护士在满足患者基本需要时,应充分考虑到个体差异性。

2. 社区护理服务对象 社区护理服务对象包括社区中的婴幼儿和儿童、青少年、中年人、老年人和妇女等不同人群中的个体及社区中的家庭,护士应结合服务对象的各自特点,指导和帮助他们更好地识别和满足自身的基本需要,以维持、促进健康。

（1）婴幼儿和儿童:处于成长发展的关键阶段的婴幼儿和儿童,在不同阶段表现出不同的生理、心理发展特点。①生理需要:婴幼儿和儿童的大脑和身体在形态、结构及功能上正处于不断发育成熟的阶段,满足其生理需要对其健康的生长发育极为重要。②刺激需要:婴幼儿和儿童的生理和心理发展离不开各种刺激。如婴儿抚触,能促进婴儿体格和智力的发展,促进婴儿行为发育和协调能力,促进安静睡眠等。根据孩子不同的发展阶段,提供适合其特点的感官刺激和游戏活动等,以促进其身心发展。③安全需要:在成长过程中,儿童的活动能力在不断提高,而对周围环境危险性的识别、判断和处理能力存在一定局限,使得儿童的安全性受到威胁。我们要提供安全的生活环境,避免各种意外伤害,引导儿童增加对危险的辨别和自我保护能力。同时,应做好预防接种,避免儿童患各类传染病。④爱与归属需要:随着儿童自我意识的发展,他们逐渐学习与人相处,学习遵守规则,与同龄人及周围人的交往逐渐增多。因此,应鼓励家长、亲友给予儿童更多的关心和爱护,为儿童创造更多与人交往的机会。⑤尊重需要:儿童渴求自己的行为和表现得到家长、老师及同伴的赞扬和认可。这种需要得到满足,有助于儿童树立起自尊心、自信心,获得客观的自我认知和评价,为健全人格的发展奠定基础。因此,应让儿童多与同伴接触,鼓励其表达自己的感受,适当地对其行为给予赞赏和确定。

（2）青少年:青春期是成长发展的另一个关键阶段,各层次的需要也有其特殊性。①生理需要:青春期是生长发育的加速阶段,体格发育加快,达到人生发育的第二高峰,应注意各种营养成分的充分摄入。此外,性器官及功能发育成熟,第二性征开始出现。因此,应引导青少年以积极健康的心态面对这些生理变化。②刺激需要:青少年随着精力、体力不断增长和性功能的逐渐成熟,开始对异性产生好奇、接近的心理倾向,有了一定的性欲望和性冲动。因此,应及时进行科学合理的性教育,包括性生理健康、性心理健康、性道德和性法律教育等。③安全需要:青少年具有较强的探险意识,对新鲜事物有强烈的好奇心,但他们对社会的认识能力还不够成熟,辨别是非能力有限,往往不计后果去尝试一切他们认为美好的事物。因此,在鼓励青少年多接触社会、了解社会的同时,应帮助他们发展良好的自我意识,使其能够客观地认识自己,提高分析问题和辨别是非的能力,避免因错误判断和缺乏理智而导致的危险后果。④爱与归属需要:青少年渴望与同辈人广泛交往,建立良好的伙伴关系,并开始对同龄异性产生兴趣,渴望美好的爱情。因此,应在鼓励青少年多参加集体活动,增强交往能力的同时,给予正确引导,帮助青少年结交对其有积极影响的朋友,同时,加强道德观、恋爱观的教育,将其引导到有组织的教育系统中来。⑤尊重需要:青少年的自我意识发展迅速,逐渐形成了自己独特的个性和行为方式,独立愿望很强。因此,应在尊重其选择的基础上,鼓励其培养独立自主的能力。⑥求知需要:青少年正处于探索未知世界的黄金阶段,因此,应提供学习知识的机会,教育家长注重满足青少年的求知需要。⑦审美需要:青少年审美活动的特征主要体现在情感性和差异性两个方面。因此,应对青少年应正确引导,组织审美活动,促使其健康审美。⑧自我实现需要:青少年通过对自我的认识,逐渐确定人生目标,形成自己的人生观和世界观。因此,应给予适当的帮助和引导,使其人生观与社会要求相符。

(3)中年人:中年期是人生的全盛时期,有了稳定的家庭和事业,社交关系更加稳定而复杂,同时肩负着社会及家庭的重担,因此,应充分认识中年人各个层次的需要及其特殊性。①生理需要:中年人虽年富力强,但在一段时间的稳定后,各器官功能开始在不知不觉中发生退行性变化,容易产生各种身心疾病。因此,应为其提供各种健康保健知识,定期体检,对疾病做到早发现、早诊断、早治疗,以维持和促进中年人的身心健康。②安全需要:中年人活动范围较大,面临的危险因素相对复杂多变。因此,维持生活的安定、稳定的职业和收入对中年人尤为重要。③爱与归属需要:中年人常处于多社会角色状态,社交关系较为复杂,因此,中年人应努力营造良好的家庭氛围,增进家庭成员间的沟通交流,正确处理家庭问题,协调好上下级关系和同事关系,善于倾听,设身处地替他人着想,宽以待人等。④尊重需要:中年人需要在生活中承担家务、教育子女和赡养父母的重任,同时需要胜任繁重的工作,并有所成就。⑤自我实现需要:中年人的知识积累和认知能力都达到了较高的水平,有自己独特的见解和独立解决问题的能力,善于综合分析并做出理智的判断,对自己的能力及社会地位具有明确的认识,能根据个人的实际条件,理智地选择生活目标及实现的方法。但由于持续的生活和工作压力,可能出现一系列的心理紧张及冲突,如高度的社会责任感与身心能力不足之间的矛盾,希望健康与忽视疾病的矛盾等。因此,应帮助中年人克服种种矛盾与冲突,以实现其人生追求。

(4)老年人:衰老是人生命过程中客观存在的必然过程。随着年龄的增长,各个器官的功能逐步下降,容易出现各种各样的疾病。同时,老年人还面临着许多重大的生活改变,如退休使自己的社会地位丧失、收入减少、自我价值感降低;配偶、亲友的死亡所带来的家庭及社会角色的变化等。因此,认识社区老年人的需要,对帮助老年人延缓衰老,提高其生活质量有着非常重要的意义。①生理需要:老年人各系统器官会出现一系列退行性病变,表现为头发变白,皮肤出现皱纹,牙齿松动脱落,关节活动障碍,视力、听力下降,心肺功能下降,脑组织萎缩等,使得老年人对环境的适应能力下降,免疫力下降,容易患各种疾病。因此,应鼓励老年人定期体检,并提供正确的保健知识,如合理的饮食和适当的锻炼等,以预防各种疾病的发生。②安全需要:老年人因骨质疏松,反应力降低,感知觉下降而容易发生跌倒等意外。因此,应指导家属做好安全防范措施,如地面防滑、光线充足、厕所浴室设置安全扶手等。同时,老年人往往患有一些慢性病,需要服用多种药物,应注意用药安全。此外,老年人因收入减少或医疗费用等问题,缺乏安全的经济来源和保障,因此,应建立和完善老年社会福利制度,以满足其生活所需。③爱与归属需要:老年人因退休、配偶或亲友的死亡及与子女分开生活等,容易产生孤独感。因此,在社区提供必要的老年活动中心,定期为老年人举办各种有意义的社会活动等,有利于满足老年人爱与归属感的需要。④尊重需要:老年人常因退休导致社会地位丧失、收入减少,不能像年轻时那样精力充沛地完成某些任务,容易使其自我价值感降低,产生无能、无用的感觉。因此,应根据老年人的特点,结合其爱好、文化知识基础和生活条件,协助老人做一些有益、有趣的事,发挥余热,以提高自我价值感。⑤自我实现需要:老年人已基本完成了自己的生活目标,喜欢评价和反思自己的人生。如果老年人不能正确对待一生中的遗憾和错误,容易产生愧疚、无望等不良情绪。因此,应帮助老年人正确认识生命的意义,充分发挥余力,完善自己的人生价值。

(5)妇女:妇女也是社区中的重点人群,包括孕前期妇女、孕产妇和围绝经期妇女,护士应识别和满足她们在不同时期的特殊需要。①孕前期妇女：其特殊需要是获取计划生育和优生优育的有关知识。护士应通过适当的方式为其提供相关指导，如婚前健康检查，采取安全有效的避孕措施，选择最佳的生育年龄和适宜的受孕时机等。②孕产妇：孕期妇女的特殊需要包括定期产前检查，孕期保健知识，如科学膳食并补充叶酸，保持良好的心理状态，预防病毒感染，适当活动，以及由于孕期生理改变所带来的心理调适等。围生期妇女的特殊需要包括产褥期护理、产后保健、新生儿喂养、与新生儿建立母婴联结等。③围绝经期妇女：围绝经期妇女由于卵巢功能的衰退，雌激素分泌水平下降，导致月经由规律到不规律，最终停止。因此，围绝经期妇女易出现骨质疏松、生殖器官萎缩等生理变化，部分妇女会出现不同程度的面色潮红、出汗和头晕三联症状，以及大脑皮质功能失调症状，如烦躁激动、失眠多梦等。因此，应定期为其进行健康检查，早期发现疾病，并提供必要的健康教育，性生活指导等，保持愉悦心情，避免烟酒，合理的膳食，合理运动和休息等。

人的基本需要是为了维持人类的生存和发展及个体身心平衡的最基本的需求。护士的任务就是应用需要的有关理论，根据各类服务对象的特点，帮助他们更好地识别和满足自身的基本需要，以维持和促进健康。

第四节　关怀与护理

自人类文明开始，关怀就是人类生活中不可缺少的一部分。关怀是护理学中一个非常重要的概念，它对护理实践、护理教育、护理科研乃至护理专业本身的形成与发展有着非常深远的影响。作为护士，只有深入地了解专业关怀的内涵及方法，才能为服务对象提供高质量的护理服务。

一、相关概念

1. 关怀（caring）　关怀一词来源于英语，意为照顾、同情、关心、帮助等，关怀在护理、职业治疗、教育、社会工作等不同领域都有应用。由此，不同学科的学者对关怀有着不同的理解。1971 年，美国哲学教授弥尔顿·梅尔罗夫（Milton Mayeroff，1925—1979）提出了人文关怀哲学理论，概括了八大关怀要素：知识（knowledge）、交替节奏（alternating rhythm）、耐心（patience）、诚实（honesty）、信任（trust）、谦逊（humility）、希望（hope）和勇气（courage）。1984 年，美国关怀伦理学家内尔·诺丁斯（Nel Noddings，1929—）提出了关怀理论，认为关怀与责任感相似，关怀意味着对某事或某人负责，保护其利益、促进其发展。关怀的关系中包含"关怀者"和"被关怀者"两大因素。只有当被关怀者接受、认可、反应关怀者的关怀，关怀关系才能更好的存在。关怀是人的基本需要，关怀体现为一种关系，即关怀者与被关怀者关系。近些年，关怀被各学科所关注，随之涌现出许多关怀理论，这些理论也很快被广泛应用于教育学、管理学、社会学等学科领域中。

2. 护理关怀（professional caring）　护理关怀是个复杂的多维度的概念。20 世纪 70 年代以来，欧美国家的人文护理研究和学科建设得到较快发展。由于对关怀的认识角度和理论基础不同，不同的护理学家对护理关怀有着不同的定义。1975 年，美国护理学家玛德莱娜·莱宁格（Madeleine Leininger，1925—2012）认为护理的本质是关怀，关怀是护理的中心思想。莱宁格是当代第一位研究关怀的护理学家，她提出关怀是人的一种天性，是人类社会所特有的一种特性，是人类文明社会形成、生存、发展壮大的基础，她特别强调指出，专业关怀与普通关怀在意义及表达方式上有很大的区别。普通关怀是人类一种天性的具体表现，它存在于普通的日常生活中而专业关怀是一种有目的、有意义的专业活动。护理关怀是一种专业关怀，是以患者的健康为目的，并从整体观念出发，为患者提供符合个人独特需要的关怀。1975 年，美国护理理论家韩德森将人文关怀视为一种护理态度或情感劳动。1979 年，美国护理学家吉恩·华生（Jean Watson，1940—）称"没有关怀就没有护理""人性关怀是护理学的本质"。这些将人文关怀融入护理实践和理论的做法丰富了护理理论学说的视角，为人文护理研究开辟了道路。1994 年，《护理伦理学杂志（Nursing Ethics）》创刊，2001 年《护理哲学杂志（Nursing Philoso-

phy）》创刊,此外在国际护理类核心期刊上发表人文类论文的数量增加,有的还增设了人文专栏。

目前,护理界普遍认为关怀的含义包括五个方面:①关怀是人性的本质,在不同的文化背景下,对关怀的理解及表达方式存在差异;②关怀是道德规范,人文关怀的目的是保护、促进及保留人类的尊严;③关怀是一种情感的自然表达方式;④关怀是一种人际间的互动,可提供人性化护理并能深化整体护理;⑤关怀是一种治疗行为,应用倾听、触摸、安慰等技巧达到治疗的目的。

二、关怀护理理论

关怀是护理学中一个古老而现代的概念。19 世纪中叶,南丁格尔的护理理论虽未明确阐述关怀与护理的关系,但她的"将患者放到最好的环境中,让自然去发挥作用"护理思想,贯穿了关怀的主题,为以后的护理学者对关怀的研究奠定了基础。此后许多的护理学家从不同的角度对关怀的意义、本质、护理中的关怀现象及关怀在护理中的体现等问题展开了深入的研究。其中有代表性的关怀理论如下:

（一）华生的人性关怀理论

美国护理学家华生在 1979 年出版的《护理:照护的哲学和科学（*Nursing:the Philosophy and Science of Caring*）》及 1985 年出版的《护理:人性的科学和人性的照护（*Nursing:Human Science and Human Care*）》两本专著中提出了人性关怀理论。华生认为关怀是一种主动关怀人的意愿、意识或责任,并在具体行动中体现出来的价值观和态度。华生认为护理关怀是一种道德法则及义务,以保护和捍卫服务对象的人格及尊严。华生相信专业的护理活动是科学性和人文性的整合,这种整合是在护患间的关怀照护过程中达到高潮,并能超越时间和空间。

1. **关怀的概念**　华生认为关怀是一种道德法则,是个体之间的人际关系的体验。人际关怀是在特定的时间、场合与环境中人与人之间的一种精神体验。这种体验使关怀的双方都能进入彼此的内心世界,从而使关怀者与被关怀者都能从人格上得到升华,并以其特有的方式表达出来。护理关怀是一种道德法则及义务,以保护和捍卫服务对象的人格及尊严。一种护理关怀行为或措施,其实就是对服务对象的一种主观世界及人格的认可和尊重,从而使服务对象的思想及行为向积极的方向转变,而这种转变同时也可以从护士思想及人格的升华中体现出来。她的关怀理论强调了关怀的过程与最终结果,并将关怀的双方是否达到人格的升华作为衡量关怀结果的具体标准。

2. **关怀活动**　华生将护理关怀行为分为表达性活动和操作性活动。表达性活动是指提供一种真诚、信任且具有希望、同情心及使人感到温暖的一种情感上的支持性活动。操作性活动指的是提供实际的服务,满足患者的基本需求,减少其痛苦和不适。

3. **关怀要素**　华生认为人性关怀是护理实践的核心和本质,人性关怀理论的基础是 10 个关怀要素,其目的是在护理活动中强化人文性。十个关怀要素包括:①形成人文利他主义的价值系统,即帮助患者实现自我满足;②灌输信念和希望;③培养对自我和对他人的敏感性;④建立帮助-信任的关系;⑤促进并接受正负性感受的表达;⑥在决策中系统应用科学解决问题的方法;⑦促进人际间的教与学;⑧提供支持性、保护性的生理心理社会文化环境;⑨帮助患者满足人性的需求;⑩允许存在主义、现象学力量的影响。随后,华生将 10 大关怀因素发展成与之一一对应的 10 个关爱过程。

根据华生的人性关怀理论,护理的目标是促进个体达到"身体、心理、心灵"的最高和谐境界,从而实现自我学习（self-knowledge）、自我尊重（self-reverence）、自我康复（self-healing）、自我照护（self-care）,同时容许个体差异的存在。该理论促使护士在实践中将艺术、人文科学、社会科学、行为科学整合到照护和康复过程中。

（二）斯旺森的关怀照护理论

美国护理学家克里斯汀·斯旺森（Kristen M. Swanson,1953—）在 1991 年提出了关怀理论（Swanson's theory of caring）。1993 年,该理论又得到了新的发展,她提出了关怀的结构和 5 个环节之间的关系。如图 3-3 所示:

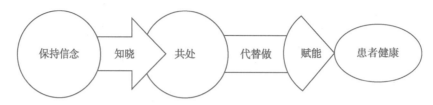

图 3-3 斯旺森的关怀照护理论

1. **概念** 护理关怀是护士以关怀爱护的方式，与服务对象建立护患关系，在此过程中护士感受到个人对服务对象的责任及义务。护理关怀是由一系列相互联系的过程组成，包括护士自身的坚定、知识以及与患者的相互作用。

2. **护理关怀的环节** 斯旺森认为护理关怀的结构包括以下相互重叠五个环节，最终目标是患者的健康。

（1）保持信念（maintaining belief）：护士坚信患者有能力渡过上述生活事件或生活转变，保持个人的自尊，并满怀希望面向未来。与此同时，护士可以帮助患者找到事件的意义，让患者面对挫折，学会保持乐观、不轻言放弃并积极拥抱未来。

（2）知晓（knowing）：护士应以患者为中心，通过全面评估来寻找各种线索，努力了解、明确患者对某一事件的经历或感受，因为这些事件可能对患者具有重要意义。在此过程中，不能想当然，一定要从患者角度充分了解整个事件及其对患者的影响。

（3）共处（being with）：和患者共处，在精神和情感上支持患者，为患者提供可利用的资源。在此阶段需要有耐心地与患者相处，一起分享感受，减轻其心理及精神负担。

（4）代替做（doing for）：从护理专业的角度替患者做其要做但无法完成的事。护士在患者身心受限的情况下，在安慰患者的同时，需要及时预测及满足其需要，同时注意保护其人格尊严。

（5）赋能（enabling）：护士帮助患者渡过生活的难关及不熟悉的生活事件，包括向患者告知和解释有关事项，允许并鼓励患者去解决问题，并对结果给予反馈，验证患者的感受，使患者在此过程中学会相关的知识及技能。

知 识 拓 展

斯旺森关怀理论的临床应用

瑞典一项研究应用斯旺森的关怀理论对 18~20 周早期流产或稽留流产的瑞典妇女进行了质性访谈。研究人员对早期流产 4 周后的妇女进行了 25 份录音访谈，对有照顾稽留流产妇女经验的助产士和护士进行了 13 份半结构化访谈。访谈被逐字记录下来，并使用该理论从文本中进行演绎和解释。流产妇女描述了个人流产经历，助产士和护士描述了她们与被照顾妇女共处的经历，照顾者的关怀是由斯旺森的关怀 5 个环节（即保持信念，知晓，共处，代替做和赋能）形成的。该研究得出结论：斯旺森的关怀理论适用于流产妇女照顾者，包括保持信心、尊重妇女的尊严，给予支持、赋能、满足每个妇女的个人需求。如果在患者流产后给予适当的关怀护理，每个人都有能力改善自己的健康状况。

此外，加拿大护理学家西蒙娜·罗奇（Simone Roach，1922—2016）提出了 6Cs 理论，认为护理关怀是由同情（Compassion）、能力（Competence）、信心（Confidence）、良心（Conscience）、义务（Commitment）、举止（Comportment）六个方面组成，强调了护理关怀知识的积累、能力的培养及经验的积累。美国护理学家安妮·博伊金（Anne Boykin，1944—）和赛维纳·舍恩霍夫（Savina O. Schoenhofer，1940—）于 1993 年提出了护理即关怀理论，这些将人文关怀融入护理实践和理论的做法丰富了护理理论学说的视角,为人文护理研究开辟了道路。

三、护理关怀的方法

（一）关怀理论在护理实践中的意义

1. **构建护理人文教育体系**　护理专业的发展需要科学理论作指导,以关怀理论为基础构建护理人文教育体系,培养护理学生的人文关怀能力,在教学中融入关怀体验、关怀实践等内容,让护理学生深刻领悟关怀的内涵以及护理与关怀的关系,使其关怀能力得到持续提升。

2. **促进护理人文关怀临床实践**　护理是以人性照护为本质,目标是促进患者健康、预防疾病及照护患者,使其恢复健康。华生的《护理:关怀的哲学和科学》中所述,如果护士深深体验到自己作为一个人的意义感,从患者的角度去探讨他的内心世界,如此将可协助患者在这段与护士建立你我关系的经验中,不但需要获得满足,同时也活得更丰富了。护士本身的生命也借着这样深度的交流共融而愈来愈丰富。践行良好的护理关怀,可以促进患者身心愉悦,疾病得到康复,融洽护患关系,患者的实际需要得到满足,护理工作满意度也得到提高。

3. **指导护理人性化管理**　将关怀理论运用到护理管理工作中,可以增强组织内部的凝聚力,促进医院护理管理更加人性化,增进护际间情感交流,提高管理效率。

（二）实践护理关怀的方法

1. **提供适合患者的护理关怀**　护理关怀在护理工作中的作用主要体现在对患者的日常护理及护患关系等方面。护理关怀可协助满足人们的生理、心理和社会精神方面的需求,可以缓解患者的紧张、焦虑、绝望等负性情绪。对一个正在遭受痛苦的患者和家属而言,护理关怀是不可缺少的社会支持,有助于缓解身心不适。护士需要用自己的护理知识及能力,采取适当的护理活动来满足患者的需要。不同的文化背景的人有不同的关怀体验,护士需要为患者提供合乎其文化环境的关怀性护理。护士需要通过操作性关怀活动提供实际的服务,满足患者基本需求,减少患者的痛苦。如各种熟练的技能,动作轻柔的护理,主动与患者家属沟通交流,提高患者对疾病的认识等活动。

2. **情感的关心与支持**　在临床工作中,护士主要通过护理关怀行为来实现对患者的关怀。通过表达性关怀活动提供真诚、信任且具有希望、同情心及使人感到温暖的一种情绪上的支持性活动。如陪伴在患者或家属的身旁,倾听他们的抱怨或感受,并且给予鼓励性的话语,以安抚他们焦虑、恐惧、害怕的情绪,让患者和家属感受到护士是真正要帮助他们的人。因此,良好的护理关怀,可以促进患者早日康复,融洽护患关系,提高护理工作满意度。

3. **尊重患者的权利**　护士需要从尊重生命、尊重患者的个性特征为出发点,理解患者语言和行为,使用礼貌性的协商式的沟通方式与患者进行交流。在实施护理操作前,应首先尊重患者的意愿,维护患者的自主性选择权。此外,护理关怀要求护士将关怀对象看作是一个整体,在法律、伦理、道德等方面尊重其人权,履行护士的责任和义务。

4. **保护患者的安全和隐私**　护士需要以专业规范为核心,对自己的行为负责,对患者具有强烈的责任心。在每一项护理活动中,都应该视患者为亲人,保护患者的安全和隐私,避免护理活动对患者造成二次伤害。患者的安全和隐私受到保护,获得安全感,从而感受到生命被重视,进一步树立战胜病魔的信心。护士实施护理关怀的同时,会收到患者感受到关怀后的回应,促使护患关系更加和谐。

护理是一门关怀的学科。作为一个专业,关怀并不纯粹是护理专业的唯一专业思想,但它是护理专业的重要指导思想之一。护士不仅需要有渊博的知识、娴熟的技巧,而且还需要有一颗共情关怀之心,立足于满足患者及家属的需求,为个人、家庭和社区提供高质量的关怀照护。

（王　涛）

Note:

　　　　　　　　　　　　　　思 考 题

　　1. 刘某,50岁,因持续压榨样胸痛、胸闷、憋气、大汗淋漓入院治疗,诊断为急性心肌梗死。刘某与妻子育有一子,正在读大学,家庭经济来源全靠他。住院第3天,他就急于出院上班,并多次表明身体已经恢复健康。

　　请思考:

　　(1) 刘先生目前有哪些需要?

　　(2) 作为责任护士,应如何实践护理关怀?

　　2. 方某,23岁,刚刚大学毕业。几经周折后,她终于找到一份满意的工作,入职体检发现患乳腺癌,得知病情,情绪反应强烈,坐在医院诊室大哭。她拒绝任何治疗。

　　请思考:

　　(1) 方女士目前有哪些需要?

　　(2) 作为护士,应如何实践护理关怀?

　　3. 王某,80岁,退休教师。一双儿女都在异地生活,常年独自在家。最近,他感到右膝关节疼痛,经常半夜疼醒,起身非常困难,感觉自己身体一天不如一天,常想起老伴活着的时候,孩子们还小的时候,一家人其乐融融的时候,总想给儿女们打电话,却又怕打扰他们的生活。

　　请思考:

　　(1) 王老师目前有哪些需要?

　　(2) 作为社区护士,应如何实践护理关怀?

N URSING

第四章

文化与护理

04 章 数字内容

学 习 目 标

认识与记忆：

1. 陈述文化的概念、特征及功能。

2. 简述文化休克的过程及各期的特点。

3. 陈述莱宁格跨文化护理理论的主要概念。

4. 简述文化护理的原则。

理解与分析：

1. 阐述文化休克的概念、原因，从护理角度说明如何预防患者的文化休克。

2. 阐述莱宁格跨文化护理理论的内容，分析其在护理程序中的应用。

综合与运用：

运用本章所学，以临床某患者为实例，从护理程序角度评估其文化背景与需求，分析有关文化的护理诊断、护理措施及护理评价。

—————————— 开卷有益 ——————————

在北方打工的刘阿姨因左下肢骨折就医,经医生初步检查后办理入院手续入住骨科病房,但她的责任护士小张与刘阿姨初次沟通时遇到了让她不知所措的情况:由于行动不便,刘阿姨请小张中午帮忙订一份"饭",中午食堂送来了一份面条,为了方便刘阿姨食用,小张将筷子直接插进面条里递给了刘阿姨,这一行为让刘阿姨很生气,并叫来了护士长进行投诉。经了解,小张得知,刘阿姨是南方人,所说的"饭"是指米饭,面条不符合她的饮食习惯;而将筷子插进碗中有"祭祀"之意,是极不礼貌的行为。

诸如此类的文化差异在医疗护理中并不罕见,那么究竟什么是文化?文化对于人们的健康与疾病有什么影响?护士如何为患者提供适合其文化背景的护理?本章将带您寻找上述问题的答案。

自古以来,文化与医药便有不解之缘。医药源于文化,同时也是文化的重要组成部分。随着医学模式向生物-心理-社会医学模式的转变,以人的健康为中心的整体护理观已成为现代护理发展的必然趋势。这种整体护理模式要求在对患者实施护理的过程中,综合考虑患者的生理、心理、社会、精神和文化等方面的因素。因此,掌握有关文化的内容及文化与护理的关系,才能使护士明确不同文化背景患者的需要,准确地理解患者的各种行为,提供适合患者文化背景的护理,达到满足患者文化需求的个性化护理目的。

第一节　文化的基本概念

文化作为人类社会的现实存在,具有与人类同样长久的历史,一部人类史就是人类的文化史。人类社会生活的各个方面都可以归结为各种文化现象,包括社会化、社会互动、社会群体、社会制度、社会变迁等。文化现象联系着社会生活和社会运行的各个方面,为社会发展的各个方面提供了有利的依据及保证。学习文化的有关概念及文化休克的相关内容,有助于护士理解文化对个体健康的影响,预测并满足服务对象的文化需求,维护并促进服务对象的健康。

一、文化概述

(一) 文化的概念

英语中文化(culture)一词源于拉丁语中的"cuhus",意为耕作、开垦、动植物培育等意义;后引申出神明祭拜、性情陶冶、品德教化等含义,现在主要用于描述人的能力的发展。在古汉语中,文化是"文"和"化"的复合词,二字合用为一词最早见于西汉刘向的《说苑·指武》,之后作为"文治教化"的缩写,强调用经典、礼制、道德来教化世人,主要指人的精神文明。

文化具有广义和狭义的区分。广义的文化是指人类创造的一切物质产品和精神产品的总和;狭义的文化专指语言、文学、艺术及一切意识形态在内的精神产品。不同学科对文化有不同的定义,目前比较公认的文化的定义是:文化是在某一特定群体或社会的生活中形成的,并为其成员所共有的生存方式的总和,包括价值观、语言、知识、信仰、艺术、法律、风俗习惯、风尚、生活态度及行为准则,以及相应的物质表现形式。

(二) 文化的特征

文化是一个内涵丰富、外延广泛的复杂概念,具有以下特征:

1. **超自然性与超个人性**　文化的第一要素就在于它是对人的描述,它只与人以及人的活动有关,包括人类所创造的一切物质的和非物质的财富。也可以说,自然界本无文化,自从有了人类,凡经过人类"耕耘"的一切均属于文化的范畴。文化的超个人性在于个人虽然有接受文化及创造文化的能力,但是形成文化的力量却不是个人。文化是对一个群体或一类人的描述,它所要体现的是人的群体本质、群体现象,或类的本质与类的现象。文化不是对个人的描述,仅仅体现出个人特征的现象不属于文化现象。

2. **地域性与超地域性** 文化是人类历史的产物,伴随着人类的出现与发展而产生与进步。人类的出现首先是分地域的,并且互相隔绝。因此,各个人群便按照自己不同的方式创造自己的文化。所以文化在发生初期就带有鲜明的地域特征,使各个地域的文化相互区别。例如,中西方价值观、生死观及健康观的差异,以及中国不同地区在语言文化、礼仪文化、饮食文化及习俗禁忌等方面的不同。

文化同时具有超地域性,包含以下两层含义:第一,有些文化可以发生和存在于不同的地域,它不是某一特定地域的特定文化,而是诸多地域的共同性文化或全人类性文化,即文化的人类性;第二,有些文化首先只在某一特定的地域发生、发展和成熟,但这种文化又可以为其他地域所接受、吸收和同化。这种文化在被其他的地域接受之前属于地域文化,而在之后便成为超地域文化或人类性文化。自然科学、技术、发明物等首先是地域文化,然后又由于具有超地域性的特性转而成为人类性文化。例如,我国文化遗产中的造纸、印刷、火药、罗盘针等首先是地域性的,后成为全人类所共有的一种超地域性文化。

3. **时代性与超时代性** 文化具有鲜明的时代特征,不同时代的文化有明显的差别,其划分的依据是生产方式。生产方式的时代差别也就是一种文化的时代差别,文化由此便留下了鲜明的"时代痕迹"。所以,文化有原始文化、中世纪文化及现代文化,或传统文化与现代文化。同一民族文化中,各时代文化共同的东西可以看作是具有超越时代特征的文化,是这个民族的永恒性文化,这种文化与这个民族相随不离,即超时代性。例如,孔子创立的儒家学派经过了汉唐经学、宋明理学等发展阶段,其儒家思想的精神实质并未发生根本性变化,成为中华民族道德意识、精神生活及传统习惯的准则。文化的超时代性还表现在有些具有鲜明时代痕迹的文化能够超越其产生的时代,而在新的时代和新时代文化共存并构成新旧文化的冲突。新旧文化冲突时,如果人们掌握了新文化中某种制度或实践主体的意义,就会接受新文化。

4. **象征性与传递性** 文化的象征性是指文化现象总是具有广泛的意义,其意义一般会超出文化现象所直接指向的狭小范围。例如白色本来只是一种颜色,但当人们把白色作为一种文化因素时,它便有了广泛的象征性,如白旗象征投降、白衣天使专指护士等。文化的象征性充斥于社会生活的各个方面,人的社会化过程中的一个很大部分就是学习文化象征性的过程。文化的传递性指文化一经产生就会被世人模仿及运用。传递包括两个方向:纵向传递和横向传递。纵向传递是将文化一代一代地传递下去;横向传递指文化在不同的地域、民族之间的传播。

5. **继承性与变异性** 文化的继承性表现在从文化发展的一些阶段过渡到另一些阶段时,对于整个文化过程的某些现象、方面和特质加以保存、巩固和选择。在文化的历史发展进程中,每一个新的阶段在否定前一个阶段的同时,都会继承它所有的进步内容,以及人类在此之前所有阶段所取得的成果,一方面为了使这些财富能世世代代传承下去,另一方面为了在过去的文化中寻找思想观念的依托。文化变异有内因和外因,内因是文化内部结构的矛盾运动,新发明和新发现是文化变异的源泉,新观念、新规范、新技术推广之后就成为新的文化特征,如电子计算机和互联网得到了社会的普遍认同和广泛使用,成为新时代的标志;外因是社会革命,如18世纪末的法国资产阶级革命不仅结束了法国的封建专制制度,而且开创了人类文化史上资产阶级文化的先河。

知识拓展

中国文化的特征

外在特征：

①统一与连续性：在其历史发展的长河中，中国文化逐渐形成了以华夏文化为中心，汇集国内各民族文化，构成统一体；在历史上任何时候都未中断过，一直延续至今。②包容与多样性：中国文化由各家各派学说取长补短、相互交汇形成，能以博大的胸怀对待外来文化，做到兼收并蓄；中国地域宽广、地态多样、民族众多，其内部区域文化和民族文化又丰富多彩、多种多样。

内在特征：

①突出人本与世俗：中国文化是以伦理、政治为轴心，不追求纯自然的知识体系。②注重整体与群体：中国文化将宇宙看成"天人合一"的和谐体，要求人们追求符合群体利益的价值目标。③强调和谐与中庸：中国主张"和为贵"，追求"中庸之道"。民众普遍注重和谐局面，做事不走极端，维护集体利益，求大同存小异。④追求安土与乐天：中国传统社会经济是以农业为主的自然经济，使中国人有浓厚的乡土情，一旦背井离乡，往往思乡、怀旧、寻根、问祖。

（三）文化的分类

根据文化现象的特点，将文化分为两种类型：硬文化和软文化。硬文化是指文化中看得见、摸得着的部分，如物质财富；软文化是指活动方式与精神产品。

"硬文化"是文化的物质外壳，即文化的表层结构。"软文化"是文化的深层结构。在文化的冲突中，相对来说，较易随着冲突而改变自身的是文化的表层结构，而文化的深层结构则不易在冲突中改变。而最难改变的是深层结构中"心理积淀"部分。

这种不易改变的特征主要体现在两个方面。首先，心理积淀是文化结构中最深层的文化层面，它不仅仅是个人长期形成的心理习惯，更主要是一个民族数代人积淀而成的心理习惯，由于这种积淀在人们心理中形成了一定的观念定势、思维定势、价值标准定势。其次，对于外来文化，人们最易理解和接受的也是外来文化的表层结构，即"硬文化"部分，而对于其深层结构，即"软文化"部分，则不易理解和接受。

（四）文化模式

文化模式是一个社会所有文化内容组合在一起的特殊形式和结构，这种形式往往表现了一种社会义化的特殊性。一般认为，文化模式包括以下九个方面：

1. **符号** 是人类行为的起源和基础，由于符号的产生和运用才使文化得以产生和存在。符号包括语言、文字、色彩等。

2. **物质特质** 是人类创造的各种物质生产活动及其产品，构成文化的基础，反映社会生产力的发展水平。如服饰、饮食、住所等。

3. **艺术** 指经过系统加工、归纳整理的社会意识。如绘画、音乐、著作等。

4. **科学** 包括自然科学和社会科学。

5. **习俗** 人类在社会实践，尤其是在人际交往中约定俗成的习惯性定势，如各种礼仪、民俗等。

6. **家庭社会制度** 是由人类在社会实践中建立的各种社会规范构成，如社会经济制度、政治法律制度、家族制度、婚姻形式等。

7. **方式** 如财产占有方式与交易方式。

8. **政府** 如政体、司法体系等。

9. **战争** 战争文化与军事冲突密切相关。战争文化研究为历史研究提供了一个新的研究视角。

文化模式既有稳定性，又有变异性。稳定性是相对的，变异性是绝对的。但是若稳定时间持续过久，则古旧文化积淀过多,会排斥吸收外来文化的成分,阻碍新的文化模式的产生,所以文化模式的变异是文化演进的重要条件。

（五）文化的功能

波兰裔英国人类学家布罗尼斯拉夫·马林诺斯基(Bronislaw Malinowski,1884—1942)认为文化不是历史的残存,而是人生活的工具,以统一不可分割的社会整体存在,在社会生活中发挥主要功能。具体表现在以下几个方面:

1. **文化是社会或民族分野的标志**　文化是一个社会物质文明与精神文明的总和,文化精髓是一个民族的精神信仰、道德取向、价值观念、思维方式等深层次的因素,是影响一个民族社会发展的内在动力。在不同国家、民族、群体之间,文化所表现的区别最为深刻。疆界、地域、规模只能划出国家、民族、群体形式上的区别,只有文化才能表现出内在的本质区别,即称为文化的认同功能。

2. **文化使社会有了系统的行为规范**　人们的行为不可能是绝对自由的,有了文化,人们便有了行为标准,即文化的规范功能。文化集合解释着一个社会的价值观和规范体系,如风俗、道德、法律、价值观念等,使一个社会的行为规范更具系统化、规范化。各民族的文化在长期发展过程中,都形成了本民族特有的价值观念及是非标准。

3. **文化是社会团结的重要基础**　文化使社会形成一个整体,即文化的整合功能,社会上的各种文化机构都从不同侧面维持着社会的团结安定。例如,政治机构实现着社会控制,协调着群体利益;教育机构培养着社会成员,使之更符合社会需要;军队保证着社会的安全等。

4. **文化塑造人的社会性**　没有人出生时就带着特定的文化特色,但具有学习文化、接受文化的能力。个体通过学习和接受文化掌握生活技能,培养完善的自我观念和社会角色,并传递社会文化,即文化的涵化功能。世界的历史进程和人类历史的全部文化并不完全被当时的社会形态所表现,也不可能完全由图书、博物馆、历史遗迹所保存,它们以文化的方式被个体保存和传承,个体则从整个人类历史和文化中汲取营养,塑造社会的人。人的社会性正是由于这种种文化因素交织的背景而呈现无限的本源生命力。

二、文化对健康的影响

文化无处不在,它影响着人们的思维和行为,影响着健康。WHO 在第六次报告中指出:一旦人们的生活水平超过起码的需求,有条件决定生活资料的使用方式,文化因素对健康的作用就越来越重要了。文化的影响力渗透入社会生活的方方面面,每个人都生活在一定的文化环境中,思想和行为必然会受到其所处社会文化环境的影响和制约;不同文化背景下的群体对生活目标和医疗保健有不同的理解,文化影响人们对健康行为的选择。

（一）文化影响健康的特点

1. **无形性**　文化所包含的元素是以群体心理定势及氛围存在的,对人们行为产生着无形的潜移默化的影响,进而影响健康。

2. **本源性**　任何健康问题都有其文化根源,文化因素中价值观、教育等会影响人们的健康观以及行为和生活方式,对健康产生的作用具有极强的本源性。

3. **软约束性**　文化对健康的影响不是通过强制性的条文或规定来实现,而是促使人们形成思维定势,自发地通过行动加以实现。

4. **稳定性**　文化对人们健康观念的影响一经产生并世代相传就不易改变。这种稳定性不仅体现在优秀的文化中,陈腐的风俗习惯也是如此。文化积淀的时间越长、程度越深,稳定性越强。

5. **民族性**　不同的民族具有不同的文化环境,具有一定的差异性。在对健康产生影响的过程中,不同民族文化产生的影响有一定差别,体现出了民族性。当个体跨越不同的文化环境时,如对文化差异不适应会引起文化休克,从而引起生理、心理的变化,对健康产生不良影响。评估文化因素对健康的影响必须要充分考虑文化的地区或民族差异。

（二）文化背景对健康的影响

文化的特征决定了它对健康影响的广泛性和持久性。文化往往会对整个人群的健康产生一定的影响,这种影响不仅局限于个人,而是包括了整个人群,其广泛程度远远大于生物、自然因素。而且,文化作为精神物质影响人的思想意识、行为和观念,这种影响及作用一旦发生,将持续于人类整个生命过程,甚至几代人或更长时间。

1. 文化背景影响疾病的发生原因 文化中的价值观念、态度或生活方式,可以直接或间接地影响某些疾病的发生、发展及转归。我国是一个幅员辽阔的多民族国家,由于社会、历史、交通、自然条件等因素的制约,不同地区经济、科技、医药等发展水平不同,疾病的发生原因也不尽相同。例如,我国西北地区的人以豪饮为荣,以酒交友、待客,而敬酒或劝酒不饮被认为是无礼行为,导致该地区酒精成瘾和慢性酒精中毒性精神障碍的发病率高于我国其他地区。

2. 文化背景影响疾病的临床表现 服务对象的文化背景不同,其对疾病的临床表现方式亦可不同。例如,传统文化造就了中国人克己忍耐的精神,人们尽量减少与节制自己的欲望和行为,不锋芒毕露,不标新立异,个性长期压抑后出现的心理问题往往不以心理症状表现,而是通过躯体症状来表现,并且否认自己的心理或情绪问题。"头痛、头晕、失眠、精神不振"是这类人出现心理问题时最常见的求医主诉,其最明显的生理特点是感觉过敏和容易疲劳,且人们并不认为这是心理问题,往往寻求药物治疗。

3. 文化背景影响服务对象对疾病的反应 不同文化背景的服务对象对同一种疾病、病程发展的不同阶段反应不同。例如确诊癌症后,女性比男性的反应更加积极。因为中国文化要求女性贤惠、宽容,所以当女性遭受癌症的打击时,能够承受由此产生的痛苦和压力,表现出情绪稳定和态度积极;而社会要求男性挑起家庭和社会的重担,面临癌症时,男性认为自己没有能力为家庭和社会工作,产生内疚和无用感,感到悲观和失望。

教育程度也会影响服务对象对疾病的认知和反应。一般情况下,教育程度高的个体患病后能够积极主动地寻找相关信息,了解疾病的原因、治疗和护理效果;教育程度低的个体更多地认为治疗和护理是医务人员的事情,对疾病和治疗盲目乐观或过度恐惧,有时还会由于认知错误导致情绪障碍,如子宫切除后的女性,认为自己失去了女性的特征和价值,担心失去吸引力被丈夫抛弃,或认为自己不能进行性生活,导致性欲降低和性冷淡。有时不仅是服务对象出现错误认识,服务对象的丈夫、周围的亲戚、朋友也出现同样的认知错误。

4. 文化背景影响就医方式 文化背景和就医方式有密切关系。个体遭遇生理、心理或精神上的问题时,如何就医、寻找何种医疗系统、以何种方式诉说困难和问题、如何依靠家人或他人获取支持与帮助等一系列就医行为,常受社会和文化的影响。譬如,受传统文化中包容与接纳的价值观影响,中国人有"混合"或"综合"的习惯,就医方式多是混合就医,如同时求医于几个医院,中药、西药、补药同时服用,药物治疗和气功治疗等同时应用。

三、文化休克

（一）文化休克的概念

文化休克（culture shock）,又称为"文化震撼""文化震惊",1958 年由美国人类学家卡尔维罗·奥博格（Kalvero Oberg,1901—1973）提出,特指个体从熟悉而固定的文化环境到另一个陌生的文化环境时,由于态度、信仰的差异所产生的思想混乱与心理上的精神紧张综合征。

（二）文化休克的原因

个体突然从一个熟悉的环境到了另一个陌生的环境,在以下几个方面产生问题,是导致文化休克的主要因素。

1. 沟通交流（communication） 沟通的发生通常会受到文化背景或某种情景的影响。不同的文化背景下,同样的内容可能会有不同的含义,脱离了文化背景来理解沟通的内容往往会产生

Note:

误解。

（1）语言沟通：文化背景、文化观念的差异，如语种不同或应用方言土语等均可导致语言不通。有时即使使用同一种语言，语言表达的各种形式受文化背景的影响也会产生不同的含义。

（2）非语言性沟通：非语言性沟通的形式有身体语言、空间效应、反应时间、类语言、环境等因素。不同文化背景下的非语言沟通模式不完全相同，所代表的信息含义也不同，如果没有掌握非语言沟通的方式及含义，可能会发生文化休克。

2. **日常生活活动差异（differences in activity of daily living）**　每一个人都有自己规律的日常生活方式和习惯性活动。当文化环境改变时，个体往往需要改变自身的生活习惯，如作息、饮食、交通等去适应新环境的文化模式，这种适应过程需要花费时间和精力，个体可能会产生受挫感，引起文化休克。

3. **孤独（isolation）**　在异域文化中，一个人丧失了自己在本文化环境中原有的社会角色，同时对新环境感到生疏，又与亲人或知心朋友分离或语言不通，孤独感便会油然而生，造成情绪不稳定，产生焦虑、恐惧、无助等情绪，出现文化休克。

4. **风俗习惯（customs）**　不同的文化背景具有不同的风俗习惯和风土人情，进入新的文化环境则必须了解新环境的风俗习惯，接受并适应与自己不同的风俗习惯。

5. **态度和信仰（attitudes and beliefs）**　态度是人们在一定的社会文化环境中与他人长期相互作用而逐渐形成的对事物的评价和倾向；信仰是对某种主张或主义的极度信任，并以此作为自己行动的指南。受自身环境的文化模式影响，不同文化群体之间的态度、信仰、人生价值观和人的行为均不同。当一个人的文化环境突然改变，其长时期形成的母文化价值观与异域文化中的一些价值观产生冲突，造成其行为的无所适从。

以上造成文化休克的五个原因使个体对变化必须做出调整和适应。当同时出现的原因越多、越强烈，个体产生文化休克的强度越大。

（三）文化休克的过程

文化休克大体经历四个阶段：蜜月阶段、沮丧（或敌意）阶段、恢复调整段和适应阶段。文化休克的变化过程一般呈 U 形曲线（图 4-1）。

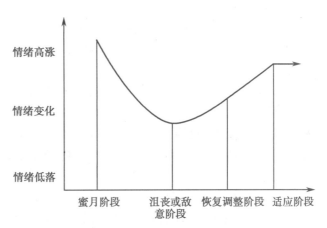

图 4-1　文化休克过程图

1. **蜜月阶段（honeymoon phase）**　当一个"外乡人"刚到达一个渴望的新环境时，被新环境中的人文景观和意识形态所吸引，对一切事物都会感到新奇，此时往往渴望了解新环境中的风俗习惯、语言行为等，并希望能够顺利开展活动、进行工作。此期的主要表现是兴奋。例如，一般的旅游者到一个陌生的地方或国家时往往会有此期的表现。

2. **沮丧或敌意阶段（anxiety or rejection phase）**　此期个人的好奇、兴奋感消失，开始意识到自己作为"外乡人"要在新的环境中作长时间的停留，必须改变自己以往的生活习惯、思维模式去适应新环境中的生活方式及风俗习惯。如个体原有的文化价值观念与其所处新环境的文化价值观念标准产生冲突，个人的信仰、角色、行为、自我形象和自我概念等则会受到挫伤。尤其当原定计划无法正常实施、遭遇挫折时，个体会体验到"外乡人"的孤独，思念熟悉环境中的亲人、朋友，感觉新环境中的一切都不如自己熟悉的旧环境，会有退缩、发怒和沮丧等表现。此阶段是文化休克综合征中最严重、最难度过的一期。当然，也有人在短期的异国逗留中一直处于蜜月阶段，不会经历沮丧或敌意阶段。

3. **恢复调整阶段（regression and adjustment phase）**　在经历了一段时间的沮丧和迷惑之后，"外乡人"开始学习新环境的文化模式，寻找应对新文化环境的方法，重塑自我，逐渐适应异域文化，即进入恢复调整阶段。在此阶段，个体通过与当地人的频繁接触，如参加日常活动、庆祝活动等，熟悉本地人的语言及文化，并与一些本地人建立友谊，心理上的混乱、沮丧、孤独、失落感逐渐减少。

4. **适应阶段（acceptance and adaptation phase）**　随着文化冲突问题的解决，"外乡人"能与本地人和谐共处，沮丧、烦恼、焦虑情绪消失，融入本地风俗习惯，适应新的文化环境。在此阶段，个体接受新环境中的文化模式，建立起符合新文化环境要求的价值观念、审美意识等评判标准，认为新环境和以往的旧环境一样令人舒适和满意，在新环境中有安全感，一旦需要再次离开新环境回到旧环境中，又会重新经历一次新的文化休克。例如我国许多早年移居海外的移民都处于此阶段，如再重返故里，反而产生文化休克。

（四）文化休克的表现

个体经历文化休克时可沉默，可回避，也可焦虑不安甚至有激越行为，主要取决于其所处的文化休克的阶段，通常有以下几种表现：

1. **焦虑**　焦虑是指个体处于一种模糊的不适感中，是自主神经系统对非特异性的、未知的威胁的一种反应。

（1）生理表现：坐立不安、失眠、疲乏、声音发颤、手颤抖、出汗、面部紧张、瞳孔散大、眼神接触差、尿频、恶心/呕吐，特别动作增加，如反复洗手、喝水、进食、抽烟等，可有心率增快、呼吸加快、血压升高。

（2）情感表现：自诉不安，缺乏自信、警惕性增强、忧虑、持续增加的无助感、悔恨、过度兴奋、容易激动、爱发脾气、哭泣、自责、谴责他人，常注意过去而不关心现在和未来，害怕出现意料不到的后果。

（3）认知表现：心神不定，注意力不能集中，对周围环境缺乏注意，健忘或思维中断。

2. **恐惧**　恐惧指个体处于一种被证实的、有明确来源的惧怕感中。文化休克时，恐惧的主要表现是躲避、注意力和控制缺陷。个体自诉心神不安、恐慌，有哭泣、警惕、逃避的行为，冲动性行为和提问次数增加，疲乏、失眠、出汗、噩梦，尿频、尿急、腹泻，面部发红或苍白，呼吸短而促、血压升高等。

3. **沮丧**　由于对陌生环境不适应而产生的失望、悲伤等情感。

（1）生理表现：胃肠功能衰退，出现食欲缺乏、体重下降、便秘等问题。

（2）情感表现：忧愁、懊丧、哭泣、退缩、偏见或敌对。

4. **绝望**　绝望指个体主观认为没有选择或选择有限，万念俱灰，以致不能发挥自身的主观能动性。文化休克时，绝望的主要表现为生理功能低下，言语减少，情绪低落，情感淡漠，被动参加或拒绝参与活动，对以往的价值观失去评判能力。

（五）文化休克的预防

1. **预先了解新环境的基本情况**　通过各种途径，充分了解、熟悉新环境中的各种文化模式，如所在地的风俗习惯、地理环境、人文知识等，以预防文化冲突时突然产生强烈的文化休克。

2. **针对新文化环境进行模拟训练**　进入新环境之前，有的放矢地进行生活方式以及生存技能模拟训练。

3. **主动接触新环境中的文化模式**　进入新环境之后，理解新的文化模式。在两种不同的文化发生冲突时，如果人们理解新环境中文化现象的主体，就会较快接受这一文化模式，打开社交圈子，踊跃参加一些有益的社会活动，以开阔视野，学习如何处理人际关系。

4. **寻找有力的支持系统**　个体应积极寻求可靠的、有力的支持系统，预防文化休克的发生。正式的支持系统包括有关的政府组织或团体，非正式的支持系统包括亲属、朋友、宗教团体等。

文化休克并不是一种疾病,而是一个学习的过程,一种复杂的个人体验。在此期间个体可能会产生不舒服甚至痛苦的感觉,并通过不同的方式影响个体。对某一特定个体而言,即使所处环境相同,如果时期不同,也可造成不同的影响。因此,对于那些将要或已经处在异域文化中的人来说,社会环境是个体无法改变的,但文化调适却是自己可以做到的。这首先需要个体认识到任何一次重大的文化转换都可能产生巨大的压力与焦虑,但这种压力与焦虑却是一种正常的社会适应结果。当一个人面临文化休克的时候,不仅需要具有个人的自尊、真诚与信心,还需要保持健康的自我概念和重塑个人文化需求的良好愿望。从某种意义上说,即使再严重的文化休克现象,也是一种新的文化体验。

第二节　跨文化护理理论

跨文化护理的实质就是对不同文化进行比较和分析,着重研究其传统照护、健康与疾病、信仰与价值观。莱宁格跨文化护理理论通过对比研究与护理、健康和疾病、关怀和实践、信仰和准则有关的各种文化,为服务对象提供有意义和有效的护理关怀。学习跨文化护理理论,可以帮助护士全面评估自身及服务对象的宗教、种族、性别、职业、社会地位等文化背景因素,提高护士在解决服务对象健康问题过程中的文化胜任力,引导护士为不同文化背景的服务对象提供科学系统的、符合其文化需求的、个性化的护理。

一、理论学家及其背景介绍

莱宁格是美国著名的跨文化护理理论学家,于 20 世纪 50 年代中期即开始跨文化护理研究。当时她在"儿童指导之家"工作,在与儿童及其双亲的接触过程中,观察并了解到儿童反复出现的行为差异是由其不同的文化背景造成的。此经历及其后的系统性研究,使她成为获得人类学博士学位的第一位专业护士,并于 1985 年首次提出了"跨文化护理理论"(transcultural nursing theory),并分别于 1988 年、1991 年对该理论进行了详细阐述。

其具有代表性的著作包括《跨文化护理:概念、理论、研究和实践(*Transcultural Nursing*:*Concepts*,*Theories*,*Research and Practices*)》《护理与人类学:两个交织的世界(*Nursing and Anthropology*:*Two Worlds to Blends*)》《关怀:人类的基本需要(*Care*:*An Essential Human Need*)》《文化关怀的多样性与普遍性:一个护理理论(*Culture Care Diversity and Universality*:*A Theory of Nursing*)》《关怀:护理与健康的本质(*Care*:*The Essence of Nursing and Health*)》等。经过莱宁格的努力,美国人类学学会于 1968 年批准成立了护理人类学分会;1974 年美国成立了国家跨文化护理协会。上述贡献使莱宁格得到了国际护理学界及相关领域同行的高度认可。

二、理论的主要概念和内容

(一)跨文化护理理论的主要概念

跨文化护理理论的重点是"文化",其中心是跨文化护理和人类护理关怀。莱宁格围绕"文化"和护理关怀界定了文化、关怀、文化关怀和跨文化护理等新的概念,这些概念构成跨文化护理理论的核心。

1. **文化(culture)** 文化是指不同个体、群体或机构通过学习、共享和传播等方式塑造的,并随时间代代相传形成的模式化的生活方式、价值观、信仰、行为标准、个体特征和实践活动的总称,以一定的方式传承,并用以指导人的思维方式、生活决策和行为活动。文化主要表现在以下三个方面。①世界观:是指个体或群体对外部事物的看法,是关于自身生活或外部世界的价值观和价值取向等。②文化与社会结构因素:社会结构是某一特定文化里,具有内在联系的、动态的一些结构或因素。文化与社会结构指许多因素构成的动态的、整体的和相互关联的文化或亚文化结构模式,包括宗教信

Note:

仰、社会亲缘关系、政治法律、经济、教育、科技、文化价值、哲学、历史和语言等。③种族史：是指持有同种文化的某一特定群体内部人人皆知的、有文件记载的，且经过了长时期沿用并得到发展的经常性发生的行为、事件及其发展过程。

2. **关怀（care）** 　关怀是指为丧失某种能力或有某种需求的人提供支持性的、有效的及方便的帮助，从而改善机体状况或生活方式，使其能够更好地面对伤残或平静地面对死亡的一种行为相关现象。莱宁格认为，关怀在护理学中占主导地位，是护理的中心思想。关怀分为一般关怀及专业关怀。①一般关怀：是指在文化中通过模仿、学习并传播的传统的、民间的及固有的文化关怀知识与技能。②专业关怀：是通过教育机构或医疗卫生机构传授的、经过规范学习获得的专业关怀知识和技能，即护理。护理关怀体现在护士与患者的护患关系中，以及各种各样的护理活动中。护理关怀与其他职业关怀不同。护理关怀是以患者的健康为目的，并从整体观念出发，为患者提供符合个人独特需要的关怀。

3. **文化关怀（culture caring）** 　是指为了维持或促进个体与群体现有的或潜在的完好健康，应对伤残、死亡或其他状况的需要，通过一些符合文化的、能被接受和认可的价值观、信念和定势的表达方式，为个体或群体提供与文化相适应的综合性帮助和支持的行为。文化关怀具有多样性和统一性的特点。①文化关怀的多样性：是指同一文化内部或不同文化之间、同一群体内部或不同群体之间以及个体之间在关怀的信念、定义、模式、价值观、特征表现和生活方式等方面的差异性，从而衍生出不同的关怀的意义、价值、形态和标志，使关怀与文化相适应，表现为多样性；②文化关怀的统一性：作为一个整体来看，人类在关怀的意义、定势、价值、标志及关怀方式等方面具有相似性或共性，这种相似性或共性是从人们对待健康、处境和生活方式或面对死亡的文化中衍生而来的，是人类共有的自然属性的反映。

4. **跨文化护理（transcultural caring）** 　莱宁格认为跨文化护理通过文化环境和文化来影响服务对象的心理，使其能处于一种良好的心理状态，以利于疾病康复。在跨文化护理实施过程中，可采取以下三种方法。①文化关怀保持：是指通过帮助性、支持性和促进性的专业文化行为或决策，帮助特定文化中的群体或个体维持其有利于健康促进、疾病康复及应对伤残或死亡的价值观、信仰和生活方式；②文化关怀调适：是指通过帮助性、支持性和促进性的专业文化行为或决策，帮助特定文化中的群体或个体适应其他文化，或者在不同文化环境里与他人协作，从而对其健康产生有利的、有效的及积极的影响；③文化关怀重建：是指通过帮助性、支持性和促进性的专业文化行为和双方的共同决策，帮助服务对象改变其价值观与生活方式，或塑造一个全新的但有利于健康的生活行为。

5. **与文化相适应的关怀（culturally congruent care）** 　是指以文化和健康知识为基础，通过灵敏的、有创造性的、有目的的及有意义的方式，提供适应某个体或群体的价值观、信仰与生活方式的护理关怀，帮助其获得健康，更好地面对疾病、伤残或死亡。护士通过文化关怀保持、文化关怀调适与文化关怀重建三种护理关怀决策与行为方式，为服务对象提供与其文化相适应的护理关怀服务。

（二）跨文化护理理论的内容

在莱宁格的跨文化护理理论模式框架中，形象地把该理论描述为"日出模式（Sunrise Model）"（图4-2），构成了跨文化护理理论的主要内容。在此模式中，她详细描述了该理论以及各概念之间的联系，其目的是帮助理解和研究该理论的组成部分在不同文化中是如何影响个体、家庭和群体的健康状况的，以及如何运用跨文化理论展开护理关怀的。

从图4-2可以看出，"日出模式"犹如太阳升起。环形图的上半部分，描述了文化关怀、文化社会结构与世界观的构成，这些构成因素影响着人们的关怀与健康。环形图的下半部分，是对个体、家庭、群体和机构的健康产生影响的一般关怀系统和专业关怀系统，两者相互关联、相互影响，并可能相互转化。通过这两个系统的组成因素，可以了解服务对象的文化背景和健康状况，做出护理关怀决策和行为。根据服务对象上述因素的不同，进行文化关怀保持、文化关怀调适或文化关怀重建，达到为服务对象提供与其文化一致的护理关怀的目的。按照莱宁格的设计，护理关怀作

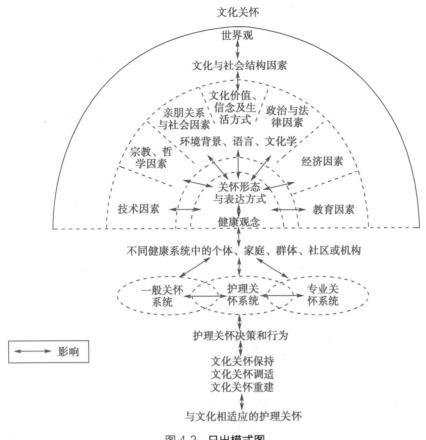

图 4-2 日出模式图

为亚层次,文化关怀保存、文化关怀调适以及文化关怀重建三种关怀行为,是一般关怀和专业关怀间连接的桥梁。两个半圆构成一个完整的太阳形状,反映了构成跨文化护理理论的必要因素,囊括了护士尊重人的健康和实施关怀所必须考虑的全部要素。莱宁格的"日出模式",包含以下 4 级(即 4 个层次):

Ⅰ级(最外一层):世界观和文化社会结构层 有人称其为超系统,描述了文化关怀、世界观与文化社会结构及其组成因素。文化关怀和世界观是文化社会结构的基础,并与文化社会结构相互关联、相互影响、相互制约。其中,亲朋关系与社会因素、文化价值与生活方式、政治与法律因素是不同文化的环境背景、语言与文化学产生的主要因素,与技术因素、宗教哲学因素、经济因素、教育因素等组成文化社会结构的不同方面,并与文化社会结构相互影响。这一层可指导护士评估服务对象的关怀信念、世界观及所处的文化社会结构等,这些因素影响不同文化社会结构下的关怀形态以及服务对象对关怀的表达方式和对关怀实践的接受程度,是护士提供与文化相适应的护理关怀的基础。

Ⅱ级(第二层):文化关怀与健康层 该层显示了不同文化背景和环境下的文化关怀形态以及文化关怀表达方式,解释个人、家庭、群体、社区或机构的健康、疾病及死亡的文化社会结构。第一层文化社会结构的各个组成因素影响和制约人们的关怀形态及其表达方式,进而决定了不同文化的健康观念。只有提供与文化相适应的护理关怀,建立、促进或维持与文化相适应的健康才是真正意义上的完整的健康。

Ⅲ级(第三层):健康系统层 此层包括一般关怀系统、专业关怀系统和护理关怀系统三个健康系统,阐述了每个健康系统的特征、关怀特色及其相互影响。一般关怀是传承于文化内部的、可以由非专业人员操作的,通过传承和传播等方式获得。而专业关怀则源于特定文化之外的专业人员或机构,由专业人员操作,通过正规培养和训练获得。护理是一门研究关怀现象与活动的专业,它除了来源于相关科学知识和研究外,其理论与实践大多数来源于专业关怀系统,少部分来源于一般关怀系统。三个系统相互关联、相互影响、相互制约。一般关怀系统与专业关怀系统在理念与实践方面的差异影响着个体的健康状况,并可能导致严重的护患冲突、潜在的疾病发生甚至是死亡。对一般关怀和专业关怀系统的了解,有利于护士鉴别二者的异同点,促进文化关怀的实施。

Ⅳ级(第四层):护理关怀决策和行为层 通过维持文化的护理关怀、调适文化的护理关怀和重建文化的护理关怀三种护理关怀决策和行为,提供与文化相适应的护理关怀,最大限度地满足服务对象的需要,促进服务对象恢复健康、积极面对疾病或死亡。对于与现有健康不相冲突的、有利于健康的文化,实施维持文化的护理关怀;对于与现有健康部分不协调的文化,取其有利方面而改变不利成分,进行调适文化的护理关怀;对于与现有健康相冲突的文化,改变既往的文化成分,建立新的、有利于健康的文化生活方式,即实施重建文化的护理关怀。

"人类无法与其所处的文化背景和社会结构相分离"是莱宁格跨文化理论的核心思想。该理论由多层次的研究整合而成,综合应用了三种方法来探讨和研究关怀的本质、意义及属性。①微观法:侧重于研究某种文化内的特定个体;②亚宏观法:介于微观和宏观之间的一种研究方法,侧重于研究某特定文化中的价值观和社会结构等;③宏观法:宏观研究各种文化间的跨文化关怀现象。

"让阳光升起并普照大地"是莱宁格对"日出模式"的描绘和诠释,意味着护士和护理科研人员要广开思路,综合考虑到服务对象义化的各个层面,分析其文化观念和行为对健康的影响,站在服务对象的角度、进入他们的文化世界,通过与服务对象的协作与共同决策,为其提供全面的、有效的文化关怀。这就要求护士在实际工作中不仅要有扎实的专业知识和精湛的护理技术,更要多层次地评估服务对象的文化背景、社会结构、世界观等。"日出模式"可以帮助护士评估不同文化中外显的、内隐的和意想不到的因素,是护理实践和护理研究的理论指南。

三、跨文化护理理论与护理程序

在跨文化护理实践时,可根据莱宁格"日出模式"来实施护理程序。从评估开始,收集与文化有关的资料,从而得出有关文化的差异或共性,并据此选择性地进行文化关怀,在执行过程中不断进行文化保持、文化调适和文化重建,从而为服务对象提供有效的和促进性的文化护理关怀。

(一)护理评估

相当于"日出模式"的Ⅰ、Ⅱ级。在护理实践中,护士接触一个陌生的护理对象或者进入一个新场所,特别是一个新的文化环境中,可能会出现文化休克或文化强迫,即对新文化不知所措或者将自己的文化价值、信念和行为不自觉地强加给服务对象。所以,护理人员只有掌握了跨文化护理相关知识,利用"日出模式",在护理服务对象前,了解其各种文化相关因素,才能更好地承担文化护理关怀者的角色。评估分以下两部分。

1. **评估"日出模式"的最外层** 评估服务对象所处的文化氛围、文化社会结构和世界观方面的知识和信息,收集与服务对象相关的环境背景、宗教信仰、社会关系、亲朋关系、政治法律制度、经济、教育、科技、文化价值观、哲学、历史和语言等因素。

2. **评估"日出模式"的第二层** 评估服务对象的具体情境,以及服务对象对一般关怀、专业关怀的期望和采取的行为。通过评估,获得客观的、符合具体服务对象的资料,从而为提供与服务对象文化背景相适应的护理关怀模式,建立良好的、协作的、有利于服务对象健康的护患关系打下良好基础。

评估虽在内容上获取的是服务对象文化相关信息,但方法上仍然运用护理程序中收集资料的方法,通过语言与非语言的沟通技巧,如采用移情、倾听、证实、自我暴露等,判断患者的健康状况、心理感受以及对护理关怀的需要。

Note:

跨文化护理理论在护理实践的应用

在"*Transcultural theory in nursing care of women with infections*"一文中,研究者通过对护理过患有性传播疾病的妇女的护士10人进行半结构式访谈,分析护士在医疗保健实践中如何考虑患有性传播疾病的妇女的社会文化背景,提炼出七个主题,分别为有效沟通、社会和文化对诊断的干扰、处理病例时的联系、护理的公平性和完整性、识别社会环境、保密和宗教信仰与治疗,通过莱宁格的跨文化护理理论,总结在初级卫生保健中,护理人员需要考虑的与患者社会文化背景和生活方式相关的因素有以下几个方面:亲属和社会关系、文化价值观和生活方式、政治和法律、宗教、经济、技术、教育。

（二）护理诊断

相当于"日出模式"的Ⅲ级。通过鉴别和明确跨文化护理中的共性及差异性,做出护理诊断。有些诊断在病理特征上虽然具有同一性,但是由于民族传统、社会地位、从事的职业和文化等社会环境不同,对疾病表现出的心理反应、对疾病的认识、对疾病症状的陈述等也可能不同,需要动态地了解患者的健康问题,且注意患者对健康问题的表达和陈述方式的不同之处。

（三）护理计划和实施

相当于"日出模式"的Ⅳ级。进行护理诊断后,在护理关怀决策和行为层进行计划和实施,除对共性问题进行护理关怀外,应考虑服务对象独特的文化背景,采取文化关怀保持、文化关怀调适及文化关怀重建的护理措施,提供与文化相匹配的护理关怀。

（四）护理评价

在"日出模式"中,没有提到明确的评价,但却提出了护理关怀的方式要对患者有利的原则,要求对护理关怀进行系统性研究,以明确何种关怀行为符合患者的生活方式和文化习俗,提供有利于患者疾病恢复和心理健康的行为模式。莱宁格也对采取什么样的关怀行为才能满足不同文化背景的人群的文化需要做了许多研究。这就相当于护理程序中的评价。

文化为基础的理论模式

①歌格及戴维赫兹的跨文化护理评估模型（Giger & Davidhizar's Transcultural Assessment Model）:该理论认为每一个个体都是具有文化独特性的个体,并阐述了六个与文化独特性个体相关的文化现象,即空间、沟通、生物学差异、环境控制、时间、社会团体;该理论为护士评估服务对象的文化需求提供了有用的工具。②坎目平赫及博卡图的文化胜任力构建模型（Campinha-Bacote's Process of Cultural Competence Model）:该理论定义了卫生保健服务系统中的文化胜任力,其核心是文化胜任力形成的过程,包括文化意识、文化了解、文化技能、文化碰撞及文化愿望。该理论为如何提升医护人员文化胜任力提供了理论依据。

第三节　护理在满足服务对象文化需求中的作用

在医疗卫生保健这一横跨多种文化的行业中,护理专业作为其重要的组成部分,是一个跨文化的或是涉及多元文化的专业。护士需要全面评估服务对象的宗教、种族、健康观念、生活习惯及传统的疾病治疗方法等文化背景因素,提供与其文化一致的护理,最大限度地满足不同文化背景的服务对象的健康需求。

一、文化护理的原则

护士在实施文化护理中,应注意遵循以下五个方面的原则:

1. **综合原则**　在对住院患者的护理过程中可以采取多方面的护理措施如饮食护理、心理护理、支持护理等综合方法,使患者尽快适应医院的文化环境。

2. **教育原则**　患者在住院期间往往有获得相关疾病信息知识的需求,护士应根据患者的文化背景(如接受能力、知识水平),有目的、有计划、有步骤地对患者进行健康教育。可以采用个别或集体指导方法,通过讲解、板书、多媒体、宣传册等形式,进行疾病的预防、治疗、护理和康复知识宣教,使患者正确认识疾病,积极参与疾病的治疗和护理过程。

3. **调动原则**　文化护理的目的之一就是调动患者的主观能动性和潜在能力,根据患者的文化需求,调动患者的参与意识,使患者积极配合疾病的治疗、护理,做一些力所能及的自护,对疾病预后充满信心。

4. **疏导原则**　在文化护理过程中,如果患者出现文化冲突时,应对其进行指导与疏导,使其领悟、接受新文化护理。

5. **整体原则**　实施护理时,不仅要考虑到患者本人的因素,还应评估其家庭、社会因素,争取得到各方面的合作、支持和帮助,帮助患者适应医院的文化环境。

二、跨文化护理的评估与诊断

(一)正确评估患者的文化背景

为了在护理服务中,维护社会与患者的利益不受伤害,确保患者个人文化行为的充分自由,提供适合个体文化需要的服务,护士应正确评估患者的文化背景,了解与其健康有关的文化信息,包括对疾病的解释、对治疗及预防的认知。下面列举的问题有助于护士正确评估患者的文化背景。

1. 患者的健康问题是否为某特定区域的人们的典型问题? 如果是,需要评估问题发生的根源。

2. 患者使用哪一种语言? 需要评估患者常用何种语言沟通,是普通话,还是当地的语言?

3. 患者的宗教信仰是什么? 评估患者是否有虔诚的宗教信仰,是否定期有宗教活动。

4. 患者拥有哪种文化特质? 需要评估患者的文化背景,典型的文化特征等。

5. 患者对有关健康与疾病的解释是什么? 需要询问患者认为患病的原因是什么? 目前的治疗护理措施是否为患者所期望的? 患者如何认识所患疾病的预后等。

6. 患者所属文化中的医疗模式是什么? 如何就医、寻找何种医疗系统、以何种方式诉说困难和问题均受文化背景的影响。需要评估患者是立刻就医? 还是自己去药店买药? 或者拖到出现严重并发症的时候再就医?

7. 患者对医疗服务持何种态度? 是相信医务人员,并能对所有的治疗护理措施配合? 还是对治疗不依从? 如果不依从,原因是什么? 是否有与患者的文化背景相悖或矛盾的地方。

8. 患者的社会支持系统有哪些? 患者如何依靠家人或他人来获取支持、关心、帮助等一系列寻求支持的行为,包括寻求家庭、亲属、朋友、社区、医疗等方面的支持系统?

9. 患者在家庭中的角色及作用是什么? 患者是否承担家庭收入或日常生活的主要角色?

10. 患者获取营养的方式及饮食习惯是什么? 典型的饮食特征是什么? 是否有特殊的饮食习惯或要求?

11. 患者的日常活动方式是什么? 除了工作和家庭生活,有无特殊的爱好?

12. 患者做决策的方式及依据是什么? 是一般独立决策? 还是征求亲友的意见? 医务人员的意见? 或者查找资料后再决策?

13. 患者的认知方式是什么？人的认知会影响对待疾病的态度，有时还会由于认知错误导致情绪障碍。护士需要评估患者对外部世界、个人及疾病的认知方式是什么？

14. 患者的教育背景是什么？护士需要评估患者的正规学历教育、非学历教育及经历等教育背景。

15. 患者的沟通方式是什么？沟通方式会影响患者对疾病的认知及态度。应评估患者的语言、非语言性沟通方式，以及是直接性沟通，还是间接性沟通等。

（二）列举常见的护理问题

1. **社交障碍**　与社交环境改变有关。

2. **沟通障碍**　与医院环境中医务人员使用医学术语过多有关。

3. **焦虑/恐惧**　与环境改变及知识缺乏有关。

4. **迁居应激综合征**　与医院文化环境和背景文化有差异有关。

三、满足服务对象文化需求的策略

在健康服务系统里，护士既是帮助服务对象减轻、解除文化休克的重要成员，也是帮助服务对象尽快适应医院文化环境的专业人员。我国是多民族国家，由于人们所处的社会环境和文化背景不同，生活方式、信仰、道德、价值观和价值取向也不同。因此，护士应充分尊重不同文化背景下服务对象的文化需求、健康观念、信仰和行为方式，为其提供多层次、多体系、全方位、高水平、有意义、有效的护理，满足服务对象的文化需求，预防或减轻服务对象住院期间的文化休克。

（一）帮助服务对象适应医院的文化环境

服务对象因疾病住进医院，离开了原来熟悉的生活及工作环境，对医院这个新环境充满陌生、焦虑甚至恐惧。护士应帮助服务对象尽快适应医院的文化环境，有助于缓解其可能出现的文化休克。

1. **正确评估服务对象的文化背景**　护士须全面、系统地收集服务对象的文化相关资料，正确评估其文化背景及与健康有关的文化信息，包括对疾病的解释、对治疗及预防的认知等。

2. **帮助服务对象尽快熟悉医院环境**　通过入院介绍使服务对象尽快熟悉和了解医院、病区、病室的环境、设备、工作人员及医院的规章制度等医院文化环境。

3. **尽量少用医学术语**　医学术语如医学诊断名称、检查化验报告、治疗和护理过程的简称等，可以造成服务对象与医护人员之间沟通交流的障碍。如备皮、灌肠、导尿、胃肠减压、闭式引流、房缺、室缺等医学名词常使服务对象对这些疾病诊断及检查治疗迷惑不解，感到恐慌，甚至产生误解，加重了服务对象的文化休克。因此，护士与服务对象沟通时应尽量少用医学术语。

（二）建立适合文化现象的护患关系

护士与服务对象之间的关系既是治疗性的护患关系，又是适合文化现象的人际关系。护士应了解沟通交流中的文化差异，结合服务对象的文化背景，采用符合其文化需求的语言和非语言沟通交流技巧，建立良好的护患关系。护士需考虑以下三点：

1. **理解服务对象对待护士的态度**　不少服务对象受文化观念的影响，对护士持双重态度，即想依赖和不愿依赖的复杂心理。服务对象一方面对护士的权威性如经验要求过多，依赖性很强，期望护士替自己解除困难；另一方面却不一定听从护士的建议和安排，同一个问题会同时要求医师或其他医务人员解决。护士应理解服务对象对待护士的态度和行为，满足服务对象的文化需求。

2. **重视患者的心理体验和感受**　不同文化背景的人对同一个问题有不同的解释模式，护士不能因为患者使用了与护士不同的文化模式来解释事情的发生及健康问题，就认为患者荒唐、可笑而取笑患者，甚至认为患者不可理喻而不理睬。例如一个人身体不适，他认为是死亡的亲人的灵魂附身。此时护士要根据患者的年龄、知识结构等文化背景与患者沟通，了解患者的心理与行为。

3. **掌握文化护理技巧**　在人际关系中，服务对象把接触的人分成"自己人"和"外人"，并区别对待。对"自己人"较信任，畅谈心事，期待关心；对"外人"则保持距离，不够信赖。护士在与服务对象

Note:

交流时,除使用礼貌的语言、适宜的称呼外,还应考虑服务对象不同的文化背景采用恰当的沟通技巧,与服务对象建立起治疗性的护患关系,尽早成为服务对象的"自己人",取得服务对象的信赖和合作。

他 山 之 石

减轻长期住院患者文化休克的措施

为减轻患者住院初期由于来到一个不熟悉的环境所带来的焦虑、恐惧及无助感,美国一家老年病院采取以下措施:①让患者根据自己的意愿带上熟悉的物品,或者家人的照片;②提醒听力不好的患者带上助听器;③睡眠不好的患者可以带上自己的枕头;④入院第1天可以允许家属陪伴。为减少由于长期住院而产生的隔离与害怕,促进患者的早日康复,需要采取以下措施:①在病房显眼的地方挂上日历;②白天病房里要亮,晚上需要熄灯,让患者感觉到昼夜循环,减少谵妄的发生;③对不同的患者,提供不同的游戏活动,让患者有正常人的感知觉刺激;④尽量避免限制患者的活动,如少插导尿管等引流管。

(三)提供适合服务对象文化环境的护理

服务对象所处的文化环境不同,其健康观念、生活方式、风俗习惯、信仰及价值观念等均不同。护士面对不同民族与国度、不同语言与风格的服务对象,既要为其提供适合他们健康相关需要的共性护理服务,又要保证适应个体文化背景需要的特殊性护理服务;既要提供与其文化相适应的关怀,又要提供有利于健康水平提高的有效关怀。

1. **明确服务对象对疾病的反应** 护士在护理过程中,应动态性地评估服务对象的健康问题,以及服务对象对健康问题的表达方式。东方文化强调人与人、人与自然之间的和谐。当人们的心理挫折无法表露时,往往把其压抑下来,以"否认""合理化""外射"等防卫机制来应对,或以身体的不适如头痛、胃口不好、胸闷等作为求医的原因。但如果护士进一步询问,大多数服务对象会描述自己的内心困扰、人际关系和文化冲突。此时护士不宜直接指出服务对象存在的是心理问题而非生理问题,以免引发服务对象对心理疾病的否认。护士应进一步明确服务对象的社会心理问题,制订相应的护理措施,与服务对象及其家属共同完成护理活动。

2. **尊重服务对象的风俗习惯** 首先在饮食方面充分尊重服务对象的风俗习惯。在病情观察、疼痛护理、临终护理、尸体护理和悲伤表达等方面要尊重服务对象的文化模式。

3. **寻找支持系统** 家庭是服务对象一个重要的支持系统,护士应了解服务对象的家庭结构、家庭功能、亲子关系、教育方式等情况,利用家庭支持系统预防文化休克。例如在住院儿童的护理中,可充分利用父母的爱心和责任心,帮助住院患儿克服孤独感,应对及解决问题。

4. **注意价值观念的差异** 护士应注意不同文化背景下服务对象价值观念的差异。例如中国人主张"孝道",对住院老人往往照顾得无微不至。为了尽孝,包揽了所有生活护理,却使得老年人丧失了自我、自立。护士应尊重老年患者及其家属的价值观念,满足其自尊心和尽孝道的愿望。

文化是一定历史、地域、经济、社会和政治的综合反映;不同民族、不同文化背景产生不同的行为规范。护理工作的对象是具有不同文化背景的人,其目标是满足服务对象的需要、促进服务对象的健康。因此,当人出现生理、心理或精神问题寻求帮助时,护士要理解服务对象独特的风俗习惯、生活方式、文化信仰、价值观念等因素,以及这些因素对健康、疾病的应对方式等的影响,只有结合服务对象的文化背景做出全面的护理评估,才能从差异化多元文化的角度提供与之文化相适应的个性化护理服务。

Note:

(王　婧)

思 考 题

1. 孙某,男,23 岁,祖籍福建,出生在加拿大,可用普通话做简单交流,但是不会读写。今年通过学生交换项目回中国进行为期 1 年的交流学习。在最初的新鲜与兴奋期过后,孙某表现出郁郁寡欢,不愿意与同学接触交流,也不愿意参加学校组织的各种活动。

请思考:

(1) 孙某可能发生了什么问题? 处于哪个阶段?

(2) 对于初入新环境的个体,应该如何预防这类问题的发生?

2. 王某,35 岁,某公司高管,平素身体健康,从未上过医院。此次因突发急性心肌梗死入住冠心病监护病房(CCU)治疗,诊断为急性广泛前壁心肌梗死。现入院第 2 天,遵医嘱护士给予王某吸氧、心电监护、半流质饮食,嘱其严格卧床休息,谢绝探视。王某情绪非常焦虑,不习惯床上大小便,不接受治疗饮食,自觉孤独无助。

请思考:

(1) 王某是否存在文化休克? 若存在,导致其文化休克的原因是什么?

(2) 作为护理人员如何帮助王某减轻焦虑、孤独的症状?

3. 某综合医院大外科病区进行护理查房讨论时,根据病区日益增多的外籍患者与少数民族患者,组织护士思考如下问题:

请思考:

(1) 如何关注不同文化?

(2) 如何平等对待不同文化?

(3) 在护理工作中,应如何评估患者文化需求,为其提供最适宜的文化护理?

NURSING

第五章

护患关系与人际沟通

05章 数字内容

───── 学 习 目 标 ─────

认识与记忆：

1. 陈述护患关系的基本模式和分期。

2. 简述人际沟通的基本要素。

3. 列出人际关系和非语言沟通的类型。

理解与分析：

1. 解释下列与护患关系及沟通相关的名词：人际关系、护患关系、人际沟通、护患沟通、语言沟通、非语言沟通、倾听、同理、自我暴露。

2. 说明人际关系、护患关系、护患沟通的特征。

3. 分析人际沟通的层次。

4. 明确阻碍护患沟通的因素。

综合与运用：

1. 能运用人际关系基本理论，模拟并处理护理工作中的各种人际关系。

2. 通过正确运用人际沟通的技巧进行护患间有效的沟通。

开卷有益

"说星星很亮的人,是因为没有见过医护人员的眼睛",这是一位新型冠状病毒肺炎患者治愈出院时,向前来欢送他出院的医护人员深情的告白。尽管奋战在新型冠状病毒肺炎疫情前线的医护人员身穿厚重的防护服,头戴护目镜和口罩,依然无法阻挡他们用目光向患者传递关爱与希望。患病是对个体和家庭的磨难,其中充满了压力与艰辛、绝望与希望,患者是多么希望有人能耐心地与他们沟通,倾听他们的心声,抚慰他们的心灵。此刻,你一定想知道,从专业的角度看,什么是人际关系?怎样与患者沟通?采用何种沟通技巧,才能与患者有效沟通呢?本章将带你走入人际关系的海洋,让你知道人际关系的奥秘及沟通的秘籍。

人们为满足自身精神及物质的需要,与他人建立起各种人际关系,并运用语言符号或非语言符号进行沟通,以传递信息、交换意见、表达思想及情感。在护理工作中,护士需要运用恰当的沟通技巧,与患者、患者家属、医疗保健机构的其他医务人员进行有效的沟通,以建立各种工作关系,进而获得患者全面而准确的健康信息,并以此为依据,为其制定个体化的护理计划,帮助其解决健康问题,满足其生理、心理、社会、精神文化等多方面的需要,使其尽早获得最佳的健康状态。因此,只有学习人际沟通与护患关系的相关知识和技巧,才能建立和发展良好的人际或护患关系。

第一节　人 际 关 系

个体生活在社会中,必然要与他人接触和交往,从而形成各种各样的人际关系。人际关系是个体在社会中生存与发展的基本关系,反映个体或团体寻求社会需要满足的心理状态。明确人际关系的概念、特征、类型等,有助于建立和发展良好的人际关系。

一、人际关系的概念

人际关系(interpersonal relationship)有广义和狭义之分。广义的人际关系是指社会中所有人与人之间的关系以及人与人之间关系的一切方面,包括经济关系、政治关系、法律关系等;而狭义的人际关系是指在社会实践中,个体为了满足自身生存与发展的需要,通过一定的交往媒介与他人建立并发展起来的、以心理关系为主的一种显性的社会关系。

二、人际关系的特征

人际交往是个体的基本需要,其本质与特征密切相关,其特征主要体现在以下六个方面:

1. **互动性(interaction)**　是指人们在精神及物质交往过程中,心理和行为方面的交流特征,主要体现在三个方面。①个人性(individuality):是人际关系与社会关系的本质区别。社会关系是人们在共同的社会生活实践中形成的一切关系的总称,人际关系则表现在具体个人的互动过程中,对互动对象的个人感受。如在人际关系中,教师与学生、上司与下属的社会角色因素退居次要地位,而对方是否为自己所喜欢或自己是否乐意接受对方上升到主要地位。②直接性(immediacy):是指人际关系是人们在直接的,甚至是面对面的交往过程中形成的一种关系,关系中的人能切实感受到它的存在。③情感性(emotional):是指不同人际关系会产生不同情感体验,表现为相互接近、吸引的联合情感或相互对立、排斥的分离情感。

2. **心理性(psychological)**　人际关系反映的是人与人之间的心理距离,这种心理距离由个体社会需要的满足程度决定。如果双方在交往过程中都获得了各自社会需要的满足,相互之间就能产生人际间接近或友好的心理关系。反之,就会产生疏远或敌对的心理关系。

3. **明确性(clarity)**　人在整个生命过程中要形成许多不同的人际关系,但每一种人际关系相互之间的关系双方都很明确。从纵向看,人的一生会先后形成母子、父子等血缘关系,同学、师生关系,同事关系,夫妻关系等;从横向看,每个人在同一时期扮演着多种角色。如一个人在工作岗位上是护士,在家里是妻子,在商店里是顾客,在公车上是乘客等。

4. **渐进性(progressive)**　社会心理学研究证明,人际关系会随着人们共同生活的历程按照一定的规律产生和发展,人际交往有一定的程序,如个体与他人初次接触便询问对方隐私问题,就很可能引起对方的不安甚至反感。

5. **动态性(dynamic)**　一个人从出生到死亡的生命过程中不断发生着人际关系的变化,表现在性质、形态、交往模式等方面。例如一个人大学毕业后进入工作岗位,主要的人际关系从同学、师生关系转变为同事、上下级关系,此时个体需要做出相应的调整以应对人际交往模式的变化。

6. **复杂性(complexity)**　人是自然属性及社会属性组成的统一体,复杂的生理、心理及社会因素导致了个体的复杂性,而由两个以上的人组成的人际关系更加复杂,表现为交往动机、交往心理、交往方式等多方面的复杂性。此外,人际关系的复杂性也体现在其社会性上,人际关系作为社会关系的一部分,必然要受生产关系及其他社会关系的影响,处于关系中的人会根据自身不同的社会背景来体验不同的人际关系。

三、人际关系的理论基础

人际关系是多门学科的研究对象,因此关于人际关系的基础理论也多种多样,本章将重点介绍以下理论观点:

（一）人际关系社会认知理论

社会认知(social cognition)的概念由美国教育心理学家、认知心理学家杰罗姆·布鲁纳(Jerome S. Bruner, 1915—2016)于1947年提出,他认为知觉过程受社会心理因素的制约。

1. **理论的主要内容**　社会认知是个体对他人、自己及人际关系的心理状态、行为动机和意向做出的推测与判断的过程,包括感知、判断、推测及评价等一系列的心理活动过程。个体在与他人的交往过程中,会运用个人经验和体会判断他人的内心活动,以及相互之间的人际关系。

2. **社会认知的基本过程**　社会认知是个体对外界信息从表面认识到对本质属性的分析及判断的过程,会经历社会知觉、社会印象及社会判断三个阶段:①社会知觉(social perception)又称人际知觉,是对他人及自我所具有的各种属性及特征的一种整体性知觉,并在此基础上形成社会印象及判断,进一步对他人行为做出有根据的归因;②社会印象(social impression)是在社会知觉基础上形成的一种社会心理现象,即人们通过与知觉对象的接触,产生知觉,并将这些知觉信息综合在头脑中形成关于他人的整体印象,并存留在记忆中的过程;③社会判断(social judgment)是人们在社会知觉及社会印象的基础上对认知客体的评价及推论。

3. **社会认知的偏差**　人际交往过程中,个体的认知受到很多因素的影响,对他人的总体印象在有限的信息基础上形成,因此对他人的认知可能发生偏差。

（1）首因效应(primary effect):又称第一印象,指观察者在首次与对方接触时,根据对方的仪表、打扮、风度、言语、举止等外显行为所做出的综合性判断与评价而形成的初次印象。首因效应对他人以后的认知发挥重要作用,往往成为能否继续交往的根据。

（2）近因效应(recent effect):指最后的印象对人的社会认知具有重要的影响。近因效应不同于首因效应,近因效应在信息断续被感知,以及感知客体是熟悉的人时具有重要作用。

（3）晕轮效应（halo effect）：又称人际关系中的光环效应，主要指人际交往中对一个人的某种人格特征形成印象后，依次来推测此人其他方面的特征。晕轮效应包括正晕轮和负晕轮，正晕轮是对他人的正面印象的推广，而负晕轮是对他人负面印象形成后对其他方面的泛化否定。

（4）社会固定印象（social stereotype）：指某个社会文化环境对某一社会群体所形成的固定而概括的看法。社会固定印象往往不以直接经验与事实材料为基础，而是以惯性思维为依据，形成固定的看法，而导致对他人认知的偏差。

（二）人际关系 PAC 分析理论

人际关系 PAC 分析理论又称相互作用分析理论（transactional analysis），由加拿大社会心理学家艾瑞克·伯恩（Eric Berne，1910—1970）于 1964 年在《人间游戏》一书中提出，是一种提高人际交往能力及促进沟通交流的方法。

1. **理论的主要内容**　此理论基于弗洛伊德的心理"自我意识状态"理论，认为每个人在心理及性格上有三种自我状态：父母自我意识状态（parents ego state）、成人自我意识状态（adult ego state）及儿童自我意识状态（child ego state），分别用 PAC 表示。这三种状态是一个人在其成长过程中逐渐形成并成为其心理结构的组成部分。

（1）父母自我意识状态：处于父母自我意识状态的人常以父母对待子女的态度及行为来表现自己，以权威及优越感为特征。行为表现为凭主观印象、统治、命令、独断专行、滥用权威。特有的语言为"你应该""你不能""你必须"等。

（2）成人自我意识状态：处于成人自我意识状态的人以客观及理智的态度对待事物，以注重客观事实及理智分析为特征。行为表现为以客观的态度面对现实，待人接物冷静，慎思明断，能冷静而合乎逻辑地分析情况，尊重他人，明确自己行为的后果。特有的语言为"我的想法是""这可能是"。

（3）儿童自我意识状态：处于儿童自我意识状态的人具有儿童样的冲动。行为表现为无主见、好奇、冲动、遇事萎缩、感情用事、容易激动愤怒。特有的言语表现为"我猜想""我不知道"。

2. **按照 PAC 分析改善人际关系**　PAC 分析理论认为虽然每个人都具有三种不同的人格意识状态，但人们在相互交往过程中都会表现出一种主导状态的人格意识。如果交往双方都按照对方的期望表现出相应的人格意识状态，属于"互补型"的人际关系，容易加深人际关系；如果交往双方没有按照对方的期望表现出相应的人格意识状态，则属于"交错型"的人际关系，容易导致误会、紧张及友好关系的中断。根据 PAC 分析，人们可以更好地了解相互作用过程中的心理状态，了解自己及他人的行为动机，分析人际交往过程中的心理意识状态，以利于人际关系的改善。

知 识 拓 展

人 际 吸 引

人际吸引（interpersonal attraction）也称人际魅力，是人与人之间产生的彼此注意、欣赏、倾慕等心理上的好感，从而促进人与人之间的接近以建立感情的过程。人际交往是社会行为的基本形式，也是人际关系产生的基础，而人际吸引则是人际交往的第一步。1961 年美国人格心理学家，实验社会心理学之父高尔顿·奥尔波特（Gordon W. Allport，1897—1967）对一群素不相识的陌生人举行的聚会进行了人际吸引的研究，结果发现人际吸引受价值观、信念、个性心理特征、空间等多种因素的影响。

（三）人际关系平衡理论

人际关系平衡理论又称纽科姆"A-B-X"理论（Newcomb's A-B-X Model），是关于认知过程中人际

Note:

互动与认知系统的变化及态度变化之间的相互关系的假说,由美国社会学者西奥多·纽科姆(Theodore M. Newcomb,1903—1984)于1953年提出。这一理论认为,人与人之间的关系,不仅由彼此的吸引力和交往所决定,还牵涉到第三者(图5-1)。

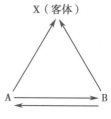

图 5-1 纽科姆的 A-B-X 理论

1. **理论的主要内容** 此理论认为A、B代表相关的两个人,X则表示沟通的客体(人、事、物或观念)。从图中可以看出:A与B和X之间构成了三角形的三个角。如果A、B存在友好关系,且对X的认识一致,那么A-B-X模型就形成一个稳固的等腰三角形。A与B之间的吸引力越小,A与B之间的距离就越大,但是为了保证这个模型对称,必须维持A-X和B-X这两条边对等的关系。如果A和B对X产生了不同的认识,那么A-X和B-X就无法形成对等关系,A-B-X模型就会失去对称和平衡,而A-B之间的失衡关系会加速A和B关于X的不一致观点。

2. **平衡关系的四种情况(图5-2)** ①B喜欢A,A喜欢X,于是B也喜欢X;②B喜欢A,A不喜欢X,于是B也不喜欢X;③B不喜欢A,A不喜欢X,于是B喜欢X;④B不喜欢A,A喜欢X,于是B不喜欢X。以上四种情况A-B-X模型均形成了稳固的等腰三角形,交往的双方人际关系稳定。

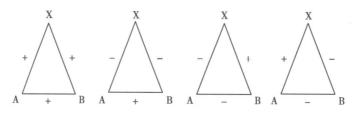

图 5-2 平衡关系的四种情况

3. **不平衡关系的四种情况(图5-3)** ①B喜欢A,A不喜欢X,而B喜欢X;②B喜欢A,A喜欢X,而B不喜欢X;③B不喜欢A,A喜欢X,而B也喜欢X;④B不喜欢A,A不喜欢X,B也不喜欢X(负相关)。以上四种情况A-B-X模型无法保证对称和平衡关系,交往的双方人际关系紧张。

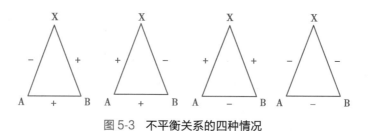

图 5-3 不平衡关系的四种情况

三者相乘为正,则三者关系协调,处于平衡状态,反之三者关系不平衡,甚至紧张、敌对,需要加强沟通,改变态度,恢复平衡。

（四）人际关系心理方位与心理距离学说

1. **人际关系心理方位学说**

（1）心理方位的概念:人际关系的心理方位是人际交往的双方在互动过程中产生的心理上的主导性及权威性的程度,是评价及衡量人际关系的基本指标之一。心理方位包含心理差位关系和心理等位关系两种状态,心理差位关系指人际交往中一方从心理上具有主导性或权威性,彼此之间具有心理上的上下之分的关系;心理等位关系指双方在交往过程中没有心理上的上下之分的关系。

（2）心理方位的基本类型:①按照心理方位的确定方式可划分为法定权威型和精神权威型。法定权威型,即确定交往双方心理方位关系的因素是社会地位或角色关系,属于外因性因素,不一定得到对方的心理认可;精神权威型,即确定交往双方心理方位关系的因素是双方心理上的共同认可,属于内因性因素。②按照心理方位的表现形式可划分为外显型心理方位和内隐型心理方位。外显型心理方位,即交往双方在角色行为的表现上具有明显的上下位之分,在公开场合承认彼此的心理差位关系;内隐型心理方位,即交往双方在角色行为的表现上不明显,旁观者难以分辨。③按照心理方位确定的时间可划分为始定位型心理方位关系和渐定位型心理方位关系。始定位型心理方位关系,双方在开始建立人际关系时就确定了心理方位关系,随着交往加深,心理方位可能发生改变;渐定位型心理方位关系,双方在开始建立人际关系时没有确定心理方位,在人际互动过程中逐渐确立,最后形成固定的模式。

2. 人际关系心理距离学说

（1）心理距离的概念:人际关系的心理距离指两个社会角色因情感亲疏程度而表现出的人际间的心理距离的变化。人际间的心理距离接近,为正性人际关系,一般用心理相容性表达;人际间的心理距离疏远,为负性人际关系,一般用心理相斥性表达。

（2）心理距离的规律:人际关系的心理距离遵守一定的发展规律。①双向距离不等值的规律,由于人际交往的双方在社会文化、个人背景及个性心理特征等方面存在差异,且双方对心理距离等值与否的认知具有主观性,因此人际关系中双方的心理距离可能不会绝对相等,这也是引发人际冲突的主要原因之一。②认知距离与实际距离不等值的规律,认知距离是个体对人际关系心理距离的社会认知,常根据经验与体会确定,这种主观的判断与推测可能与实际距离存在偏差,偏差越大越可能引发个体的心理失衡,造成人际冲突。③基础距离与即时距离不等值的规律,基础距离是人际双方在长期交往中形成的心理距离,即时距离是双方在某一时刻或某一特定人际互动过程中产生的心理距离,在人际交往过程中,即时距离随着基础距离变化,基础距离越近,即时距离的调节越迅速,但是在一段时间内发生多次增大即时距离的事件,也会影响双方的基础距离。

四、人际关系的类型

从时空角度看,人际关系具有多维性、可变性。按照不同的划分方式,可将人际关系分为以下几种类型:

（一）根据交往发生的缘由分类

根据形成人际关系的纽带,可将人际关系分为血缘关系、地缘关系、业缘关系及泛缘关系。

1. 血缘关系　以血亲为联系纽带、以姻缘关系为基础所形成的人际关系,包括家庭关系、亲属关系、婚姻关系等。

2. 地缘关系　以人们生存的地理空间为背景而建立起来的人际关系,包括邻里关系、社区关系、城乡关系等。

3. 业缘关系　以所从事的职业为基础而结成的人与人之间的关系,包括同事、同学、干群关系及主客关系等。这种人际关系是社会大分工的产物,并随着生产社会化程度的提高及人们交往的逐步扩大而日益发展。

4. 泛缘关系　以特定的时间及空间为条件而遇合形成的人际关系,具有偶然性及不确定性,如朋友关系、路人关系等。

（二）根据人际关系的控制程度分类

控制程度指一个人在人际关系中,对引导及确定关系的愿望,包括以下三种关系:

1. 互补性　人际关系中的一方处于支配地位,另一方处于顺从地位。

2. 对称性　人际关系中的双方平均分享控制权,双方的差别不大。因有时控制权不明确,易导致双方对控制及顺从产生竞争。

3. 平行性　人际关系介于对称性与互补性之间,具有灵活性,不易产生不良的相互作用。双方的控制地位可视情况而定,不争夺控制权。

（三）根据人际需求分类

美国心理学家威廉·修茨（William Schutz,1925—2002）认为,由于每个人都期望得到别人的支持、帮助及信赖,因此都具有人际关系的愿望及需求。这种需要是建立心理相容性人际关系的基础及内在动力。这种需求分为三类,每一种类型均会发展成为不同的人际关系。

1. **相容的需求**　希望与他人来往、结交、建立并维持和谐关系的欲望,并基于此动机而产生各种与人交往的行为。其行为特征为主动交往、容纳、归属、愿意积极地参与各种社会活动等。

2. **控制的需求**　希望用权力的方式与他人建立并维持人际关系的欲望。其行为特征表现为运用权力、权威超越、控制、支配与领导他人等。控制的需要并不是身居高位的人才有的心理需求,它是社会成员相互交往的需求之一。

3. **感情的需求**　在感情上希望与他人建立并维持良好关系的欲望。其行为特征为喜爱、友好、亲密、热情、同情等。

修茨认为以上三种人际关系的需求行为可分为两个方面,主动的表现者和被动的期待者。因此,三种需求两个方面可以构成六种基本类型的人际关系倾向:相容-主动、控制-主动、感情-主动、相容-被动、控制-被动、感情-被动。

除上述分类之外,人际关系还有多种分类方法。如根据人际关系的倾向,可将人际关系分为合作型、竞争型、应酬型及混合型;根据人际关系的发展程度,可将人际关系分为亲密型、团结型、和睦型、维持型、冲突型和决裂型;根据社会交易的性质,可将人际关系分为情感型、工具型及混合型。

五、人际关系的形成及发展

人际交往双方相遇、相识、相知的发展过程可因个体差异有长有短。不同学者,对人际关系的发展有不同理解。

(一) 人际关系发展状态学说

美国心理学家乔治·莱文格(George Levinger,1927—2017)和雅普·斯诺克(Jaap D. Snoek,1931—1994)在 1972 年提出,人际关系从完全无关系到亲密关系要经过一系列的发展过程,并以人际关系状态图直观地描述了人际关系发展状态的一般规律。

1. **零接触状态**　指双方尚未明确意识到对方的存在,双方完全无关。

2. **开始注意状态**　指交往的真正开端,表现为对交往对象的注意、选择、认同等多种形式的心理及社会活动,分为:

(1) 单向注意状态:指一方开始注意到另一方的存在,试图了解对方,但尚无任何接触或联系。

(2) 双向注意状态:指双方均注意到对方,但仍以旁观者的态度注意,没有直接接触。

3. **表面接触状态**　指一方或双方受对方的吸引,主动接近对方,通过直接接触形成表面接触的人际关系联结,但尚无任何感情卷入。此状态是双方的"第一印象",对人际关系能否建立及发展具有重要意义。

4. **情感卷入状态**　指双方开始情感交流,共同的心理领域被发现且彼此相互感知,表达并分享彼此的感觉、情感及愿望。按照情感融合的程度,可分为三种状态。

(1) 轻度卷入状态:指双方共同的心理领域范围较小,有一定的心理距离,情感联系处于较低水平,彼此间沟通仅局限于个人的情趣、爱好等较浅层次的内容。

(2) 中度卷入状态:指双方感受到较多的共同心理领域,心理距离不断缩小,情感联系及融合范围逐渐扩大,开始将对方视为知己,分享彼此的私人信息、意见及情感等深层次问题。

(3) 深度卷入状态:指双方感受到许多的共同心理领域,心理距离不断接近,情感联系及融合达到相互依赖的程度,彼此间具有高度一致的感觉,双方无需任何语言就能完全理解对方的体验及感受。

人际关系的发展虽然是一个渐进的过程,但在任何阶段都可能发生停滞。现实生活中,许多人际关系都停留在中度卷入阶段上往复循环,只有极少数能发展到深度卷入阶段。

(二) 人际关系的恶化过程

美国人际传播学者朱迪·皮尔逊(Judy C. Person,1946—)在《人际关系》一书中提出了人际关系的恶化过程。她认为人际关系的恶化是冲突、内耗及侵犯的结果。根据冲突及内耗的性质及程度,可以将人际关系的恶化过程分为分歧、冷漠、疏远及终止四个阶段。

1. **分歧阶段**　此阶段以双方的共同情感逐步消失,差异逐渐显现为特征。在人际关系发展的任何时期,都可能存在个体间的差异,当人际关系处于上升阶段时,分歧或差异会被忽视或忽略。而到一定程度时,个体的属性表现出来,双方的差异也会逐渐显现而出现分歧。

2. **冷漠阶段**　此阶段以一方或双方的冷漠为特征。交往的一方将彼此的关系视为一种负担,在心理上出现压力感,并伴随交往活动出现一系列的痛苦情绪体验。人际双方开始放弃增进沟通的努力,关系逐步冷漠,表现为对交往对象漠不关心,消极对待,严重者甚至表现为对交往对象的泛化性否定评价。

3. **疏远阶段**　此阶段以双方的回避及疏远为特征。交往的一方在痛苦情绪体验基础上,产生对双方人际关系的反感甚至厌恶倾向。表现为疏远的具体行为,并渗透到彼此关系的各个方面,形成了远距离甚至是零距离的接触状态。

4. **终止阶段**　此阶段以人际关系的结束为特征。由于双方的不断冷漠及疏远,导致人际关系进一步恶化,双方完全失去联系。表现为对关系的任何想象都会产生负性情绪,向对方传递保持距离的信息,千方百计地终止人际关系。

人际关系的恶化过程不会完全按照一个简单的逻辑推理过程而孤立完成,它受到个人、社会、心理环境及时间因素的影响。许多人际关系在恶化过程中,受到经济、法律、互利等因素的影响,可能会使双方的关系一直维持在冷漠阶段。

第二节　护 患 关 系

护患关系是护理人际关系的核心,是帮助性的专业关系,只有建立在相互信任、相互理解的基础上,才能更好地满足患者的各种需要,为其提供真正高质量的护理服务。因此,护士有必要学习护患关系的相关理论知识,以促进建立和发展良好的护患关系。

一、护患关系的概念及特征

（一）护患关系的概念

护患关系(nurse-patient relationship)是护理工作过程中护士与患者在相互尊重并接受彼此文化差异的基础上,形成和发展的一种工作性、专业性和帮助性的人际关系。护患关系是护士与患者之间在特定环境及时间段内互动所形成的一种特殊的人际关系,以患者的治疗和护理为中心,也会受到其他人际关系的影响,包括医护关系、护护关系、护士与家属及其他人员的关系。

（二）护患关系的特征

护患关系是护理人际关系的中心,是护士与患者的双向关系在特定的背景下形成,以一定的目的为基础的工作关系,其特征具体体现为:

1. **工作关系**　护患关系是护士为了满足护理工作的需要,以专业活动为中心的一种职业行为。所谓工作关系,指护士不能将个人的私人情感带入此关系,平等对待每一位患者,应用自身的专业技能满足患者生理、心理、精神等方面需要的人际关系。

2. **以患者为中心的关系**　护患关系以保证患者的身心健康为目的,因此,护患交往必须以解决患者的护理问题为核心,以维护和促进患者的健康为宗旨,以对患者的作用及影响为评价标准。

3. **多方位的关系**　护患关系不仅局限于护士与患者之间,还涉及医生、患者亲属、后勤人员及行政人员等,这些关系会多角度、多方位地影响护患关系。

4. **短暂的关系**　护患关系是在护理服务过程中存在的一种人际关系,护理服务结束,这种人际关系就会随之结束。

二、护患关系的基本内容

护患双方受到生理、社会心理、文化环境、教育、经济等多种因素的影响,在互动过程中形成不同内容的护患关系,主要包括:

(一) 技术性关系

是护患双方在一系列的护理技术活动中所建立起来的,以护士拥有相关的护理知识及技术为前提的一种帮助性关系。技术性关系是护患关系的基础,是维系护患关系的重要纽带。如果护士没有扎实的护理知识、良好的护理技能,则不能满足患者在疾病的治疗及护理方面的需要,难以建立和维持良好的护患关系。

(二) 非技术性关系

是护患双方在交往中所形成的道德、利益、法律、价值等方面的关系,体现护士的服务态度和服务作风等内容,主要包括以下几个方面:①道德关系是非技术关系中最重要的内容,护患双方受所处地位、教育、经济、职业等多种因素的影响,在护理活动中易对一些问题或行为在理解及要求上产生分歧,因此护患双方必须按照一定的道德规范约束自身的行为,并尊重对方的权利与利益。②利益关系指护理活动中护患双方发生的物质和精神方面的利益关系。患者的利益表现在支付了一定的费用后得到有效的治疗与护理;护士的利益表现在付出劳动后得到物质报酬,以及由于患者康复而得到精神利益。③法律关系指护患双方在护理活动中各自的行动和权益都受到法律的约束和保护,并可在法律规定范围内行使各自的权利和义务。④文化关系指护理活动在一定的文化背景与氛围中进行,护患双方在交往过程中需根据对方的文化背景采用不同的沟通方式。⑤价值关系指护患双方在护理活动的相互作用及影响中实现了人的社会价值。

在护理服务过程中,技术性关系与非技术性关系相互依赖、相互作用、相互联系。技术性关系是护患关系的基础,非技术性关系可以增进患者对护理的依赖性及护士对工作的热情,从而有利于技术性关系;而技术性关系的失败也会影响非技术性关系。

三、护患关系的基本模式

1956 年,美国精神科医生托马斯·萨斯(Thomas S. Szasz, 1920—2012)和马克·荷伦德(Marc H. Hollender, 1916—1998)在《内科学成就》上发表"医患关系的基本模式"一文,提出医患关系的三种模式。后续很多护理学家在医患关系的基础上提出了护患关系的基本模式,并根据护患双方在建立和发展护患关系的过程中所发挥的作用、心理方位、主动性及感受性等因素的不同,分为以下三种基本模式:

(一) 主动-被动型

是一种传统的、单向性的、以生物医学模式及疾病的护理为主导思想的护患关系模式,其特征是"护士为患者做什么"。在此模式下,护士处于主导地位,将自身的意见施加于患者,患者处于被动接受护理的从属地位,绝对服从护士的处置与安排。护患双方存在显著的心理差位。

此模式过分强调护士的权威,而忽略了患者的主观能动作用,只适用于昏迷、休克、精神病、智力严重低下的患者及婴幼儿等,此类患者缺乏正常的思维与自理能力,需要护士具有高度的责任心、耐心及职业道德。

(二) 指导-合作型

是微弱单向的,以生物医学-社会心理及患者的护理为主导思想的护患关系模式,其特征是"护士教会患者做什么"。在此模式下,护士仍处于主导地位,但患者有一定的主动性,可以向护士提供有关自己疾病的信息,也可以提出意见和要求,但应以执行护士的意志为基础,以主动配合为前提。护患双方存在微弱的心理差位。

此模式中护患关系仍然不完全对等,如果护士过分强调"合作",就很容易忽视患者的意见,只适合于急危重症、重病初愈、手术及恢复期的患者等,此类患者神志清楚,但病情重、病程短,对疾病的治疗及护理了解少,需要护士的指导,以便更好地配合治疗与护理。因此,需要护士有良好的职业道德,高度的工作责任心,良好的护患沟通及健康教育技巧,使患者早日康复。

（三）共同参与型

是双向的、以生物医学-社会心理及人的健康为中心的护患关系模式,其特征是"护士帮助患者自我恢复"。在此模式下,护患双方处于平等地位,双方相互尊重,相互学习,相互协商。患者不仅要合作,而且还应积极主动地参与护理讨论,向护士提供自身体验,并在体力允许的情况下,独立完成某些护理措施,如洗头、服药等。护患双方为心理等位关系。

此模式中,护士积极协助患者进行自我护理,双方对护理目标、方法及结果都较为满意。主要适用于慢性病患者,此类患者不仅神志清楚,而且对疾病的治疗及护理比较了解。因此,护士应全面了解疾病对患者生理、心理、精神等各方面的影响,根据患者的情况,实施精准的健康教育,在尊重患者自主权的基础上,给予充分的选择权,以恢复患者在长期患病过程中失去的信心和自理能力。

在临床实践中,选择哪一种关系模式不仅取决于患者的疾病性质,而且需考虑到患者的人格特征等。此外,护士与患者间的关系类型并非固定不变,而是随着患者病情的变化,由一种模式转向另一种模式。例如,对一个昏迷患者,入院初期按照"主动-被动"模式进行护理,随着病情的好转及意识的恢复,逐渐转入"指导-合作"模式,当患者进入康复期,就逐渐变为"共同参与"模式。

四、护患关系的分期

护患关系的建立与发展一方面是出于患者身心健康的需要,另一方面是出于护士工作的需要。因此,护患关系的建立与一般人际关系的建立规律有所区别,可分为以下三个阶段:

（一）观察熟悉期

是指护患双方从开始接触到熟悉,并初步建立信任关系的阶段。此期护士需向患者介绍治疗环境及设施、医疗场所各项规章制度、参与治疗的医护人员等,并初步收集患者生理、心理、社会文化及精神等方面的信息与资料。患者也应主动向护士提供相关资料,为进一步护理与沟通奠定基础。在此阶段,护士与患者接触时展现的良好仪表、言行及态度等都有利于护患间信任关系的建立。

（二）合作信任期

是指护患双方在初步建立信任关系的基础上开始护患合作,是护患关系最重要的阶段。此期护士需与患者共同协商制订护理计划。护士对患者应一视同仁,尊重患者人格,维护其权利,主动提供周到的服务,而患者也应做到遵守相关制度,配合护士完成护理计划。在此阶段,护士的知识、能力及态度等都是建立良好护患关系的基础。

（三）终止评价期

是指护患双方通过密切合作,达到了预期护理目标,护患关系即将进入终止阶段。此期护士应在此阶段来临前为患者做好准备,并进行有关评价,如护理目标是否实现,患者对自己目前健康状况是否满意,患者对护理服务是否满意等。此外,护士也需要对患者进行相关健康教育及咨询指导,并根据患者具体情况制订出院计划及康复计划。患者也应对自身健康状况及护理服务做出正确的评价,为结束护患关系做准备。在此阶段,护士还应继续关注患者健康状况,不能掉以轻心,避免患者病情反复。

五、促进护患关系的方法

护患关系是一种专业性的帮助关系,良好的护患关系不仅可以帮助患者战胜疾病,恢复身体健康,而且对保障及恢复患者的心理健康有重要意义。而在促进护患关系向良性方向发展的过程中,护士起着主导作用。因此,护士有必要掌握促进护患关系的方法与技巧。

1. **创造和谐氛围，尊重患者意愿** 护士应着力创造一个有利于护患沟通的和谐氛围，使患者在安全、支持性的环境里，保持良好的心态接受治疗并恢复健康。护士还应充分尊重患者的意愿，平等对待每一位患者，使患者感受到理解和接纳，减少患者由于患病而引发的心理问题，以发展良好的护患关系。

2. **获得患者信任，鼓励共同决策** 护士需主动与患者沟通交流，提供关于疾病的信息，做好心理护理，运用良好的沟通技巧获得患者的信任，并鼓励患者共同决策，由此帮助患者缓解焦虑、平复情绪，而且可增强患者对护士角色功能及护理工作的认识，有助于消除由于角色定位模糊对护患沟通造成的影响，更好地满足患者的需求。

3. **提高业务水平，维护双方权益** 精湛的业务水平不仅可以增加患者的信任感，有助于护患关系的建立，也是保障护患双方合法权益的重要条件。护士是维护患者权益的主导者，必须为患者提供安全的护理服务。如果由于护士的理论及技能因素为患者的健康埋下隐患，甚至导致不良后果，护士则负有不可推卸的责任。

4. **注重沟通技巧，促进角色转换** 良好护患关系的建立与发展，需要在沟通过程中实现。护士运用良好的沟通技巧，不仅可以避免护患间产生误解或冲突，而且有利于增加彼此的了解和信任，进而促进良好护患关系的建立。此外，护士要理解患者因患病而承受的社会心理负担，运用恰当的沟通技巧协助患者减少角色冲突，促进角色转换。

第三节 人际沟通

人际沟通随着人类社会的形成而产生，是人类社会交往的基本形式，是人们彼此之间运用语言符号系统或非语言符号系统传递信息的过程，也是建立人际关系的基础。理解人际沟通的基本知识，能促进人们之间的有效沟通。

一、人际沟通的概念

沟通（communication）作为一个社会心理学名词，有狭义及广义之分。狭义的沟通指以信息符号为媒介，人与人之间所进行的信息、思想及感情的交流。广义的沟通是指人类整个社会的沟通，不仅包含信息、情感及思想的沟通，同时也包含相互作用个体的全部社会行为，以及采用各种大众传播媒体所进行的沟通。本章所指的沟通为人际沟通（interpersonal communication），是人与人之间借助语言和非语言行为，进行彼此间传递信息、思想及感情的过程。

二、人际沟通的意义

1. **信息沟通的功能** 人与人之间通过人际沟通交流信息，既可以将信息传递给他人，又可以获得自己需要的信息。

2. **心理保健的功能** 人们通过沟通，可以诉说自己的喜怒哀乐，促进双方的情感交流，增加个人的安全感，消除孤独、空虚等情绪，化解忧虑及悲伤，从而使人心情愉悦、精神振奋，维持正常的精神心理健康。

3. **自我认识的功能** 人与人之间的不断交往及沟通，为个体提供大量的社会性刺激，不仅利于个体社会性意识的形成与发展，而且在个体与他人的比较中可以认识及完善自己。美国社会心理学家里昂·费斯廷格（Leon Festinger，1919—1989）曾说："人在缺乏客观非社会标准的情况下，会通过与他人的对比来认识及评估自己。"

4. **建立及协调人际关系的功能** 通过沟通，人们明确在社会中需要遵循的团体规范和社会行为准则，规范自身的社会行为，保证社会处于和谐、稳定、有序的状态之中。此外，当社会成员间出现误会或冲突时，通过人际沟通，理解他人的处境和感受，认识自己的缺陷或向他人表明自己的思想、观点

Note:

或意见,可消除矛盾,从而协调人际关系。

5. 改变知识结构、态度及能力的功能　在与他人交往和沟通过程中,可以获得对自己有意义的知识、信息和社会经验,从而改变自己的知识结构,提高综合能力。此外,通过与他人交换意见,分享思想及感受,可以改变自己原有的态度,形成对人、事、物的正确认识。

三、沟通交流的基本要素

人际沟通是由多个要素组成的动态的和多维的复杂过程,各构成要素及相互间的关系见图5-4。

1. 沟通的触发体(referent)　指能触发个体进行沟通的所有刺激或理由,包括各种生理、心理、精神或物质环境等因素,有时又称信息背景。一个信息的产生,常会有一个信息背景,包括信息发出者过去的经历、对目前环境的感受、对信息发出后产生的后果的预测等。

2. 信息发出者和信息接收者　信息发出者(sender)又称为信源,是将信息编码并传递的人。信息发出者把观点和情感转换成语言或非语言的符号并将其组成信息的认知过程称为编码(encoder)。信息编码的方式受信息发出者个人的生活背景、教育程度、价值观、抽象推理能力等因素的影响。

信息接收者(receiver)是接收信息以及将信息解码的人。信息接收者理解及感受信息发出者所发出信息的过程称为译码(decoder)。由于传递的信息受到信息发出者背景因素的影响,信息接收者在译码时需要考虑信息发出者的背景资料,以准确地理解信息。此外,信息接收者受其教育程度、抽象推论能力、价值观、生活背景的影响,对信息可能有不同的理解及诠释。

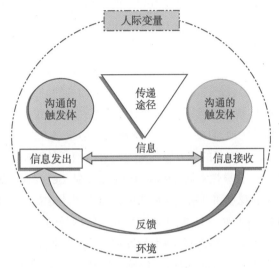

图 5-4　人际沟通的基本要素

信息接收者译码的准确性,在很大程度上取决于沟通双方在知识、经历以及社会文化背景方面的相似度。如果译码后的信息含义与信息发出者表达的意义一致,则沟通有效。反之,如果信息接收者错误地解释了信息发出者传递的信息,将导致无效的沟通。

3. 信息(message)　是指信息发出者传达的思想、观点、意见、感情、态度和指令等。信息具有一定的内容及意义,可能还带有背景因素的色彩及信息发出者的风格。信息通过一定的符号(如面部表情,语言等)来表示,这些符号又按一定的规则(如语法规则)组织,这种有组织并能表达一定内容意义的符号称为代码。

4. 传递途径(channel)　也称信道,是指信息由一个人传递到另一个人所通过的渠道,是通过视觉、听觉、嗅觉、味觉、触觉传递和接收信息的手段或媒介。沟通的途径要适合于传递的信息,应有助于使信息发出者表达的信息更清晰。在人际交往中,信息往往通过多种渠道传递,信息发出者在传递信息时使用的沟通途径越多,人们越容易正确地理解信息的内容。

5. 反馈(feedback)　是由信息接收者返回到信息发出者的信息,也称为反映。反馈可以是语言的、非语言的,或者两者兼有。反馈有利于了解信息是否准确地传递给信息接收者,以及信息的意义是否被准确地理解。因此,在沟通过程中,信息发出者应时刻注意寻求信息接收者的反馈,以确认自己发出的信息是否被信息接收者准确地接收。

6. 人际变量(interpersonal variables)　是影响信息发出者和信息接收者双方的因素。包括感知、教育和生长发育水平、社会文化、价值观和信念、情绪、性别、角色和关系以及身体健康状况等。如同样的信息内容,向两个不同的个体发送,很可能出现不同的解释。

Note:

7. **环境（environment）** 是信息发出者与信息接收者相互作用的场所。为了获得有效的沟通，沟通的环境应该满足参与者对物理或情感上舒适及安全的需求。噪声、温度过高或过低、存在使人分心的事物以及缺乏隐私的空间，容易使人产生混淆、紧张和不适而影响沟通。

四、沟通交流的层次

美国心理学家约翰·鲍威尔（John J. Powell，1925—2009）在《为什么我不敢告诉你我是谁（Why Am I Afraid to Tell You Who I Am?）》一书中提出，根据人际交往中交往双方的信任程度、参与程度及个人希望与他人分享感觉程度的不同，可以将沟通分为以下几个层次：

1. **一般性沟通（cliché conversation）** 是沟通的最低层次。沟通的双方仅涉及一些表面性的、肤浅的、社会应酬性话题，如问候类的话语或谈论天气等，不涉及个人的问题。此层次的沟通适用于初次交往的双方，因为属于一般性交谈，所以双方有一定的安全感。如果双方有意建立更深层次的人际关系，将会结束这种表面意义上的沟通，向更深的层次转移。

2. **事务性沟通（fact reporting）** 是沟通的双方仅简单地陈述个人的实际情况，是一种纯工作性质的沟通，目的是将信息准确地传递给对方。沟通过程中不掺杂个人的意见及感情，也不涉及私人关系。当沟通的双方感到对方是可以信任的时候，沟通才能移向较深层次。

3. **分享性沟通（shared personal idea and judgment）** 是沟通的双方除了传递信息，还分享个人的观点和判断。该层次的沟通需要建立在一定的信任基础之上，沟通者希望表达自己的观点和判断，并与对方分享，以达到相互理解的目的。

4. **情感性沟通（shared feeling）** 是沟通的双方除了分享对某一问题的观点和判断外，还会表达及分享彼此的感觉、情感及愿望。通常在交往时间长、信任程度高的人之间才会进入该层次沟通。

5. **共鸣性沟通（peak communication）** 是沟通的最高层次，指沟通的双方达到了一种短暂的、高度一致的感觉。在此层次，有时沟通的双方不需要任何语言就能完全理解对方的体验、感受以及希望表达的含义。不是所有的人际沟通都能达到这一层次，只有非常相知的人才能进行共鸣性沟通。

在人际沟通过程中，沟通的各种层次均可出现，在不同的情景中，面对不同的对象沟通，应针对沟通的内容选择适合的沟通层次。

五、沟通交流的基本方式

按照沟通的方式不同可以将人际沟通分为语言性及非语言性沟通。

（一）语言性沟通

1. **概念** 使用语言、文字或符号进行的沟通称为语言性沟通（verbal communication）。语言是把思想组织成为有意义的符号工具及手段。只有当信息发出者与信息接收者清楚地理解了信息的内容，语言才有效。

2. **类型**

（1）书面语言（writing language）：以文字及符号为传递信息工具的交流载体，即写出的字，如报告、信件、文件、书本、报纸等。书面沟通不受时空限制，传播范围广，具有标准性及权威性，并便于保存，以便查阅或核查。

（2）口头语言（oral language）：以语言为传递信息的工具，即说出的话，包括交谈、演讲、汇报、电话、讨论等形式。口头语言具备信息传递快速、反馈及时、灵活性大、适应面广以及可信度较高等优点。口头语言沟通是所有沟通形式中最直接的方式。

（3）类语言（analogous language）：指伴随沟通所产生的声音，包括音质、音域及音调的控制、嘴型

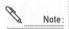
Note:

的控制,发音的清浊、节奏、共鸣、语速、语调、语气等的使用。类语言可以影响沟通过程中人的兴趣及注意力,且不同的类语言可以表达不同的情感及态度。

（二）非语言性沟通

1. **概念**　指不使用词语,而是通过身体语言传递信息的沟通形式,伴随着语言沟通而存在的一些非语言的表达方式和情况称为非语言性沟通(non-verbal communication)。包括面部表情、目光的接触、手势、身体的姿势、气味、着装、沉默以及空间、时间和物体的使用等。

2. **类型**

（1）环境安排(environmental arrangement):环境包括物理环境及人文环境,物理环境包括建筑结构、空间的布置、光线、噪声的控制等;人文环境包括是否需要有他人在场,环境是否符合沟通者的社会文化背景,能否满足隐私的需求等。环境的安排及选择体现出信息发出者对沟通的重视程度。

（2）空间距离及空间位置(space distance and space position):美国精神病学家和系谱专家罗伯特·索默(Robert Sommer,1929—2021)认为,每个人都有一个心理上的个体空间,这种空间像一个无形的"气泡",是个人为自己所划分出的心理领地,一旦领地被他人触犯或占领,就会产生非常不舒服的感觉。因此与他人沟通时要有意识地控制、调节彼此之间的距离,根据对方的年龄、性别、人格特征、文化教养以及与对方所处的沟通层次,选择合适的人际距离。同时在沟通中也应注意,个体在人际沟通中所选择的空间位置,会以无声的语言表达其社会地位、心理感受、态度、人际关系、希望承担的角色及义务等。例如,在乘坐电梯时,个体会根据同乘电梯人的年龄、性别以及彼此的人际关系等,来选择站立的位置。

（3）仪表(appearance):包括一个人的修饰及着装等,可以向他人显示其社会地位、身体健康状况、婚姻状况、职业、文化、自我概念及宗教信仰等信息。当沟通的双方见面时,外表会首先被对方关注。仪表可以影响沟通双方对彼此的感知、第一印象及接受程度。

（4）面部表情(facial expression):通过面部肌肉的协调运动来表达情感状态或对信息的反应。面部表情是非语言沟通中最丰富的表达,人类的面部表情主要可以分为以下八类:感兴趣-兴奋、高兴-喜欢、惊奇-惊讶、伤心-痛苦、害怕-恐惧、害羞-羞辱、轻蔑-厌恶、生气-愤怒等。面部表情是一种共同的语言,尽管人们来自不同国家、不同文化背景,但是面部表情所表达的感受和态度却相似。面部表情所传递的信息可以是对真实情感的展现,可以与真实的情感相矛盾,也可以是对真实情感的掩饰。如法国作家罗曼·罗兰(Romain Rolland,1866—1944)曾说:"面部表情是多少个世纪培养成功的语言,比嘴里讲得更复杂到千百倍。"

（5）目光的接触(eye contact):通常发出的是希望交流的信号,表示尊重对方以及希望听对方讲述。目光的接触是人际间最传神的非语言表现,主要用于表达感情、控制及建立沟通者之间的关系。缺乏目光的接触,则表示焦虑、厌倦、有戒心、缺乏自信或其他信息。此外,目光接触的水平影响沟通交流的结果,最理想的情况是沟通双方面对面、眼睛在同一水平上的接触。

（6）身体的姿势(body posture):包括手势及其他身体姿势,体现了一个人沟通时特定的态度及当时所包含的特定意义,可以反映出态度、情绪、自我概念和健康状况。此外,手势可以用来强调或澄清语言信息,有时手势和其他非语言行为结合起来可以替代语言信息。

（7）触摸(touch):是人际沟通时最亲密的动作,可以传递关心、牵挂、体贴、理解、安慰、支持等情感。触摸是一种无声的安慰,是一种很有效的沟通方式。但是,触摸也是一种非常个体化的行为,对不同的人具有不同的含义。触摸受性别、年龄、文化及社会因素的影响,它是一种容易被误解的非语言表达方式。因此,在运用触摸时,应注意对方的文化及社会背景,清楚自己触摸的意义,有选择地、谨慎地使用。

艾伯特·梅拉比安公式

艾伯特·梅拉比安公式,又称麦拉宾法则、梅拉比安沟通模型,是心理学教授艾伯特·梅拉比安(Albert Mehrabian,1939—)在 20 世纪 70 年代,通过 10 年一系列研究,分析口头和非口头信息的相对重要性,得出结论:人们对一个人的印象,只有 7% 是来自个体说的内容,有 38% 来自个体说话的语调,而 55% 来自个体的面部表情,即信息全部表达=7% 语言内涵+38% 语调+55% 面部表情。艾伯特·梅拉比安公式提示有效沟通是一个全方位的活动,在任何一次成功的沟通中,面部表情和语调都发挥了极大的辅助作用。

六、人际沟通的主要障碍

人际沟通是信息在两个或两个以上个体之间的传递过程。很多因素可能对沟通造成阻碍,可能来源于环境、也可能来源于信息发出者或接收者。

1. 信息发出者

(1)缺乏沟通动机:不愿意沟通或很勉强地进行沟通。例如,沟通的双方在交谈过程中,怕暴露隐私,对自己的情况不愿意详细介绍,仅能提供一些分散的信息,造成双方沟通的阻碍。

(2)缺乏沟通技能:不知道如何确定必要的信息、编码、选择合适的沟通渠道以及排除各种干扰等。例如,一次传递的信息量超载,发出信息后不注重反馈,以及编码不当等。

2. 信息接收者

(1)对信息不感兴趣:有许多信息,发出者认为很有必要,但信息接收者并不认同。这种认识上的差异,使接收者被动地接收信息,一般不会得到满意的沟通效果。此外,如信息接收者对发出者怀有敌意、不信任或紧张恐惧,也会影响双方的有效沟通。

(2)缺乏处理信息的能力:有些接收者由于某种原因,如听觉障碍或其他原因不能接收信息,或不知如何寻找适当的沟通渠道来接收信息,接收了信息也不知道如何解码或解码不当,以致不能理解信息的真正含义,影响了沟通的效果。

3. 传递途径 包括途径选择错误、方法无吸引力、工具失灵、外界干扰太大等。例如,当噪声较大时,运用语言方式进行交流,会受到干扰,影响双方的沟通效果。

4. 环境 沟通双方所处环境的光线、温度、安全性及私密性等不佳,未能满足参与者对物理的或情绪的舒适及安全的需求,因而对沟通的效果造成了影响。例如,在公共场所交谈时,若涉及隐私问题,可能由于私密性不佳,影响双方的倾诉。

七、促进有效沟通的技巧

(一)倾听

倾听不仅仅是礼貌的注视和频频点头,它是非常复杂的活动。尽管人类进行简单思考的速度为 150ms,而一般人说话的速度约为 130 字/min,但是想要完全听明白他人的话语,仍需要集中注意力,同时对听到的信息进行快速的整理和分析。积极有效的倾听将有助于激发对方的谈话欲望,收集更多重要的信息,加深彼此的理解,进而获得友谊和信任。

1. 概念 倾听(listening)是信息接收者集中注意力将信息发出者所传递的所有信息(包括语言和非语言信息)进行分类、整理、评价以及证实,以使信息接收者能够较好地了解信息发出者所说话语的真正含义。即信息接收者不仅听信息发出者说什么,还应根据他所表现的非语言行为来正确解释他所说的话。

2. 倾听过程的元素

（1）听到（hearing）：听是声波传到耳膜引起振动后经听觉神经传送到大脑的过程。听到是一个生理过程，受到很多因素的影响，包括倾听者的听觉水平以及背景噪声等。

（2）专注（attending）：专注是集中注意力，不受其他声音以及进入视野的其他事物的干扰，从而能听清他人所说的话和看清他人所展示的非语言行为。倾听过程中，倾听者并不是专注于每一个听到的信息，而是有选择地滤掉一些信息，愿望、需求、欲望和兴趣等会决定倾听者的选择焦点。

（3）理解（understanding）：理解是倾听者弄清楚说话者所传递信息的意思的过程。沟通学者用倾听忠诚度（listening fidelity）形容倾听者所理解的意思和说话者试图传达的意思之间的匹配程度。

（4）回应（responding）：回应是倾听者对说话者所表达的语言和非语言信息的反馈。在积极的倾听过程中，倾听者对说话者给予清楚的反馈，将有助于说话者重新评价自己的沟通。

（5）记忆（remembering）：记忆是倾听者记住所接收信息的一种能力。如果倾听者无法记住听到的信息，将枉费其对倾听做出的努力，也会影响双方后续的沟通。

（二）同理他人

1. 概念　同理（empathy）是指探察和确认他人的情绪状态，并给予适当的反应。也就是说，同理是设身处地，以对方的立场去体会其心境的心理历程。

2. 同理他人的过程

（1）探察和确认阶段：这是同理的第一个阶段，是指识别和确认他人的感受。此阶段强调的是知觉技巧，要求能够根据对方的语言和非语言线索来确认其情绪状态。

（2）适当的反应阶段：同理的第二个阶段强调适当的反应。适当的反应需要运用良好的沟通技巧让对方知道：①了解对方所发生的事情；②了解对方的心理感受；③愿意听对方继续讲下去；④愿意给予对方安慰和帮助。

同理他人技巧的使用会让对方觉得，你虽然不是他（她），但是，你懂他（她）的心，了解他（她）的意思，知道他（她）的感受。当一个人具有同理心时，会让与其沟通的人有一种真正被理解的感觉。

知 识 拓 展

黄金法则与白金法则

"己所不欲，勿施于人"，其中蕴含了一条黄金法则（golden rule），即个体要像对待自己一样去对待他人。但是，美国社会学家、跨文化敏感模型的发展者米尔顿·贝内特（Milton J. Bennett）提出了与黄金法则相对的"白金法则"（platinum rule），即"按照他人所希望被对待的方式对待他"。当个体按照黄金法则沟通时，其假设是在相似的情境下，他人与自己的想法和感受相同，然而这样思考会忽视个体之间的差异性。当个体按照白金法则沟通时，将认识到在相同情况下，他人的需求与我们的想法不同，这将有助于个体运用同理他人的技巧，从他人的角度进行同理性沟通。

（三）自我暴露

个体通过自我暴露可以让他人了解自己，从而有利于发展亲密关系。

1. 概念　自我暴露（self-disclosure）是指个体在自愿的情形下，将纯属个人的、重要的、真实的内心所隐藏的一切向他人吐露的历程。在人际关系中，自我暴露是必要的历程，通过自我暴露，向对方传递信任，展现愿意与对方更深入交往的诚意。自我暴露的过程通常渐进而缓慢，但是，随着自我暴露的增多，人际关系也更趋亲密、稳固。

2. 周哈里窗　美国心理学家乔瑟夫·勒夫（Joseph Luft，1916—2014）和哈里·英汉姆（Harrington Ingham，1916—1995）于20世纪50年代提出的周哈里窗（Johari window），可以用来探讨自我暴露与人

Note:

际关系间的关联。如图 5-5 所示，一个人的自我可以分割成四扇窗，分别为开放的自我、盲目的自我、隐藏的自我和未知的自我。

（1）开放的自我（open self）："开放的自我"即自己知道，他人也知道的部分。每个人的"开放的自我"会因对象、因时、因地而改变。例如，对于好朋友，"开放的自我"会增大；对于陌生人，"开放的自我"会缩小。"开放的自我"的大小即表示自我暴露的程度。

（2）盲目的自我（blind self）："盲目的自我"指自己不知道，而他人知道的部分。例如，口头禅、小动作或心理防御机制，个人不察觉，他人却看在眼里。

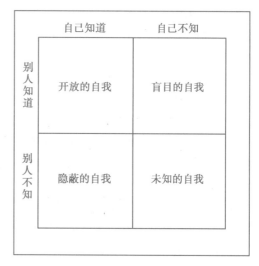

图 5-5　周哈里窗

（3）隐藏的自我（hidden self）："隐藏的自我"指自己心知肚明，他人却被蒙在鼓里的部分。例如，人们想表露却尚未表露的态度，刻意抑制、隐瞒的动机、想法或已经发生的事实，例如伤心的往事。

（4）未知的自我（unknown self）："未知的自我"指的是自己不知道，他人也不知道的部分。可以说，这是自我尚未开发的一片处女地。例如，个人的某些才能最初并未显露，直到某个机缘巧合，才显露出这一才能。

第四节　护理工作中的沟通

护患间的沟通及相互作用是发展及维系护患关系的基础及必要手段。护士通过学习并运用恰当的沟通技巧，才能获得患者的信任，进而全面地收集与患者相关的信息，并以此为依据，为患者制定个体化的整体护理方案，以满足患者生理、心理、社会、精神文化等多方面的需要，促进患者早日康复。

一、护患沟通的概念

护患沟通（nurse-patient communication）是指护士与患者之间的信息交流及相互作用的过程。所交流的信息与患者的护理及康复直接或间接相关，同时也包括双方的思想、感情、愿望及要求等多方面的沟通。

二、护患沟通的目的

1. **有助于建立良好的护患关系**　护患之间积极、有效的沟通有助于建立一个相互信任、理解、关怀的护患关系，为实施护理创造良好的社会心理氛围。

2. **有助于患者的健康**　护患之间良好的沟通有助于护士全面收集与患者相关的信息，为患者的护理提供充分的依据；同时，也有助于向患者提供相关的健康知识和信息，帮助患者预防并发症，提高其自我护理能力。

3. **有助于实现护理目标**　护士与患者商讨其健康问题、护理目标及护理措施，鼓励患者参与，取得配合，与患者共同努力，实现护理目标。

4. **有助于提高护理质量**　护患间真诚的沟通，有助于护士向患者提供相关的咨询及心理支持，及时收集患者的反馈，促进患者的身心健康，提高护理质量。

三、护患沟通的特征

1. **内容特定性**　护患之间的沟通是专业性、目的性、工作性的沟通，有特定的内容要求。护患间沟通的内容主要涉及患者在患病期间遇到的生理、心理、社会、精神文化等方面的问题。

2. **患者中心性**　护患间沟通的一切信息均以患者的健康及生命的安危为中心,以满足患者的需要为出发点和归宿,同时需尊重、信赖、坦诚、同情、理解及关怀患者。

3. **渠道多样性**　护患间的沟通不仅涉及护士与患者,也涉及护士与患者家属、医生及其他相关的健康工作人员的沟通。

4. **过程复杂性**　在沟通时需要护士应用护理学、社会心理学、人文学、医学等基础知识,并根据患者的年龄、文化程度、社会角色等特点组织沟通的内容,并采用适当的沟通方式,与患者进行有效的沟通,以满足患者的需求。

5. **信息隐私性**　当护患间沟通的信息涉及患者的隐私时,具有一定的法律及道德意义,需要护士自觉的保护患者的隐私,不能在患者未授权的情况下散播。

四、护患沟通的常用技巧

1. **合适的词语（vocabulary）**　护患沟通过程中,护士应选择合适的、患者能理解的词语与其进行沟通,避免使用患者及其家属不易理解的医学术语和医院常用的省略语。例如,护士遵医嘱告知患者每日服药次数时,避免使用 t.i.d 口服,而应该告知每日三次口服。

2. **合适的语速（pacing）**　护患沟通时,如果护士能以适当的速度表达信息的内容,将更容易获得沟通的成功。快速的谈话、尴尬的停顿或者缓慢的并且过于审慎的交谈可能会传递非故意的信息。但是,当护士要强调某个内容时,就可以恰当使用停顿,以便给患者一定的时间去消化和理解。

3. **合适的语调和声调（intonation & tone）**　说话者的语调和声调可以影响信息的涵义,从而影响沟通的效果。情绪也可以直接影响说话的语调和声调。因此,护患沟通时,护士应注意语调和声调,避免发出一些本不想传递的信息。同时,要注意及时调整情绪,避免由于情绪不佳而影响说话的语调和声调,对患者造成不必要的紧张或心理伤害。

4. **语言的清晰和简洁（clarity & brevity）**　清晰和简洁的语言有助于信息接收者在短时间内准确地理解所传递的信息。护士可以在说话时适当放慢语速、发音清晰、举一些有助于理解的例子,以及重复信息的重要部分来保证语言的清晰。此外,语言的简洁可以通过使用简单、直接的表达观点的语句和词语来实现。

5. **适时地使用幽默（humor）**　护士恰当地使用幽默,可以帮助患者释放情绪上的紧张感,从而减轻由于疾病产生的压力。例如,讲笑话、分享有趣的事件或情景、使用双关语等方式恰当地使用幽默。然而,在某些情景下则不适合使用幽默。例如,有人因亲人的离世或严重的健康问题而情绪沮丧,此时使用幽默的方式沟通可能传递一种信息:说话者没有认识到情况的严重性,体现出对他人的漠不关心甚至是不尊重。

6. **时间的选择及话题的相关性（timing & relevance）**　时间的选择在沟通中十分重要。即使是一个清楚的信息,如果时间选择不当也可能阻碍有效的沟通。因此,护士必须恰当地选择与患者交流的适宜时间。通常,护士与患者相互作用的最佳时间是患者表示出对沟通感兴趣的时候。此外,如果信息与目前的情境具有相关性或重要性,沟通将会更有效。例如,患者正在为长期失眠而烦恼,此时,选择科学睡眠的话题就比健康饮食的话题更贴切。

7. **与特殊患者的沟通技巧**

（1）与老年患者的沟通:护士在与老年患者进行沟通时,需要关注其在生理、心理及社会角色等方面的变化,采用恰当的沟通技巧,进行有效的沟通。生理方面,老年患者更容易出现疲劳,护士需要根据患者的精力和体力,制订合适的沟通计划;老年患者以视觉和听觉的老化最为明显,因此在沟通中,护士应选择合适的距离,并适当提高音量,保证沟通途径的有效性。心理方面,老年患者认知层面的变化可能对护患沟通产生影响,例如短期记忆能力降低,需要护士针对重要的信息,反复沟通,确认其已记住。社会角色方面,老年患者可能会遇到退休、丧偶或居住环境的改变等问题,护士与其进行

Note:

沟通时,需要关注患者的感受,善于使用鼓励性、积极性、安慰性的语言,以及倾听、同理他人等技巧,与老年患者进行积极的沟通。

（2）与儿童患者的沟通:儿童患者正处于生长发育的过程中,生理、心理、行为等方面的发育尚不成熟,认识问题和分析问题的能力还很局限,语言表达能力也有待成熟,护士与儿童患者的沟通具有特殊性。护士与学龄前儿童患者沟通时宜多采用适合其年龄及认知状态的沟通,如有趣的游戏或肢体语言等。护士与学龄期儿童患者沟通,可以根据患者的年龄,选择合适的词汇进行沟通。护士与儿童患者的沟通过程中,家长具有重要的作用,因此护士需获得家长的信任和配合,这将促进护患间沟通的顺利进行。

（3）与急危重症患者的沟通:急危重症患者面临生命的威胁,常处于高度应激的状态。护士与急危重症患者沟通时,注意根据护理需要言语简练,不要造成患者疲劳。注意使用保护性的语言,避免说出刺激性的词语,例如"没希望"等。当急危重症患者无法用语言进行交流时,护士可采用手势语、图片或写字板等方式进行沟通。

（4）与视觉或听觉障碍患者的沟通:护士与视觉障碍的患者沟通时,在走近患者之前,可以用声音提示患者,护士正在靠近。护士走近后,可以用亲切的语调介绍自己,再进行交谈;离开时,需告知患者。护士与听觉障碍的患者沟通时,应尽量缩短谈话的距离,保证面对面交谈,使患者能够清楚地看到护士的面部表情及其他非语言信息。此外,护士的语速不能太快,与佩戴助听器的患者交谈时,声音不可太大,避免患者出现不适感。沟通最好在安静的环境中进行,保证患者倾听的效果。护士需随时确认患者的反应,通过获得反馈确认与患者的沟通效果。

（5）与临终患者的沟通:临终阶段的患者在生理和心理上会表现出一些影响沟通的变化,护士进行沟通时需真诚地对待患者,耐心地倾听,恰当地进行情感性沟通,同时配合触摸、目光的接触、面部表情等非语言沟通技巧,达到良好的沟通效果,对临终患者实施临终关怀,维护临终患者的尊严,使其舒适安宁地度过人生的最后旅程。

五、护理工作中常见的沟通错误

护患沟通过程中,不当的沟通技巧会导致信息传递受阻,甚至产生信息被完全扭曲或沟通无效等现象,从而影响或破坏护患关系。因此,护士应尽量避免以下不良的沟通方法:

1. **突然改变话题**　护患沟通中,护士可能以直接改变主题的方式打断患者或通过对患者谈话中的非重要信息做出反应以转移谈话的重点,这样做的结果会阻碍患者说出有意义的信息。

2. **虚假的或不恰当的保证**　在临床护理工作中,常会遇到这样的情况:当患者表示对病情、治疗或护理害怕或焦虑时,护士为了使患者"振作起来",在没有明确的事实支持的情况下,说出一些肤浅的宽心话,向患者做出虚假的保证。这种保证很可能无效,甚至让患者感觉到护士对其问题不重视,只能做出浅表层次的反应,因而很难达到专业的沟通效果。

3. **主观判断或说教**　如"你不应该这么想",该类型的反应通常有一种"说教的腔调",并且向患者传递一种信息:患者不应该有这种感觉,以及患者的想法和观点不适当或错误。患者可能感到护士根本就不理解自己,进而不会再做任何尝试去与护士讨论其所担心的问题。这样,护士与患者的沟通将局限在较低的层次上。

4. **快速下结论或提供解决问题的方法**　一般情况下,患者很少在谈话之初就说出关心的问题,如果护士快速下结论或者提供解决问题的方法,容易导致护士仅仅对患者所传递信息中的某个部分做出反应,而这一部分可能不重要或没有意义。此外,有时患者可能只需要一个宣泄内心痛苦的"倾听者",并不需要一个提供解决方法的"建议者"。

5. **调查式或过度提问**　护士对患者持续提问,且对其不愿讨论的话题也要寻求答案。这会使患者感到被利用或不被尊重,而对护士产生抵触情绪。因此,护士应该及时观察患者的反应,在患者感到不适时停止互动,避免对患者采用调查式的提问。

6. 表示不赞成　美国行为主义心理学家博勒斯·斯金纳(Burrhus F. Skinner,1904—1990),经由动物实验证明,因良好行为而受到奖赏的动物,其学习速度更快,学习效果也较佳;因不正确的行为而受处罚的动物,不论学习速度或学习效果都比较差。后来的研究显示,这个原则用在人的身上也有同样的结果。在护理工作中一些表示不赞成的非语言性行为,如皱眉、叹息与语言性的不赞成会阻碍护患之间的沟通。

7. 言行不一致　护士的语言及非语言信息表达不一致,会使患者产生误解,或从护士的表现来猜测自己的病情,而产生护患沟通障碍。

六、促进及培养护士的沟通交流技巧

良好的沟通交流技巧是护士的一种基本功,需要得到护理管理者及护士自身的高度重视,时刻注意并加以培养:

(一)管理者加强对护士沟通能力的培训

1. 培养护士的职业化态度　一个人的态度决定其行为,护士是否具备良好的职业化态度决定其为患者服务的质量,以及能否切实执行以患者的利益为重,患者的利益高于一切的宗旨。护理管理者应注重培养护士良好的职业化态度,这不仅是护患沟通任务完成的前提,而且是整个护患沟通的核心要素。

2. 沟通知识及技巧的培训　扎实的沟通理论知识是培养沟通能力的前提,熟练地运用沟通技巧是提高沟通能力的必要条件。管理者可通过定期举办护理沟通技巧学习班或进行相关训练,帮助护士掌握丰富的沟通理论知识并锻炼沟通技巧。

3. 将沟通能力纳入护理质量考核内容　为强化护士对自身沟通能力的重视,规范护患间的沟通行为,管理者可将沟通能力纳入护理质量考核内容,制订科学的、易于实施的考核标准,定期评估护士的沟通能力,帮助护士了解自身的不足,为进一步的改进提供依据。

(二)护士自身注重沟通能力培养

1. 提高业务技术水平,增加患者的信任感　博专兼备的护理知识以及娴熟的护理技术是取得患者信任的基础,因此,护士应加强对自身业务素质的培养。在满足患者对护理需求的前提下,进一步满足患者对沟通的需求。

2. 提高沟通水平,满足患者的沟通需要　护士应积极参加医疗机构所组织的沟通能力培训,主动学习沟通相关知识与技能,并在护理实践中有意识地锻炼自身的沟通能力,以满足不同疾病患者在任何情景下的沟通需求。

随着现代护理理论的不断发展,以及护理技术与护士能力素质的不断提高,人本主义的护理理念已经渗透到护理工作的各个领域,这就要求护士以整体人的角度看待患者,了解患者生理、心理、社会、情感等多方面的需要。因此,护士只有牢固地掌握沟通理论,并在护理实践中恰如其分地运用沟通技巧,进而获得患者的信任,与患者建立良好的护患关系,最终达到为患者提供优质的、适应患者需要的整体护理,使患者恢复理想的健康状态。

(马晓璐)

思考题

1. 王某,男,39 岁,建筑工人。因作业防护不当,从一层楼的脚手架上坠地,导致左腿骨折,急诊收入院,术后转入骨科继续治疗。

请思考:

(1)责任护士向患者介绍病区环境属于人际沟通的哪一层次?

(2)为对患者实施心理护理,护士需运用沟通技巧将护患沟通引入人际沟通的哪一层次?

Note:

2. 刘某,女,61 岁,因糖尿病入院治疗,住院期间受到责任护士小杨无微不至的照顾,患者出院后,再次回到科室看望小杨:

请思考:

(1) 当刘某再次回到科室看望小杨,双方属于什么关系?

(2) 请阐述护患关系的特征?

3. 当一名女性患者哭着说:"我丈夫一年前去世了,那是我生命中最长、最悲哀的一年。"作为患者的责任护士将运用哪些沟通技巧与之进行有效的沟通?

N URSING

第六章

生命历程中的身心发展

06 章　数字内容

学 习 目 标

认识与记忆：

1. 简述皮亚杰儿童认知发展的四个阶段及发展特点。

2. 简述艾瑞克森提出的八对心理社会危机及发展特点。

3. 简述科尔伯格道德发展理论三个期的道德发展特点。

4. 简述毕生发展观的基本观点。

5. 复述依恋的四种类型。

理解与分析：

1. 用自己的语言解释与生长发展相关的概念。

2. 举例说明影响个体发展的主要因素。

3. 分析本我、自我和超我的联系与区别。

4. 理解生态系统理论的五个系统及其对护理实践的指导意义。

综合与运用：

能运用发展相关理论解释护理对象的发展特点，并根据理论提供相应的护理措施。

────── 开卷有益 ──────

2019 年湖北某大学软件工程专业的谭同学获得"中国大学生自强之星"称号。谭同学 2017 年以优异成绩考入该大学,大学期间获得多项奖学金、两项软件著作权,并坚持去养老院做义工。或许很难相信这是一名出生时就被确诊为脑瘫的 21 岁女孩。在其他孩子享受童年时,谭同学的成长经历中贴满了别人对她"肢体不协调""口齿不清"的标签。幸运的是在她确诊为脑瘫后,她的父母从未放弃,而是更加不遗余力地照顾、鼓励女儿,她身边的老师同学也一直给予关心与帮助。她说"也许生活给了我更多的苦难……但爱与关怀使我活得快乐,让我一直走在成为更好的自己的路上。"

从谭同学的故事中可以看到,童年期经历对人一生的身心健康都至关重要。成长过程中父母的爱、同辈朋友的支持和师长的鼓励等,可帮助个体从童年期创伤中恢复,也会成为成年后面对逆境威胁或重大压力源的力量源泉。那么,童年经历和家庭教养方式对人的发展会有什么影响? 人的身心发展还会受到哪些因素的影响? 人的身心发展过程有哪些特点? 对护理有什么启示? 本章将为你答疑解惑,帮助你了解人的发展过程及特征,以更好地促进个体的人格发展与身心健康。

生长和发展是人的生命过程的重要体现,个体从出生到死亡是一个不断成长、变化的毕生发展过程。人在发展的不同阶段会有不同的特点及其需要解决的特殊问题。护理的服务对象涉及各年龄阶段的人,因此,护士应了解个体生命过程中各个发展阶段的特点和需求,明确不同年龄阶段护理对象的发展特点、行为特征及其基本需要,以提供适合于护理服务对象所处生命阶段的整体性护理。

第一节 身心发展概述

人的生长与发展一直备受发展心理学等学科领域的关注,主要聚焦个体在整个生命过程中的成长、变化和稳定性的研究。了解生长与发展的基本概念、一般规律及影响因素,有利于护士正确评估护理服务对象的发展水平,促进护理服务对象正常的成长发展。

一、基本概念

1. **生长(growth)** 指由于细胞增殖而产生的生理方面的改变,表现为各器官、系统的体积和形态改变,是量的变化,可用量化的指标来测量,如身高、体重、骨密度、牙齿结构的变化等。生长的形态改变包括四种基本类型。①增量性生长:指除去排泄或消耗的部分后生理上的增长;②增生:即细胞数量的增多;③肥大:即细胞体积的增大;④更新:是机体维持正常的生理功能而进行的新陈代谢。

2. **发展(development)** 泛指事物的增长、变化和进步,人的发展是指个体在整个生命期随年龄增长以及与环境间的互动而产生的持续、多样、复杂的生理、心理和社会方面的变化过程。发展在一生中是持续进行的,既是量变也是质变的过程,主要包括生理发展、认知发展、心理社会性发展三方面。①生理发展(physiologic development),或称身体发育,主要指个体的身体、脑、感觉、知觉、动作技能等的发展,是人的心理发展的基础;②认知发展(cognitive development)涉及学习、注意、记忆、语言、思维、推理和创造力等心理能力,是人赖以认识周围物理和社会环境、学习科学知识、掌握劳动技能、进行发明创造的基本条件;③心理社会性发展(psychosocial development)包括情绪、人格及社会关系等的发展变化,是每个人作为独特个体适应社会环境、与周围人交往与合作的必要条件。

3. **发展任务(development task)** 是个体在生命的各特定时期出现的、并依据社会规范需要完成的任务或实现的发展目标,包括生理、心理、社会等方面。成功地完成某一阶段的发展任务,可使个体获得满足感和幸福感,顺利地步入下一个发展阶段;反之,则会出现发展障碍,并影响后续的发展。

4. **成熟(maturation)**　有广义及狭义之分。广义的成熟包括心理社会的发展,狭义的成熟指生理上的生长发育。成熟是指由遗传基因所决定的,通过个体内部因素与外部环境相互作用,从而获得生理与心理、功能与能力的比较完备的状态。成熟是一个相对的概念,通过生长与发展,个体逐渐走向自主独立、开始客观而深入地认识事物、注重原则、知识能力日趋丰富完善、能够接受自我、承担更多责任、逐渐具有创造性等。个体心理社会成熟的重要标志之一是不断调整自己,使自己适应不断变化的客观环境,从中汲取所需要的知识并发展能力,从而达到完善的状态。

5. **年龄(age)**　是衡量生长与发展的阶段性指标之一,人的年龄包括时序年龄及发展年龄。时序年龄(chronological age)指个体自出生之日起计算的年龄;发展年龄(developmental age)代表身心发展程度的年龄,包括生理年龄、心理年龄、智力年龄和社会年龄等。

6. **社会化(socialization)**　是指个体掌握和积极再现社会经验、社会联系和社会关系的过程。人的社会化过程是指在一定的社会环境中,个体在生理和心理两方面的发展而形成适应社会的人格,并掌握社会认可的行为方式的过程。社会化贯穿个体的一生,可使个体获得在社会中进行正常活动所必需的品质、价值、信念及社会所接受的行为方式,是人类学会共同生活和彼此有效互动的过程。

7. **关键期(critical periods)**　是指个体成长中的某一阶段,一些特定行为和能力发展最快的某个最佳时期,如果在这个时期缺少适当的环境刺激,就会失去发展的关键机会,以后则不容易发展此种行为,甚至永远无法弥补。如2~3岁是儿童口头语言发展的关键期,4~5岁是儿童学习书面语言的关键期等。

8. **敏感期(sensitive periods)**　近期发展心理学更倾向于用"敏感期"来代替"关键期",强调机体对环境中特定类型的刺激特别敏感,即具有更强的易感性,在敏感期缺少这种特定的环境刺激会阻碍个体的发展,但人们可以利用之后的经验使自己获益,以弥补早期的缺失或不足,特别是在人格和社会发展领域个体发展具有很大的可塑性。

二、身心发展的影响因素

遗传和环境因素是影响生长发展的两个最基本的因素。遗传决定生长的潜力,这种潜力又受到环境因素的作用,以及个体主观能动性的调节,这些因素相互作用,共同决定了个体生长发展的水平。

（一）遗传因素

基因是影响人类生长与发展的重要因素之一。基因决定了整个发展过程中身体的变化,控制着身体的生物功能。个体的生长与发展受父母双方遗传因素的影响,表现在身高、体形、肤色及面部特征等生理方面,以及性格、气质和智力等心理社会方面。

（二）环境因素

环境是影响人类生长与发展的另一重要因素,主要包括:

1. **孕母状况**　胎儿在子宫内的发育受孕母年龄、营养、健康状况、情绪和生活环境等各种因素的影响。如妊娠早期感染风疹病毒、带状疱疹病毒和巨细胞病毒,可导致胎儿先天畸形。

2. **营养**　充足和合理的营养是生长发育的物质基础,是保证健康生长发育的重要因素。长期营养不良会导致婴幼儿体格发育的迟滞,如身高增长缓慢、体重下降及各器官功能低下等,并影响智力、心理和社会能力的发展。而营养过剩所致的肥胖也会对人的生长发展造成不利影响。

3. **家庭**　家庭环境对生长发展起着显著作用。家庭提供的居住环境、卫生条件、教养方式、家庭气氛、父母的角色示范、接受教育的机会、有效的健康保健措施以及家庭成员的生活方式等,都会对儿童的体格及心理社会发展产生深远影响。

Note:

4. **学校**　学校是有计划、有组织地进行系统教育的组织机构。学校通过系统地传授知识,提供给个体将来立足社会所必要的知识、技能与社会规范。此外,个体进入学龄期后,学校成为其社会化最重要的场所。学校教育促使学生掌握知识,激发其取得成就动机,并为学生提供广泛的社会互动机会。

5. **社会文化**　不同的社会文化环境对人在各个发展阶段所需完成的任务有不同的要求,因此,不同文化背景下的教养方式、生活习俗、宗教信仰及社会事件等,都对人的生长发展有不同的影响。

（三）个人因素

个人因素在生长发展过程中具有主观能动性的作用,但是受遗传和环境因素的制约。主要包括:

1. **个人健康状况**　个人的健康状况不仅会影响个体的体格发育,而且会不同程度影响到心理及智力的发育,尤其是在发展的关键期。疾病、药物等因素均会影响儿童的生长发展。如内分泌疾病常会引起儿童骨骼生长和神经系统发育迟缓,长期应用肾上腺皮质激素也可导致身高增长速度变慢。

2. **自我因素**　人的自我意识的形成一般是在 2 岁左右,而其独立的行为也在此时开始出现。加上以后日渐强烈的喜、恶习惯,使个人有能力去选择自己的生活方式,从而不同程度地影响个人的身心发育。

3. **其他个人因素**　内环境、个体实践活动经历与体验、个人动机及学习过程、体育锻炼等也会影响人的生长与发展。

了解生长与发展的影响因素,可使护士根据不同阶段的不同发展特点,创造有利条件,预防不利因素,为促进个体生长和发展奠定良好的基础。

知 识 拓 展

天性与教养:名家之争

发展理论中,争论很久的一个问题是天性与教养(nature vs. nurture)之争,人的发展主要是先天遗传的产物,还是后天教养的结果? 这两种观点针锋相对:美国心理学家阿尔伯特·威格姆(Albert Edward Wiggam,1871—1957)主张遗传论:"主要是遗传造就了人,而不是环境……几乎所有的痛苦和所有的欢乐都不是因为环境……人的差异来自细胞的差异。"美国行为主义心理学家吉恩·华生(John Watson,1878—1958)认为环境和教育是行为发展的唯一条件,主张教育万能:"给我十几个健康的婴儿,好好抚养他们,让他们在我指定的环境里生活,我保证把从中随机选出的任何一个培养成我选择的任何类型的专家——医生、律师、艺术家、商人、首领,甚至乞丐和小偷,而不论他的才能、倾向、脾性、能力、适应性及其祖先的种族。天生的能力、才能、气质、心理建构、行为特征,这些东西根本不存在"。

第二节　心理社会发展理论及其在护理中的应用

自 19 世纪后叶 20 世纪初以来,来自生物学、医学、心理学、社会学等领域的学者从不同的角度对人的发展进行了深入研究,并提出了诸多不同取向的发展理论,即倾向从不同的理论视角来看待人的发展。尽管每一种发展理论都有其理论贡献性及历史局限性,但护士学习这些理论仍有助于护士更全面地认识服务对象的发展全貌,运用不同发展理论深入分析不同发展阶段服务对象的身心发展特点,从而更有效地为不同阶段的护理服务对象提供符合其身心发展特点的整体护理,以促进服务对象的人格发展与身心健康。本节重点介绍对心理发展影响深远的心理社会发展理论,主要源于精神分析学派,代表性观点主要包括弗洛伊德的性心理发展理论及艾瑞克森的心理社会发展理论。

一、弗洛伊德的性心理发展理论

性心理发展理论(theory of psychosexual development)由奥地利著名的精神病学家西格蒙德·弗洛伊德(Sigmund Freud,1856—1939)创立。弗洛伊德被誉为"现代心理学之父",是精神分析学派的创始人,他用精神分析的方法观察人的行为,根据多年对精神疾病患者的观察及治疗过程,创立了性心理发展理论。

（一）理论的主要内容

弗洛伊德认为人的本能是追求生存、自卫及享乐,而刺激人活动的原动力是性本能(libido),即人想达到某种目的的原动力或"原欲力",但会受到条件和环境的限制,人的本能压抑后会以潜意识的方式来表现。其理论包括意识层次、人格结构和人格发展阶段三方面。

1. **意识层次**　弗洛伊德把人的心理活动分为意识、前意识和潜意识三个层次。意识(consciousness)是指个体能够直接感知的或与语言有关的、人们当前能够注意到的那部分心理活动,是心理活动中与现实联系的部分,如感知觉、情绪、意志和思维等。前意识(pre-consciousness)是指个体当前未能感知到的那部分心理活动,但通过自己集中注意或经过他人的提醒又能被带到意识区域的心理活动。潜意识(unconsciousness)又称为无意识,指个体无法直接感知到的心理活动,通常为不被外部现实和道德理智所接受的各种本能冲动、需求和欲望,被认为是心理活动的原动力。

2. **人格结构**　弗洛伊德在对人的心理活动分析的基础上,认为人格由本我、自我和超我三部分组成。本我(id)是人格中最原始、与生俱来的部分,由先天的本能与原始的欲望组成,本我遵循快乐原则,关注基本生理需求的满足和压力的缓解。自我(ego)是人格中理智而理性的部分,自我遵循现实原则,用社会所允许的行动满足本我的需求,从而使人的行为适应社会和环境,是个体为了合乎实际以适应社会所形成的人格部分。超我(superego)是人格系统中构成良知与道德价值观的部分,是在长期社会生活过程中,由社会规范、道德观念等内化而成,遵循完美原则。

3. **人格发展阶段**　弗洛伊德认为人格的发展经历五个阶段,每个阶段都通过一种特定的生物功能和身体部位获得愉悦感或满足,如果需求不能得到满足,则会出现固结(fixation),即人格发展的停滞,可产生人格障碍或心理问题,并影响下一阶段的发展。人格发展的主要阶段及特点如下:

（1）口欲期(oral stage):出生~1岁,此期原欲集中在口部,是人格发展的基础。婴儿通过吸吮、吞咽、咀嚼等与口有关的活动获得快乐和安全感,有利于情绪及人格的正常发展;如果不能得到满足或过于满足,则会产生固结现象,形成以自我为中心、过度依赖、悲观、退缩、猜疑等人格特征,并可能出现以后的吮手指、咬指甲、饮食过度、吸烟、酗酒和吸毒等不良行为。

（2）肛欲期(anal stage):1~3岁,此期原欲集中在肛门区。这时儿童肛门括约肌的神经系统已经成熟到一定程度,通过排泄所带来的快感和对排泄的控制获得满足感。此期是训练幼儿大小便习惯的时期,如果父母对幼儿的大小便训练得当,则会使幼儿养成清洁、有序的习惯,学会控制自己,并为以后人际关系奠定基础;如果训练过早过严,则会形成洁癖、吝啬、固执、冷酷等人格特征;如果训练过松,则会形成自以为是、暴躁等人格特征。

（3）性蕾期(phallic stage):3~6岁,此期原欲集中在尚未发育的生殖器,儿童通过玩弄生殖器获得快感,并察觉到性别差异,恋慕异性父母,出现恋母(父)情结。儿童在此期为博得异性父母的欢心,转而努力认同与自己同性别的父母,进而发展出性别认同。此期固结会造成性别认同困难或由此产生其他的道德问题,恋母(父)情结会固结在潜意识中成为以后心理问题的根源。

（4）潜伏期(latent stage):6岁~青春期,此期儿童早期的性欲冲动被压抑到潜意识中,儿童的兴趣从自己的身体和对父母的感情转移到外界环境,把精力投入到学习、游戏及各种智力和体育活动中,愉快感来自于对外界环境的体验,喜欢与同性伙伴一起玩游戏或活动。如果此期顺利发展,可获得丰富的人际交往经验,促进自我发展;否则,此期固结会形成强迫性人格。

（5）生殖期（genital stage）：青春期以后,此期伴随着荷尔蒙的改变,原欲重新回到生殖器,注意力开始转向年龄接近的异性,逐渐培养独立性和自我决策的能力,性心理的发展趋向成熟。此期发展不顺利则难以建立融洽的两性关系或可能形成病态人格。

（二）弗洛伊德的性心理发展理论在护理中的应用

弗洛伊德的理论重视潜意识及其在人类行为中所起的作用,强调了儿童早期经验对人格发展的决定性影响。该理论有助护士认识到潜意识对情绪和行为的支配作用,正确理解和评估不同发展阶段个体的发展特点和潜在的心理需求,通过提供健康教育和相应的护理措施,促进服务对象健康人格的发展。

1. 指导护士为家长提供健康教育 护士通过对家长进行健康教育,帮助父母了解儿童不同年龄阶段人格发展的特点,正确理解儿童外在的焦虑、愤怒等不良情绪和反常行为所反映出的潜在需求,科学地培养和训练儿童。

2. 指导护士在护理中满足个体不同发展阶段的需求

（1）口欲期：注意满足婴幼儿口部的欲望,提供恰当的喂养和爱抚,以促进婴幼儿快乐、舒适和安全感,有利于婴幼儿正常情绪及人格的发展。

（2）肛欲期：对幼儿进行恰当的大小便训练,培养其自我控制的能力,并注意适当地鼓励和表扬,以带给幼儿愉快的体验,避免训练过早或过严。

（3）性蕾期：鼓励儿童对同性父母的认同,帮助其解决恋母（父）情结的矛盾冲突,促进孩子性别角色的发展。

（4）潜伏期：为儿童提供各种活动的机会,包括游戏、体力活动等,鼓励儿童追求知识、培养学习兴趣,积极参加体育锻炼。

（5）生殖期：提供青少年为自己做决定的机会,鼓励其发展独立性和自我决策能力,正确引导青少年与异性的交往,建立良好的两性关系和正确的道德观。

二、艾瑞克森的心理社会发展理论

埃里克·艾瑞克森（Erik H. Erikson，1902—1994）是美国哈佛大学的精神分析医生,也是美国现代最有名望的精神分析理论家之一。他根据自己的人生经历及多年从事心理治疗的经验,在弗洛伊德性心理发展理论的基础上,提出了解释整个生命历程的心理社会发展理论（theory of psychosocial development）。

（一）理论的主要内容

艾瑞克森的理论强调了人格的发展与影响人格发展的社会动力之间的关系,他认为人的发展包括生物的、心理的及社会的三个方面的变化过程。生命的历程就是不断达到社会心理平衡的过程。自我是人格的支柱,它保护个体免受危害。人格的发育并不是完全静止的过程,而是一个随社会、生物、心理及环境的改变而塑造自己人格的过程。

人格的发育分八个阶段。每个阶段都有一个危机与转机的关键,这种危机由于正常的发展而产生,属于正常现象,故称为发展危机（developmental crisis）,即人生的每一时期都有其特定的问题或困难。困难未解决之前,心理危机持续存在。困难解决,危机化解,危机变为转机,人格发展顺利。

1. 婴儿期（infancy） 0~1 岁,此期发展的危机是信任对不信任（trust vs. mistrust）。

信任感是发展健全人格最初且最重要的因素,婴儿期的发展任务是通过生理需要的满足,发展信任感,克服不信任感。当婴儿出生后来到一个陌生的环境,必须依赖他人满足自己的需要。如果婴儿的各种需要能得到持续及有规律地满足,并得到爱抚和良好的照顾,则会产生基本的信任感,并发展出对外在环境的信任,表现为信赖他人、乐观、有安全感、愿意与他人交往以及对环境和将来有信心,形成有希望的品质(virtue of hope);反之则会产生不信任感,表现为与人交往时焦虑不安、畏缩及疏远、对周围环境中的一切具有极强的不安全感,并将影响以后的人生发展。对婴儿期的信任感发展有重要影响的人是母亲或母亲的代理人。母婴之间的早期互动会影响婴儿基本信任感的产生,并影响婴儿基本人格的形成及完善。

2. **幼儿期（儿童早期,early childhood）**　1~3 岁,此期发展的危机是自主对羞怯或疑虑(autonomy vs. shame or doubt)。

幼儿期的发展任务是适时地学到最低限度的自我照顾及自我控制能力,获得自主性,克服羞怯和疑虑。此期儿童开始学习独立吃饭、穿衣及大小便等基本的自理活动,通过爬、走、跳等动作来探索外部世界,并开始察觉到自己的行为会影响到周围环境及他人,从而形成独立自主感。同时,由于缺乏社会规范,儿童喜欢以“我”或者“我的”表示自我中心的感觉,常用“不”表示自主性。幼儿期顺利发展的结果是产生自信和自主性,形成有意志的品质(virtue of will)。对幼儿期的自主性发展有重要影响的人是父母。父母的支持和鼓励可促进幼儿自主性的发展;反之,若幼儿的自主行为受过分限制或否定,则会使其形成羞怯和疑虑、缺乏自信、怀疑自己的能力、过度自我限制或顺从、任性以及反抗等人格特征。

3. **学龄前期（late childhood）**　3~6 岁,此期发展的危机是主动性对内疚(initiative vs. guilt)。

学龄前期的发展任务是获得主动性,克服内疚感。此期儿童的活动和语言能力增强,对周围世界充满好奇和探索的欲望,喜欢各种智力和体力活动,喜欢问问题,爱表现自己。此期游戏成为儿童生活的中心,通过游戏,儿童积极地探索世界,学习一定的社会规范,发明或尝试一些新活动和新语言,为自己设定目标和制订计划,并努力去实现目标,形成有目标的品质(virtue of purpose)。对学龄前期的主动性发展有重要影响的人是家庭成员。父母对儿童的好奇和探索性活动给予理解、鼓励和正确引导,有助儿童顺利发展主动进取、有创造力等品质;反之,若父母任意指责儿童的独创性行为或要求儿童完成力所不及的任务,会使儿童面临失败的压力,产生内疚感或罪恶感,可导致出现缺乏自信、悲观、退缩、害怕做错以及无自我价值感等人格特征。

4. **学龄期（school age）**　6~12 岁,此期发展的危机是勤奋对自卑(industry vs. inferiority)。

学龄期的发展任务是获得勤奋感,克服自卑感。此期儿童开始接受正规的学校教育,主要精力集中于学习文化知识和各种技能,学习与同伴合作、竞争和遵守规则。活动场所包括家庭、学校和社区等。学龄期是养成有规则的社会行为的最佳时期。此期儿童在学业上的成功体验会促进勤奋感的建立,学会与他人竞争、合作、守规则,形成有能力的品质(virtue of competence)。对学龄期的发展有重要影响的人是父母、老师、同学等。儿童在学业上的成功若得到鼓励和赞赏,会强化其勤奋感,形成勤奋进取的性格;反之则容易遭受挫折和指责,导致自卑感的产生,形成自卑、缺乏自信等人格特征。

5. **青春期（adolescence）**　12~18 岁,此期发展的危机是自我认同对角色混乱(ego identity vs. role confusion)。

青春期的主要发展任务是建立自我认同感、防止混乱感。自我认同(ego identity)是人格上自我一致的感觉,青少年需要从周围世界中明确自己的社会角色,选择人生的目标。青少年经常在思考“我是谁?”“我将向哪个方向发展?”等问题。他们极为关注别人对自己的看法,并与自我概念相比较,一方面要适应自己必须承担的社会角色,如实现父母的期望、考上理想的大学,同时又想扮演自己喜欢的新潮形象。因此,青少年为追求个人价值观与社会观念的统一而困惑和奋斗,从而获得自我认同感。对青春期的发展有重要影响的人是同龄伙伴及崇拜的偶像。此期顺利发展的结果是能接受自我,有明确的生活目标,并为设定的目标而努力,形成忠诚的品质(virtue of fidelity);如果发展障碍,会产生认同危机(identity crisis),导致角色混乱,迷失生活目标,甚至出现堕落或反社会行为。

6. **青年期（成年早期，young adulthood）** 18~25 岁,此期发展的危机是亲密对孤独(intimacy vs. isolation)。

青年期已经建立了自我认同感,形成了独立的自我意识、价值观念及人生目标,此期的主要发展任务是发展与他人的亲密关系,承担对他人的责任和义务,建立友谊、爱情和婚姻关系,从而建立亲密感。对青年期的发展有重要影响的人是朋友和同龄的异性。此期需要选择明确的职业目标,选择伴侣和朋友,建立相互信任、相互理解以及分享内心感受的友谊或爱情关系。青年期顺利发展的结果是有美满的感情生活、有亲密的人际关系、具有良好的协作精神,形成爱的品质(virtue of love),并为一生的事业奠定稳固的基础。此期发展不顺利会产生孤独感。

7. **成年期（adulthood）** 25~65 岁,此期发展的危机是繁殖对停滞(generativist vs. stagnation)。

成年期的主要发展任务是养育下一代,获得成就感。在前几期顺利发展的基础上,成年人建立了与他人的亲密关系,关注的重点扩展到整个家庭、工作、社会以及养育下一代,为社会创造物质和精神财富。同时,成年人知识和社会经验的积累日益增多,对问题的认识有一定的深度和广度,不再被表面现象所迷惑,遇事沉着冷静、脚踏实地、满怀信心地创造未来。对成年期的发展有重要影响的人是配偶和同事。此期顺利发展的结果是用心培养下一代,热爱家庭,有创造性地努力工作并形成关心他人的品质(virtue of care);如果此期发展障碍,或前几期的发展不顺利,则可能出现停滞不前,表现为过多关心自己、自我放纵和缺乏责任感。

8. **老年期（old age）** 65 岁以上,此期发展的危机是自我完善对悲观失望(integrity vs. despair)。

老年期的主要发展任务是建立完善感。此期机体各个器官逐渐老化,功能下降,部分老年人体力和健康状况不佳,如果再丧失了配偶和朋友,容易出现抑郁、悲观以及失落等情绪。老年人也会开始回顾一生,评价自己的人生是否有价值或有缺憾。同时,老年人也会积极调整心态和生活方式,努力去寻找一种完善感和满足感,进一步发挥潜能,使生命更有意义。老年期发展顺利的结果是对自己的人生产生完美无憾的感觉,表现为乐观、满足和心平气和地安享晚年,形成有智慧的品质(virtue of wisdom);如果发展障碍,则会感到失落、痛苦与绝望。

（二）艾瑞克森的心理社会发展理论在护理中的应用

心理社会发展理论重视环境、社会文化因素对个体发展的影响,它有助于护士了解生命全过程的心理社会发展规律,识别不同阶段所面临的发展危机及其发展的结果,更好地理解不同年龄阶段的人格和行为特点,从而采取不同的护理方式,帮助患者顺利解决各发展阶段的危机。

1. **婴儿期** 及时满足婴儿的各种需求,以促进信任感的形成。除满足其食物和卫生等生理需要外,还应提供安全感和爱抚,如经常抱起和抚摸婴儿,与之轻柔地交谈。患儿住院时应有父母或熟悉的人在场陪伴,住院环境应尽可能富有儿童情趣,减少婴儿陌生的物品出现。同时应减轻父母的焦虑,鼓励和指导父母参与婴儿的护理,增进母婴的情感联结。

2. **幼儿期** 鼓励儿童进行力所能及的自理活动,如吃饭、穿衣及大小便等,为其提供自己做决定的机会,并对其能力表示赞赏。如果治疗或护理过程需要约束患儿,应向其做出适当的解释,并给予抚慰,尽量缩短约束时间。

3. **学龄前期** 鼓励和表扬儿童有益的主动行为,重视游戏的重要性。为住院患儿提供游戏的机会,包括允许儿童使用无伤害性的玩具或医疗用具做游戏。如用听诊器、叩诊锤等给布娃娃检查身体,通过画画以表达心情,接受儿童的合理要求,倾听其感受,并耐心回答他们提出的问题。

4. **学龄期** 帮助患儿在住院期间继续完成学习任务,将业余爱好带到医院,并尽快适应医院的限制性环境。在治疗或护理过程前后可允许儿童帮助准备或整理用物,如静脉输液后,可教会患儿正确按压注射部位,使其体验到成就感。

5. **青春期** 多创造机会让其参与讨论所关心的问题,谈论自己的感受,并在其做某些决定时给予支持和赞赏。帮助青少年保持良好的自身形象,并尊重其隐私,尽可能安排青少年与同年龄组的病

Note:

友一起娱乐和交流。

6. **青年期**　帮助患者保持与亲友的联系,为处于恋爱时期的人提供尽可能多的相处机会,以避免因疾病和住院造成的孤独感。护士还应作为咨询者,帮助患者设定较为现实的生活目标。

7. **成年期**　成年人生活负担较重,在家庭和工作中承担着多种角色,是家庭重要的物质和精神支柱,其健康状况的好坏对家庭的影响较大,因此在护理中要充分调动社会支持系统,如患者的亲属朋友、同事和病友等,共同关心支持患者,帮其调整和尽快适应患病后的角色,并对其个人成就给予适当赞扬。

8. **老年期**　耐心倾听老人对往事的叙说,对其既往的成就给予肯定,帮助老年患者发掘潜能,鼓励其参加所喜爱的活动,与他人多交往。同时,及时发现患者的抑郁、悲观情绪,采取相应的预防措施,避免发生意外。

第三节　认知和道德发展理论及其在护理中的应用

认知与道德发展是人格发展的主要部分。本节主要介绍皮亚杰的认知发展理论和科尔伯格的道德发展理论。学习有关理论,可以帮助护士认识不同年龄段儿童认知和道德发展的水平及特点,通过不同的护理方式,更有效地护理和教育患儿,促进其认知的发展及良好道德观念的形成。

一、皮亚杰的认知发展理论

瑞士心理学家吉恩·皮亚杰(Jean Piaget,1896—1980)是当代著名的发展心理学家、认知学派创始人。他通过长期对儿童思维发展的观察和研究,提出了认知发展理论(theory of cognitive development)。

(一)理论的主要内容

皮亚杰认为个体认知结构(cognitive structure)的最基本单元是基模(schema,又称图式)。它认为儿童之所以能建构新图式,是因为他们具有与生俱来的两种智力功能,即组织和适应。组织(organization)是儿童把原有图式与新的、较复杂的智力结构结合起来的过程。组织的目的是下一步适应。适应(adaption)是指调整自己,以便适合于环境要求的过程。适应通过两种互补的活动进行,即同化和顺应。当个体面临一个刺激情境或困难情境时,企图把它们纳入头脑原有的图式内使其成为自身的一部分,这种认知过程称为同化(assimilation)。如果个体不能用原有图式来同化新的刺激,就出现心理上的失衡。为了重新达到平衡,个体必须修改或重建原有的图式以适应新的情境,这种认知过程称为顺应(accommodation)。图式的修改与重建,是个体智能发展的过程。

皮亚杰将儿童心理或思维发展分为四个主要阶段,每个阶段都是对前一个阶段的完善,并为后一个阶段打下基础。发展阶段不是阶梯式,而是有一定程度的交叉和重叠。各个阶段的发展与年龄有一定关系,可提前或推迟,但先后顺序不变,并且每个人通过各个阶段的速度有所不同。

1. **感觉运动期(sensor motor stage)**　0~2岁,感觉运动期的婴幼儿凭借身体的动作及感觉去认识其周围的世界,这是认知发展的第一阶段。其思考方式为手触为真(hands-on),只有他能直接用手接触到及感受到的物体,才是存在的。婴幼儿无法用符号或影像来取代不在视线范围内的物体。因此,认知发展只能局限在其所接触感应到的经验范围之内。此期主要特征是能区分自我及周围的环境,将事物具体化,对空间有一定概念,具有简单的思维能力,知道动作与结果之间的联系,并开始协调感觉、知觉及动作间的活动,形成物体永恒(object permanence)的概念。

2. **前运算期(preoperational stage)**　2~7岁,此阶段的儿童越来越善于建构并应用心理符号(词和映像)对他们接触到的物品、情境和事件进行思考,但这种思维具有两个特点:一是思维的象征性(symbolic thought),即儿童用一种东西(词或物品等)来表示或象征别的东西。此期儿童会凭借符号功能（symbolic function）的发展，进行延迟性模仿、象征性活动或假装游戏等活动，通过这些活动使儿童能将其所接受的各种表象信息以心理符号的形式储存，并迅速积累大量的象征性素材，从而促进儿童的象征性思维的发展。二是思维的直觉性（intuitive thought），此期儿童对客体和事件的理解集中在单一的、最显著的知觉特征即事物的外显特征，虽然思维开始具有一些概念性的特征并伴有类推的方式，具有一定的原始推理能力，但还不能进行符合逻辑和理性的思考。同时，此期儿童思维以自我为中心（egocentrism），即不能将自我与外部很好地区别，总是站在自己的角度去认识及适应外部世界，这种以自我为中心的思维方式体现在该阶段儿童的认知、言语、情感及社会发展等诸多方面。此阶段的儿童认为动植物及其他物体都与自己一样，具有人的属性及生命，即所谓的泛灵论或物体人格化；他们对成人硬性制定的规则采取服从的态度，认为梦是从外部来的，其他人也能看见；能将事物依次连接起来，但缺乏正确的逻辑判断及推论能力。

3. **具体运算期（concrete operational stage）** 7~11 岁，儿童能进行心理运算，开始具有逻辑思维的能力，但逻辑思维建立在所接触到的具体事物上，仍不具备抽象思维的能力。其脱离了自我为中心的思维方式，开始考虑问题的多个方面：在与人相处时，能考虑到他人的需要；具备更复杂的时间和空间概念，能理解现在、过去和将来；发展了守恒（conservation）的概念，即物体的形状虽然改变了，但体积、数量等物理性质并没有变化；并能按物体的特性进行分类。

4. **形式运算期（formal operational stage）** 11 岁起，个体的思维能力已发展到了成熟阶段；以后再增加的只是来自生活经验中增多的知识，而不会再提升其思维方式。开始思考真理、公正、道德等抽象问题；在解决问题时预先制订计划，运用科学的论据思考不同的解决方法，并推断预期结果。皮亚杰认为此期最早可以在 11~12 岁达到，但有些人可能要到青少年期才可达到，甚至某些人一生也无法达到。

皮亚杰认为感觉运动期开始了思维的萌芽，前运算期形成了象征及表象思维，具体运算期能够进行初步的逻辑思维，形式运算期发展出抽象的逻辑思维，经过上述四个阶段的发展过程后，个体的智力水平基本趋于成熟。

（二）皮亚杰的认知发展理论在护理中的应用

皮亚杰的认知发展理论有助于护士了解不同发展阶段儿童的思维和行为特点，采取他们能够接受的语言和沟通方式，使他们自觉配合以及参与各项护理活动；制订有针对性的、适合儿童认知水平的健康教育；提供相应发展阶段的有益刺激，促进智力的发展；预防由于各种不良环境而错过教育时机，导致智力发展障碍。

1. **感觉运动期** 护士应提供各种感觉和运动性刺激促进婴儿智力发展，如通过轻柔的抚摸增加触觉刺激，在新生儿床头悬挂彩色气球或变换房间的色调增加视觉的刺激，用轻柔悦耳的语言增加听觉的刺激，并提供各种易于操纵的玩具和简单的游戏等。如近些年国际护理领域流行的"鸟巢式护理""抚触护理"等即是通过对新生儿的感觉刺激，以促进新生儿的发育和成长。此期护理应注意不要让婴儿触及危险的物品，如药品、过小的玩具等，以防误入口中；进行静脉输液等治疗时应注意固定好，以免婴儿因抓握动作而影响固定或造成伤害。

2. **前运算期** 护士应意识到此期幼儿以自我为中心的思维特点，尽量从幼儿的角度和需求出发进行护理活动。通过游戏、玩具等方式与幼儿沟通，如通过画画让其表达自己的感受等。同时可通过制定适当的规则，要求幼儿服从病房的规定及配合治疗与护理。

3. **具体运算期** 护士与儿童沟通时，可采用图片、模型及简短的文字说明等方式，避免应用抽象的词语解释有关的治疗和护理过程，并提供适当的机会让儿童进行选择，如输液时可让其选择在哪一侧肢体输液。

4. **形式运算期** 护理青少年时，可对治疗和护理过程做更详尽的解释，列出接纳和不接纳的后果，鼓励青少年自己做出合理的选择。尊重其隐私，对其一些天真的想法不要嘲笑或否定。

二、科尔伯格的道德发展理论

劳伦斯·科尔伯格（Lawrence Kohlberg，1927—1987）是美国教育心理学家，是继皮亚杰之后采用认知发展取向研究道德发展的最杰出代表，他在皮亚杰认知发展理论的基础上，提出了三级六段的道德发展理论（theory of moral development）。

（一）理论的主要内容

科尔伯格认为，道德判断与认知发展密不可分。道德发展是指个体在社会化过程中随年龄的增长而逐渐学到的是非判断标准，以及按照该标准去表现的道德行为。道德判断的标准不是一个单纯的是非对错问题，而是面对道德问题的社会情景时，个人从人、己、利、害及社会规范等多方面考虑后做出价值判断的过程。道德判断涉及价值观问题，而价值观带有一定的社会文化特征，不同的社会文化有不同的道德判断标准及习俗，即所在的社会所认定后形成的社会习俗及规范。因此，不同文化环境中儿童道德发展的内容有所不同，但总的规则一致。科尔伯格道德发展理论以习俗（convention）为标准，将人的道德发展渐进式地分为以下三期六个阶段：

1. **前习俗道德期（pre-conventional stage）**　2～9岁，又称道德他律期。道德判断标准是基于行为的后果，即"赏"或"罚"，为得到奖励或避免惩罚而遵守规则。在面对道德的两难情境进行道德判断时，带有自我为中心的倾向，不能兼顾行为后果是否符合社会习俗或道德规范的问题，而是根据外界对其的控制、限制和成人的权威来遵守规则、判断是非。按照道德发展的心理取向不同分为以下两个阶段：

（1）惩罚与顺从取向（punishment and obedience orientation）：2～6岁，道德行为的理由是避免惩罚，即儿童评定行为的好坏着重于行为的结果，认为受到赞扬的行为就是好的，受惩罚的行为就是坏的。儿童为了避免惩罚而服从规则，服从家长、老师等人的权威。此阶段是人类道德发展的最低水平。

（2）相对功利取向（instrumental relativist orientation）：6~9岁，道德行为的理由是取得奖赏，满足自我的需要，而非社会规范，即儿童评定行为的好坏，主要看是否符合自己的要求和利益。所以第二阶段的观点经常被视为道德相对主义。

2. **习俗道德期（conventional stage）**　9~12岁，又称道德循规期。道德观念开始形成，对道德判断的标准基于对社会规范和他人期望的内化之上。行为的动机主要是为了符合父母、家庭及社会的期望。在面对道德两难情境时，一般以社会习俗或规范为标准进行判断。按照道德发展的心理取向不同分为以下两个阶段。

（1）好孩子取向（good-boy，nice-girl orientation）：9~10岁，又称寻求认可阶段。儿童认为凡取悦于别人、帮助别人以满足他人愿望的行为是好的，否则就是坏的。他们的推理受众人的共同愿望和一致意见影响，将"好孩子"作为行为的标准，从而遵守社会规范。

（2）法律和规则取向（law and order orientation）：10~12岁，儿童认为正确的行为就是尽到个人责任，尊重权威，维护社会秩序，否则就是错误的。他们已经意识到良心与社会体系的重要性。此期表现为对社会秩序和良知的认识，以符合道德良知及社会的传统秩序。

3. **后习俗道德期（post-conventional stage）**　12岁以上，又称道德自律期。将社会道德规范内化，形成个人的道德标准和价值观，以指导其行为。在面对道德两难的情境时，凭自己的良心及个人的价值观进行是非判断，不受权威或社会规范的限制。按照道德发展水平的不同分为以下两个阶段：

（1）社会法制观念取向（social contract legalistic orientation）：又称社会契约取向阶段。人们认为道德法则只是一种社会契约，并非一成不变，可以应大多数人的要求而修订，并将社会行为准则内化，在没有他人监督时，能够自觉遵守规章制度。

（2）普遍的道德原则取向（universal ethical principle）：又称放之四海皆准的价值观念取向，道德

Note:

行为的理由是达到公正,避免自责。个体将普遍的道德原则内化,根据自己的人生观念及价值观,对某些抽象的、超越法律的普遍原则有了较明确的概念,如公平、正义、尊严等。个体认为人必须以自己高尚的道德标准及行为为他人做出榜样。

科尔伯格指出,道德的发展依照这六个阶段依次进展,虽然人的道德发展水平与年龄有一定关系,但由于个人的遗传、社会环境及道德观念的不同,人的道德观念形成的时间并不完全相同,不是所有人都能达到最高水平。

（二）科尔伯格的道德发展理论在护理中的应用

科尔伯格的理论有助于护士了解儿童道德观念的发展规律,在护理过程中针对不同时期儿童道德发展的水平适时地教育儿童,使其遵守社会规范,并指导家长帮助儿童形成良好的道德观念,促进儿童的道德发展。

1. 前习俗道德期此期儿童处于道德他律期,护士可适当利用权威,并通过适时的精神和物质奖励,对其提出的合理要求给予适当的承诺等方式,让患儿配合治疗和护理过程,遵守医院的规则。

2. 习俗道德期此期儿童处于道德循规期,护士有必要向儿童说明必要的规章制度,对其好的行为给予鼓励和赞赏,促使儿童按照规章制度指导自己的行为,这样不仅有利于其道德观念的形成和发展,而且有利于儿童服从治疗方案和医院的规章制度。

3. 后习俗道德期此期个体处于道德自律期,已经形成了自己的是非标准和价值观念,护士应给予充分的信任和选择的机会。

第四节　其他发展理论及其在护理中的应用

近半个世纪以来,随着科学的不断进步和社会发展的持续演进,发展心理学理论近些年来有较多进展,一些新兴的发展理论也开始备受关注,对促进对人的发展的理解和研究起到了积极的推动作用。本节主要简介几种对护理实践有较好借鉴和指导意义的新兴发展理论的主要观点及其在护理中的应用,包括毕生发展观、依恋理论和生态系统理论。

一、毕生发展观

早期的发展观强调个体从出生到青春期(特别是婴儿期)这段时间的变化较大,成年期几乎没有变化,老年期则只有衰老和退化。近些年来,人均寿命的增长使得毕生发展观日益受到关注,并已成为当今发展心理学的主流观点。毕生发展观(life span development)认为,发展是贯穿整个生命过程的运动或变化模式,是生理过程、认知过程、社会情感过程交互影响的产物。

（一）理论的主要内容

以德国心理学家保罗·巴尔特斯(Paul B. Baltes, 1939—2006)为代表的心理学家提出了毕生发展观的基本观点。

1. **发展是终身的**　这是毕生发展观的核心思想,强调发展是贯穿一生的连续过程,发展的过程从生命孕育开始,一直持续到生命结束,每一个年龄阶段都有自己的任务和独特要求,每个阶段发生的变化对未来发展变化有同等重要的影响。

2. **发展是多维的**　发展包括生物、认知、人格和社会情感等维度,每个维度又有多个成分,如认知维度包含注意、记忆、思维、信息加工、社会智力等;同时,每个维度的发展速度不同,如婴幼儿期的生物发展、儿童期的认知发展、成年期的社会情感发展都呈现特定阶段的优势发展。

3. **发展是多向的**　发展不仅仅是向上发展,在每一个阶段,发展都是成长与衰退并行的过程,发展的每个维度是多方向的,一些维度或其组成会扩大,另一些则会缩小。如老年人的记忆力、力量等面临衰退,但他们可以依靠更多的经验和阅历发展更好地解决问题。

4. 发展是可塑的　可塑性指改变的能力,个体每个阶段的发展都是可塑的,很多能力如记忆、思维、力量等可以通过训练或实践得到提高;但可塑性因人而异,不同发展内容在不同年龄阶段的可塑性也各不相同。

5. 发展是情境性的　所有的发展都发生于一定的情境之中,诸如家庭、学校、城市、国家等。情境会受到历史、经济、社会和文化因素的影响,因此,发展是受多种情境因素综合作用的结果。其中,年龄阶段、历史阶段、生活事件对个体发展起着重要的影响。年龄阶段的影响是指与年龄密切相关的事件对个体发展的影响,如多数人 1 岁开始走路、6 岁入学等。历史阶段影响是指特定时代特征对个体的影响,如战争、经济大萧条等。生活事件是指对个体生活有重大影响的非常规事件,如遭遇火灾、疾病、丧亲等。

6. 发展是成长、维持和损失管理三者的统一　发展通常涉及成长、维持和损失管理这三个要素的冲突与竞争,不同阶段的优势发展目标此消彼长、相互依存。如青少年期前以成长为主,到中老年期以维持和损失管理为主,当中老年人意识到记忆能力下降时,可利用外在支持、运用思维策略等来维持和管理记忆能力。

他 山 之 石

积极老龄化

人口老龄化是当今世界面临的共同挑战。2000 年,我国 65 岁及以上人口比重达到 7%,中国开始步入老龄化社会。2021 年第七次全国人口普查显示,我国 65 岁及以上人口比重增至 13.50%,人口老龄化程度持续加深。如何认识和应对人口老龄化带来的诸多问题已成为全球性的重点关切问题。积极心理学在 20 世纪末期的盛行推动了老龄理论的相继发展,为积极老龄化的提出奠定了基础。2002 年,WHO 发布《积极老龄化:政策框架》,提出积极老龄化(active ageing)是指老年人不仅能够保持身体和心理的良好状态,还能积极参与政治、经济、精神文化等社会活动中,为社会创造价值,同时也能在需要帮助的时候得到社会保障,通过这种良性循环来提高老年人的生活质量。积极老龄化基于全生命历程视角,以"健康""参与""保障"作为基本原则,致力于提升老年群体的生活质量,强调老年群体不仅是社会发展的受益者,也是积极的参与者和贡献者。因此,积极老龄化已成为国际社会应对 21 世纪人口老龄化问题的新理论、新框架和新战略。

（二）毕生发展观在护理中的应用

毕生发展观对护理实践有重要指导意义。首先,毕生发展观帮助护士认识到各个年龄阶段都有其特定的发展优势,护士在照护处于不同发展阶段的护理服务对象时,应充分发挥其发展优势,施以符合其身心发展特点的整体护理。其次,帮助护士认识到老年期不只有衰退和丧失,应指导帮助老年患者正确认识衰老和疾病,充分发挥老年期的发展优势,实现积极老化。此外,帮助患者特别是慢病患者认识到疾病并不全是损失,个体在经历疾病带来损失的同时也会获得经验和成长,护士应帮助患者主动参与健康的损失管理,充分发挥个体的发展可塑性,努力维持特定发展条件下的健康水平和生活质量,并获得新的成长与发展。

二、依恋理论

依恋(attachment)是人对生活中特定人物的一种强烈而深刻的情感联结,英国心理学家、精神病学家约翰·鲍尔比(John Bowlby,1907—1990)首先将依恋应用到婴儿与养育者的情感联结中,指出婴儿在出生后通过与主要养育者互动而发展出亲密的、安全的依恋关系,为其自身的生存和发展奠定了基础。

（一）理论的主要内容

1. 依恋形成的四个阶段　鲍尔比指出婴儿依恋的形成一般需经历四个阶段。

Note：

（1）前依恋阶段:0~2个月,婴儿尚未形成依恋,不介意被留在陌生人身边。

（2）正在形成依恋阶段:2个月到6~8个月,婴儿开始对熟悉的养育者做出不同的反应,但在与养育者分开时尚不表现出抗拒。

（3）明确的依恋阶段:6~8个月到18~24个月,对熟悉的养育者的依恋非常明显,当他们依赖的养育者离开时会出现分离焦虑(separation anxiety),表现出烦躁不安。

（4）双向关系的形成:18~24个月以后,表征和语言能力的发展使婴儿开始理解父母的离开和返回,对父母离开的分离反应减少。鲍尔比认为通过这四个阶段婴儿与养育者建立起一种持久的情感联结,并把它当作安全基地。

2. 依恋模式　个体婴儿期与主要养育者的互动过程会促使个体形成相对稳定的依恋模式,主要包括四种类型。

（1）安全型依恋:婴儿把母亲当作安全基地,母亲离开时会反抗或哭泣,母亲返回时会积极寻求亲近。他们是合作的,相对较少生气。

（2）回避型依恋:母亲离开时很少会哭,母亲返回时避免与母亲亲近。

（3）拒绝型依恋:分离前婴儿寻求与母亲的亲近,母亲离开时会大哭,母亲返回后婴儿表现出生气、拒绝行为。

（4）混乱型依恋:婴儿表现出困惑、矛盾或混乱的行为,这是最不安全的依恋模式。

早期在婴儿与父母之间形成的情感联结在个体长大后延伸到伴侣及其他人际关系中,即影响成人期的行为,包括攻击、友谊、工作满意度、亲密关系等。早期具有不安全型依恋模式的个体成年后常会表现出更高的社交焦虑、社会适应不良、情绪调节障碍等。但婴儿期和童年期缺乏健康依恋也可通过后期重置成人期及之后的健康关系得以克服。成人依恋是指个体与身边的重要他人互动过程中,会形成某种特定的心理特征,即"内部工作模式"。成人依恋的实质是个体在依恋关系体验中形成对自我和重要他人的认知,影响个体在人际关系中对自我是否值得被爱以及他人是否值得信任的判断,并对个体未来人际关系的构建、性质以及相关反应产生影响。

（二）依恋理论在护理中的应用

依恋理论对临床护理特别是儿科护理有重要指导意义。患儿因住院手术等原因常不得已需与其父母分离,容易造成皮肤饥饿、分离焦虑等不安全依恋的表现,进而影响其未来的心理健康与人格发展;护士应尽可能为父母陪伴创造条件,多触摸、拥抱与母亲暂时分离的年幼患儿。近年来,抚触护理不但在新生儿护理领域获得广泛认可,在成人护理领域如疼痛护理、情绪调节、睡眠促进、老年认知改善等领域也获得诸多有益推进。

知 识 拓 展

成人依恋量表

成人依恋量表(Adult Attachment Scale,AAS)是目前广泛认可的成人依恋测量工具,常用于测量成人亲密关系、伴侣关系等。AAS于1900年由Collins等编制,包含焦虑、亲密和依赖3个分量表,每个分量表各包含6个条目,共18个条目。焦虑维度代表个体对被抛弃或不被喜爱的担心程度;亲密维度代表个体与他人接近并保持亲密关系的舒适程度;依赖维度代表个体感觉需要帮助时能够有效地向他人寻求帮助的依赖程度。该量表采用Likert 7级评分法,从"完全不相符"到"完全相符"分别计1~7分,根据得分情况可以分为恐惧型(高焦虑、高回避)、痴迷型(高焦虑、低回避)、淡漠型(低焦虑、高回避)和安全型(低焦虑、低回避)。

三、生态系统理论

俄裔美籍心理学家尤里·布朗芬布伦纳(Urie Bronfenbrennner，1917—2005)提出的个体发展的生态系统理论(the bioecological theory of human development)(图6-1)是一个揭示个体与周围环境相互作用的宏观发展理论,强调自然生态是个体发展的主要影响因素,人和环境一起形成了一整套相互依赖、相互影响、双向互动的系统,这些系统之间、系统与个体之间相互作用,最终影响人的发展。

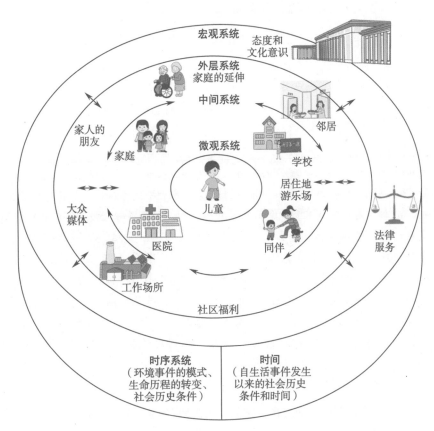

图 6-1　布朗芬布伦纳的个体发展的生态系统理论

(一) 理论的主要内容

布朗芬布伦纳提出有五个层级的环境系统同时影响着个体的发展。

1. **微观系统(microsystem)** 是最内层环境,指个体生活的环境,包括个体的家庭、同伴、学校等。微观系统对个体发挥直接影响,个体也会主动建构环境并影响微观系统中的他人,个体和环境存在双向互动关系。

2. **中间系统(mesosystem)** 指微观系统之间的相互联系和内在关系。如和父母建立了和谐关系的孩子很容易被同伴接受,即体现了家庭经验和同伴经验的相互联系。

3. **外层系统(exosystem)** 指个体发展虽不身处其中,但会直接或间接影响个体发展的环境。如父母的工作场所、社区的健康服务机构、学校经济投入等都是影响孩子发展的外环境。

4. **宏观系统(macrosystem)** 是最外层的系统,指文化、社会阶层关系等,宏观系统是一个影响广泛的意识形态系统。

5. **时序系统(chronosystem)** 为上述系统加上了时间维度,代表了个体世界的稳定与变化程度。包括家庭结构、居住环境或父母就业情况的变化等,也包括社会历史事件对个体的影响等。

Note:

（二）生态系统理论在护理中的应用

个体发展的生态系统理论对理解个体如何影响环境并受环境影响起到积极促进作用。在护理实践领域,生态系统理论有助于护士在护理评估时充分考虑环境系统对患者健康的可能影响,并充分利用个体生态系统的积极作用指导护理措施的制定;在护理管理领域,可借鉴生态系统理论从个体、科室环境、医院文化、社会政策等系统层面共同构建和谐护患关系;在护理科研领域,近年来运用生态系统理论指导临床护理干预方案构建,已在慢病管理及延续护理服务研究中开始探索。

研 究 证 据

基于生态系统理论的白血病患儿家庭管理干预研究

白血病是发病率最高的儿童恶性肿瘤,患儿家庭作为一个整体能否将疾病管理融入日常生活在很大程度上影响着患儿的治疗与康复。生态系统理论注重把个体放到环境中加以考察,从全新的角度理解分析复杂的环境系统对个体心理和行为的影响。林楠等(2019)运用生态系统理论构建了白血病患儿家庭管理干预策略,运用类实验研究设计对住院的99例白血病患儿家长进行了家庭管理干预研究。对照组(52例)接受常规治疗和护理。实验组(47例)在对照组的基础上,由干预团队提供基于生态系统理论的家庭管理干预,包括:基于微观系统(患儿家庭、医护团队、病友团)的家庭任务调整、疾病照护指导、同伴交流;基于中间系统(患儿家庭与医护团队之间的联系、患儿家庭与病友团之间互联)建立和维护信任关系,提供心理支持;基于外层系统(家长的工作单位、在读患儿的学校和社会志愿团体)寻求单位和学校支持,提供社会支持;基于宏观系统(医疗卫生保健政策、基金福利体系、疾病认知)介绍福利体系、树立正确的疾病观念等。研究结果发现:干预前两组一般资料比较,差异无统计学意义($P>0.05$);在干预后第4周和第8周实验组疾病管理能力、正性情绪、客观支持、主观支持和社会支持总分均优于对照组,差异有统计学意义($P<0.05$)。结论:基于生态系统理论的白血病患儿家庭管理干预能有效提高白血病患儿家长疾病管理能力,正向调节家长情绪,改善白血病患儿家庭的社会支持,帮助家庭更好地应对疾病。

每个人在自己的生命历程中都会经历一定的发展阶段,但受各种内外环境因素的影响,每个人的发展阶段的速度及特点各不相同。学习发展的相关理论有助于护士了解生命过程中不同阶段的发展特点,从而为个体提供符合其发展特点的整体性护理,以促进个体身心健康发展。

（叶旭春）

思 考 题

1. 一位8岁的一年级女孩因"肺炎"被送至入院,其母亲陪伴照顾,孩子不愿意配合治疗,经常哭闹。

请思考:

（1）护士应如何处理?

（2）请运用相关发展理论解释孩子的行为,并据此理论提出相应的应对措施。

2. 林某,男,初三学生,2个月后面临中考,因在校踢球时摔伤致右下肢胫骨骨折,入院行"胫骨骨折钢板固定术"后第2天,患者父母轮流陪伴,患者主诉疼痛,担心中考,心情烦躁,平常住校,周末回家,和父母少有沟通。

请思考:

请运用相关发展理论解释患者的行为,并据此理论提出相应的应对措施。

Note:

3. 赵某,男,62 岁,因"心肌梗死"入院。患者 2 年前退休,之前在单位从事人事管理工作,老伴 1 年前因"脑出血"突发过世,平常情绪低落,其女儿在国外工作学习,平时每周和父亲电话联系,每年回家探亲 1 次。此次住院主要是患者姐姐及护工陪护,患者多次表示,"人老了很没意思,尽给别人添麻烦"。

请思考:

请运用相关发展观点,解释患者当前的发展特点,并运用其理论观点指导对该患者的护理。

URSING
第七章

压力学说及其在护理中的应用

07章 数字内容

学习目标

- 认识与记忆：
  1. 列举压力源的分类。
  2. 简述常见的压力反应。
  3. 简述压力适应的层次。
  4. 列举患者的压力源。
  5. 列举护士工作的压力源。
- 理解与分析：
  1. 解释以下名词：压力、压力源、压力反应、适应、应对、工作压力的概念。
  2. 描述与压力有关的常用学说。
  3. 阐述压力适应的特点。
  4. 举例说明压力与健康、疾病的关系。
- 综合与运用：
  1. 根据压力的概念及相关理论，提出护理专业学生的压力应对策略。
  2. 针对具体病例，对患者的压力进行全面评估，分析患者的压力源并提出预防及应对压力的策略。
  3. 结合护士的工作压力源，提出护士工作压力的应对策略。

———— 开卷有益 ————

　　2016 年里约热内卢奥运会上,中国女排夺冠之路困难重重。面对 8 年来对阵巴西女排 18 连败的巨大压力,中国女排在先失一局后逆转翻盘,爆冷战胜巴西队。此后则一路高歌猛进,连续击败曾在小组赛输过的对手荷兰队和塞尔维亚队,最终在时隔 12 年后再次拿下奥运冠军! 人生路上,我们会像中国女排一样遇到各种赛事,如经历高考、参加比赛、第一次离家住集体宿舍等,我们会紧张、失眠,甚至不知所措,其实这是面对压力时的身心反应。面对压力,我们该如何应对,把压力变为动力,拿到人生的金牌? 又该如何应用压力理论来帮助患者? 本章将帮你揭开“压力”的神秘面纱,认识压力、了解压力、应对压力,运用相关的理论和知识帮助护理对象和自己更好地预防及应对压力,促进身心健康。

　　压力普遍存在于我们生活的方方面面。每个人在一生中都会经历不同形式的压力,尤其是处在当前经济、科技、文化等高速发展的社会中,压力已成为无法避免的现象,成功的喜悦、失败的苦痛、人生的悲欢离合以及生活中大大小小的事件,使压力随时与人们相伴。适应压力就会身心平衡;否则,就可能会身心失衡,甚至出现疾病。学习有关压力的理论及知识,可以帮助护士全面评估护理对象的压力,采取恰当的措施帮助他们减轻压力和提高适应能力,从而促进其身心健康。

第一节　概　　述

　　压力是一种跨越时间、空间、人格与文化的全人类经历。通过了解压力、压力源及有关概念,可以帮助人们正确理解压力,明确压力的意义。

一、压力的概念

　　压力(stress)一词来自拉丁文 stringere,原意为紧紧地捆扎或用力地提取。中文对 stress 一词的翻译有三种:压力、应激和紧张,本书根据专业的需要选择“压力”这一翻译。

　　压力的概念最初应用于物理领域,1936 年加拿大科学家汉斯·塞里(Hans Selye,1907—1982)首次将“压力”运用于医学研究领域。20 世纪 50—60 年代,以理查德·拉扎勒斯(Richard S. Lazarus,1922—2002)等为代表的心理学家进一步发展了压力概念,随后更多学科从不同的角度对压力进行了探讨,并提出了不同的观点和学说。目前普遍认为压力是个体对作用于自身的内外环境刺激做出认知评价后,引起的一系列生理及心理紧张性反应的过程。这一定义将压力看成一个动态的过程,从刺激、认知评价及反应三个环节来研究、探讨压力过程。

　　1. 刺激　将压力作为自变量加以探讨,重点研究能够引起压力反应的刺激物的特点,如从各种日常生活事件中研究能引起心理紧张及不良情绪的因素,以控制或减少这些因素对人的影响,减轻个体的压力反应。

　　2. 认知评价　将压力作为一种中介变量,即将压力看成是介于刺激与压力反应之间的一种状态,探讨调节刺激物与压力反应之间的心理中介因素。此观点强调在压力反应中的主导作用是认知评价,认为压力不是环境刺激的直接结果,而是环境刺激通过人的认知评价,认为它属于紧张性的刺激物时,才能引起压力反应。因此,压力是人对环境刺激的认知评价后的产物。

　　3. 反应　将压力视为因变量,认为压力是刺激物作用于人以后所产生的一种反应状态。重点研究在压力状态下人的生理、心理、行为等方面的反应。

二、压力源的概念

　　压力源(stressor)是指任何能使个体产生压力反应的刺激因素,是压力产生的原因,会诱发人体的压力反应和压力体验。按照压力源的性质,可以分为以下四类:

1. **躯体性** 指直接作用于躯体而产生压力作用的各种刺激物,包括理化因素、生物因素和疾病因素,如高温、强光、噪声、机械损伤、微生物等。此外,躯体本身的某些生理变化过程如月经、衰老及生物节律的变化也属于此类。

2. **心理性** 主要指来自大脑中的紧张信息而产生的各种心理挫折和心理冲突。这些心理压力源会从不同程度使人产生心理压力。心理挫折是指个体在从事有目的的活动过程中遇到障碍和干扰,致使个人动机不能实现、需要不能满足时的情绪状态。如高考填报志愿时,自己的想法与父母意见不统一。心理冲突是指在一个人的心里有两种或两种以上不同方向的动机、欲望、目标和反应同时出现,由于无法同时满足而引起的紧张情绪。如大学生毕业时既想工作又想升学等。

3. **社会性** 指各种社会现象及人际关系而产生的刺激,大致可分为灾难、重大生活变故和日常冲突三种类型。灾难包括战争、动乱和自然灾害等;重大生活变故包括亲人离世、失业、结婚或离婚等;日常冲突包括人际关系紧张、家庭矛盾、找不到重要证件等。社会性压力源范围极广,是人类生活中最为普遍的一类压力源。

4. **文化性** 指个体从熟悉的文化环境到陌生的文化环境后,由于语言、风俗习惯、信仰、社会价值观念等方面的改变而引起的冲突和挑战。

需要注意的是,由于压力源种类繁多,且许多压力源之间还存在交叉关系,因此较难进行严格分类。上述内容仅对压力源性质进行了分类,便于护士识别护理对象的压力源,并进行针对性护理。此外,压力源能否对个体造成压力是多因素综合作用的结果,如当时所处的情景、压力源的性质与数量、个体本身的感受、采用的应对方式以及拥有的支持系统等因素。

三、压力的意义

压力对个体具有积极及消极的双重作用。一方面,人适应外界环境不可缺少压力;另一方面,压力过大过久会损伤人的身心健康。

（一）积极作用

压力是一切生命生存与发展所必须的,适度的压力对人具有一定的积极作用,具体表现为:

1. **适度的压力是维持正常身心功能的必要条件** 如果没有与压力相应的生理及心理反应,个体就不会成长,生命活动甚至会停止。例如,如果没有与"缺氧"有关的压力反应,人将会因缺氧而死亡。

2. **适度的压力有利于提高人体的适应能力** 若个体经常面对适度的压力,其适应能力不仅能被激发,还会在应对压力的过程中不断巩固与提升;反之,若个体经常处于压力较少的环境,则适应能力降低。例如,一个在儿童时期娇生惯养的孩子,长大成人后适应社会环境的能力将会受到一定的影响,并易受各种刺激的伤害。

3. **适度的压力能使机体处于应对的警觉状态** 适度的压力可以提高机体的警觉水平,促使人们做好应对各种挑战的准备,以更高的热情和积极的态度努力完善自我。

（二）消极作用

突然而强烈的压力或持久的慢性压力既可以降低机体对致病因素的抵抗力,也可以损害人的社会功能,甚至导致躯体或心理疾病。具体表现为:

1. **突然而强烈的压力影响社会功能** 当个体无法应对突然而强烈的刺激时,会产生一过性生理紊乱或心理障碍,从而影响人的社会功能。如在求职面试时,考官临时要求应试者进行一项技能操作,应试者由于毫无心理准备可导致其产生强烈的压力反应,出现心理障碍,表现为手足无措或张口结舌等,从而影响其正常能力的发挥。

2. **突然而强烈的压力影响心理健康** 突然而强烈的压力会造成个体的唤醒不足,使身心功能突然发生障碍。例如,突发的自然灾害、交通意外造成身体残疾或亲人离世,强烈的精神创伤可使个体产生抑郁、愤怒、绝望等消极情绪和多种躯体症状,个体可能因不恰当的应对方式而出现攻击性行为、自杀等。

3. 持久的慢性压力影响身心健康　当机体经受了持久的慢性压力后,易出现疲乏、适应力减弱、学习及工作效率下降等表现,进而影响个体的社会功能,是引发事故、药物依赖及自杀的主要原因之一。研究证明,慢性压力可导致人们认知能力下降,也会增加心脏病、癌症、脑卒中和慢性肺病的发病风险。

第二节　压力的相关学说及理论

从 20 世纪中期开始,压力作为联结社会心理事件与疾病之间的概念,成为许多学科研究的焦点,并出现了许多与压力有关的理论及学说,并被广泛应用到医学、心理学、社会学、护理学等领域。学习压力的理论或学说,对指导护士的临床护理实践及研究具有重要的意义。

一、塞里的压力与适应学说

加拿大著名的内分泌生理学家汉斯·塞里(Hans Selye,1907—1982)首先将压力的概念用于生物医学领域。他在研究中发现,个体在应对压力源时生理方面会出现许多反应,且面对不同的刺激,个体呈现出相同的生理反应,他称这种现象为不同刺激情况下的非特异性反应。塞里根据自己的研究提出了著名的"压力与适应学说",并于 1950 年出版了第一本专著《压力》。鉴于压力与适应学说的重要影响,塞里被称为"压力理论之父"。

（一）学说基本概念

1. 压力源　是指引起全身系统反应的各种刺激。

2. 压力反应　是指机体在受到各种内外环境因素刺激时所出现的紧张性、非特异性的反应。这种反应包括全身适应综合征及局部适应综合征。

（二）学说主要内容

1. 全身适应综合征（general adaptation syndrome，GAS）　是个体对压力源的全身性、紧张性、非特异性反应。塞里认为,个体面对压力源刺激所产生的全身性、非特异性反应涉及身体的各个系统,以神经和内分泌系统为主,下丘脑、垂体及肾上腺在压力反应中起重要作用(图 7-1)。

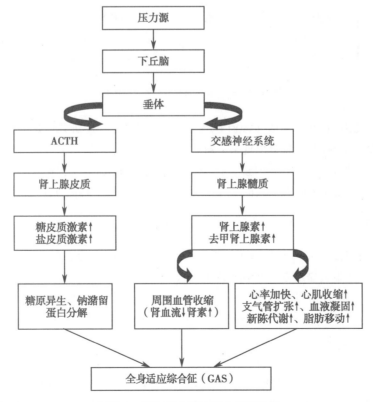

图 7-1　压力反应的神经内分泌途径

Note:

个体为了适应压力会出现一系列的生理反应,并按照一定的阶段进行,分为以下三期:

(1) 警戒期(alarm stage):当个体觉察到威胁激活交感神经系统而引起搏斗或逃跑的警戒反应。在压力源出现后很短的时间内,机体会产生一系列自我调节反应,如肾上腺素分泌增加、血压升高、血糖升高、白细胞数量增加,全身的血液集中供应心、脑、肺和骨骼肌系统等,这些反应持续时间可以从几分钟到数小时,其目的是唤起体内防御功能以维护内稳态。如果此阶段防御有效,则机体恢复正常生理活动。多数急性压力源都会在此阶段得到解决,使机体恢复内稳态。如果个体持续地暴露于有害刺激之下,在产生警戒反应之后,机体就会转入第二阶段。

(2) 抵抗期(resistance stage):此期以副交感神经兴奋及机体对压力源的适应为特征,机体通过增加合成代谢以满足压力反应所需要的能量,出现血糖含量和血压持续增加、肌肉更加紧绷且难以缓解等生理反应。如果个体不能有效控制外界刺激的作用,需要动员各种身心力量去对抗持续存在的压力源时,个体与压力源即处于抗衡阶段。如果压力源强度过大,人体的抵抗能力无法克服,则会进入第三个反应阶段。

(3) 衰竭期(exhaustion stage):当压力源强度较大、持续时间较长或出现了新压力源时,个体将进一步消耗能量,并动用更多资源去适应压力源。在此过程中,个体的抵抗力逐渐达到极限,机体也将出现各种身心疾病或严重的功能障碍。

塞里认为,个体对刺激的适应程度与自身应对能力、压力源的强度及持续时间有关。有机体拥有有限的适应能量,若能量被压力反应所耗竭,个体最终可因能量衰竭而死亡(图7-2)。

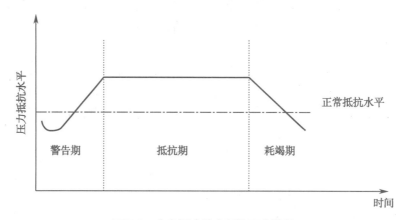

图7-2 全身适应综合征的三个阶段

2. 局部适应综合征(local adaptation syndrome,LAS) 在研究后期,塞里提出了此概念,认为机体在出现全身反应的同时,会出现某一器官或区域内的反应。

塞里的"压力与适应学说"对人类健康与疾病关系研究有重大贡献,但由于当时生物医学模式的局限性,该理论过分侧重压力状态下人的生理反应,而忽视了心理及其他方面反应。

二、拉扎勒斯和福尔克曼的压力与应对理论

理查德·拉扎勒斯(Richard S. Lazarus,1922—2002)是美国杰出的心理学家,现代压力理论代表人物之一,他和同事苏珊·福尔克曼(Susan Folkman)从20世纪60年代开始对压力进行了心理认知方面的研究,提出了压力与应对理论(Stress and Coping Theory),该理论最显著的特点就是强调认知因素在压力产生中的作用。拉扎勒斯于1989年获美国心理学会颁发的杰出科学贡献奖。福尔克曼于1997年对该理论进行了修订。

(一) 理论基本概念

1. 压力 是指个体与环境相互作用的产物,如果个体认为内外环境刺激超过自身的应对能力及应对资源时就会产生压力。因此,压力是由于内外环境需求与机体应对资源的不匹配,从而破坏了个

Note:

体的平衡所致。

2. 应对　指个体根据特定的内部和外部环境的要求,不断改变自身以努力适应这一特定环境要求的过程,包括评价压力的意义、控制或改变压力的环境、解决或消除问题、缓解因压力而出现的情绪反应等。

（二）理论主要内容

拉扎勒斯和福尔克曼认为,压力源作用于个体后能否产生压力,主要取决于两个重要的心理学过程,即认知评价及应对过程(图 7-3)。

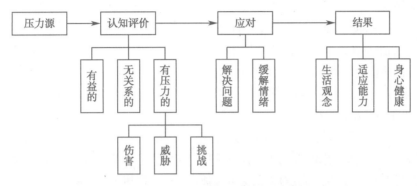

图 7-3　拉扎勒斯压力与应对理论图

1. 认知评价(cognitive appraisal)　是指个体觉察到情境对自身是否有影响的认知判断过程,包括对压力源的确定及思考,以及对自身应对能力的评价。认知评价过程中主要的心理活动包括感知、思考、推理及决策等。拉扎勒斯曾指出,压力的发生并不取决于具体的刺激或反应,而是发生于个体察觉或评估某种有威胁的情景之时。拉扎勒斯认为,认知评价包含三种方式:初级评价、次级评价及重新评价(图 7-4)。

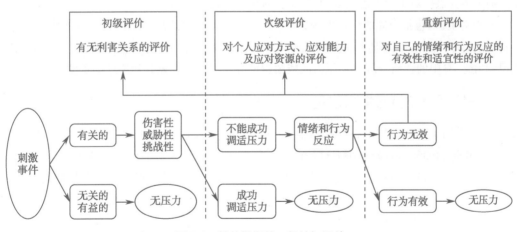

图 7-4　拉扎勒斯的三级认知评价

（1）初级评价(primary appraisal):是对事件本身以及个人意义的评估,即个体在某一事件发生时立即通过认知活动判断其与自己是否有利害关系。初级评价所要回答的问题是"我是否遇到了麻烦?"。评价结果有三种:与个体无关的(irrelevant)、良性-积极的(benign-positive)及有压力的(stress-ful)。当人感到环境中的事件对身体或心理会有伤害时,评价结果即为有压力的。压力评价包括以下三种。第一,伤害或损失性(harm or loss):是指已经体验到的损失或伤害。这种损伤对个人的身心健康或资源有较大的损害,如与配偶或孩子分离、亲人死亡、失业、破产、自尊心受损及患有各种严重的身心疾病等均属于此类;第二,威胁性(threat):是指尚未发生但预测会有的危害或丧失。当某一情景所要求的能力超过个人的应对能力时,就会发生威胁性评价;第三,挑战性(challenge):是指有一定的信心战胜压力,为成长提供机会。值得注意的是,不同的人对同一事件可以产生不同性质的评价,如同一事件可被一些人视为伤害性,也可被另一些人视为威胁性或挑战性。

（2）次级评价（secondary appraisal）：若初级评价结果为良性-积极的或有压力的,必须采取措施来控制局面,就需要进一步进行次级评价,即评价什么是可以并且能够做的。这是一个复杂的评价过程,包括个人应对方式、应对能力和应对资源的评价,目的是判定个人应对与事件之间的匹配程度。次级评价所要回答的问题是"在这种情况下我应该做什么?""我有哪些应对方案可以应用?","这个应对方案能否达到预期结果"等。次级评价可以改变初级评价的结果,如果相信自己能成功应对压力,压力就会减轻。

（3）重新评价（reappraisal）：是指个体对自己的情绪和行为反应的有效性和适宜性的评价,是一种反馈性行为。如果重新评价结果表明行为无效或不适宜,人们就会调整自己对刺激事件的次级评价甚至初级评价,并相应地调整自己的情绪和行为反应。

2. 应对（coping） 通过不断变化的认知和行为而努力管理特定的外部和/或内部需求,这些需求是被评估为重负或超过个体的资源。

（1）应对方式：包括以情绪为中心和以问题为中心的两种应对方式。一般情况下,当人们评价难以或不可能改变压力的环境条件时,更倾向于采用以情绪为中心的应对方式;若是这些条件被评价为可以改变时,则以问题为中心的应对方式更可能被运用。以情绪为中心的应对方式包括采取回避、疏远、选择性注意、积极比较、应用心理防御机制等策略。以问题为中心的应对方式则通常会努力寻找解决方案,积极采取行动、寻求信息及帮助等。因此,应对的最重要的两个功能就是解决问题和调节情绪。

福尔克曼在修订压力与应对理论时引入了"意义应对方式"这个概念,即以意义为中心的应对方式。这种应对方式是指,当个体无法缓解压力时,可以利用自己的信仰、价值观和生存目标等有意义、积极的因素来激励自己应对压力和维持幸福感。意义应对能激发个体产生积极情绪并进行再评价,从而帮助个体提供应对压力所需的动力,以维持对压力的长期应对。

（2）应对资源：包括个体的特性资源、社会支持和物质资源。其中个体特性资源包括健康与精力（身体资源）、积极信念（心理资源）、问题解决和社会技能（胜任力）等。很多情况下,人们受到个人价值观和信念、有限的物质资源以及压力的威胁程度等影响而没有充分利用这些资源。

三、霍姆斯及拉赫的生活改变与疾病关系学说

1967 年,美国华盛顿大学精神病学家托马斯·霍姆斯（Thomas Holmes,1918—1988）和理查德·拉赫（Richard Rahe,1936—）开始对压力进行定量研究,他们将生活中对能促使个体激活相应压力源的事件称为生活事件（life events）,并提出了生活事件与疾病关系学说。研究过程中他们发现,生活事件是需要生理和心理两方面进行适应的压力。个体在适应生活事件时,需要消耗能量以维持机体内部恒定状态。如果个体在短期内经历较多的生活事件,不论是喜是忧,都会使身体内部失衡,甚至因机体能量过度消耗而导致疾病。与生活事件明显相关的疾病有心肌梗死、猝死、脑卒中、运动损伤、结核病、工伤事故、白血病、糖尿病等。

霍姆斯和拉赫将人类的主要生活事件归纳为 43 种,用生活变化单位（life change unit,LCU）来表示每个生活事件对人影响的严重程度,编制了社会再适应评分量表（social readjustment rating scale,SRRS）,具体内容见表 7-1。

SRRS 于 1976 年发表后,主要用于收集个体在近一年内经历的生活事件数目,用量化方式评估其生活变化的程度,以推断个体患病的概率。霍姆斯和拉赫通过对美国 5 000 多人的调查发现,LCU 与疾病发生密切相关,若人们一年内 LCU 不足 150 分,提示次年基本健康;若 LCU 为 150~300 分,提示次年有 50% 的概率可能患病;若 LCU 累积超过 300 分,提示次年患病的可能性为 70%。

表 7-1　社会再适应评分量表

生活事件	生活变化单位（LCU）	生活事件	生活变化单位（LCU）
1. 丧偶	100	23. 子女离家	29
2. 离婚	73	24. 姻亲间的不愉快	29
3. 夫妻分居	65	25. 个人的突出成就	28
4. 入狱	63	26. 配偶开始上班或失业	26
5. 家庭成员死亡	63	27. 开始上学或终止学业	26
6. 受伤或患病	53	28. 生活条件的变化	25
7. 结婚	50	29. 个人习惯的改变	24
8. 被解雇	47	30. 与上司发生矛盾	23
9. 复婚	45	31. 工作时数及条件变化	20
10. 退休	45	32. 搬家	20
11. 家庭成员患病	44	33. 转学	20
12. 怀孕	40	34. 娱乐方式的改变	19
13. 性生活问题	39	35. 宗教活动的改变	19
14. 家庭添员	39	36. 社交活动的改变	18
15. 调换工作岗位	39	37. 借贷一万元以下	17
16. 经济情况的改变	39	38. 睡眠习惯的改变	16
17. 好友死亡	37	39. 家人团聚次数的改变	15
18. 工作性质的改变	36	40. 饮食习惯改变	15
19. 夫妻不和睦	35	41. 休假	13
20. 借贷一万元以上	31	42. 圣诞节	12
21. 丧失抵押品的赎取权	30	43. 轻度违法事件	11
22. 职别变动	29		

　　这里需要指出的是，霍姆斯和拉赫的研究忽视了社会文化因素以及个体差异性。其实生活事件只是环境中的诱发因素，个体是否真正出现压力反应还取决于其在不同社会文化背景下，不同的人对同一生活事件的认知评价。20世纪70年代以后，压力与生活事件的研究者对SRRS内容进行了一些调整，并补充了针对儿童、青少年和老人的量表。此外，研究者们还发现，虽然环境压力源与疾病的发生总是存在某种联系，但值得注意的是，总有不少人在面临恶劣、有害的压力事件时并不患病，这使得探寻非易感性现象原因的研究成为考察致病生活事件作用的一个核心焦点。

第三节　压力的适应

　　有效缓解压力将有助于提升个体的健康水平。当压力源作用于人体后，人会产生一系列的身心反应来适应及应对压力源，以维持机体的内稳态。此外，个体还必须使用一定的技巧来应对压力源以适应内外环境的变化。

一、适应的概念

　　适应（adaptation）一词来源于拉丁文"adaptare"，意为使配合或适合。道氏医学词典对适应的解

Note：

释为"生物体以各种方式调整自己以适应环境的一种生存能力及过程"。适应是一个动态的、复杂的过程，包括采取各种措施以调整机体的各个方面使其适应压力源的改变，是区别有生命机体和无生命物质的一个重要特征。

人类作为一种社会生物体，比其他生物对压力的适应过程更为复杂，所涉及的范围也更广，它包含了生理、心理、社会文化及技术四个层面的适应。

二、适应的层次

（一）生理适应

1. 生理反应 压力的生理反应涉及机体的各个组织器官（已在第二节塞里的压力与适应学说中进行描述），需要指出的是，塞里的压力与适应学说较符合机体的急性压力反应。对于慢性压力，机体的生理反应及适应则是一种累积的效果。

2. 生理适应 是指当内外环境发生改变而影响人的内稳态时，个体以代偿性生理变化来应对刺激的过程。例如，个体的体温、血压、血糖等许多生理活动均呈昼夜节律性改变；在寒冷的环境下，体表血管收缩以减少散热。中国谚语"入芝兰之室久而不闻其香"即说明人的感觉会因刺激过久而迟钝，以适应环境的变化。

（二）心理适应

1. 心理反应 人在面对压力时的心理反应主要包括认知、情绪和行为反应。

（1）认知反应（cognitive reaction）：在压力的作用下，个体心理上内稳态遭到了破坏，导致认知能力发生改变。认知反应分为积极及消极的两种。积极的认知反应可以使人保持适度的警觉水平及情绪张力，注意力集中，对事物的敏感性增加，判断力及解决问题的能力有不同程度提高。这种积极的反应有利于机体对传入信息进行正确认知评价，选择积极应对策略，充分发挥个人应对能力。

知识拓展

积极心理学

积极心理学（Positive Psychology）是马丁·塞利格曼（Martin Seligman）与米哈里·契克森米哈顿（Mihaly Csikzentmihalyi）在20世纪末提出的，是从积极的角度来探索人、家庭乃至社会的一种新兴学科。积极心理学的核心理念是"以人为本"，与现代整体护理/全人护理模式的推崇充分契合。谢尔顿（Sheldon）和劳拉·金（Laura King）认为积极心理学是重点关注个体的发展潜能和美德等积极力量的科学，倡导对于个体的心理现象（例如焦虑、抑郁等消极心理）采取积极态度，帮助个体发现自身的积极力量来应对生活中的问题，提高自身幸福感。

消极的认知反应指个体情绪过度激动或抑郁，使其认知能力降低，不能正确评价现实情景及选择有效应对策略，具体表现为：

1）感知混乱：对重要事物感知迟钝，对不重要事物感知敏感。

2）判断失误：因注意力不集中，对数字、时间、地点、人物及事物等判断错误，分析问题和解决问题能力降低。

3）思维迟钝：逻辑思维及抽象思维能力下降，或固执地集中于一点。

4）非现实性想象：想象与现实脱节，或出现扭曲现实的反应。

5）行为失控：认知失去对行为的控制作用，甚至会出现认知与行为的分离现象。

6）自我评价丧失：出现身体心像及自我概念偏差，有时会出现病态的自负或自信。

（2）情绪反应（emotional reaction）：情绪是人喜怒哀乐的一种内心体验，具有被动性、多样性和个体性。人类面对压力源时主要情绪反应包括：

1）焦虑（anxiety）：是人们对即将来临的、可能会出现的危险或在做出某些重大决定时所体验的一种紧张和不愉快感。适度的焦虑可提高人的警觉水平，是一种保护性反应；过度焦虑则会妨碍个体正确认识、分析所面临的困境，从而难以做出准确判断和理性决定。焦虑的典型表现为紧张不安、面容紧绷、无法安静，做一些无意义的小动作，如反复搓手、来回踱步等。

2）恐惧（fear）：是个体面对威胁时产生的一种带有回避倾向的害怕感，属于人的本能性防御反应。引起恐惧的压力源一般为真实而具体的事件或人物。

3）抑郁（depression）：情绪低落、悲观绝望及无愉快的感觉。表现为自我评价降低，对日常生活缺乏兴趣，有自责倾向，多伴有食欲缺乏、睡眠障碍及躯体不适感等多种生理表现，甚至产生自杀倾向。

4）愤怒（anger）：是个体在受到挫折、自尊心受到威胁或伤害时所产生的过激反应。过度愤怒可使人丧失理智，失去自控力而导致不良后果，需要及时疏导。

5）敌意（hostility）：一种不友好的憎恨情绪，有公开性和隐蔽性两种表达方式。公开性表达为辱骂或讽刺；隐蔽性表达不易被察觉，如一个表面安静、不愿与别人交往的人，内心可能会对某人或某事具有强烈的敌意。

6）自怜（self-pity）：是个体对自己感到怜悯及惋惜的情绪，表现为悲哀、缺乏安全感、抱怨不断等。

（3）行为反应（behavioral reaction）：在压力作用下，个体不仅会产生一些情绪反应，同时也会出现行为的改变。常见的行为反应有敌对与攻击、逃避与回避、饮食习惯改变、采取拖延政策、增加饮用刺激饮品、频频抽烟、滥用药物，甚至产生自杀行为。

2. 心理适应　是指人在遇到心理性压力源时所采用的一种有目的的应对方式，以减轻焦虑、紧张不安等感觉。心理适应的目的在于应对或缓解紧张的情绪。

一般而言，心理适应主要指恰当运用心理防御机制（psychological defense mechanisms）而产生的适应。心理防御机制由弗洛伊德首先提出，属于精神分析学范畴。心理防御机制又称心理防卫机制或自我防御机制（ego defense mechanisms），是指人们在面对压力源时，采取的自我保护性心理策略，以减轻焦虑、紧张和痛苦。心理防御机制的常见类型及内容如下：

（1）否认（denial）：对已经发生但又无法接受的事实潜意识地加以拒绝，拒绝承认负性体验的存在，借以逃避心理上的痛苦。

（2）投射（projection）：又称外射，将自己一些不良动机、欲望或感受完全归咎于他人，以解脱自己，维护自尊。

（3）退化（regression）：是人在遇到困难或挫折时暂时脱离现实、恢复早年幼稚的倒退性行为，以应对现实，满足自己的需要及欲望。

（4）幻想（fantasy）：在遭遇挫折、困难无法克服时，用想入非非、做白日梦的方式来逃避现实，减轻痛苦。

（5）合理化（rationalization）：又称文饰作用，用有利于自己的理由为自己辩解，将面临的窘迫处境合理化，以掩盖或解释自己的行为动机或结果，有好恶、抱怨及需要三种类型。好恶型指以自己的好恶为理由而掩盖不足，以维护自尊，如"酸葡萄效应"；抱怨型指将自己的过失归于客观原因，以推卸责任，减轻内疚，如"难题效应"；需要型指将自己的行为动机归为当时的需要，以解脱自己，如"甜柠檬心理"。

（6）反向形成（reaction formation）：极力否认自己所忌讳的动机及行为，采取与自己动机完全相反的态度及行为，以掩盖自己本来的愿望。

（7）转移（displacement）：将一种情绪、欲望或态度从一个目标转移到另一个可以接受的目标上。

（8）压抑（repression）：将不能被意识所接受的感情、思想及冲动潜意识地加以抑制。

（9）认同（identification）：有意识或潜意识地接受并效仿所仰慕的人的优良品质及其成功的经验

和方法,促使自己的思想、目标和言行更加符合社会的要求,从而增强自信心。

（10）压制(suppression):用理智的力量去控制自己的情绪及心理需求。

（11）补偿(compensation):在实现既定目标的过程中由于主客观条件的限制或阻碍,使得既定目标无法实现时,设法以新的目标代替原有目标,实现"失之东隅,收之桑榆"的目的。

（12）幽默(humor):当面临尴尬局面、遭遇挫折或身处逆境时,使用比喻、夸张、寓意、自嘲等来化解窘迫的处境、维护心理平衡。

（13）升华(sublimation):确立一个比较崇高的、具有创造性和建设性的目标,借以弥补因受挫而丧失的自尊心和自信心,减轻内心的痛苦。

（三）社会文化适应

社会适应是指通过调节自己的个人行为,以适应社会的法规、习俗及道德观念的要求。文化适应是指通过调节自己的行为,使之符合某一特殊文化环境的要求。

社会文化适应有积极与消极之分。积极的适应包括保持与社会环境的接触及对社会环境的兴趣,维持良好的人际关系,积极寻求各种社会支持,适当地改变自己原有的价值观念等,以利于提高自己的社会文化适应能力。消极的社会文化适应表现为脱离与社会的接触,丧失对人或事物的兴趣,人际关系紧张或冷淡,放弃自己所承担的社会责任,不能正常地工作及生活,对各种社会支持抱否定态度,不能随环境的改变而适当地改变自己,降低了个人的社会文化适应能力。

（四）技术性适应

人类在使用文化遗产的基础上不断进行技术革新和创造,新技术改变了我们的周围环境,并控制了自然环境中的许多压力源,但不幸的是,先进科学技术在帮助人类的同时,也产生了许多新的压力源,如水、空气和噪声的污染等。又如遇到干旱天气,人类可应用科学技术实施人工降雨,这种技术虽然有助于农作物的生长,却会给交通运输造成不便,人类就需要适应这种连带影响。因此,技术性适应是指人类对先进科学技术造成的新压力源的适应。

第四节　压力的预防及管理

虽然人类社会生活中压力无处不在,但通过对压力的预防及管理可以减少或避免压力对个体的不良影响,有利于保持个体健康及维护社会安宁。

一、压力的预防

压力虽然广泛存在,但如果能够正确处理好生活、学习、工作中的各种事宜,仍可以减少甚至避免压力的产生或压力的刺激。

（一）正确认知评价压力

认知评价是压力过程的重要中介变量,不同的价值观有不同的评价,并会引起不同的反应。拉扎勒斯指出:"有效化解压力的关键在于对压力的积极评价。"正确评价压力的方法包括:

1. **认识到压力的必然性**　人生不如意事十有八九,追求没有压力的社会是不切合实际的。

2. **认识到压力的必要性**　压力常会成为潜能释放的催化剂。

3. **采用积极的认知方式**　在看到事物不利方面的同时也要看到有利的方面以增强自信。此外,当发现身边有人比你压力更大、烦恼更多时,你心里会感到轻松许多。

4. **积极迎接变化**　寻求稳定是人的本性,但变化是世界发展的永恒主题,既然变化无可避免,与其消极抵抗,不如积极迎接。

5. **正确评价自己**　客观认识自己,接受自己,欣赏自己。

6. **正确认识和对待周围事物**　培养积极的生活、学习和工作态度,以平常心笑看得失,可有效提高对心理压力的应对能力。

Note:

知识拓展

钝 感 力

日本作家渡边淳一在《钝感力》一书中提出:"钝感力"(迟钝的能力)是"赢得美好生活的手段和智慧"。"钝感力",作为一种为人处世的态度及人生智慧,相比激进、张扬、刚硬而言,更易在竞争激烈、节奏飞快、错综复杂的现代社会中生存,并同时求得自身内心的平衡及与他人和社会的和谐相处。钝感力具体表现为:①不对日常生活太过敏感,从容面对生活中的挫折和伤痛,迅速忘却不快之事;②认定目标,即使失败仍要继续挑战;③不过分看重他人的评价,坦然面对流言蜚语;④能体会自己的感受与需要,定出清楚、具体而实际的目标,对嫉妒讽刺怀感谢之心;⑤面对表扬,不沾沾自喜,不得意忘形。

(二)改善人际关系

改善人际关系有利于创造良好的生活和工作环境,可以降低或消除由于人际关系紧张而产生的压力,有效的方法包括:

1. **善待他人**　友善且设身处地对待他人,在形成、促进及维护人与人之间和谐关系中起着重要的作用。

2. **保持幽默感**　幽默是人际关系的润滑剂,恰当地使用幽默,可以缓解紧张气氛或尴尬情绪。

3. **审慎择友**　审慎地选择能够与自己相互切磋学问、相互砥砺品德、相互支持事业的朋友,以防引起更大的人际压力。

4. **适当社交**　适当的交际往来活动可以使我们与各类人员进行信息的传递及情感的沟通,从而不断地丰富自己、发展自己和扩充自己。

(三)有效管理时间

有效管理时间可以减少由于时间紧张而产生的压力。具体方法包括:

1. **设定明确的目标**　时间管理的目的是最大限度地实现目标,找出自己的核心目标,制定详细、可行、有效的计划,以确保目标实现。

2. **列出清单**　列清单是将自己头脑中的想法写在纸上,从而解放大脑的一个好方法。它既有助于实时掌控局势,又有助于在有关项目完成后进行核对。

3. **抓住工作重点**　即一次只做一件事情,一个时期只设定一个重点,常用的有史蒂芬·柯维(Stephen R·Covey,1932—2012)时间"四象限"法(图7-5)和帕累托(Vilfredo Pareto,1848—1923)20:80 黄金定律。时间"四象限"法把工作按重要性和紧急性划分为四个"象限",对既重要又紧急的事情应当立即做,对紧急但不重要的事情应当选择性地做,对不重要不紧急的事情应当不做,应把主要精力和时间重点放在重要但不紧急的事情上(常称为第二象限工作法),为此可采用预约及备忘录等方法做到未雨绸缪;帕累托 20:80 黄金定律指用80% 的时间来做 20% 最重要的事情,要了解清楚哪些事情是最重要的,成功者往往花最多时间做最重要但不是仅仅最紧急的事情。

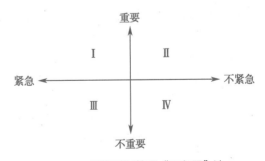

图 7-5　柯维时间管理"四象限"法

4. **处事当机立断**　切勿优柔寡断,凡是自己认定的事情应立即行动,不要等待明天。

5. **严格规定期限**　《巴金森法则》认为,"你有多少时间完成工作,工作就会自动变成需要那么多时间来完成。"因此,严格限定时间可更迅速有效地完成任务。

Note:

6. 适时地说"不"　自己不能胜任的工作不仅浪费时间,还会对自己其他工作造成影响,恰当而有艺术性地拒绝可以摆脱变化或纠缠。此外,遇到临时解决不了的问题,尽量不要"钻牛角尖",可暂时搁置。

二、压力的管理

生活中大多数压力是无法避免的,对压力进行科学管理可以提高个体对压力的承受力,从而减轻压力反应,保持身心健康。

（一）采用积极的应对方式

应对方式作为压力源与压力反应的中介变量,可以影响个体对压力的感受,进而影响身心健康。心理学家研究表明,积极应对法能减少压力所造成的不良影响,而回避应对法则会加重压力对身体的不良影响;问题定向应对比情绪定向应对更能减少身心症状和疾病。当然,必要时采取适当的发泄方式,如找人倾诉烦恼也能缓解压力,因为宣泄情感比默默忍受要有益得多。

知 识 拓 展

压力应对方式

1. 问题取向应对　此类型应对方式所关注的重点是所要解决的问题和产生压力的事件。常见的表现有寻求解决问题的办法、向他人求助、逃跑(使自己脱离危险)、预先应对(避免未来的压力)等。

2. 情绪取向应对　此类型应对策略主要是暂时转移注意力,尝试缓解抑郁、焦虑等消极情绪,而不是处理引起压力的问题。主要包括放松、寻求他人情绪支持、书写日记、合理化认知、抱怨等方式。

3. 逃避应对　个体在面对压力时,放弃对问题的任何努力。通过幻想、否认、自我分心等方式减少压力或者采取酗酒、暴食等直接的逃避方法。逃避应对虽然会暂时延缓压力情境的解决,但经常会使问题更糟糕。

（二）减少压力的刺激

1. 将压力化整为零　可采用小步子大目标法,即制定完成目标的具体步骤,把每一小步当作暂时的目标,这样,每一步的成功把握大了,压力就小了,达到最终目标的可能性就近了。

2. 提高自己的能力　压力往往来自对事物的不熟悉、不确定感,一旦懂得了解决问题的方法,对达成相应目标就不会有力不从心感,压力自然会减轻很多。

3. 学会授权　通过授权,可以分解自己的压力。列出你目前生活中所有觉得可以授权的事情,找适当的人来承担。通过授权不仅自己的压力减轻了,依靠团队的力量也许还能获得更大的成功。

（三）减轻压力反应

1. 有效调节心理平衡　包括:①不过分苛求自己及别人;②学会放弃;③学会适应;④避免盲目攀比;⑤学会坦然面对挫折。

2. 进行有规律的运动　适度的体育运动可以让人心情愉悦。经常进行有规律的运动可以控制体重、放松肌肉、减轻压力,其中有氧运动能较好地锻炼心肺功能,提高人的体力和耐力,促进新陈代谢。

3. 适当休息　休息是很多人面对压力时常用的技巧,它可以减轻或消除疲劳,缓解精神紧张和压力。

（四）应用各种放松技巧

放松训练主要通过将注意力集中在呼吸、声音、想象等方面以降低个体对周围环境的感应能力,

减少交感神经活动,使肌肉松弛,心理放松。放松训练需要个体集中精力,进行自己所喜欢的想象及活动,具体方法如下:

1. 深呼吸训练　是最简单的放松方法。人们感到压力时,呼吸往往会变得短促,深呼吸可将人的注意力转移到呼吸动作,使交感神经兴奋性降低,心率减慢,从而降低焦虑情绪。具体步骤为:采取舒适体位,先进行正常呼吸,再进行深呼吸,即深深地、缓慢地吸入,完全地、缓慢地呼出,要有一定深度且节律要均匀。

2. 听音乐或其他美妙的自然声音　音乐既可以提供刺激也可以使人放松,这主要取决于音乐的类型和声音的节奏。美妙的音乐能提供一个松弛的环境,使人产生愉悦的情感体验。音乐松弛的原理主要是通过音乐转移人的焦虑不安情绪,使交感神经兴奋性降低。

3. 渐进性肌肉放松训练(progressive muscle relaxation,PMR)　最好在进餐 1 小时后进行,选择环境安静、不受干扰的地方,每日一次。松弛步骤为:①闭上眼睛,深呼吸,并想象自己在一个非常安静的海滩上;②全身肌肉由上到下的顺序先紧张、再松弛,紧张与松弛的时间比例为 1:2;③在松弛的同时暗示自己:"我的呼吸很平稳,我的心跳很稳定";④每次全身紧张-松弛的时间为 2~3 分钟,如此反复进行,约 20 分钟后完成,完成后 1~2 分钟睁开眼睛。

(五)寻求专业帮助

当个人遇到强度过大的压力,通过以上方法不能减轻压力造成的不良影响时,容易罹患身心疾病。此时,必须寻求心理医生、专业咨询师等专业人员的帮助。由他们提供专业的健康咨询和健康教育或针对性的治疗以提高个体应对压力的能力,促进个体身心健康水平。

知 识 拓 展

应对大学生活中的压力

有研究表明,大学生最大的压力源是与学习直接相关的因素,如考试成绩、学习负担等;其次是与社会相关的因素,如经济问题、交友问题、就业问题等,若不能正确应对压力,将会直接影响大学生的身心健康。以下是一些有助于降低大学生活压力的方法。

1. 事先做好计划　千万不要延迟,在最后期限之前做好所有的事。

2. 确定先后顺序　将你必须完成的每一件事情列表,然后标出最优先的事务,也就是那些必须先做(期限迫在眉睫)或者那些要耗费很多时间的事。集中精力在高度优先的任务上,完成这件事情后就将其从表中划去,并调整顺序以便最重要的任务被标出。

3. 锻炼　参加任何你喜欢的活动/运动。

4. 在学习休息时,欣赏你所喜欢的音乐,看电影或电视。

5. 和别人聊聊天。

6. 学会冥想或使用其他的放松技巧。

第五节　压力与护理

因患者角色与护士角色均被赋有各自独特的压力源,可为患者和护士带来更为复杂的压力反应。因此,全面评估自身及患者的压力源,采取恰当的措施减轻压力反应,提高适应能力,从而促进自身及患者的身心健康是每一个护理专业人员需要思考的问题。

一、压力、健康与疾病的关系

压力对健康的影响具有双向性,既可损害健康,又可促进健康,其关键在于压力源的种类、性质、

Note:

强度、频率、持续时间、个体的先天素质、经历、知识、能力以及社会环境等。

一般情况下，个体遇到压力源均会采取多种方式去应对，其目的是适应。如果适应成功，机体可保持或恢复其内环境的稳定；如果适应失败，机体可产生各种身心反应，甚至罹患疾病，而疾病又将成为新的压力源，影响患者身心健康，其机制如图 7-6 所示。

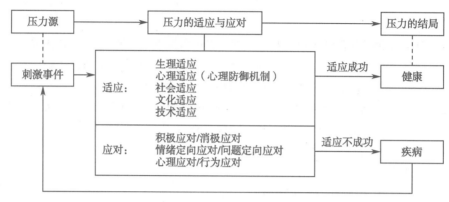

图 7-6 压力与健康、疾病的关系

现代压力学研究证明，高强度压力是疾病的诱因或原因之一。无论是身体疾患，还是心理及精神疾患，都与压力密切相关。主要表现为以下几个方面：

1. 躯体疾患 包括各种生理功能障碍及与压力有关的疾病，如癌症、冠心病、原发性高血压、消化性溃疡、支气管哮喘及糖尿病等。在压力下，机体免疫能力也会降低，容易感染疾病。

2. 心理障碍 对于青少年，高强度的心理压力可致青少年心理发展障碍，人格发展异常，甚至出现发展危机，导致不良行为及精神障碍。对成人而言，高强度的压力可以打破人的心理平衡，出现心理功能失调，如神经症、滥用药物或吸毒，严重者可发生精神崩溃、精神障碍如精神分裂症、反应性精神病等。对老年人而言，过度的压力会增加老年人的孤独感，也易致阿尔茨海默病等疾病的发生。

3. 社会文化障碍 过度的压力会改变一个人正常的社会文化角色、个人期望水平及社会功能，甚至可以改变个体对社会或人类的看法，成为一个与现实社会格格不入的人。

二、患者的压力及护理

对患者而言，疾病本身就是一种压力，疾病所致的健康状况改变可能使患者无法满足其基本需要，同时各种检查、治疗、护理以及住院环境等会成为新压力源而影响患者的生理、心理、社会及精神状况。帮助患者减轻心理压力是心理护理的一个重要组成部分，通过应用各种护理措施来帮助患者减轻心理压力，可以促使患者尽快达到全面的身心康复。

（一）患者压力源

面对突如其来的疾病，患者身心都会处于应激状态。患者的压力源来源于多个方面，且受诸多因素影响。沃吏瑟（Vollicer）等于 1977 年编制了医院紧张性压力源量表，以评价医院中住院环境对患者所产生的压力程度。该量表将医院环境的主要压力源概括为九个方面，分别是：不熟悉医院环境、住院失去部分自由、与配偶分离、经济问题、与家人分离、社交受限、缺乏相关的信息、疾病的严重程度及其对个人的影响、诊断及治疗所造成的问题。由于护理工作领域的社会化，护士除了要关注住院患者压力源之外，还应关注因传染性疾病防控要求而被隔离的人群。这类人群的压力源主要有：疾病流行的严重程度、与确诊患者的密切程度、隔离的方式、经济问题、缺乏相关信息以及社交受限等。

（二）患者压力的评估

1. 评估内容

（1）患者的健康状况及压力水平：包括患者的自我意识及功能，焦虑水平，其他情绪反应，患者的压力反应及压力对其健康、日常生活的影响程度等。

1）患病前一年内的压力水平：通过评估患者患病前一年内的压力水平，可以确定患者患病的社会心理原因，有助于护士采取有效的心理护理措施，帮助患者预防、减轻或消除这些方面的心理影响。一般用生活事件量表来测量患者患病前的压力水平。

2）自主神经功能状态：面对压力源，机体交感神经兴奋而产生一系列的压力反应，如睡眠、食欲、精力状态、性功能及胃肠功能等都会发生一定的改变。因此，护士需要了解压力对患者自主神经功能所产生的影响。

3）精神心理状态：评估患者的精神心理状态是否正常，包括患者的定向力、意识水平、注意力、仪表及举止行为、情绪状态、语言及非语言的交流情况、感知情况、思维及记忆、判断能力等；同时要评估患者的精神信仰，包括有无宗教信仰、信仰的类型、是否常参加有关的宗教活动、患病后宗教信仰是否有改变等。

4）人格类型及自我认知：评估患者的人格类型，患者是否有人格障碍；评估疾病对患者的人格、自尊、自我概念、自我形象、自我控制感等方面造成的影响。

5）心理社会问题：评估患者患病后有无焦虑、恐惧、否认、绝望、自责、内疚、沮丧、愤怒、悲哀、失控、无助等情绪问题，是否有应对无效方面的问题。

（2）评估主要的压力源：包括压力源的性质、持续时间、影响范围，是急性突发还是慢性持续，以及患者对压力源的感知等内容。

（3）评估患者的应对水平及资源：了解患者在面对压力时采用何种应对方式，帮助患者采用熟悉且有效的方式来应对疾病所带来的生活改变及压力。患者应对资源的评估包括支持系统、各种人力及物力资源等。

2. 评估方法

（1）量表法：用标准化的心理量表测量患者的压力状况、应对水平及其应对资源。量表的选择需要根据患者的具体情况及心理问题来确定，且要考虑量表本身的信度及效度。

常用的评估量表包括：压力状况（生活事件量表）、压力感知（压力感受量表）、应对水平（应对方式问卷、防御方式问卷）及应对资源（社会支持量表）。此外，与压力有关的常用的心理卫生评定量表有症状自评量表、抑郁自评量表、焦虑自评量表等。

（2）交谈法：包括与患者、家属、医生、其他护士等人的交谈。

（3）观察及体检法：观察患者的行为及表情等；检查患者的各种生理指征。

（三）患者压力的预防及应对

1. 帮助患者预防压力的方法

（1）为患者创造轻松的治疗康复环境：舒适、优美、洁净的环境会使人心情愉快，有利于疾病康复。病房环境包括物理环境及人文环境。物理环境包括病房的布局、颜色、装饰、温度、湿度及空气流动情况等；人文环境包括医院制度、病友关系、医患关系及护患关系等。护士应尽量为患者创造舒适优美的物理环境和轻松愉快的人文环境，以减少患者因环境问题而产生的心理压力。

（2）解决患者实际问题，满足患者合理需要：基本需要的满足有助于保持个体的完整性并促进身心健康。疾病影响患者需要的满足，而使患者容易出现紧张、抑郁、焦虑、恐惧等消极情绪。因此，护士在护理活动中应注意评估患者需要的满足情况，帮助患者满足其自身无法满足的需要，从而为患者减轻心理压力，消除不良情绪，使其更好地接受治疗及护理。

（3）提供有关疾病的信息：护士及时向患者提供有关疾病诊断、治疗、护理、预后等方面的知识，不仅可以减少患者由于缺乏疾病知识而产生的想象性恐惧或焦虑，还可以增加患者的自我控制感及心理安全感，从而促使患者更好地发挥主观能动性。

（4）提高患者的自理能力：自理是心理健康的一个重要标志，也是减轻心理压力的重要内容之一。护士应帮助患者明确自理的重要性，使患者尽可能地参与自己的治疗与护理当中，达到最大限度的自理，以恢复和提高患者的自尊、自信、自我控制和价值感。

Note:

（5）加强患者的意志训练：患病以后，人的意志力常会减弱，表现出依赖性增强或软弱，部分人甚至会出现忧虑、悲观、痛苦、恐惧等消极心理，以消极的方式应对患病所致的压力。也有一些意志坚强的人，他们努力克服疾病所造成的困境，对恢复健康充满信心。因此，护士应注意评估患者的意志力，通过向患者提供康复患者的典型事例，或讲述身残志坚人物的故事，增强患者的意志力，提高患者战胜疾病的信心。

2. 帮助患者应对压力的方法

（1）心理疏导及自我心理保健训练：鼓励患者用语言、书信、日记、活动等多种方式宣泄心理压力；允许患者宣泄情绪，理解患者情绪变化与心理压力的关系；对患者进行自我心理保健训练，使患者在有心理压力的时候能适时使用自我言语暗示法、活动转移法、倾诉法、建设性发泄法等方法减少自己的消极情绪。

（2）调动患者的各种社会支持系统：社会支持系统的主要功能包括四个方面。①提供信息支持，帮助患者解决问题；②提供心理支持、关怀及鼓励，使患者感受到温暖；③提供物质支持，以有形的方式帮助患者；④提供反馈，使患者更加明确所面临的处境。社会支持系统是患者在压力状态下可利用的、良好的社会资源，其中护士本身就是患者良好的信息及情感支持系统。护士应帮助患者应用这些支持系统，并鼓励患者积极参加社会活动，以减少患者对压力的感知，提高患者的应对能力。

（3）指导患者进行放松训练：常用的放松技巧有深呼吸训练、听音乐或其他美妙的自然声音、渐进性肌肉放松训练、固定视物深呼吸训练、引导想象放松训练和言语想象暗示放松训练（前三种放松技巧参见本章第四节）。这些训练的共同作用都是降低机体交感神经系统的亢奋，即减慢心率、降低血压、减少氧耗、降低肌肉紧张度。通常应用于心理紧张、焦虑恐惧的患者，以帮助患者放松，缓解心理压力。

1）固定视物深呼吸训练：常用于重度焦虑或惊慌的患者。让患者将注意力完全集中在室内的某个物品上，防止其他刺激进一步伤害患者，使其获得暂时性心理控制感，然后护士用低沉、舒缓的语气教患者进行有节律的深呼吸。

2）引导想象放松训练：要求在安静的房间，患者体位舒适、身体放松，颈下、臀下各垫一小枕头。练习前，护士首先向患者解释训练步骤，然后嘱患者闭上眼睛，护士在患者身旁用轻松、舒缓的声音描述优美的风景或愉悦的经历，"引导"患者进入这个情境。当患者沉浸于护士所描述的情境时，因其注意力集中在此画面或经历而减弱对其他刺激的反应。每次训练时间控制在15~20分钟。

3）言语想象暗示放松训练：运用语言的暗示达到放松的目的，一般需要与日常的护理活动相结合。在应用时需遵循以下原则：①观察患者的日常语言及心理表现，将某一疾病的症状治疗护理与言语结合起来，如对疼痛患者应用镇痛药时，可以配合言语想象暗示，对患者说"药物正在到达你的疼痛部位，正在缓解、消除你的疼痛"；②应用能产生松弛、舒适、促进康复的词句，如松软、光滑、融合、安静、轻松、松弛、温暖等词语，以加强言语暗示的效果；③用指导性的语气，而不是命令式的语气。

知 识 拓 展

心理暗示与自我暗示

在心理学上，心理暗示指通过人体的语言、行为、心理或者是环境的特殊语言，对人们的心理和行为产生影响的过程，是影响潜意识的一种最有效的方式。自我暗示指通过主观想象某种特殊的人与事物的存在来进行自我激励。积极的自我暗示是对某种事物的积极叙述，一种能在短时间内改变人们对生活的态度和期望的技巧，它对生理和心理都能产生积极的作用。

法国心理学家爱弥儿·柯尔20世纪初所发明的"心理暗示与自我暗示"方法被称为"柯尔效应"。他经过20多年孜孜不倦的努力，证明了潜意识对身体功能的影响。他说：最好的医生是自己，最强的力量在内心，最好的教育者就是自己！他的实践证明，通过心理暗示和自我暗示，患者可以消除疾病，健康者可以延长寿命，父母可以得到完美的孩子，不幸者可以获得幸福，屡屡受挫者只是方法不得当，其实离成功只有一步！

三、护士的工作压力及应对

医学的发展、时代的进步给护士带来了新的挑战和更大的压力,如何使自己的工作更有价值,困境面前如何有效应对,已成为当今护士热议的话题。

（一）概念

工作压力(job stress)又称职业压力(occupational stress),是职业要求与个体的不平衡知觉所引起的从业人员的身心压力状态。当个体不能从各方面应对或减轻工作压力源时,便出现了工作压力。工作压力会导致工作疲溃感,表现为体力、情绪和精神上的疲倦感。

（二）护士工作的压力源

护理工作的性质及特点决定了护士工作的压力源具有多样性。首先,护士必须经常面对患者、家属、医生及其他医务工作者,处于复杂的人际关系中;其次,护理工作是一种体力和脑力相结合的双重劳动,工作时既要耗费体力又要保持高度注意力;最后,护士工作的高风险性使其工作时必须小心谨慎,不能有任何差错或失误。护士工作的压力源涉及护理专业及工作、工作量及时间分配、环境及资源、患者护理、管理及人际关系等方面的问题。概括起来主要包含以下几个方面:

1. **不良的工作环境**　医院既是一个社会学、技术学、生物学和心理学的复杂体系,同时也是一个充满焦虑、变化和容易产生沟通障碍的场所。这种环境常存在许多不良刺激,如细菌和病毒等致病因子、核放射的威胁、拥挤的工作空间以及令人不愉快的气味、场景等都是护士不得不面对的环境。

2. **紧急的工作性质**　临床上患者病情变化多端,不确定因素较多,护士必须随时注意观察患者的病情,并迅速做出反应,同时还要及时满足患者的各种需要,这些都给护士带来工作压力。

3. **沉重的工作负荷**　由于人们对医疗卫生服务的需求日益增长,而护士数量普遍存在不足,护士的工作超负荷几乎是常态。加之护理工作的三班倒,频繁倒班,尤其是夜班可能扰乱护士正常的生理节律,对其生理及心理功能、家庭生活和社交活动等产生不利的影响。

4. **复杂的人际关系**　护士与患者及其他医务工作人员之间的关系会使护士产生工作压力。护理中最主要的两个人际关系是护患关系及医护关系。护士面对的是饱受疾病折磨、心理状态不同、文化背景不同的患者,还需要应对患者的愤怒、恐惧、悲伤等情绪变化,因此,护士只有全身心地投入才能维护良好的护患关系,这无疑会增加护士的工作压力。医护关系也是护士工作主要的压力源之一,医生普遍受到社会的尊重和承认,而整个社会对护士的专业认同度还不高,使护士可能对自身的职业价值和能力产生怀疑。此外,医护协调上的矛盾及冲突,也会使护士产生工作压力。

5. **高风险的工作性质**　担心出差错事故是护士的主要工作压力源之一。护士的职责和任务是促进患者舒适,帮助患者恢复健康。如果护士在工作中出现差错事故,如发药时出错,会威胁到患者的身心健康,护士必须为此承担相应的责任,这种风险性会给护士带来很大的心理压力。

（三）护士工作压力的应对

要有效应对护士工作压力,应从个人应对和管理部门的支持两方面考虑。只有这样才能更好地减轻护士的工作压力,缓解护士的工作疲溃感。

1. **卫生部门的主管领导**　应充分意识到护士的工作压力对护理工作可能产生的不利影响,采取措施减轻护士工作压力,如鼓励护士参政议政,参与制定与护理有关的政策和目标;适当放宽护士的职称晋升条件;改善护士的工资及福利待遇,如护理岗位津贴、夜班补助等;根据医院及科室的性质科学合理地配置护士人力资源,避免护士人力紧缺导致护士产生工作疲溃感;还应通过各种形式的社会舆论,大力宣传和树立护理队伍中的先进典型,对作出突出贡献的护士实施奖励,推动全社会尊重护士的良好风尚,提高护士的社会地位。

2. **医院的主管领导**　医院主管领导的支持对减轻护士工作压力具有十分重要的作用,如加强医院对护理工作的管理、改善护理仪器设备的装备条件、加强护士新知识新技术培训、提供更多继续深造的机会、加大对护理科研的投入力度、促进护理学科的快速发展。同时尽可能避免护士从事非护理

Note:

工作,以免造成护士人力资源的浪费,注重护士与医生、领导及其他医疗工作者的沟通了解,减少因人际关系紧张造成的人力耗损。

3. **护理管理者**　护理管理者的科学管理对有效减轻护士工作压力的作用尤其关键,如在现有的人力资源条件下,合理分配护士,对人力资源进行科学重组;弹性排班以提高工作效率,减少人力的浪费;实施分级管理,实现不同层级护士的作用最大化和科学评价考核;加强新护士岗前培训及业务学习,以更好地胜任护理工作;开展集体文化活动,在轻松活泼的氛围中促进良好的人际关系和提升职业幸福感;开展减压训练,介绍压力应对策略,必要时设立护士心理咨询,使护士身心健康的管理系统化、职业化,为护士营造良好的人际气氛及轻松的工作环境。

4. **护士自身**　有效应对工作压力、预防疲溃的发生是每一位护士都应该具备的素质。有关压力的预防和管理除了本章第四节提及的基本方式外,还可采取以下措施:

(1) 定期进行自我压力评估:评估有无产生全身适应综合征,必要时采用工作压力源量表及生活事件量表进行自我评估,以及时提醒自身分析压力源的性质及压力强度等。

(2) 提前做好缓解压力的计划:许多引起压力的事件是难以预料的,但对那些能事先估计到的情况可以及早采取缓解措施。如处理好自己的工作与家庭生活、学习深造的关系,尽量一个时期只设定一个重点。提升自己的工作能力,当能高度胜任工作时,就不会有太大的工作压力,即使有压力也能坦然面对。

(3) 正确认识压力及建立平衡:树立科学的职业观,对工作压力进行积极评估;充分了解自我,设立现实的期望和目标,在自我与工作之间建立一种平衡。

(4) 挖掘护理工作的积极面:如果仅把工作作为谋生的手段而体验不到工作的任何乐趣和成就感,则极易产生工作疲溃感。因此,应试图创造性地工作并从工作结果中品味人生的价值,如通过科研创新提高护理工作效率;通过及时发现病情变化挽救患者的生命;通过精心护理获得患者的好评;通过细致的健康教育取得患者的信任等,使自己体验到护理工作的社会价值及意义,由此产生一种自尊感、崇高感和使命感。

(5) 不断提高自身的应对能力:可进行反思性学习,善于总结有效的压力应对技巧,定期采用适宜的自我调节方法及寻求支持系统来减少压力对健康的损害,如学会幽默、微笑、沉思、冥想、参加有趣的活动、听音乐等。同时,护士应经常提出并回答这样的问题"我怎样才能关照好自己,以便能更好地照顾好患者"。只有这样,才能确保为患者提供高质量的护理服务。

综上所述,压力是人一生中无法避免的现象,压力不仅是心理学研究的一个重要概念,而且是影响健康的一个重要因素。压力对个体具有积极和消极的双重作用,只有正确认识压力,积极采取有效的应对策略,才能维持机体的恒定状态以适应压力,促进身心健康。在护理工作中,存在着大量的压力源,它既影响患者的康复及健康,同时也会影响护士的身心健康及护理工作质量。因此,在护理工作中,护士应灵活运用压力理论知识,在做好患者压力管理的同时,也要做好自身的压力管理,以缓解或消除患者的压力及自己的工作压力,避免发生工作疲溃感,不断提高护理服务质量。

(刘　芳)

思 考 题

---

1. 临近期末考试,你将要参加8门课程考试,还需完成2份论文作业。

请思考:

(1) 你遇到了哪类压力源?

(2) 有哪些方法可以帮助你更好地应对?

2. 赵某,男,55岁。因腹痛、呕血1小时而入院。入院时患者表情痛苦,面色苍白,脉搏加快,呼吸急促,血压下降。

请思考：

（1）该患者这种反应属于哪种适应层次？

（2）住院后，责任护士为患者介绍病区环境，进行健康教育，帮助他建立良好人际关系，这些措施是为了帮助患者进行哪个层次的适应？

3. 小陈，女，23 岁，护理本科刚毕业被分配到某省级医院外科病区工作。该病区工作很忙，护士长为了控制护理质量，每天晨交班时就指出某某护士工作中的错漏，并登记扣奖金，以提醒大家注意。小陈每天小心谨慎，十分担心出差错。因为她是新护士，有些患者有时还不情愿让她操作。她想考研究生，但每天累得疲惫不堪，下班后看不进书。

请思考：

（1）小陈面临的工作压力源主要有哪些？

（2）小陈应如何应对护士工作压力？

（3）该病区护士长应如何帮助小陈应对工作压力？

NURSING

第八章

护 理 程 序

08章 数字内容

学 习 目 标

- 认识与记忆：
1. 解释护理程序及护理诊断的概念。
2. 描述资料收集的内容和方法。
3. 复述护理诊断的排序原则。
4. 描述护理诊断的陈述结构与方式。
5. 描述制订预期目标和护理措施的要求。
6. 列举临床护理记录常用的记录方法。
- 理解与分析：
1. 应用系统论观点阐述护理程序的结构与功能。
2. 举例说明护理诊断的四种类型及组成部分。
3. 鉴别护理诊断与合作性问题、医疗诊断。
4. 鉴别主观资料和客观资料。
- 综合与运用：
1. 运用相关标准判断护理诊断、护理目标、护理措施的正误。
2. 运用护理程序相关知识进行临床见习,主动与患者沟通,收集资料,并对资料进行整理和分析。

开卷有益

赵护士在急诊科工作，今夜值班先后接诊了三名急诊患者，分别是：突发上腹部剧痛伴呕吐来院就诊的图书馆管理员、发热并伴有呼吸困难和口唇发绀的建筑工人、因遭遇意外受伤和惊吓的女大学生。这三名患者的性别、年龄、文化背景、家庭情况各不相同，症状、体征及个人健康需求各异。面对复杂多变的临床情境，护士该如何判断并处理临床问题？本章将指导你面对此种环境时如何及时进行专业应对，保障所有患者安全并科学解决临床护理问题的工作方法——护理程序，让你有计划、有步骤地解决护理问题，满足患者需要。

护士在临床工作中需不断运用科学思维对复杂的临床情境做出合理决策。护理程序作为一种有效工作方法和科学思维框架，可以引导护士在实施以服务对象为中心的整体护理过程中，识别、确定和处理服务对象现存或潜在的健康问题。作为一名护理专业学生，你将从学习护理程序的五个步骤开始：护理评估、护理诊断、护理计划、护理实施和护理评价。随着你对护理程序的深入学习，你会发现这五个步骤相互联系，且需要根据服务对象反应的变化随时调整，以满足服务对象生理、心理、社会等方面的整体需要。

第一节　概　　述

护理程序从收集资料入手，全面评估服务对象的需求及健康状况，发现并确定护理问题，制订并实施相应的护理计划，最后进行效果评价。护士通过这种科学发现问题和系统解决问题的过程，使服务对象得到完整的、适应个体需要的护理服务。

一、护理程序的概念及发展历史

（一）护理程序的概念

护理程序（nursing process）是一种有计划、系统而科学的护理工作方法，目的是确认和解决服务对象对现存或潜在健康问题的反应。它是一个综合性、动态性、决策性和反馈性思维及实践过程。综合性是指运用多学科知识来处理服务对象对健康问题的反应；动态性是指根据服务对象健康问题的不断变化提出并随时调整护理措施；决策性是指针对服务对象的健康问题决定采取哪些护理措施；反馈性是指实施护理措施后的效果又反过来决定和影响下一步护理措施的制订。因此，护理程序是以增进和恢复人类健康为目标所进行的一系列护理活动，包括评估服务对象的健康状况，列出护理诊断，制订护理计划，实施护理计划及对护理效果进行评价。

（二）护理程序的发展历史

美国护理理论学家莉迪亚·赫尔（Lydia Hall，1906—1969）在1955年首先提出护理程序的概念，认为护理程序是一种观察、测量、收集资料及分析结果的科学工作方法。继赫尔之后，美国护理理论学家多萝西·约翰逊（Dorothy Johnson，1919—1999）、艾达·奥兰多（Ida Orlando，1926—2007）、欧内斯廷·威登贝克（Ernestine Wiedenbach，1900—1998）等尝试将护理程序描述为三个步骤，但具体内容各异。约翰逊将护理程序分为评估、决定及行动。奥兰多认为护理程序包括患者行为、对护士的反应及护理行动。而威登贝克则将护理程序分为识别、行动及评价，首次将评价纳入护理程序中。1967年，美国护理学家海伦·尤拉（Helen Yura，1929—2015）确定护理程序包括评估、计划、实施及评价四个步骤。1973年，美国公共健康护理学家克里斯汀·盖比（Kristine Gebbie）在护理程序中加入了护理诊断，使护理程序成为五个步骤。1973年，美国护士会规定护理程序包括评估、诊断、计划、实施及评价五个步骤，并将其列入护理实践标准。1982年，美国注册护士执照考试将护理程序纳入考试结构。1984年，美国医疗机构认证联合委员会要求医疗机构必须以护理程序的方式记录护理全过程。

Note:

（三）护理程序的步骤

护理程序由护理评估、诊断、计划、实施和评价五个相互联系、相互影响的步骤组成。

1. **护理评估（nursing assessment）**　是护理程序的第一步，是有目的、有计划、系统地收集服务对象生理、心理、社会、精神及文化方面的健康资料并进行整理，以发现和确认其健康问题。

2. **护理诊断（nursing diagnosis）**　在评估基础上对所收集的资料进行分析，确定并从护理的角度描述服务对象的健康问题。

3. **护理计划（nursing planning）**　针对护理诊断所涉及的健康问题制订出一系列预防、减轻或消除这些问题的护理措施及方法，包括排列护理诊断顺序、确定预期目标、制订护理措施及书写护理计划。

4. **护理实施（nursing implementation）**　是护士及服务对象按照护理计划共同参与实践护理活动。

5. **护理评价（nursing evaluation）**　是将服务对象对护理活动的反应、护理效果与预期的护理目标进行比较，以评价目标完成情况。必要时，应重新评估服务对象的健康状态，引入下一个护理程序的循环（图8-1）。

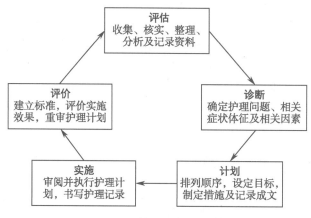

图 8-1　护理程序示意图

（四）护理程序的特征

1. **护理程序以识别和解决服务对象的护理问题及反应为目标**　护理程序依据评估结果识别护理问题，并全面计划组织护理活动，目的是满足服务对象生理、心理、社会等方面的整体需要，帮助其达到符合自身状况的最佳健康状态。

2. **护理程序以服务对象为中心**　护理程序以服务对象具体情况和需求设计护理活动为主要特征。例如护士需评估服务对象的习惯、日常活动及个性需求等情况，并充分参考评估资料制订个性化护理方案。

3. **护理程序的运用处于动态变化中**　护理程序的运用随着服务对象反应的变化随时调整。当服务对象情况发生变化时，护理诊断、护理计划应随之进行调整。

4. **护理程序以系统论为理论基础**　在工作中需考虑到系统中各要素的关系和相互作用。例如，护士在护理因外伤入院的患儿时应考虑到，患儿家长可能将更多时间和精力用于照顾受伤患儿而忽视对其他子女的照顾。护士在制订护理计划时应充分考虑家庭系统中不同子系统的作用和影响。

5. **护理程序的运用需要持续的沟通和互动**　在运用护理程序过程中，需要护士与服务对象、家属、同事、医生及其他人员持续沟通、密切合作，以全面满足服务对象的需要。

6. **护理程序适合任何场所、任何服务对象**　无论服务对象是个人、家庭，或是群体，无论其工作场所是医院、家庭病房、社区诊所，还是保健康复机构，护士都可应用护理程序开展工作。这种有目的、有计划的科学工作方法，为实施整体护理和提供高质量护理提供了保证。

Note：

二、护理程序的相关理论基础

护理程序是在吸收多学科理论成果基础上构建而成,这些理论相互联系、相互支持,共同为护理程序提供理论支持,同时又在护理程序实践过程中的不同阶段、不同方面发挥着特有的指导作用。

（一）系统论

系统论(systems theory)最早于20世纪20年代由美籍奥地利生物学家路德维希·贝塔朗菲(Ludwig V. Bertalanffy,1901—1972)提出。他认为应将有机体当作一个整体或系统考虑。1937年,他又进一步提出和发展了一般系统理论(general systems theory)。20世纪60年代后,系统论得到广泛应用,其理论与方法渗透到有关自然和社会的许多学科领域,日益发挥重大而深远的影响。护理学领域也不例外,系统论已成为护理程序的主要支持理论。

1. **系统的概念** 系统(system)是由若干相互联系、相互作用的要素所组成的具有特定结构与功能的有机整体。系统广泛存在于自然界、人类社会及人类思维中。

2. **系统的特征** 虽然系统各有不同,但都具有以下共同特征:

（1）集合性:每一系统都由两个或两个以上要素组成,单个元素或简单事物不能称为系统。

（2）整体性:系统中每一要素都具有独特的结构和功能,但系统的功能并不是各要素功能的简单相加。理想的系统整体功能大于各要素功能之和,具有孤立要素所不具备的新功能。

（3）相关性:系统与要素及各要素之间相互影响,任何要素的变化都会影响其他要素甚至整个系统。例如,当一个人循环系统发生病变,就可能影响其神经系统、消化系统的功能。

（4）层次性:系统由要素构成,同时自身又是组成更大系统的要素之一。因此,系统具有不同层次。例如人作为一个系统是由呼吸、循环、消化、神经等多要素构成,同时人又组成了更大的系统,如家庭、社区及社会。

（5）动态性:系统内部需要不断调整以达到最佳功能状态。同时,系统还要与环境进行物质、能量及信息的交换,以适应环境,维持生存和发展。

3. **系统的分类** 系统按照其与环境的关系分为开放系统和闭合系统。

（1）开放系统:通过输入、输出和反馈与周围环境不断进行物质、能量和信息的交换。输入是指物质、能量和信息由环境进入系统的过程,例如人摄入食物、获取新信息等。反之,物质、能量和信息由系统进入环境的过程称为输出,例如人体排泄、发出信息等。系统的输出反过来再进入系统并影响系统的功能状态,称为反馈。反馈是开放系统与环境相互作用调控的过程。开放系统正是通过输入、输出和反馈保持与环境的协调、平衡并维持自身稳定。因此,人是一个开放系统(图8-2)。护士应视服务对象为一整体,认识到服务对象的健康问题是整个系统失调的结果,而非单一的功能障碍。

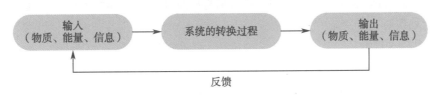

图8-2 开放系统示意图

（2）闭合系统:与周围环境没有任何物质、能量和信息的交换。闭合系统是相对的、暂时的,在现实生活中几乎不存在。

4. **系统论与护理程序** 护理的服务对象是人,人是由生理、心理、社会、精神、文化等多要素组成的系统;人是一个开放系统,不断与外界环境进行物质、能量及信息的交换,以维持生命和健康状态;人是一个动态系统,健康机体内可能存在潜在致病因素,患病机体内也存在有利于康复的因素,人的健康状态总是相对的,并保持动态变化。

护理程序以满足服务对象身心需要、恢复或促进健康为目标,要求把服务对象看作一个具有多要素的整体来认识,注意各要素的关系和相互作用,重视整体与环境的关系。护理程序作为一个开放系统,与周围环境相互作用。护理程序中的输入为服务对象的健康状况、护士的知识与技能水平、医疗设施等,经过正确评估和科学决策,制订最优护理计划并实施;输出为实施护理措施后服务对象的身心状况和健康水平,评价预期健康目标实现的程度,并进行信息反馈。若护士能够全面准确的收集资料,做出符合实际情况的护理诊断,制订周密细致的护理计划,并深入落实各项护理措施,达到预期目标,护理程序终止;反之,若由于资料收集不全或不确实,诊断不准确,计划不周详,或护理措施落实有偏差,导致目标未达到,则需要重新收集资料,修改护理计划及实施过程,直至达到预期健康目标(图8-3)。

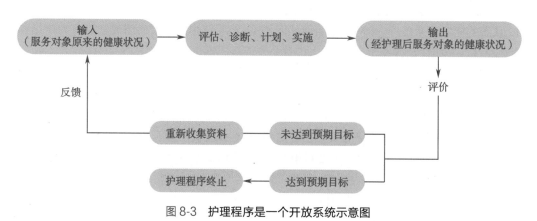

图 8-3　护理程序是一个开放系统示意图

（二）控制论

控制论(cybernetics)于1948年由美国数学家诺伯特·维纳(Norbert Wiener,1894—1964)首先提出,主要研究动物和机器中控制及通信的规律,即各种开放系统控制规律的科学,应用范围覆盖了工程学、生物学、经济学、社会学、人口学等领域,现代社会的许多新概念和新技术几乎都与控制论有着密切关系。控制论可应用于任何系统,研究系统行为的操纵控制和反馈调节,即系统在何种条件下处于稳定状态,采取何种措施可使系统稳定,以及如何使系统从一种稳定状态向另一种所期望的稳定状态过渡。

黑箱(black box)是控制论中的一个重要概念,是指那些既不能打开箱盖,也无法从外部观察内部状态的系统。黑箱方法是指只通过考察系统外部,分析系统的输入、输出及其动态过程,根据研究对象的功能及行为推断系统内部结构和机制。将这种方法引入到护理程序中,服务对象相当于黑箱,通过观察其外部功能、行为是否达到预期目标,进行信息反馈,控制调节系统的再输入,直到系统输出的功能及行为达到预期目标。

（三）其他相关理论

在护理程序运用过程中,还引入并运用了其他相关理论,诸如需要理论、压力与适应理论、成长与发展理论、信息论以及解决问题论等。这些理论在护理程序运用的不同阶段、不同方面发挥着独特的指导作用。需要理论常用于指导收集或整理服务对象的资料,以便明确服务对象的身心需要;按照需要层次的划分,有利于排列护理诊断的优先顺序,确定护理工作的重点。压力与适应理论可帮助护士观察和预测服务对象的生理和心理反应,判断服务对象的适应水平和能力,并依此制订护理计划,采取护理措施减轻压力源的作用,提高服务对象的适应能力。成长与发展理论有助于帮助护士评估不同年龄阶段服务对象的身心变化及健康问题并提供相应护理。信息论研究信息的获取、传输、贮存、处理和交换等,可赋予护士与患者交流的技巧与知识,从而确保护理程序的最佳运行。解决问题论揭示了问题解决过程的规律及相应策略,可帮助护士有效进行护理干预。护理程序是解决问题论在护理学专业中的具体实践。

第二节　护理评估

护理评估是护理程序的第一步,通过系统而有计划地收集服务对象生理、心理、社会、精神和文化等方面资料,并加以整理与分析,以判断服务对象的健康问题,为护理活动提供可靠依据。护理评估是护理程序的基础,评估是否全面、准确直接影响护理诊断的准确性及护理计划的制订和实施。

一、护理评估的概念

护理评估(nursing assessment)是指有系统、有组织地收集资料,并对资料加以整理与分析的过程,目的是明确服务对象所要解决的健康问题。评估是一个动态、循环的过程,贯穿于护理程序各个步骤,既是确立护理诊断和实施有效护理措施的基础,也是评价护理效果的参考。

二、护理评估的内容和方法

评估内容应包括服务对象生理、心理、社会等方面的整体资料,对所收集到的各种资料应进行详细客观的记录。

(一)评估的内容

在进行护理评估时,护士需要从护理的角度全面了解服务对象对健康问题的身体、心理、社会、文化等反应。内容主要包括一般资料、生活状况及自理程度、健康评估资料及心理社会状况等。

1. **一般资料**　①服务对象姓名、性别、年龄、职业、民族、婚姻、文化程度、住址等;②此次住院的情况:主诉、现病史、入院方式、医疗诊断及目前用药情况;③既往史、家族史、有无过敏史;④对健康的预期:对治疗方案、家庭照顾方案、治疗结果等的预期。

2. **生活状况及自理程度**　①饮食型态:饮食的种类、营养搭配及摄入、食欲、咀嚼及吞咽情况;②睡眠休息型态:睡眠、休息后的体力恢复情况以及是否需要辅助睡眠;③排泄型态:排便、排尿情况以及有无排便异常;④健康感知与健康管理型态:保持健康的能力以及寻求健康的行为、生活方式、保健知识及遵从医嘱的情况,对疾病的认知情况;⑤活动与运动型态:生活自理能力、活动能力、活动耐力的情况以及躯体有无活动障碍。

3. **健康评估**　包括生命体征、身高、体重、各系统的生理功能及认知感受型态。①神经系统:意识状态、定向力和语言能力等。②皮肤黏膜:皮肤的颜色、温度、干燥程度、弹性、完整性、伤口外观、眼睛和口腔黏膜等。③呼吸系统:呼吸节律、频率、有无呼吸困难及咳嗽、咳痰情况、呼吸方式及呼吸音是否正常等。④循环系统:心率、心律、心音、有无杂音、组织有无水肿、脱水及足背动脉搏动情况等。⑤消化系统:有无消化道症状如恶心、呕吐、腹痛、腹胀等反应,腹部有无肌紧张、压痛、反跳痛,有无造瘘口、引流管及引流液的颜色、性质及量等。⑥女性生殖系统:女性月经周期及月经量是否正常,外阴、阴道及乳房有无异常,性生理及心理情况等。⑦肌肉骨骼系统:骨骼发育情况、活动能力、活动耐力、步态等。⑧认知感受型态:服务对象的感受性如有无疼痛、眩晕、麻木、瘙痒等;感觉如视觉、听觉、嗅觉、味觉、触觉有无异常;认知过程如思维活动、记忆能力等有无障碍。

护士在收集资料时应详细询问相关资料,如发病时间,症状是突然出现还是逐渐出现,是否持续存在,持续时间,部位、强度等信息。例如一位患者描述其感到疲乏,护士应询问患者活动中或运动后疲乏是否加剧,是在某一特定时间出现还是持续存在,有无其他加剧或减轻疲乏的行为或因素等。

4. **心理社会评估**　是运用心理学和社会学的理论及方法,对人的心理、行为及精神、价值观、社会状况等方面进行评估的过程。个体患病后可因疾病状况、社会角色转变、住院后环境等改变而产生各种心理社会需求和反应。准确评估护理对象的心理社会状态有利于全面认识和衡量个体的健康状况。评估内容主要包括四项。①自我感知与自我概念型态:有无焦虑、恐惧、沮丧、愤怒等情绪反应;有无负罪感、无用感、无能为力、孤独无助感、自我否定等心理感受。②角色与关系型态:可体现服务

Note:

对象的支持系统,如就业状态、角色问题(配偶、子女、家庭成员)和社交状况。③应对与压力耐受型态:近期有无重大生活事件,应对能力,应对方式,应对效果及支持系统等。④价值信念型态:人生观、价值观以及宗教信仰等。

（二）评估的方法

1. **会谈**　护士通过与服务对象和家属会谈来收集有关服务对象健康状况的信息,并与服务对象建立信任关系。会谈前护士需回顾服务对象既往病史和现病史,考虑可能影响会谈效果的因素。初步会谈可依照护理评估框架系统有组织的收集资料。针对会谈中不明确或有疑问的地方,护士需进一步询问澄清,明确问题及其相关因素。护士应注意运用沟通技巧,对敏感性话题应注意保护服务对象的隐私。

2. **观察**　是借观察者的感官有目的地收集有关服务对象的资料,通常与会谈或健康评估同时进行,也可单独进行。观察是一个连续过程,护士与患者初次接触即可观察到患者的外貌、步态、体位、精神状态等。住院期间,护士通过连续性观察可收集与护理诊断相关的证据,评价实施护理后的效果。护士应特别注意观察患者的非言语表现,以证实或澄清主观资料,或补充会谈遗漏的信息。

3. **健康评估**　是收集客观资料的方法之一。护士运用视诊、触诊、叩诊、听诊、嗅诊等方法,对患者进行全面体格检查,了解患者的阳性体征,确立护理诊断,从而制订护理计划。

4. **查阅文献**　包括服务对象的病历、各种护理记录以及有关文献等。例如,护士在实施糖尿病患者降糖药物的用药观察时,应查阅患者实验室检查中的血糖值水平。

三、资料的分类

（一）按照资料的来源划分

1. **主观资料**　指服务对象对自己健康状况的认知和体验,包括知觉、情感、价值、信念、态度、对个人健康状态和生活状况的感知,通常无法被具体观察或测量。例如,患者主诉头晕、胸闷、或口头表达"我感觉越来越疼""我真有些害怕"等。主观资料的来源可以是服务对象本人,也可以是其家属、重要关系人或其他医疗人员。

2. **客观资料**　指检查者通过观察、会谈、体格检查和实验室检查等方法获得的健康资料,如口唇发绀、水肿、血压升高、体重下降等。

当护士收集到主观资料和客观资料后,应将两者加以比较和分析,以证实资料的准确性。例如,服务对象自述未饮酒,但护士可闻到其呼吸中有酒精味;服务对象自述不痛,但护士观察到服务对象眉头皱起、拳头紧握,测量脉搏加快等。当主观资料与客观资料不一致时,护士需综合判断,必要时进一步收集其他资料以全面了解情况。

（二）按照资料的时间划分

1. **既往资料**　是指与服务对象过去健康状况有关的资料,包括既往病史、治疗史、过敏史等。如过去手术史、吸烟史、所用避孕方法、过去血糖状况等。

2. **现在资料**　是指与服务对象现在健康状况有关的资料,如现在的血压、脉搏、睡眠、饮食、排便状况等。

护士在收集资料时,需要将既往资料和现在资料结合起来比较分析。例如一名32岁患者,现测量脉搏为88次/min,看起来属于正常范围,但该患者过去10年脉搏都在50次/min左右,现在的脉搏状况提示护士需特别注意。

四、资料的来源

1. **服务对象**　服务对象是资料的最佳来源。对于意识清楚、精神稳定,非婴幼儿患者,护士可通过会谈、观察、健康评估等方法来获取资料。急性期患者虽然意识清楚,但往往不能提供很准确信息,需要护士结合其他资料进一步核实。服务对象的年龄、语言沟通能力及注意力决定其参与评估及提供资料的程度。

2. 家属及重要关系人 重要关系人包括主要照顾者及对服务对象的健康有重大影响者,如父母、配偶、兄弟姐妹、其他亲戚、朋友、同事等。对意识不清、精神状态不稳定、语言障碍者及婴幼儿,其家属或重要关系人是获取资料的重要来源,甚至是唯一来源。当资料需要澄清时,家属或重要关系人都是很好的资料来源。

3. 其他医务人员 主要是指共同或曾经参与照顾服务对象的医疗成员,包括其他护士、医师、营养师、康复师、药剂师等。例如,住院患者可能会得到不同医生和护士的诊疗与护理,有药剂师、营养师与其接触沟通。因此,其他医务人员也是很好的资料来源。

4. 病历和记录 病历包括服务对象既往病史和现有健康情况,如症状、病程及治疗等,以及辅助检查的客观资料,如 X 线检查、实验室检查报告等。社区记录包括社区卫生记录和儿童预防接种记录等。病历和记录上已有资料不需重复询问,只有存在疑问时才需澄清。

5. 医疗护理文献 医学、护理学及其他相关学科的文献回顾可为病情判断、治疗和护理等提供理论依据,例如,查询临床指标的标准值、与服务对象健康问题相关的护理措施、护理学该领域的新进展等。

五、护理评估的步骤

护理评估分为收集、核实、整理、分析和记录资料五个步骤。

(一) 收集资料

收集资料是护士系统、连续地收集服务对象健康状态信息的过程,可根据医院设计的入院患者护理评估单(见附录二)进行。

(二) 核实资料

1. 核实主观资料 主观资料常来源于服务对象的主观感受,因此,不可避免地会出现一定偏差,例如,服务对象自觉发热,而测试体温却在正常范围。核实主观资料是运用客观方法进一步验证主观资料,而非对服务对象不信任。

2. 澄清含糊资料 如果在资料收集整理过程中,发现有些资料内容不够完整或不够确切,应进一步进行取证和补充,以保证资料的完整性及准确性。例如一位患者对护士说"我最近总是咳嗽"。此时护士应询问有关咳嗽的详细资料,如咳嗽的频率和持续时间,诱发或终止咳嗽的因素,是否伴有咳痰。如果伴有咳痰,还需了解痰液的性状、颜色及痰量等。

(三) 整理资料

整理资料是将收集的资料进行归纳、分类,以明确服务对象的护理需求,确定护理问题。资料的分类可按美国社会心理学家马斯洛的需要层次理论、美国护理理论学家玛乔丽·戈登(Marjory Gordon,1931—2015)的 11 种功能性健康型态,或 NANDA-I 护理诊断分类系统 II 进行诊断分类。

1. 按马斯洛需要层次进行整理分类 主要包括生理需要、安全需要、爱与归属需要、尊重需要、求知需要、审美需要及自我实现需要。

2. 按戈登的 11 种功能性健康型态整理分类 主要包括健康感知-健康管理型态、营养-代谢型态、排泄型态、活动-运动型态、睡眠-休息型态、认知-感知型态、角色-关系型态、自我认识-自我概念型态、性-生殖型态、应对-压力耐受型态、价值-信念型态。功能健康型态分类可指导护士进行病史采集和体格检查,提供评估项目,以及组织评估资料的框架。

3. 按 NANDA-I 的护理诊断分类系统 II 进行诊断分类(见附录三) 主要包括健康促进、营养、排泄/交换、活动/休息、感知/认知、自我感知、角色关系、性、应对/压力耐受性、生活原则、安全/保护、舒适、生长/发育。NANDA-I 分类系统中每一个领域和分类都很明确,有助于护士在该分类系统中定位护理诊断。

（四）分析资料

分析资料是护士将收集的资料转换为信息的过程，即对这些资料赋予判断和含义，如高或低，正常或异常，重要或不重要。在此过程中，护士可能需要收集新资料，并找出与异常资料相关的因素或危险因素。

1. **检查有无遗漏**　将资料进行整理分类后，应仔细检查有无遗漏，及时补充，以保证资料的完整性和准确性。

2. **找出异常**　收集资料的目的在于发现服务对象的健康问题。因此护士应掌握常用指标的正常值，将所收集到资料与正常值进行比较，并在此基础上进行综合分析，以发现异常情况。

3. **找出相关因素和评估危险因素**　对于评估中发现的异常资料，应找出其相关影响因素。有些资料虽然目前还在正常范围，但是由于存在危险因素，若不及时采取预防措施，以后很可能会出现异常，损害服务对象的健康。因此，护士应及时收集资料评估这些危险因素。

护理评估通过收集服务对象的健康资料，对资料进行组织、核实和分析，确认服务对象对现存的或潜在的健康问题或生命过程的反应，为做出护理诊断和进一步制订护理计划奠定了基础。

（五）记录资料

记录资料是护理评估的最后一步，目前国内各医疗机构的护理评估表格格式尚未完全统一，一般可根据收集资料时的分类方法，各机构自行设计表格记录。记录时应遵循全面、客观、准确、及时的原则，并符合医疗护理文件书写要求。

第三节　护　理　诊　断

护理诊断是护理程序的第二步，是在评估基础上对所收集的健康资料进行分析，从而判断服务对象现存或潜在的健康问题及引起健康问题的原因。

一、护理诊断的概念及命名意义

（一）护理诊断的概念

1990 年，北美护理诊断协会（North American Nursing Diagnosis Association，NANDA）提出并通过了护理诊断的定义：护理诊断（nursing diagnosis）是关于个人、家庭、群体或社区对现存或潜在的健康问题及生命过程反应的临床判断，是护士为达到预期的健康结果选择护理措施的基础，这些预期结果应能通过护理职能达到。

从护理诊断定义可以看出，护理诊断关注人类对健康问题/生命过程的反应。不同个体对同样的情境会产生不同的反应，这些反应基于多种因素（如遗传、生理、健康状况、既往患病经历等），同时还会受到患者文化、种族、性别、家庭环境等的影响，需要护士以患者为中心在全面评估基础上做出合理的护理诊断。护理诊断所描述的人类健康问题必须在护理工作范围之内。护士可通过对服务对象的评估，判断其健康问题，通过护理职能解决或缓解问题。因此，护理诊断是护士执行其独立性功能的表现，但并不能涵盖所有护理活动，例如遵医嘱给服务对象用药。

（二）护理诊断的命名意义

在护理工作中，使用统一命名的护理诊断具有以下意义：

1. **促进护理学科的发展**　护理学是一门独立的学科，具有自身独特的理论基础。护理诊断发展了专业术语，为护理学科向科学性的方向发展奠定了基础。

2. **有利于临床护理质量的提高**　护理诊断为护士有针对性地制订护理计划提供了依据，便于护士有目的、有计划地为服务对象提供高质量护理，体现以人的健康为中心的护理理念。同时诊断名词的统一，也利于总结和交流护理经验，进一步提高临床护理质量。

3. **引导护理教育和研究向专业化方向发展**　护理诊断能将教学和研究重点指向服务对象的护理问题，而非医疗问题，为护理专业化发展提供指引。

4. **促进护理信息管理现代化**　护理诊断的统一命名,便于护理信息的储存和提取,也使应用计算机进行护理资料管理成为现实。

二、护理诊断的发展历史

护理诊断的概念于 1950 年由美国护理学家路易斯·麦克迈纳斯(Louise McManus,1896—1993)首先提出。1953 年美国护理学家维吉尼亚·弗莱(Virginia Fry,1929—2013)认识到护理计划中应包括护理诊断这一步骤,并强调护士应充分发挥其独立性功能。当时,护理界的许多同仁及其他健康科学工作者对护理诊断一词持有异议。直到 1973 年,美国护士会出版的《护理实践标准》一书才将护理诊断纳入护理程序,并授权在护理实践中使用。同年在美国全国护理诊断会议上,提出了护理诊断的基本框架,并成立了全国护理诊断分类小组,旨在对现行已应用于临床的一系列护理诊断方法给予推广、考察和确认。之后,有关护理诊断的文献迅速增加,美国各级医疗机构开始使用护理诊断。1982 年 4 月召开的第五次会议因有加拿大代表参加,而将分类小组改名为北美护理诊断协会。2002 年 NANDA 为体现护理诊断在全球的广泛应用,更名为 NANDA International(NANDA-Ⅰ)。

目前医疗文件及护理教材已有使用护理诊断/问题的说法,或以护理问题代替护理诊断,二者既有区别也有联系。护理诊断特指 NANDA-Ⅰ体系中所列出的条目,有明确的名称、定义、定义性特征和相关因素等要素。然而护士在临床工作中遇到的部分健康问题无法用 NANDA-Ⅰ体系加以描述。新发现的护理问题经过广泛讨论和严格论证可能发展为护理诊断,也可能被证实为错误或重复的问题。NANDA-Ⅰ每两年召开一次会议,修订和增补一系列护理诊断,2018—2020 版(第 11 版)护理诊断分类系统共提供了 244 项护理诊断(见附录三)。

三、护理诊断的分类方法及标准

针对健康问题的性质可将护理诊断分为现存的、潜在的、健康的、综合的护理诊断四种类型。护士需明确不同类型的护理诊断,才能结合服务对象实际情况,制订出满足个体需要的护理计划。

1. **现存的护理诊断(actual nursing diagnosis)**　是对服务对象进行评估时所发现的当前正存在的健康问题或反应的描述。书写时,通常将"现存的"省略而直接陈述护理诊断名称,如气道清除无效、皮肤完整性受损即为现存的护理诊断。

2. **潜在的护理诊断(risk nursing diagnosis)**　是对易感服务对象的健康状况或生命过程可能出现反应的描述,有学者翻译为危险的护理诊断。服务对象目前虽尚未发生问题,但因危险因素存在,若不进行预防处理就可能会发生健康问题。潜在的护理诊断要求护士有预见性,能够识别当前危险因素,预测可能出现的问题。例如,术后患者存在有感染的危险,昏迷躁动的患者存在有受伤的危险。

3. **健康的护理诊断(wellness nursing diagnosis)**　是对个体、家庭或社区服务对象具有的达到更高健康水平潜能的描述。健康是生理、心理、社会、精神、文化各方面的完好状态。健康的护理诊断表示服务对象目前具有良好的健康行为,也许服务对象并不知道,这种健康行为可能随着时间推移而减弱或丢失。健康的护理诊断目的是强化这些健康行为,帮助健康人促进健康。例如一位母亲的护理诊断为"愿意加强母乳喂养",护士应帮助这位母亲坚持母乳喂养的良好行为。

4. **综合的护理诊断(syndrome nursing diagnosis)**　是指一组由某种特定的情境或事件所引起的现存的或潜在的护理诊断。例如,强暴创伤综合征是指受害者遭受违背意愿的、强迫的、粗暴的性侵犯后所表现的持续适应不良反应,包括情感反应、多种躯体症状,生活方式发生紊乱的急性期和生活方式重整的长期过程等。

四、护理诊断的组成部分

护理诊断有四个组成部分:名称、定义、诊断依据和相关因素。

(一)名称

每一项 NANDA-Ⅰ公认的护理诊断都有其特定名称。名称(label)是对服务对象健康状况的概括性描述,常用改变、受损、缺陷、无效或有效等特定描述语,如气体交换受损、躯体移动障碍、知识缺乏等。使用 NANDA-Ⅰ 认可的护理诊断名称有利于护士之间的交流和护理教学的规范。

（二）定义

NANDA-Ⅰ 在经过临床实践确认后,对每个护理诊断做出明确的定义。定义(definition)是对名称的一种清晰的、准确的表达,并以此与其他护理诊断相鉴别。每一个护理诊断都具有其特征性定义。例如,活动不耐受的定义为生理或心理精力不足以耐受或完成必要的或期望的日常活动。

有些护理诊断的名称虽然十分相似,但仍可通过定义中彼此的差异而区分开。例如,充盈性尿失禁的定义是与膀胱过度扩张相关的非自主性尿液流出;压力性尿失禁的定义是伴随增加腹压的活动,出现尿液突然流出。虽然二者都是尿失禁,但前者的原因可能是膀胱过度扩张,而后者的原因可能是膀胱无过度扩张而出现的非自主性少量尿液流出。因此,确定护理诊断时必须对诊断的定义有充分的认识从而加以鉴别。

（三）定义性特征

明确诊断依据是正确做出护理诊断的前提。定义性特征(defining characteristics)是指做出护理诊断的临床判断依据,常是患者所具有的一组症状、体征以及有关病史。例如,护理诊断"气体交换受损"的定义性特征包括:动脉血气异常、呼吸型态异常、呼吸困难、高碳酸血症等。

定义性特征也可以是危险因素。危险因素是增加个体、家庭、群体或社区对非健康事件(如与环境相关、心理性、遗传性)易感性的影响。对于潜在的护理诊断,其定义性特征则是危险因素本身。例如护理诊断"有活动不耐受的危险"的定义性特征包括:供氧/需氧失衡、躯体功能失调、移动障碍、静坐的生活方式、活动缺乏经验。

（四）相关因素

护士要制订出有针对性的预期目标和护理计划,必须明确护理诊断的相关因素。相关因素(related factors)是指引发服务对象健康问题的原因或情境,常见的相关因素包括以下几个方面:

1. **病理生理方面**　指与病理生理改变有关的因素。例如,体液过多的相关因素可能是右心衰竭。

2. **心理方面**　指与服务对象的心理状况有关的因素。例如,活动无耐力可能由疾病后服务对象处于较严重的抑郁状态引起。

3. **治疗方面**　指与治疗措施有关的因素(用药、手术创伤等)。例如,语言沟通障碍的相关因素可能是使用呼吸机时行气管插管所致,便秘可能是由于药物的副作用引起。

4. **情境方面**　指环境、情境等方面的因素(陌生环境、压力刺激等)。例如睡眠型态紊乱可能与住院后环境改变有关,社交隔离的原因可能是由于个人价值观与文化规范不一致,或难以建立人际关系。

5. **年龄方面**　指在生长发育或成熟过程中与年龄有关的因素。例如,婴儿、青少年、中年、老年各有不同的生理、心理、社会、情感等方面特征。

知 识 拓 展

护理诊断的组成举例

名称:慢性疼痛

定义:与现存或潜在组织损伤,或描述为类似损伤相关的不愉快感和情绪体验;突然或缓慢发生,可出现由轻到重的任何程度,持续或反复出现,不伴有预期或可预测的结局,持续时间大于 3 个月。

定义性特征:继续既往活动的能力改变、报告疼痛行为/活动改变、睡眠型态改变、关注自我、厌食、采用标准疼痛量表自我报告疼痛程度、采用标准疼痛工具自我报告疼痛特点、针对无法语言沟通者采用标准疼痛行为清单获得疼痛证据、疼痛的面部表情。急性疼痛、血肿、皮肤完整性改变、局部发热、出血、发红、异物刺入皮肤。

相关因素:营养不良、情感困扰、神经压迫、疲乏、长期使用电脑、体重指数增加、社交隔离等。

五、护理诊断的形成过程

护士运用自身的专业知识、经验及直觉确定服务对象的需求,得出正确的护理诊断,识别相关因素、症状和体征,并正确陈述护理诊断。可通过以下步骤形成护理诊断:

1. **感知问题** 护士通过回顾并分析所收集到的资料,发现异常情况或确定服务对象的需求。如果护士采用护理分类系统(见本章第二节)整理资料,可更为快捷地找出护理问题。例如,NANDA-Ⅰ护理诊断分类系统Ⅱ中组织完整性受损记录在领域 11 安全/保护下,当患者皮肤出现压疮时,护士可在领域 11 找到可能的护理诊断,如组织完整性受损或有感染的危险等。

2. **排除过程** 护士不断对比分析患者资料,确定病因及相关因素,排除不准确的护理诊断。如果难以选择,护士可以通过回答以下几个问题获得提示:这些症状和体征说明什么问题?患者现在有什么需要?哪些护理措施能够帮助他?如何能够降低这些护理措施的风险?

3. **综合数据** 有些护理问题由多种原因造成,护士需综合考虑患者的整体资料,确定护理诊断的相关因素,并提出假设。例如某产妇在分娩过程中出血较多,且由于宫缩疼痛导致其恶心、呕吐、进食减少。因此,护理诊断应为:体液不足;尿色深、口唇干燥、血压降低;与出血、呕吐、进食减少有关。

4. **验证假设** 查询 NANDA-Ⅰ 体系中护理诊断的详细信息,将患者评估资料中可能的病因、相关症状和体征与 NANDA-Ⅰ 护理诊断的诊断依据、相关因素/风险因素对比分析,确定护理诊断的正确性。

5. **陈述护理诊断** 护理诊断的陈述包括三个要素:①P-健康问题(problem),指服务对象现存的和潜在的健康问题;②E-原因(etiology),是指引起服务对象健康问题的直接因素、促发因素或危险因素。疾病的原因多比较明确,而健康问题的原因往往因人而异,如失眠,其原因可能有焦虑、饥饿、环境改变、体位不舒适等,而且不同的疾病可能有相同的健康问题;③S-症状或体征(symptoms or signs),指与健康问题有关的症状或体征。

护理诊断的陈述方式主要有以下三种:

(1) 三部分陈述:即 PES 公式,多用于现存的护理诊断,例如:

睡眠型态紊乱(P):入睡困难(S)——与环境改变有关(E)

自主通气受损(P):呼吸困难(S)——与脊髓损伤导致通气量减少有关(E)

(2) 两部分陈述:即 PE 公式,只有护理诊断名称和相关因素,而没有临床表现,例如:

皮肤完整性受损(P):与长期卧床导致局部组织受压有关(E)

便秘(P):与生活方式改变有关(E)

(3) 一部分陈述:只有 P,多用于健康的护理诊断,例如:愿意加强应对(P)。

以上三种陈述方式中,两部分陈述,即 PE 公式最为常用。

六、护理诊断与医疗诊断的区别

护理诊断和医疗诊断虽同为诊断,但功能却大不相同。护理诊断描述服务对象对其现存或潜在健康问题的反应,护士根据护理诊断可制订出符合服务对象需求的护理计划,帮助其适应和改善所面临的健康问题;而医疗诊断则代表医生基于病史、症状、体征、实验室检查以及病程所确立的疾病名称,可用来作为医疗团队治疗疾病的依据。二者主要区别见表 8-1。

在临床实践中,护士常遇到无法独立解决的护理问题,不能做出合理的护理诊断。1983 年琳达·卡本尼图(Lynda Juall Carpenito)提出,护士需要解决的问题可分为两类:一类经护士直接采取措施可以解决,属于护理诊断;另一类需要护士与其他健康保健人员,尤其是医生共同合作解决,属于合作性问题(collaborative problem),需要护士承担监测职责,同时应用医嘱和护理措施预防或减少并发症的发生。合作性问题的陈述方式是潜在并发症:××××(详见附录四)。

Note:

表 8-1 护理诊断与医疗诊断的区别

项目	护理诊断	医疗诊断
临床判断对象	对个体、家庭及社区的健康问题或生命过程反应的临床判断	对个体病理生理变化的临床判断
描述内容	描述个体对健康问题的反应	描述一种疾病
问题状态	现存或潜在的	多是现存的
决策者	护士	医疗人员
职责范围	属于护理职责范围	属于医疗职责范围
适用范围	适用于个体、家庭、社区的健康问题	适用于个体疾病
数量	可同时有多个	通常只有一个
稳定性	随健康状况变化而改变	一旦确诊不会改变

并非所有并发症都是合作性问题。若并发症可通过护理措施预防和处理,属于潜在的护理诊断。若并发症不能由护士预防和独立处理,处理决定来自医护双方,护理措施的重点是监测,则属于合作性问题。监测是指持续的收集相关资料以评价患者的健康状况是否发生变化,故监测不能改变患者状况或预防问题的发生,而是为临床决策提供必要的信息。例如,妊娠期高血压妇女可能发生潜在并发症:胎盘早剥,护士无法预防,只能严密观察病情,积极配合治疗,做好终止妊娠的准备与护理。

七、书写护理诊断的注意事项

1. 应使用统一的护理诊断名称,所列名称应明确、简单、规范,以利于护士之间的交流与探讨,规范教学。

2. 列出护理诊断应贯彻整体的观点,可包括生理、心理、社会、精神及文化各方面。一个护理诊断针对一个健康问题,一个患者可有多个护理诊断,并随病情发展而变化。

3. 避免用症状或体征代替护理诊断。例如某患者大便次数增多,呈黄色稀水样便,伴明显口渴、尿量减少,其护理问题应是体液不足:与腹泻造成体液丢失有关,而不是把资料当中的腹泻、少尿等表现当作护理诊断。

4. 护理诊断应明确相关因素,因为护理措施多是针对相关因素制订。同样的护理诊断可因不同的相关因素而具有不同的护理措施,例如便秘:与背部受伤引起排便时疼痛有关;便秘:与心衰所致缺氧造成肠蠕动降低有关。虽然两者诊断相同,但护理措施应根据不同的相关因素制订。

5. 护理诊断知识缺乏的陈述方式较特殊,其陈述方式为知识缺乏:缺乏××的知识。如知识缺乏:缺乏妊娠期保健的知识。

6. 避免使用可能引起法律纠纷的语句。例如将一个长期卧床患者的护理诊断书写为皮肤完整性受损:与护士未及时给患者翻身有关;有受伤的危险:与病房照明不足有关。可能会引起法律纠纷,对护士造成伤害。

7. 避免价值判断。如卫生不良:与懒惰有关;社交障碍:与缺乏道德有关等。

第四节 护理计划

护理计划(nursing planning)是护理程序的第三步,是护士在评估及诊断的基础上,综合运用多学科知识,对服务对象的健康问题、护理目标及护士所要采取的护理措施的一种书面说明,通过护理计划,可以使护理活动有组织、有目的、有系统地进行,以满足服务对象的需要。

Note:

一、护理计划的目的和意义

1. **指导护理活动** 护理计划按照健康问题的主次顺序进行组织和排列,使护理活动更加有目标、有组织,是护士满足服务对象需要的行动指南。

2. **实现个体化护理** 护理计划针对服务对象的健康问题制订,目的是解决服务对象对健康问题的反应,满足其独特的需要。因此,护理计划可为服务对象的个性化提供保障。

3. **有利于护士之间的沟通** 护理计划可帮助各班次护士之间进行沟通,保证护理活动的连续性和协调性。

4. **提供护理评价的标准** 确定预期目标是护理计划的重要步骤。预期目标既可为护理活动指明方向,又可为护理评价提供依据。

5. **增进护患关系** 鼓励服务对象参与制订护理计划,在调动其积极配合的同时,增进护患关系。

6. **提高护士的业务水平和能力** 制订护理计划,要求护士综合运用医学、护理学、人文社会科学知识以及评判性思维等,促进护士业务水平和能力的提高。

二、护理计划的种类

护理计划始于住院护士初次接触服务对象建立护患关系,结束于服务对象离开医疗机构终止护患关系,可分为住院护理计划和出院护理计划。

1. **住院护理计划** 是指护士根据评估资料制订个体化的住院护理计划,其目的是:①为交班后护士提供连续的护理服务提供依据;②排列本班护理活动的优先顺序;③判断需要解决的核心问题;④协调护理活动,以一次护理活动解决服务对象多个问题。

2. **出院护理计划** 是住院护理计划的延续,始于患者入院,贯穿于整个住院期间,直至患者出院,因此,护士要根据患者的情况及出院后需求及时修订计划。护士为患者制订科学系统的出院计划,再通过建立医院与社区、康复机构、养老机构等健康服务机构的有效沟通机制,提供恰当的出院后延续性护理,可有效降低患者再入院率。

三、护理计划的过程

护理计划包括四方面内容:①排列护理诊断的优先顺序;②确定预期目标;③制订护理措施;④护理计划成文。

（一）排列护理诊断的优先顺序

当服务对象出现多个护理诊断/问题时,需要先对这些护理诊断/问题进行排序,以便根据问题的轻、重、缓、急来安排护理工作。排序时要考虑到护理问题的重要性和紧迫性,把对服务对象生命威胁最大的问题排在最前面,其他问题依次排列。

1. **护理问题分类** 根据优先次序可分为首优问题、中优问题和次优问题三类。

（1）首优问题:指对生命威胁最大,需要立即解决的问题。如心输出量减少、气体交换受损、严重体液不足、组织灌流量改变等问题。在紧急情况下,尤其是急危重症患者,可同时存在几个首优问题。

（2）中优问题:指虽然不直接威胁生命,但对服务对象在精神上和躯体上造成极大痛苦,严重影响健康的问题。如急性疼痛、压力性尿失禁、体温过高、睡眠型态紊乱、有受伤的危险、有感染的危险、焦虑、恐惧等。

（3）次优问题:指个人在应对发展和生活变化时所遇到的问题,这些问题与疾病或其预后并不直接相关,但同样需要护士给予帮助,使问题得到解决,以便帮助服务对象达到最佳健康状态,如社交孤立、家庭作用改变、疲乏、精神困扰等。护理诊断的优先顺序在疾病的全过程中不是固定不变的,而是随病情发展而变化的。

2. 护理诊断排序的原则

（1）按照马斯洛需要层次理论排列：根据马斯洛的人类基本需要层次论，人的生理需要未满足的问题应优先解决，如与空气有关的气体交换受损、与食物有关的营养失调、与排泄有关的尿潴留等。但马斯洛学说并未说明各种生理需要的优先顺序，因此，应将对生理功能平衡状态威胁最大的问题排在最前面，如对氧气的需要优先于对水的需要，对水的需要优先于对食物的需要。当这些问题得到一定程度的解决后，护士可以把工作重点转移到影响满足更高层次需要的问题上。

（2）排序时考虑服务对象的主观需求：由于服务对象是人，同样的需求对不同的人，其重要性可能不同。尤其针对较高层次的需求，排序应尽可能将服务对象的认知情况纳入其中。在与治疗、护理原则不冲突的情况下，服务对象认为最为迫切的问题可考虑优先解决。

（3）排序并非固定不变：随着病情的变化，威胁生命的问题得以解决，生理需要获得一定程度的满足后，中优或次优问题可上升为首优问题。例如心力衰竭患者会出现体液过多、心输出量减少、活动无耐力的护理诊断。与前两个严重威胁患者生命的问题相比，活动无耐力只能列入中优问题。但随着病情好转，患者心功能处于相对稳定状态，此时，如何帮助患者早日活动以减少并发症的发生则转变为护理重点，成为首优问题。

（4）关于潜在的护理诊断和合作性问题：通常应优先解决现存问题，但有时潜在的护理诊断和合作性问题比现存问题更重要，需要列为首优问题。例如，小儿肺炎患者有心功能不全的危险：与缺氧、酸中毒有关，如果不及时采取措施加以预防，就会危及患儿生命，应列为首优问题。

（二）确定预期目标

预期目标也称预期结局，是指服务对象通过接受照护之后，期望能够达到的健康状态或行为的改变。预期目标针对护理诊断而提出，是选择护理措施的依据，也是评价护理措施的标准。

1. **目标的种类** 根据实现目标所需时间的长短可分为短期目标和长期目标。

（1）短期目标：是指在较短的时间内（几天或几小时）能够达到的目标，适合于住院时间较短、病情变化快者。例如1天后患者能顺利咳出痰液、用药3小时后患者停止呕吐、2天后患者可下床行走30m等都是短期目标。

（2）长期目标：是指需要相对较长时间（数周、数月）才能够达到的目标。长期目标需要护士针对一个长期存在的问题采取连续性干预才能解决，如长期卧床的服务对象需要护士在整个卧床期间给予精心的皮肤护理以预防发生压疮，长期目标可以描述为卧床期间皮肤完整无破损。有时长期目标也可通过实现一系列短期目标而达到，例如，半年内体重减轻12kg的长期目标，最好通过一系列短期目标来实现，可以定为每周体重减轻0.5kg。短期目标的实现使人能看到进步，从而可增强实现长期目标的信心。

2. **目标的陈述方式** 预期目标的陈述包括五个要素：主语、谓语、行为标准、条件状语、评价时间。

（1）主语：预期目标是期望服务对象经过照护后所产生的改变，因此目标的主语应是服务对象或其重要关系人，也可以是服务对象的生理功能或机体的一部分，如患者体重、皮肤、尿量等。有时服务对象在目标陈述中充当主语时，可被省略。

（2）谓语：是指主语将要完成且能被观察或测量的行为。

（3）行为标准：是指主语完成该行为将要达到的程度，如距离、速度、次数等。

（4）条件状语：是指服务对象完成该行为所处的条件状况，并非所有目标陈述都包括此项。

（5）评价时间：是指服务对象在何时达到目标中陈述的结果。这一要素可督促护士帮助服务对象尽快达到目标。部分持续性目标没有明确的时间限制，例如，患者维持气道通畅是指患者出院前始终保持气道通畅。结合表8-2分析上述各要素：

表 8-2　预期目标的陈述方式举例

评价时间	主语	条件状语	谓语	行为标准
出院前	患者	每隔 1 日	排出	柔软成形的大便
3 日后	患者	拄拐	行走	50m

3. 确定预期目标的注意事项

（1）目标应以服务对象为中心：目标陈述的是服务对象的行为，而非护理活动本身，更不是描述护士的行为或护理措施，如住院期间教会患者使用胰岛素笔应改为出院前患者能够演示正确使用胰岛素笔的方法。

（2）目标应具有明确的针对性：一个预期目标只能针对一个护理诊断，一个护理诊断可有多个预期目标。因此，一个目标只能用一个行为动词，若出现多个行为动词会造成无法判断目标是否实现。例如，1 周后患者能用健侧手梳头和进食等类似情况，可以多设几个目标，以保证每个目标只有一个行为动词。

（3）目标应切实可行：预期目标应有据可依，而且是服务对象所能达到的，例如要求一位截瘫患者 3 个月内下床行走不可能达到。因此确定预期目标，不但应考虑服务对象的生理、心理、认知、文化及支持系统等，还应考虑健康服务机构的条件、设施、护士业务水平及人员配备。护士应鼓励服务对象参与目标的制订。

（4）目标应具体：预期目标应可观察或可测量，目标中行为动词避免使用含糊不清、不明确的词，如 2 周内患者吸烟量减少应改为 2 周内患者每日吸烟量减至 5 支。

（5）目标应有时间限制：预期目标应注明具体时间，例如 3 日后、1 小时内、出院时等，为确定评价时间提供依据。

（6）关于潜在并发症的目标：潜在并发症是合作性问题，仅通过护理往往无法阻止，护士只能监测并发症的发生与发展。如潜在并发症：心律失常的预期目标不能是住院期间患者不发生心律失常，因为护士无法阻止心律失常的发生。因此，潜在并发症的目标可这样书写：并发症被及时发现并得到及时处理。

（三）制订护理措施

护理措施是帮助服务对象实现预期目标的具体实施方法。护理措施的制订必须针对护理诊断，结合服务对象的具体情况，运用护理知识和经验做出决策。

1. 护理措施的分类

（1）独立性护理措施：指护士不依赖医嘱，而是运用护理知识和技能可独立完成的护理活动。如帮助患者抬高水肿的肢体，完成日常生活活动；持续评估；住院环境管理；指导腹部术后患者咳嗽时保护切口；预防感染、预防危险问题的措施；提供健康教育和咨询等。

（2）合作性护理措施：指护士与其他医务人员共同合作完成的护理活动。如护士与营养师共同制订符合服务对象病情的饮食计划。

（3）依赖性护理措施：指护士执行医嘱的护理活动，例如遵医嘱给药、更换伤口敷料、外周静脉置管、诊断性检查的准备工作等。执行依赖性护理措施并非机械地执行，同样要求护士具备一定的知识和技能，例如遵医嘱给药要求护士掌握相应的药理学知识；进行外周静脉置管要求护士具备相应技能，并能够预测可能出现的后果及并发症。此外，护士还负责与服务对象的沟通，如诊断性检查前的沟通及检查后告知结果等。

2. 制订护理措施的注意事项

（1）护理措施应具有科学依据：护理措施的科学依据来源于各个学科，包括自然科学、行为科学及人文科学等。护士应依据最新最佳科学证据,结合服务对象的实际情况,运用个人知识技能和临床经验,选择并制订恰当的护理措施。禁止将无科学依据的措施用于服务对象。

(2)护理措施应有针对性:护理措施针对护理诊断提出的原因而制订,其目的是达到预期的护理目标。

(3)护理措施应切实可行、因人而异:选择护理措施一方面要从护士数量、业务水平和医院设施的实际情况出发,另一方面也要符合服务对象的病情、年龄、性别、体力、认知水平、愿望及要求等。

(4)护理措施应保证服务对象的安全:护士为服务对象提供护理过程中,应首要保证安全,例如协助冠心病患者下床活动时,应循序渐进,避免活动过度而诱发心绞痛。

(5)护理措施应具体细致:护理措施的描述应准确、明了,以利于护理同一服务对象的其他护士正确执行护理措施。制订时应参阅其他医务人员的病历记录,意见不一致时应协商达成共识。

(6)鼓励服务对象参与制订护理措施:鼓励服务对象或家属参与制订护理措施,能使其乐于接受与配合,保证护理措施的最佳效果。

知 识 拓 展

临床实践指南的应用

在临床实践中,针对某一临床情境(疾病、症状或人群)是否存在一整套以临床研究为依据、较为规范的预防、筛选、治疗和护理措施? 临床实践指南是针对特定临床情境,由国内外相关领域的专家系统制定出的、帮助医护人员和患者做出恰当处理的指导意见。目前越来越多的国家和机构结合本国临床实际情况制订一系列临床实践指南,以此来提高医疗服务质量、优化医疗资源配置和卫生保障服务公平性,从而缩短研究证据与临床实践的差距,最终促进科学研究向临床实践有效转化。例如,《中国高血压防治指南》针对高血压的流行病学、诊断、分类、治疗、特殊人群高血压处理、防治对策、社区规范化管理等方面形成了明确、清晰、有依据的推荐意见,为护理人员提供更客观、科学的指导意见。

3. 护理措施分类(NIC)与护理结局分类(NOC)

在 NANDA-I 护理诊断的基础上,美国护士会和国际护士会将护理诊断分类(Nursing Diagnosis Classification,NDC)、护理措施分类(Nursing Intervention Classification,NIC)和护理结局分类(Nursing Outcome Classification,NOC)融为一体,先后发展出适用于不同护理实践领域的护理实践分类系统(Nursing Practice Classifications)。

NIC 是对护士所执行的护理措施进行全面、标准化的一种分类方法。第 7 版 NIC(2018 年)包含 7 个领域、30 个类别、565 项护理措施,包括生理和心理社会方面、疾病的治疗、预防和健康促进方面的措施。NIC 对于临床护理记录、医疗机构间的护理沟通及数据整合、护理效益评价、能力评价、护理研究和护理教育具有积极作用。

NOC 主要是通过测量来评估和量化服务对象状况的改变,促进护理工作的系统化、标准化和规范化,进而提高护理工作效率和质量。第 6 版 NOC(2018 年)包含 7 个领域、34 个类别、540 项结局,其中每项结局都是一个具体概念,涉及患者、家庭照顾者、家庭和社区各个层面,可用于评估服务对象、设定护理目标以及评价护理措施的效果。NOC 可监测疾病的各个阶段或经过一段时间护理后的结局,有利于在护理全过程中对患者进行评价。虽然 NDC、NIC 和 NOC 的发展是独立进行的,但三者互相联系,有机结合,使这三个分类系统可以相互衔接,成为一个统一的分类系统。

Note:

知 识 拓 展

NNN-链接的临床应用

国际北美护理诊断协会分类(NANDA-Ⅰ)、护理措施分类(NIC)、护理结局分类(NOC)三者常联合使用,合称为 NNN-链接。护士首先在 NANDA-Ⅰ中确定适合患者的护理诊断,再用 NOC筛选出对应的目标或结局,最后根据 NIC 找出最可能达成目标或结局的护理措施。链接的形成主要基于临床数据和专家判断,可为临床护理提供部分决策支持,但并不能取代护士的临床判断。已有研究提示 NNN-链接具有良好的临床适用性。例如,一项在重症监护室(ICU)应用 NNN链接开展护理程序的研究显示,ICU 患者平均每人有 19 项护理诊断,24 项结局以及 60 项护理措施。最常见的护理措施包括对患者自理缺陷提供支持,以及预防感染、失用综合征、皮肤完整性受损等潜在性问题;患者的护理诊断数量对健康结局的预测作用高于疾病严重程度及共病指数等。NNN-链接可为护理实践提供方向,以客观的数据评价护理服务,也可为护理相关政策的制定提供科学依据。

四、护理计划的格式及内容

书写护理计划有利于医疗团队成员之间的沟通,便于分配工作时间与资源,并有助于提高护理质量。各个医疗机构护理计划的书写格式不尽相同,内容一般包括护理诊断、预期目标、护理措施和评价四个栏目,具体填写格式可参见附录五。

标准护理计划是根据临床实践经验,推测出在某一特定护理诊断或健康状态下服务对象的共性问题,由此而形成的护理计划表格。护士只需在一系列护理诊断中勾划服务对象有关的护理诊断,按标准计划去执行。随着护理信息系统在临床的应用,护理计划可由系统智能生成。护士通过点击相应疾病名称,系统将呈现相应的护理诊断及诊断依据、护理目标和护理措施,其中护理诊断遵循首优原则排序。护士可根据患者实际情况取消、修改或补充护理计划中的选项。标准护理计划使护士容易关注可预测的共性问题,而忽略个体的特殊问题,缺乏全面思考及独立决策的功能。因此,护士在计划阶段应先独立思考,做出判断和决策后,再对照标准计划。

护理计划明确了服务对象健康问题的轻、重、缓、急及护理工作重点,确定了护理工作的目标,制订了实现预期目标的护理措施,为护士解决服务对象的健康问题、满足其健康需要提供了行动指南。

第五节 护 理 实 施

护理实施(nursing implementation)是护理程序的第四步,是将护理计划付诸实践的过程。通过实施,可以解决护理问题,并可以验证护理措施是否切实可行。此阶段要求护士具备丰富的专业知识,熟练的操作技能和良好的人际沟通能力,以保证护理计划顺利进行,使服务对象得到高质量护理。

一、实施的过程

（一）实施前思考

要求护士在护理实施前思考以下问题:

1. **做什么（What）** 回顾已制订好的护理计划,保证计划内容是科学的、安全的、符合服务对象目前情况。护士每一次接触服务对象,可实行多个针对不同护理诊断的护理措施。因此在实施前护士应将这些护理措施组织起来,以保证正确有序的执行。如护士到患者床前按顺序做以下工作:评估患者饮食情况(针对营养失调)、查看皮肤受压部位(针对有皮肤完整性受损的危险)、记录患者尿量(针对体液过多)、协助患者下床行走(针对活动无耐力)。

2. **谁去做(Who)** 确定护理措施是护士自己做,还是与其他医务人员共同完成,需要多少人配合一起完成。一旦护士为患者制订好护理计划,计划可由下列几种人员完成:①制订护理计划的护士;②其他护士、医生、营养师等;③患者及家属在护士指导下完成。

3. **怎么做(How)** 实施时将使用哪些技术和技巧,回顾技术操作规范和仪器操作的步骤。

4. **何时做(When)** 根据服务对象的具体情况、健康状态,选择执行护理措施的时间。如有关患者饮食指导的健康教育应安排在家属探视时间。

5. **何地做(Where)** 确定实施护理措施的场所也十分必要,尤其对于涉及患者隐私的操作,更应注意环境的选择。

(二)实施前准备

1. **重新评估** 由于服务对象的健康状况不断发生变化,评估应贯穿于护理程序全过程。如果护士与服务对象在接触过程中收集到的健康资料具有临床意义,需重新审视并调整护理计划。当护士满足服务对象的护理需求后也应重新评估服务对象,因此在实施前护士需重新评估。例如在给患者实施定时叩背协助咳嗽和雾化吸入前,应重新评估患者咳痰情况及叩背和雾化的效果,听诊双肺呼吸音后,再决定是否维持原护理计划。

2. **审阅和修改护理计划** 护士需注意护理计划是否适合服务对象现阶段情况,护理诊断是否准确,预期目标是否合适。如果发现计划与服务对象情况不符合,需要立即修改护理计划,包括:①修订评估栏内服务对象资料,使之能反映其当前状况。新加入资料应注明日期,以利于其他医护人员了解服务对象情况的改变。②修订护理诊断,删除与服务对象当前状况无关的护理诊断,增加符合其现状的护理诊断。调整优先顺序和预期目标,并注明修订时间。③修订护理措施,使之与新的护理诊断相对应。

3. **分析所需知识和技能** 随着科学技术的发展,护士常需要使用新的设备和技术,若实施护理措施所需知识和技能存在欠缺,应及时补充,必要时查阅资料或请教他人,弥补不足。

4. **预测可能的并发症及预防措施** 护士应凭借自己的专业知识和经验,充分评估和预测实施过程中可能出现的并发症及存在的危险因素,采取必要的预防措施。例如,糖尿病患者行腹部大手术后可能会有伤口愈合缓慢、发生伤口裂开的危险,护士应做好伤口护理,指导患者避免增加伤口张力。有时护理措施也可能有一定危险,例如护士每次给患者鼻饲前应确认鼻饲管在胃内,协助患者取半坐卧位,以防止发生误吸。

5. **组织资源** 在实施护理措施前,护士要根据预期目标和护理计划,准备人力资源和环境资源。人力资源包括医护人员、家属及重要关系人。制订措施时必须充分评估他们在知识、技能、时间、经济能力等方面能给服务对象提供帮助的能力。例如,帮助脊髓损伤患者更换体位需要其他护士协助,给糖尿病患者做饮食指导健康教育可将其家属纳入。环境的准备也要根据服务对象的具体情况和预期目标而定。例如,谈论涉及患者隐私问题时,应选择较为私密且不被打扰的时间和地点。

(三)实施过程

在实施护理计划过程中,护士需运用专业能力满足患者需求,帮助其达到预期的健康目标。具体包括:①将所计划护理活动加以组织,任务落实;②执行医嘱,保持医疗和护理有机结合;③解答服务对象及家属的咨询问题;④及时评价实施的效果及护理质量,观察病情,处理突发急症;⑤继续收集资料,及时、准确地完成护理记录,不断补充和修正护理计划;⑥与其他医务人员保持良好关系,做好交班工作。

二、实施护理计划的常用方法

1. **操作** 即护士运用各种相应的护理技术执行护理计划,如皮肤护理、雾化吸入、静脉输液、心肺复苏等。

2. **管理** 护士将护理计划的先后次序进行排序,必要时委托其他护士或医务人员执行护理措施,确保护理活动有效进行,使服务对象最大限度的受益。有些护理活动并不直接针对某种服务对象,如急救车的维护、医院环境的控制、物资供应等。

3. **教育** 护士需评估服务对象对信息的需求,以及影响其接收信息能力的相关因素,如文化因素、社会因素等,对服务对象及其家属进行疾病的预防、治疗、护理等方面的教育。

4. **咨询** 当护士提供健康咨询服务时,不仅要解除服务对象对健康问题的疑问,还要合理运用沟通技巧为其提供心理支持,帮助其认识并管理现存的压力,以促进健康。例如,一位年轻女性在照顾年迈患病的母亲时,不仅需要知识和技术指导,更需要心理支持。

5. **记录与报告** 详细记录护理计划的执行情况及病情变化情况,及时向医生报告患者出现的身心反应、病情的进展情况。

三、护理实施的动态记录

护理记录是护理实施阶段的重要内容,是护理活动交流的重要形式。将实施过程完整、准确的记录下来有助于其他医护人员及时了解情况,为下一步治疗和护理提供可靠依据。护理记录要求描述准确客观、简明扼要、重点突出,体现动态性和连续性,可采用文字描述或填表的形式。

（一）护理记录的内容

包括实施护理措施后服务对象、家属的反应及护士观察到的效果,服务对象出现的新的健康问题与病情变化,所采取的治疗和护理措施,服务对象的身心需要及其满足情况,各种症状、体征,器官功能的评价,服务对象的心理状态等。

（二）护理记录的方法

护理管理者提倡在临床实践中使用具体而统一的护理实践及程序表格,护士只需记录护理中所遇到的特殊问题。然而,这种方法有一定的法律争议,从法律的角度来讲,如果在表格中没有相应的记录,就可以认为护士没有做相应的工作。因此,医院及其他健康机构要求护士认真、详细、完整地记录护理过程。

临床护理记录的方式有多种,在此主要讨论常用的三种方法:

1. **以问题为中心的记录（problem-oriented record，POR）** 按照主观资料（S）、客观资料（O）、分析（A）、计划（P）、干预（I）、评价（E）的格式进行记录,是以护理诊断为基础,根据每一问题做出护理干预措施的书面计划。SOAPIE 格式的记录包括以下几方面:

S＝主观资料（Subjective data） 服务对象、家属或相关人员所提供的资料。

O＝客观资料（Objective data） 对服务对象进行客观检查获得的资料,包括体格检查,如血压;或行为反应,如情感等。

A＝评估（Assessment） 护士对所收集的主观和客观资料进行整理分析,明确护理问题,以及确定患者当前状况或进展情况。

P＝计划（Plan） 将要对服务对象实施的治疗和护理措施。如果每天的计划是重复的,则不必在每天的记录表格里书写。

I＝干预（Intervention） 实际执行的护理措施。

E＝评价（Evaluation） 护理措施实施后,对服务效果以及对存在问题的评价（表 8-3）。

最新版以问题为中心的记录方式省去了前两步,将主观资料（S）和客观资料（O）并入第三步评估（A）,形成以评估为起始的记录方式 APIE,在临床得到广泛使用。

表 8-3 以问题为中心的记录

POR	记录内容
S 和 O(主观和客观资料)	服务对象口头表述;护士直接观察或检查所获得的资料
A(评估)	整理和分析所获得的主观、客观资料
P(计划)	针对健康问题制订合理的护理措施
I(干预)	描述实际执行的护理措施
E(评价)	重新评价所实施的护理措施,判断是否达到目标

2. **要点记录表格(focus charting)** 是记录护理实施的另一种常用方法,它不同于以问题为基础,而是强调要点,记录中包括资料、措施和反应(DAR)。

D = 资料(Data) 支持所陈述要点的资料或护士对服务对象观察所获得的相关资料。

A = 措施(Action) 针对要点所立即采取的或将要采取的措施,以及对目前所实施计划的评价。

R = 反应(Response) 服务对象对治疗或护理措施的反应(表 8-4)。

表 8-4 要点记录表格

要点表格	记录内容	护理程序步骤
D(资料)	支持所陈述要点的资料及护士对患者观察所获得的相关资料	评估
要点	护理诊断;服务对象所关注的事物或行为;服务对象健康状况或行为的改变及治疗中的有意义事件	诊断和预期结果
A(措施)	针对要点立即采取或将要采取的措施	计划和实施
R(反应)	服务对象对治疗或护理的反应	评价

记录的要点可以是下面任何一部分:①护理诊断;②服务对象目前所关注的事物或其行为;③服务对象健康状况或行为的改变;④服务对象治疗中有意义事件。需要指出的是要点并不指医疗诊断。例如某腹部术后患者的护理要点是疼痛,采用 DAR 记录如下:

D:患者手按腹部切口,表情痛苦,拒绝翻身,疼痛评分为 9(0~10)。

A:静脉输液硫酸吗啡 4mg。

R:患者疼痛评分为 2,表示愿意配合翻身。

3. **问题、干预、评价系统记录表格(PIE)** 是一种系统记录护理诊断和护理过程的方法,适用于连续性照护的记录,具体内容包括以下几部分:

P = 问题(Problem) 列出服务对象存在的健康问题(护理诊断),是该记录方法中重要的组成部分,所涉及问题的名称和数目均应在记录中体现。

I = 干预(Intervention) 为解决存在的问题而采取的护理措施。

E = 评价(Evaluation) 记录护理措施实施的结果,包括服务对象的反应以确定护理措施是否有效,以及护理效果是否有进展(表 8-5)。

表 8-5 系统记录表格

PIE	记录内容	护理程序步骤
P(问题)	护理诊断及预期结果(若结果无改变,无需在每天记录中重复书写)	诊断和预期结果
I(干预)	为解决存在的问题所采取的护理措施	计划和实施
E(评价)	评价服务对象对护理干预的反应,确定干预效果	评价

Note:

护士在护理实践中需详细记录护理程序的实施过程,上述三种记录方式在美国等西方国家已被护士广泛采用,我国护理界将根据有关法律规定及护理专业组织的具体要求建立相应的记录标准。护理实施是落实护理计划的实际行动,计划实施以后服务对象的健康状况是否达到预期结果,下一步的护理活动应如何进行,还需要护理评价来完成。

第六节　护　理　评　价

护理评价(nursing evaluation)是护理程序的最后一步,是按照预期目标所规定的时间,将护理后服务对象的健康状况与预期目标进行比较并做出评定和修改。护理评价是一种有计划、有目的和持续进行的护理活动,并非要到最后才能评价。

一、护理评价的目的和意义

1. **了解服务对象对健康问题的反应**　护理的主要功能是帮助服务对象处理对健康问题的反应。护士通过护理评价,可以了解服务对象目前的健康状态,以及生理、心理和行为表现是否朝向有利于健康的方向发展。

2. **验证护理效果**　通过护理评价,可以了解实施各项护理措施后,服务对象的需要是否满足,健康问题是否解决,预期目标是否达到。

3. **监控护理质量**　护理评价是护理质量监控的重要方法。通过对护理工作的自我评价、同行评价和护士长或护理部主任的评价等,不断改进护理服务内容和方法,以达到提高护理质量的目的。

4. **为科学制订护理计划提供依据**　护理评价可以了解护理诊断是否正确,预期目标是否合适,护理措施执行情况及各种护理措施的优缺点等。护士通过对护理评价的记录,为科学制订护理计划提供依据,为护理研究和发展护理理论提供资料。

二、护理评价的过程

(一)建立评价标准

护理评价主要针对预期目标,即判断护理效果是否达到计划阶段所确定的预期目标。预期目标可指导护士确定评价阶段所需收集资料的类型,并提供判断服务对象健康与否的标准。例如,预期目标是患者在手术后3天能自行下床行走50m、患者出院前能说出高血压自我照顾的注意事项。根据这一预期目标,任何护士都能明确护理评价时所需收集资料的类型。

(二)收集资料

为评价预期目标是否达到,护士可通过直接访谈、检查、评估服务对象,访谈家属及翻阅病历等方式收集相关主客观资料。例如:患者是否能够正确演示胰岛素注射方法;护理评估与护理评价二者收集资料的方法相似,但目的不同,前者是将收集的资料与正常值作比较,以确定护理问题;后者则是将收集的资料与预期目标作比较,确定已知的问题是否改善、恶化或未发生改变。

(三)评价预期目标是否实现

评价预期目标是否实现,即评价通过实施护理措施后,原定计划中的预期目标是否已经达到,可通过以下两个步骤进行:

1. 列出实施护理措施后服务对象实际行为或反应的变化。

2. 将服务对象的反应与预期目标比较,判断预期目标实现的程度:①预期目标完全实现;②预期目标部分实现;③预期目标未实现。

为便于护士之间的合作与交流,护士在对预期目标实现与否做出评价后,应记录结论,包括评价结论(预期目标达到的情况)及支持资料(支持评价结论的服务对象的反应),然后签名并注明评价时间。

（四）重审护理计划

1. 在评价基础上，对目标部分实现或未实现的原因进行分析，找出问题之所在。可询问的问题包括：

（1）所收集的基础资料是否真实、全面、准确？

（2）护理诊断是否正确？

（3）预期目标是否合适？

（4）护理措施是否有针对性且得到有效落实？

（5）服务对象及家属是否积极配合？

（6）病情是否已经改变或有新的问题发生？原定计划是否失去了有效性？

2. 对健康问题重新估计后，做出全面决定。一般有以下四种可能：

（1）停止：问题已经解决,停止采取护理措施。例如,糖尿病患者能够完成正确演示胰岛素注射方法的预期目标,护士可停止有关胰岛素注射方法的健康教育。

（2）继续：护理问题有一定改善,但仍然存在,预期目标与护理措施恰当,计划继续进行。例如,患者行阑尾炎手术2日后可在护士协助下行走50m,虽未完全达到患者术后2日可自行下床行走50m的预期目标,但问题正在解决中,可继续实施当前护理计划。

（3）取消：对潜在的护理问题若未发生,通过进一步收集资料,确认后取消。例如,腹部手术患者存在有感染的危险。经过2周的护理,患者并未出现任何感染,该护理问题可取消。

（4）修订：目标部分实现或未实现,对诊断、目标、措施中不适当之处加以修改。例如,某卵巢癌患者精神抑郁,不愿接受治疗。护士设定预期目标为1周后患者自述情绪好转。经过1周的心理护理,患者仍拒绝治疗,企图自杀。护士应将目标改为1周后患者表示愿意接受治疗。

3. 合作性问题的评价　由于合作性问题是由医生和护士共同干预以达到预期目标,如果目标没有达到或进展不显著,并不能说明护理计划或干预措施不合理。

护理评价虽然是护理程序的最后步骤,但并不代表必须到护理的最终阶段才能评价。实际上,从收集资料开始,评价就不停地进行。评价可按时间分为以下三类。①及时评价:护士实施护理程序的每一个步骤或每一项护理措施后,根据服务对象的反应及病情变化进行评价。②阶段评价:主管护士进行一个阶段的工作之后进行的评价。如同级护士互评、护士长的定期查房等。③最终评价:服务对象出院、转科或死亡后的总体评价。由此可见,评价过程贯穿于护理程序的始终。

护理程序是护士通过科学解决问题的方法确定服务对象的健康状况,明确健康问题的身心反应,并以此为依据,制订适合服务对象的护理计划,采取适当的护理措施以解决确认的问题的过程。其目的是帮助服务对象满足各种需要,恢复或达到最佳健康状态。运用护理程序不仅能提高护理质量,促进服务对象恢复健康,而且能培养护士的逻辑思维,增强其发现问题和解决问题的能力,提高其业务知识和技能水平,改善护患关系,同时护理程序中完整的护理记录可为护理科研与护理理论的发展奠定坚实的基础。

（李　昆）

―――――――――――――――　思　考　题　―――――――――――――――

Note:

1. 宋某,男,57岁,因全身乏力、右上腹不适等症状入院,诊断为肝硬化。护理体检:体温39.6℃,

神志清,腹部明显膨隆,可见轻度静脉曲张,双下肢凹陷性水肿。

请思考:

请区分以上资料中的主观资料和客观资料。

2. 陈某,男,82 岁,因下肢水肿收治入院,伴阿尔茨海默病。护士做自我介绍后,患者说:你是王护士啊,你怎么来我女儿家了,她没在家。

请思考:

为了保障患者住院期间的安全,你应注意收集哪些资料?

3. 赵某,女,67 岁,因左下肢股骨颈骨折入院,给予患肢持续牵引复位。患者情绪紧张,主诉患肢疼痛。

请思考:

经评估后,护士应优先解决的护理问题是什么?

NURSING

第九章

护理理论及模式

09章 数字内容

--- 学习目标 ---

- 认识与记忆：
  1. 描述护理理念、护理理论的相关概念。
  2. 陈述护理理念、护理理论的发展过程。
  3. 陈述现代护理理念的基本要素。
- 理解及分析：
  1. 阐述奥瑞姆自理理论的主要内容。
  2. 阐述罗伊适应模式的主要内容。
  3. 分析纽曼系统模式的主要观点。
  4. 分析科尔卡巴舒适理论的主要观点。
- 综合及运用：
  1. 运用奥瑞姆自理理论对具体个案进行分析并制订护理计划。
  2. 运用罗伊适应模式对具体个案进行分析并制订护理计划。

从"曼陀罗"的故事说起

李时珍是我国古代著名的医学家,著有《本草纲目》。他年轻时听说有一种神奇的曼陀罗植物,可笑采其花酿酒饮,令人笑;舞采其花酿酒饮,令人舞。他半信半疑,决定弄个明白。一日,李时珍约上朋友,决定亲口品尝他费尽周折发现的曼陀罗所制的泡酒。他先小抿一口,感觉味道很香;又抿一口,舌头开始发麻;再抿一口,人不自觉地阵阵傻笑,手脚舞动;最后他失去了知觉,摔倒在地。众人忙给他喝下解药……醒后的李时珍连忙记下了曼陀罗的产地、形状、习性以及泡酒和成药后的功效、服法、反应等。后来曼陀罗被广泛用于制造麻醉剂。

李时珍和曼陀罗的故事告诉我们,实践是理论的基础,理论可指导实践。作为护理学生,你了解护理理论吗? 你想用理论来武装头脑吗? 本章将为你奉上护理理论宝典,以期为你未来的护理工作打造利器。

任何一门专业或学科的形成与发展都离不开自身学科知识体系的支撑和指导。现代护理学经过一百多年的发展,已初步形成了独特的指导护理实践的理论与知识体系,这对于推动临床护理实践、教育与研究的发展,增强护理专业的独立自主性起到了重要作用。护理理论的发展受理念的影响。本章将从理念和护理理念着手,深入介绍护理理论的概念、分类、发展及几个具有典型代表意义的护理学理论和模式。

第一节　概　述

理念是个抽象的概念,它是指引个人思维和行为的价值观与信念。护理理念是护士对护理专业的信念与价值体系,这种体系不仅影响护士对护理现象与本质的认识,同时也影响其护理行为。因此认识理念,澄清自身的专业信念对护理实践具有重要作用。

一、护理理念

(一)理念与护理理念的概念

1. 理念(philosophy)　源于拉丁文"philia"(译为爱)及"sophia"(译为智慧),两字结合意为智慧之爱。其英文的字面含义为找寻真理(search for truth),中文多译为理念、哲理或哲学。

不同的学科对理念有不同的认识,有些学科认为理念是一门学科,涉及逻辑学、伦理学、美学等知识体系。从哲学的观点出发,科学是探究事物的真相,而理念则探寻事物的本质意义和重要性,侧重于对事物整体及整体间关系的分析和价值判断。国际护士会将理念定义为"可指引个人思考和行为的价值观与信念"。目前学术界普遍认为:理念是人的价值观及信念的组合,它以原则的形式指引个人的思维方式和行为举止,协助个人判断是非,决定事物的价值。由此可见,理念是一个抽象的概念,是人们看待事物本质及其价值的基础,它以原则的形式左右人们的思维,指导并影响人们的行为。

2. 护理理念(nursing philosophy)　是护士对护理专业的信念及其所认同的价值观。其中信念(beliefs)是指通过自身判断后所确信的观念;价值观(values)是个人拥有的判断是非和价值的观念。个体的信念和价值观都是个体在社会化过程中通过与社会及其重要关系人互动而逐步形成的,是个体社会化的产物。护士的信念与价值观影响护士的护理判断及护理决策,指导护士与服务对象的互动,从而影响护士的专业护理行为。

每个专业都有其特有的专业理念。20 世纪 50 年代以来,护理学家们通过对护理的本质、服务对象、服务环境、服务重心以及价值体系等有关问题进行了深入分析,形成了以人、健康、环境、护理四个主要概念为基础的护理专业理念。目的是向护士提供系统的专业价值观及信念,指导护理研究、教育、实践及管理,以达到最佳的护理效果,不断提高护理质量。

目前被普遍认可的护理专业核心理念包括:

(1) 人:人是生理、心理、社会、精神、文化的统一体;人是一个开放系统,与周围环境持续不断进行着物质、能量和信息的交换,以维持自身内外环境的平衡与稳定;每个人都是一个完整的、独特的个体;每个人都应该对自己的健康负责;每个人都有权利接受健康照护。

(2) 健康:健康是护理追求的最终目标,也是护理服务的重心。健康不仅是没有疾病,而且还包括躯体健康、心理健康、社会适应和道德健康。

(3) 环境:环境是人赖以生存与发展的重要条件和基础,人与环境持续互动,在互动过程中维持个体的平衡。

(4) 护理:护理是一门助人的专业;护理是一门科学,也是一门艺术;护理的核心是健康照顾;护理为个人、家庭、团体及社会提供服务。

（二）护理理念的形成与发展

美国护理学者贝维斯(Em Olivia Bevis,1932—2000)1982 年在《护理课程建设:一种过程》中描述,护理理念的发展按时间顺序可分为以下四个阶段:禁欲主义、浪漫主义、实用主义和人本存在主义阶段。

1. **禁欲主义阶段（1850—1920 年）**　禁欲主义(asceticism)来自于理想主义及柏拉图的信念,并深受基督教殉道精神的影响。该理念认为每个人都有崇高的思想境界,精神升华是人生追求的最高境界。为达到此境界,禁欲主义者强调自律和自我否认,提倡不计较金钱报酬及物质享受,崇尚奉献和自我牺牲精神,认为通过自制和自我否定可以使人达到内心的和谐,并得到相应的补偿。

受此哲学思潮的影响,护士产生了"燃烧自己,照亮别人"的护理理念。她们深信护士应秉持高度的奉献和自我牺牲精神,不计较报酬与个人得失,全心全意为服务对象服务。南丁格尔的护理理念就是这个时期的代表。南丁格尔从事对人类有益的事,毅然放弃了个人的需要、情感及婚姻,将自己的一生奉献给了护理事业。

中国护理也深受此理念的影响,突出表现在强调护士的责任与义务,认为护士在工作中应不计较个人得失,任劳任怨,全心全意地奉献自己。因此,这一护理理念虽在一定程度上增强了护士为护理事业作贡献的决心和信心,但却忽视了护士对自身权益的维护,在一定程度上影响了护理专业的发展。

2. **浪漫主义阶段（1920—1940 年）**　受文艺复兴的影响,浪漫主义(romanticism)始于 19 世纪,繁荣于 20 世纪早期。浪漫主义者主张脱离现实,强调自我感觉、冒险及浪漫的人生态度,通过艺术、文学、诗歌、建筑等方式将浪漫主义色彩融入现实生活中。

受此哲学思潮的影响和冲击,浪漫主义理念逐渐成为此期护理理念的主流。在浪漫主义思潮的影响下,护士被称为"白衣天使",手持明灯的南丁格尔塑像是护士美丽的化身。浪漫主义护理理念认为护士是柔韧与美丽的化身,护理应依赖权威,服从医院的安排,甘当医生的助手,并且护士不应有决策权、自主权和独立行为。受此理念的影响,护理教育的课程设置完全按照医学模式进行,护士的价值体系及独立决策能力受到限制。

3. **实用主义阶段（1940—1960 年）**　实用主义(pragmatism)起源于 19 世纪后期的美国,深受两位哲学家皮尔士(Charles Sanders Peirce,1839—1914)及詹姆士(William James,1842—1910)的影响。实用主义者认为人是衡量天下所有事物的主体,真理是指能行得通的办法。实用主义的价值观是立足现实,以能否在现实中应用以及所获得的结果作为评价事物的最终标准。

实用主义哲学思潮对护理理念产生过巨大影响。时值第二次世界大战之后,由于有大批伤病员需要照顾,护士面临人手严重不足的问题。为了满足社会的需要,解决现实的问题,护理重点是完成工作任务,提高服务效率,强调对疾病的诊断及治疗。

在实用主义理念指导下,护理界先后推出了诸多实用性举措,包括:①设置短期护理教育课程,培训护士助理,让一批护士助理或护理员充实到临床一线,缓解护士人手紧张的状况;②实施"功能制护理"或"小组护理"的护理分工方式,突击完成护理的常规治疗性任务,节省了护理人力、物力;③护理工作以疾病为中心,以完成疾病常规护理为工作内容。这些以"任务为中心"的实用性举措的实施,使当时护士严重不足的状况得以缓解,使繁重的护理工作得以完成。

4. 人本存在主义阶段(1960年—) 人本存在主义(humanistic existentialism)是当代西方影响最大的哲学思潮之一,其原始倡导者为丹麦哲学家齐克果(Soren Kierkegaard,1813—1855),在第二次世界大战后逐渐形成高潮。代表人物主要有美国著名心理学家马斯洛和罗杰斯(Carl Ranson Rogers,1902—1987)。人本存在主义主张每个人都有自己的独特性及完整性,强调人的主观能动性、选择权及自主权,关心人的存在、价值、理想、自由、个性、尊严、创造性及生活质量。

受此哲学思潮的影响,护理理念逐步发生了转变,关注如何更好地满足服务对象作为一个整体的需要。护理工作的重心由"以疾病为中心"转变为"以服务对象为中心"甚至"以人的健康为中心"。护理活动更注重人的整体性及自主性。在护理中,考虑人的生理、心理、社会及精神文化等各方面的需要,尊重服务对象的权益,重视服务对象的感受,维护服务对象的自尊与隐私等。

同时护理界也开始反思护理作为一个专业的独特性及自主性,认为护理作为一门专业,其从业人员不应只发挥依赖功能,机械地执行医嘱,而应充分利用护士独特的知识与技能,发挥自己在保健服务体系中的作用。此外,护士维护自身权益的意识逐渐萌发,在争取护士地位、工作环境与待遇等方面也采取了相应的行动,这些都有力地促进了护理学科的发展。

(三)现代护理理念的基本要素

护理理论家们普遍认为,人、环境、健康和护理是现代护理学最核心的四个概念,也是现代护理理念的基本要素。对这四个概念的深入诠释就形成了现代护理理念核心的认识观和价值观。现代护理理念对这四个要素的解释为:

1. 人(person) 泛指护理服务对象。护理服务对象可以是个人:包括健康、患病、康复期或临终状态的人,服务对象也可能是家庭、团体、社区等。不同的护理理念,对服务对象的理解与认识不同。

2. 环境(environment) 泛指"影响机体生命与发展的所有影响因素的总和",包括内环境和外环境。人的内环境主要指机体组织细胞的生存代谢环境。人的外环境是指以人为中心的生存环境,包括自然环境和社会环境两大类,其中自然环境由生物环境、物理环境、化学环境等组成;社会环境包括经济、劳动条件、生活方式、人际关系、宗教文化、社会安全等方面。人的内环境和外环境持续进行着物质、信息、能量的交换,人通过与环境的互动形成自己独特的生活及行为模式,并与他人及环境保持协调一致。

3. 健康(health) 健康是护理的最终目标。它是一个包含躯体健康、心理健康、社会健康等多维的概念。健康不仅是个体内部各系统间保持平衡与稳定,同时也是机体与外部环境之间处于和谐、稳定和良好的适应状态。健康是机体动态、持续、连续变化的过程,每个人的健康状态都会处于动态过程的某一位置,而这个位置随时都有可能发生变化。

4. 护理(nursing) 护理提供专业的健康照顾,护理的目标是满足不同人对健康的需求,帮助处于不同健康状态的人维持、恢复健康或促进其达到最佳的健康状态。护理活动结合了科学、艺术与人道主义精神。

(四)学习护理理念的意义

1. 澄清自身的信念与价值体系 学习护理理念首先有助于护士澄清自身的信念与价值体系,以培养和树立正确的专业理念并在从业过程中认真思考护理专业的整体价值观与信念体系。

2. 培育正确的护理专业理念 学习护理理念可帮助护士透过护理现象去思考护理的本质,深刻领悟护理专业四个核心概念包括人(护理的服务对象)、健康(护理的服务重心及目标)、环境(健康的

Note:

主要影响因素)和护理(专业的服务手段)的全面内涵,深入思考护理专业在卫生保健服务体系中应承担的社会责任,帮助护士培育良好的专业信念,构建正确的护理专业价值观。

3. 促进护理专业发展 护理理念是护理理论形成的基础,护理理论是护理专业发展的基石。每个护理理论都会对护理专业理念中的核心要素(人、健康、环境和护理)予以显性或隐性的陈述。护理理念可通过护理理论影响并指导护理实践,也可直接影响护士的职业情感、职业态度和专业行为,因此正确的护理理念可促进护理专业的发展。

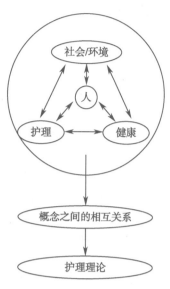

图 9-1　护理理念与护理理论的关系图

（五）现代护理理念与护理理论的关系

护理理论在一定护理理念的支配下形成(图 9-1)。护理理念为护理理论与护理模式的建立奠定了哲学及价值基础。虽然不同的护理学家由于对护理现象与本质的研究重点不同,对现代护理理念的四个基本要素有不同的认识,可能在某一方面有更深入的或者开拓性的阐述,也可能采用了不同的词汇来描述这四个基本概念,但所有的护理理论都必须包含对人、环境、健康和护理这四个基本要素的分析与阐述。不同护理理论家们基于对护理理念的不同理解,形成了对护理现象的不同认识,构筑了不同的护理理论。

二、护理理论

（一）理论的概述

理论(theory)是对事物本质所进行的有目的的、系统的和抽象性的概括。理论由一组相互关联的概念、定义、概念间关系、假设、理论核心观点以及主张等组成。理论通过确立并阐述各种概念间的关系,从而达到对某种现象/事物的系统性、目的性的描述,其目的在于描述、解释、预测或控制某种现象。理论是在已观察到的事实、现象的基础上,经过进一步的演绎分析和归纳推理所形成的;理论可用于指导实践,反过来理论又可被实践检验和修正。

1. 理论的要素 理论中主要含有以下几种要素:

（1）概念(concept):是人们对周围环境中的某种物体所形成的印象,是人们对客观事物属性及其本质的理性认识。概念为人类认识事物及相互交流提供了途径。人们通过感觉对客观事物产生认识,再通过知觉对客观事物产生总体的印象,进而形成概念。可见,概念是人们对周围世界认识成果的总结与概括。概念之于理论犹如砖石之于建筑,它是理论最基本的组成单位。

（2）定义(definition):是对理论中核心概念(如字、词、句)的真实意义的具体描述。理论中的任何一个概念都应有明确的定义。借助定义,可以清楚地界定理论中各概念的内涵和外延,表达概念的内在含义。理论中对概念的定义可分为两类:理论性定义(theoretical definition)和操作性定义(operational definition)。其中,理论性定义是指一个概念在某具体理论中的含义;而操作性定义是指为了测量某一概念所进行的具体操作性活动,因此,概念操作性定义的主要目的是以量化的方式来测量理论中概念(即研究中的变量)。例如,疼痛的理论性定义为"疼痛是一种主观感受到的不愉快的体验";疼痛的操作性定义为"用 0~10 的等级尺度来测量疼痛的程度"。

（3）理论论点(theoretical statement):是指理论中两个或两个以上概念间关系的描述。理论论点可分为两大类:存在型论点(existence statement)和关系型论点(relational statement)。存在型论点是对理论中概念存在特点的具体描述,多用在一些较抽象的理论中,对某概念进行深入、具体的描述,如有一种现象叫母婴依恋、自我护理在健康成年人中是普遍存在的等。而关系型论点,顾名思义,即是理论中概念间关系的描述,它广泛存在于每个理论中。关系型论点在理论中存在的形式也有多种,如假设（hypothesis）、命题（proposition）、公理（axiom）、原理（law）、实证性推论（empirical generalization）等。

（4）现象（phenomenon）：是指客观世界中能为人们所感知的任何事件或事物，它是存在于客观世界中的事实。在特定的学科领域，一定的现象反映了学科的知识范畴与领域。护理理论的研究对象是护理现象，目的是通过研究，揭示护理现象的本质，总结客观规律，从而指导护理实践。

2. 理论的目的

（1）描述：理论可以用于描述一些现象，阐明现象的表征，从而加深人们对现象的认识。

（2）解释：理论可以明确地说明两个或多个现象间的相互关系及其原因。

（3）预测：理论能清晰地说明某现象产生所必备的条件，因此，当对相关变量进行干预后，可以根据理论预测其可能出现的结果。

（4）控制或操纵：应用理论可使情景再现从而控制现象。根据理论，研究者在了解了某些现象发生的原因、相关因素、程度及后果等情况后，通过人为地施加干预，使其结果向预测的方向发展，从而实现对现象的操纵或控制。

（二）护理理论的概念

护理理论（nursing theory）是对护理现象及其本质的目的性、系统性和抽象性的概括，用以描述、解释、预测和控制护理现象。护理理论有助于护士更好地认识、解释护理现象，甚至以理论为基础，去预测和控制护理现象。护理学者朱莉娅·乔治（Julia B George，1940—）提出了衡量护理理论的七条标准。

1. 理论应能将概念以某种方式联系起来，从而提供一个全新的观察事物或特定现象的方法或视角。理论通过对概念的有机组合，可清楚地呈现现象的特点及其发生发展和变化的情况，用以描述、解释或预测某种现象。

2. 理论应具有逻辑性。理论中各概念间的相互关系是通过一种有顺序的推理形成，前后一致，各概念间不能相互冲突或矛盾。

3. 理论应相对简单易懂，易推广应用。一个好的理论应尽可能使用简单的词汇来描述，其陈述和表达也应力求做到简单易懂，这样方可在护理实践中得到广泛的应用和推广。

4. 理论可作为假设的基础而经受检验。理论要能经得住实践的检验，为此，理论中各概念的定义应力求精确，对于一些比较抽象的概念，要有明确的操作性定义，这样才利于研究者予以量化和测量，从而检验理论中阐述的各概念间的关系是否准确，理论的预测是否精准可靠。

5. 通过对理论的实践及研究，能够增加护理学科的知识。一个较为完整的理论可以作为研究假设的基础，并在此基础上进一步修正、完善理论，甚至形成新的理论，从而为丰富学科知识，进一步发展学科知识体系作出贡献。

6. 理论可用于指导和改进实践。这是理论的重要特征之一。虽然理论不是实践规范、指南，但如果理论中所描述的各概念间的关系是准确的，是切合实际的，实践者就可以按照理论进行护理实践，并达到预期的目标。

7. 理论必须与其他已证实的理论、定律和原理一致，但留有进一步探讨的空间。

（三）护理理论的发展

护理理论的发展经过了一个漫长的历史时期，尤其是在 20 世纪 50 年代初，随着护理教育的不断完善，研究生教育的开展，以及护理专业化发展进程的加快，护理学家对护理的现象及本质进行了不断的探讨，有力促进了护理理论及概念模式的发展。

护理理论的发展主要经过了以下几个阶段：

1. **萌芽期（20 世纪 50 年代以前）**　又称南丁格尔时代，从严格意义上说，该时期并没有真正形成护理理论。南丁格尔在其著作中虽然没有明确提出护理模式和理论，但她通过对护理实践的总结，提出了一些有关护理的理论性观点，为护理理论的发展奠定了良好的基础。

2. **诞生期（20 世纪 50 年代）**　该时期护士开始探讨护理的本质、目标以及护士的角色等问题。当时美国哥伦比亚大学教育学院（Teachers College，Columbia University）开展研究生教育，其课程设置中有关哲学理念的课程对研究生们理论思维能力的培养产生了直接的影响，激发了他们对护理现象、本质的探讨。这个时期的代表人物及其理论包括：希尔德加德·佩普劳（Hildegard Peplau，1909—1999）的人际关系模式（theory of interpersonal relations）及维吉尼亚·韩德森（Virginia Henderson，1897—1996）的护理功能模式（definition of nursing）等。

3. **发展初期（20世纪60年代）**　此阶段护理学者主要探讨了护士与服务对象之间的关系及护理程序的应用，认为如果能建立有效的护患关系，护理就能更好地满足患者的需要。此时期的两位主要代表人物均来此耶鲁大学，包括：艾达·奥兰多（Ida Jean Orlando，1926—2007）和欧内斯廷·威登贝克（Ernestine Wiedenbach，1900—1998）。她俩分别提出了护理过程学说（nursing process theory）和临床护理帮助艺术学说（the helping art of clinical nursing）。

4. **加速发展期（20世纪70年代）**　该时期是护理理论及概念模式迅速发展，各种学派相继出现，对护理理论的探讨更深更广；同时在这个时期学者们也开始思考护理理论要说明什么、理论的主要成分是什么、如何分析和评判理论等问题。同期，美国护理联盟（National League for Nursing，NLN）决定将学校课程设置是否以护理理论为依据作为护理院校的认证标准，此标准极大地促进了护理理论在护理教育中的应用。该时期的代表人物及理论有：玛莎·罗杰斯（Martha Rogers，1914—1994）的整体人科学模式（unitary human beings）；多罗西娅·奥瑞姆（Dorothea Orem，1914—2007）的自理理论（self-care deficit theory of nursing）；贝蒂·纽曼（Betty Neuman，1924—）的系统模式（systems model）；卡利斯塔·罗伊（Callista Roy，1939—）的适应模式（adaptation model）以及吉恩·华生（Jean Watson，1940—）的关怀科学理论（theory of caring science）等。

5. **稳定发展期（20世纪80年代后）**　20世纪80年代，早期的护理理论家对其概念框架、护理理论进行了不断的修改、完善与发展，同时也对护理的现象及本质进行了更深刻的哲学性探讨。自20世纪90年代以来，一批护理中域理论（middle range theory）和情境理论（situation-specific theory）的产生将护理理论的发展推向了新高潮，为护理学的知识体系注入了新内容。代表性理论有玛格丽特·纽曼（Margaret Newman，1933—）的健康意识扩展理论（health as expanding consciousness）、凯瑟琳·科尔卡巴（Katharine Kolcaba，1944—）的舒适理论（theory of comfort）。

进入21世纪以来，以多元化方法、以多学科视角来发展理论成为护理理论发展的新趋势。但迄今为止，还没有一个护理理论能完整地描述、解释、预测及控制各种护理现象，回答护士提出的护理现象中的所有问题，护理理论还在进一步的发展与完善中。

（四）护理理论的分类

1. **按照理论的抽象程度和对实践的指导意义分类**　这是较为传统的护理理论分类方式，将护理理论分为：

（1）护理理念：是指护士应用逻辑分析、推理等抽象方法阐述各种护理现象之间的联系而形成的护理专业价值和信念体系，护理理念为护理理论和模式的发展奠定了基础。护理理念会左右护士的思维、影响其行为，但不能直接用于指导护理实践，解决具体的护理问题。例如，南丁格尔的环境学说（environmental model of nursing）常被学者们视为理念型护理学说。

（2）护理模式（nursing model）：又称概念框架。护理模式是以笼统而较为抽象的方式阐述护理现象的本质及各现象之间的关系。护理模式是护理理论的雏形，需要通过科研及实践不断地检验、总结及明确，以发展并完善的护理理论。护理模式由于其较笼统及抽象的特点，难以直接用于指导护理实践。纽曼的系统模式以及罗伊的适应模式都是护理模式的代表。

（3）护理理论：护理理论以护理理念及模式为基础，并借鉴其他学科的理论原理及原则，清晰地阐明了护理现象的本质及其概念间的相互关系，其理论观点及概念比护理理念及模式更具体，能够用于指导实践，解决护理实践中的问题。例如，诺拉·潘德（Nola Pender，1941—）的健康促进理论（health promotion model）。

Note:

2. 按照理论内容的范围分类 这是较常用的护理理论分类方式,将护理理论分为以下三类:

(1) 广域理论(grand theory):是对护理的本质、任务和目标三部分内容进行系统性、整体性的阐述。此类理论具有较强的专业价值,为学科中一些宽泛而抽象的思想观念提供了结构性框架,对专业的发展起到积极的推动作用,但对具体临床护理实践的指导有限。其代表理论有罗伊的适应理论和罗杰斯的整体人科学模式等。

(2) 中域理论(middle range theory):重点阐述护理中一些具体的现象或概念,以及各具体现象间的相互关系。中域理论的范围较广域理论狭窄,抽象性较低,所关注的现象反映多种情境下的护理现象。这类理论能直接指导护理实践,其代表理论有科尔卡巴的舒适理论等。

(3) 情境理论(situation-specific theory):有时也称实践理论(practice theory)。理论的范围狭窄,以特定的护理现象为出发点,往往反映的是临床护理实践中的某一特定护理现象,局限于某一特定人群或者某个特殊的护理领域。情境理论中所涉及的概念少而具体,对护理实践有直接的指导作用,如疼痛控制理论、伤口愈合理论等。

(五) 护理理论的功能

同其他学科理论一样,护理理论具有能描述、解释、预测和控制客观世界中的事实与现象的目的,并通过这些目的实现以下功能:

1. 提供可靠的专业知识基础,指导护理实践 护理理论可为护士的工作提供执业知识和理论以帮助护士系统的评估及发现护理问题,科学地解决问题,从而指导和改进临床护理实践。

2. 提供坚实的理论基础,指导护理研究 护理理论有助于构建研究的理论或概念性框架(theoretical/conceptual framework)。护理理论中的概念可为护理研究的变量提供理论性定义,理论论点或主张可作为护理研究中的假设或假设形成的依据。护理理论在构建研究的理论或概念性框架中发挥重要的指导作用。

3. 增进专业交流 护理工作建立在与他人沟通交流的基础上,这种交流涉及人员广泛,如服务对象、同行以及其他卫生保健行业人员等。护理理论既有明确的护理观点,其中的概念又有相对明确的定义,这些都有力地促进了人员之间的沟通和交流。

4. 增强护理专业的自主性 在护理理论的形成与发展过程中,通过对护理学的性质、任务、目标、方法等的深入探讨,总结了护理的客观规律,揭示了护理现象的本质,使护理学科逐步形成了自身独特的知识体系和理论基础,极大地增强了护理专业的独立性和护士工作的自主性。

现代护理理论起源于西方,基于西方文化背景发展的护理模式/理论有很多,从广域理论到中域理论或情境理论,从以需求为中心理论到以人际关系、系统、或能量场为中心理论,比比皆是,其中相对成熟而经典的模式/理论有奥瑞姆的自理理论、罗伊的适应模式、纽曼的系统模式等。还有一些模式/理论也享有很高的国际影响力,诸如佩普劳的人际关系模式、华生的关怀科学理论、金的互动系统结构及达标理论、罗杰斯的整体人科学模式、约翰逊的行为系统模式、莱宁格的跨文化理论、纽曼的健康意识扩展理论等,限于篇幅本章不再一一介绍。

受西方护理理论的启发,一些植根于东方文化背景的护理模式/理论已开始萌芽,诸如中国台湾学者萧丰富的萧氏舒适护理模式、中国学者李峥等的和谐护理理论等。这些理论或学说虽为认识护理现象提供了新视角,但还需接受来自护理实践领域长时间的验证与修缮。

第二节 奥瑞姆的自理理论

自理理论是国际上最富有影响力的理论之一,属广域性理论,由美国著名的护理理论家多罗西娅·奥瑞姆提出。该理论认为个体应对其健康有关的自我护理负责,护理介入的目的是帮助个体提高自我护理能力。自理理论中着重阐述了三个问题,即什么是自理,人何时需要护理,以及护士如何提供护理。

一、奥瑞姆简介

著名的护理理论家多罗西娅·奥瑞姆（Dorothea Orem，1914—2007）1914年出生于美国马里兰州巴尔的摩市的一个工人家庭。她在20世纪30年代毕业于美国华盛顿特区普罗维登斯医院护理学校，获大专学历；1939年在美国天主教大学获护理学学士学位，1945年获该校护理教育硕士学位。她先后从事过儿科、内外科、急诊科的护理工作；1939年到普罗维登斯医院底特律护校任教；1945年任该校校长；1949年担任美国印第安纳州卫生局医院和机构服务部的护理负责人；1957年受聘于国家卫生教育福利部教育司，主管护士培训工作；1959年回到母校天主教大学任教并担任护理系主任；1984年退休。奥瑞姆的一生护理经历十分丰富，曾先后担任过临床护士、护理管理者、教育者、咨询者和研究者等多种角色，她在护理多个领域的经验和经历为其发展护理理论打下了坚实的基础。

知 识 拓 展

奥瑞姆自理理论的形成与发展

奥瑞姆在美国印第安纳州卫生局医院和机构服务部担任护理负责人期间，对护理的各个领域有了更为广泛和深入的接触，同时也激发了她对"什么是护理"的思考。1959年，奥瑞姆在《职业护理教育课程设置指南》一书中首次提出了"当人们因健康问题无法照顾自己时就需要护理，护理是为人们提供自我照顾的职业"。在此基础上，奥瑞姆开始逐渐发展形成自理理论的概念和框架。

1971年，奥瑞姆的理论著作《护理——实践的概念》首次出版，在该书中作者较为系统地阐述了自理理论。该书随后分别于1980年、1985年、1991年、1995年、2001年五次再版。每次再版时，作者都会结合护理专业的最新发展对自理理论进行修订和完善，使之能更好地指导实践。如在第一版中奥瑞姆重点阐述了个体的自理、自理需要、自理能力等概念；第二版中奥瑞姆将自理的概念从个体拓展到家庭、团体、社区；第三版中，奥瑞姆将自理概念进一步发展成自理理论、自理缺陷理论和护理系统理论；第四版中奥瑞姆重点阐明了自理缺陷理论；第五版奥瑞姆将自理理论在临床护理、护理管理、护理教育和护理研究中的应用进行了总结；第六版则进一步强调了临床实践中模式/理论的重要性及如何发展这些模式/理论。由于奥瑞姆对护理现象的深入探索与执着追求，自理理论得以不断发展和完善，成为当今护理领域应用最为广泛的理论之一。

二、自理理论的主要内容

奥瑞姆自理理论主要由三部分组成，即自理理论、自理缺陷理论和护理系统理论。这些理论结构分别从不同的侧面阐述了自理、自理缺陷以及自理与护理的关系，既相对独立又相互联系，共同构筑了自理理论的有机整体。

（一）自理理论

在自理理论（theory of self-care）中，着重说明了什么是自理，人有哪些自理需要，哪些因素会影响个体的自理能力。该理论认为每个人都有自理的需要，而自理需要根据个人的不同健康状况以及生长发育的不同阶段而有差异；当自理需要小于或等于个体的自理能力时，人就可以完成自理。

1. 自理（self-care） 也称自护或自我照顾。自理是个体为维持生命，确保自身结构完整和功能正常，增进健康与幸福而采取的一系列自发的、连续的、有目的的调节行为和自我照顾活动。自理可以通过学习或经他人的帮助、指导而获得。自理活动贯穿于人的日常生活中，正常成年人都能进行自理活动。但幼儿、老年人、精神障碍者、残疾人等由于各种原因导致个体的自理活动受限，需要依赖他人，如父母、监护人或照顾者的照顾，称为依赖性照顾（dependent care）。

Note:

2. **自理能力（self-care agency）** 是指个体从事自理活动或实施自理行为的能力,此能力受年龄、成长水平、生活经历、文化背景、健康状况、可获得的资源及条件等因素的影响。不同的人,甚至同一个人处于不同的发展阶段或健康状况下,其自理能力也有差异。

自理理论认为人的自理能力包括以下十个方面:①维持并训练对影响个体内外部环境的因素保持警惕的能力;②对执行自理活动的身体能量的控制能力;③对执行自理活动的躯体运动的控制能力;④在自我照顾框架范围内的推理能力;⑤目标指向自我照顾的行为动机;⑥做出并执行自理决策的能力;⑦获得、保持并运用有关自理所需的技巧性知识;⑧完成自理活动所需的认知、感知、操作、沟通等全部技能;⑨有效安排自理活动的能力;⑩寻求恰当社会支持和帮助的能力。为幼儿、老年人、残疾人等提供照顾的能力者统称为依赖性照顾能力者(dependent care agency)。

3. **基本条件因素（general conditions factors）** 是反映个体生活状况特征及其生活条件的一些因素,能影响个体的自理能力。奥瑞姆认为十个基本条件因素:年龄、性别、生长发育阶段、健康状况、社会文化背景、健康服务系统、家庭系统、生活方式与行为习惯、环境因素、可获得的资源及利用情况。

4. **治疗性自理需要（therapeutic self-care demands）** 人的自理活动不是盲目的,而是有目的、有意识地为满足自理需要而进行的自我照顾活动;治疗性自理需要就是指个体在某一个时期内,所面临的所有自理需要的总和,包括一般的自理需要、发展的自理需要和健康不佳时的自理需要。

（1）一般的自理需要(universal self-care requisites):是与维持人的结构和功能的完整性有关的需要。包括:①摄入足够的空气、水和食物;②提供与排泄有关的调节和控制,如保持排便通畅的需要;③维持活动、休息和睡眠的平衡;④维持独处与社会交往的平衡;⑤预防或避免对生命和健康有害的因素;⑥努力达到群体所认同的身体、心理、社会等各方面正常发展状态。

（2）发展的自理需要(developmental self-care requisites):指在人的生命发展过程各阶段所产生的、与发展阶段息息相关的特殊自理需要,或在成长发展过程中遇到不利事件时产生的需要。包括:①不同发展时期的特殊需要:如婴儿期有学会控制大小便、说话、走路的需要,青少年期有自我认同的需要,女性成年期的怀孕、生产,老年期则需要接受身体的衰老、适应退休后生活等;②在成长发展过程中遇到不利事件产生的需要,如由于失学、失业、失去亲人、地震、车祸等事件发生,个体有正确应对这些不利情况的需要。

（3）健康欠佳时的自理需要(health deviation self-care requisites):指人遭受疾病、损伤、残疾或特殊病理变化,或在疾病诊断治疗过程中产生的自理需要,包括以下六个方面:①寻求及时的、适当的治疗和护理,如患病时及时就医;②认识、预防、警惕和应对疾病导致的身心反应,如糖尿病可能引起糖尿病足,患者要学会足部的日常护理措施;③遵医嘱正确进行治疗与康复,如按时服药,定期复查等;④认识、警惕、应对、调整由于医疗护理措施引起的不适或不良反应,如化疗可致脱发,卧床可能引起压力性损伤等;⑤修正自我概念,调整、接受和适应自己患病的事实及对治疗的需要,适应患者角色;⑥学会在患病及治疗情况下生活,适应因疾病、诊断、治疗措施等对个体生活带来的影响,以促进自我发展,如结肠癌手术后,患者需要适应带有人工肛门的生活。

（二）自理缺陷理论

自理缺陷理论(theory of self-care deficit)是自理理论的核心,重点阐述了人什么时候需要护理。奥瑞姆认为当人的自理能力不足以满足其治疗性自理需要时,就出现了自理缺陷,此时就需要护理的介入和帮助。人出现自理缺陷的主要原因可能是因病导致其自理能力下降,或自理需要增加,使其自理能力低于治疗性自理需要。当人的自理能力能满足其当前所有的自理需要时,人就处于一种平衡状态;当人的自理能力无法满足其治疗性自理需要时,平衡就被破坏,出现了自理缺陷。此时,为使平衡得以恢复,就需要借助外在的力量,如护士的帮助。因此,自理缺陷的出现是人需要护理介入的原因。

Note:

（三）护理系统理论

护理系统理论（theory of nursing system）阐述了如何通过护理系统来帮助个体克服自理缺陷，满足自理需要，即解释了如何提供护理的问题。护理系统是由护士为患者提供照顾的护理行为和患者自身的自理行为共同构成的行为系统。护理系统由护士根据患者的自理需要和自理能力而设定。

护理系统包括三类，即全补偿护理系统、部分补偿护理系统和支持-教育系统。各护理系统中护士和患者需要采取行动类型和职责范围见图 9-2。

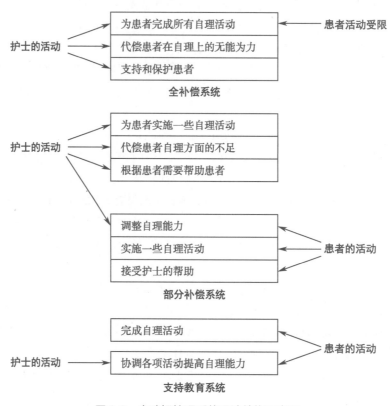

图 9-2 奥瑞姆护理系统理论结构示意图

1. **全补偿护理系统（wholly compensatory system）** 指患者完全没有能力完成自理活动，需要护士给予全面的护理。全补偿护理系统适用于以下情况：①患者在神志和体力上均没有能力进行自理，如昏迷或全麻未醒的患者。对于此类患者，护士要判断患者有哪些自理需要，并代替患者完成所有的自理活动。②患者神志清楚，知道自己的自理需要，但体力上没有能力去完成，如高位截瘫患者。③患者虽然有完成自理活动所需的体力，但由于智力和精神等原因，无法对自己的自理需要做出判断和决定，如严重智力或精神障碍的患者。

2. **部分补偿护理系统（partly compensatory system）** 是指患者有部分自理能力，但在满足患者自理需要的过程中，需要护士和患者共同努力来完成所需的自理活动。部分补偿系统适用于能完成部分自理活动，但在某些方面缺乏自理能力的患者，护士的责任是帮助患者完成自己所不能完成的自理活动。帮助的方式包括：代替其完成部分自理活动，协助其完成部分自理活动，或者教会患者自理的方法，提高其自理能力。

3. **支持-教育系统（supportive-educative system）** 是指患者有能力完成全部自理活动，但其中某些自理活动需要通过学习相关知识或技能才能完成，护士的职责从前两个系统的"替他做""帮他做"过渡为"支持他做"，患者需要在护士协助下做出决策、控制行为、学习相关知识和技能。如护士教会糖尿病患者如何自我照顾，包括饮食控制、适度锻炼、遵医嘱服药和定期监测血糖等。

护理系统是一个动态的行为系统。选择护理系统的依据是患者的自理需要和自理能力。同一患者在不同的患病阶段，因其自理需要和自理能力的变化，其护理系统的选择可能不同，如一个住院手术的患者，在手术前准备期可选择部分补偿系统；在全麻手术期间和手术后全麻未清醒前，宜选择全补偿护理系统；清醒后可选择部分补偿护理系统；而出院前可选择支持-教育系统。

三、自理理论对护理学四个基本概念的阐述

1. **人**　是一个有自理能力的个体。自我护理是人生命过程的重要组成部分，人能够并且愿意为自己或自理能力不足的家庭成员实施护理。人有学习和发展的能力，人不是通过本能而是通过学习来达到自我护理。人都会经历自理活动受限的时期，即人可能由于疾病或其他原因出现不能照顾自己的情况，就产生了自理不足或缺陷，需要他人的帮助。

2. **健康**　认同 WHO 对健康的定义，即健康不仅是没有疾病或虚弱，而且是身体、心理和社会文化的安适状态。人的身体、心理和社会方面的健康是不可分割的；健康与疾病是一个动态变化的过程，在不同的时间，人可能处于不同的健康状态；保持内外环境的平衡、稳定与人的健康密切相关。

3. **环境**　环境是与人生存有关的所有外部因素的总和，包括物理、化学、生物、社会等各方面因素。

4. **护理**　护理主要致力于预防服务对象的自理缺陷发展和为有自理缺陷的个体提供治疗性自理帮助。对于健康的个体，护理以满足其一般的自理需要和发展的自理需要为主；对于患病的个体，护理则应注意满足其一般的自理需要、发展的自理需要和健康不佳时的所有自理需要。在这个过程中，护士需要特殊的技能，尤其是社会和人际交往技术、调整技术。其中社会和人际交往技术是指护士要能根据护理对象的年龄、发展状况、健康状况和社会文化情况等来进行沟通，努力促进并维持人际间、集体内和集体间关系的协调，建立并保持良好的护患关系。调整技术则包括维持和促进生命过程、调整护理对象身心状态、促进护理对象的成长与发展、调整护理对象的体位和活动等技术。

四、自理理论与护理实践

自理理论被广泛地应用于护理实践、教育和科研等各个领域，是目前临床上应用最为广泛的护理理论之一。自理理论与护理程序有机结合，形成以自理理论为基础的三步式护理程序。

1. **诊断与处置**（nursing diagnosis and prescription）　相当于一般护理程序中的评估和诊断两个步骤，是在收集资料的基础上确定患者为何需要护理和需要哪些护理。具体内容为：

（1）收集资料：包括评估患者的健康状况、医生对患者健康状况的意见、患者对自身健康状况的认识、评估患者有哪些自理需要、自理能力如何等内容。

（2）分析与判断：是针对收集的资料进行分析与判断，包括患者目前和今后一段时间内有哪些治疗性自理需要，患者为完成这些自理活动需要具备哪些自理能力；患者是否存在自理缺陷，自理缺陷表现在哪些方面，自理缺陷的原因是什么；患者在自理能力方面还有哪些潜力。

2. **设计及计划**（design and plan）　相当于一般护理程序中的计划阶段。在此阶段，护士需要根据服务对象的自理能力和治疗性自理需要设定护理系统，即从全补偿系统、部分补偿系统和支持-教育系统中选择适合个体情况的护理系统，然后根据所选择的护理系统，设计护理方案，拟定护理措施。针对如何提供护理，奥瑞姆提出了五种具体的护理方式：

（1）替患者做：即由护士代替患者完成自理活动，满足治疗性自理需要，如为昏迷患者翻身、为术后患者换药、输液等。

（2）指导患者做：如指导卧床患者进行床上活动和功能锻炼等。

（3）为患者提供生理和心理支持：如为癌症的患者提供心理支持、疼痛管理等。

（4）提供促进患者发展的环境：如为活动不便的老人进行居家环境的改造，在厕所安装扶手、去除门槛等。

（5）提供与自理有关的知识和技能的教育：如指导糖尿病患者胰岛素注射的方法等。

3. 实施与评价（management and evaluation） 相当于一般护理程序的实施及评价部分。此阶段要求护士根据所选择的护理系统和所制订的计划，对服务对象实施护理，并评价护理结果。同时，根据服务对象实际情况不断调整护理系统，修改护理方案。

知识拓展

奥瑞姆自理理论指导下的延续护理模式在人工髋关节置换术患者出院随访中的应用

李伦兰等（2016）将 237 例人工髋关节置换术后患者根据出院日期分为观察组 100 例和对照组 137 例。患者出院当天采用日常生活活动量表（ADL）评估患者自理能力。观察组根据 ADL 评分结果以 Orem 自理理论为框架进行个性化的功能锻炼指导和健康教育，具体为：①ADL 得分 ≤ 40 分者运用完全补偿护理系统补偿患者的自理不足；②ADL 得分 41~60 分者由干预小组成员提供以肌力锻炼、日常活动指导为主的部分补偿护理；③ADL 得分>60 分者，由干预小组提供心理支持、健康教育为主的支持教育。对照组实施常规出院指导和电话随访。于出院后 3 个月、6 个月测量两组患者的 ADL 评分及 Harris 评分。结果：ADL 评分观察组患者在出院 3 个月和 6 个月时均高于对照组，Harris 评分观察组患者在出院 6 个月时高于对照组，两组比较差异均有统计学意义（$P<0.05$）。结论：以奥瑞姆自理理论为依据构建的人工髋关节置换术患者延续护理模式可改善髋关节置换术患者的关节功能、提高患者自理能力。

第三节 罗伊的适应模式

罗伊的适应模式是一个有着广泛影响力的广域型理论。该模式深入地探讨了人作为一个适应系统在应对环境刺激过程中的适应机制、适应方式和适应过程。罗伊认为人是   个适应系统，人的生命过程是对内外环境中各种刺激进行不断适应、不断调整的过程；护理的目的是促进人的适应性反应和提高人的适应性，从而提高人的健康水平。

一、罗伊简介

美国当代著名的护理理论家卡利斯塔·罗伊（Callista Roy，1939—）1939 年出生于美国洛杉矶的一个大家庭。其教育背景包括：1963 年毕业于洛杉矶的蒙特·圣玛丽学院，获护理学学士学位，1966 年及 1977 年获加州大学洛杉矶分校的社会学硕士和博士学位，80 年代初在加州大学旧金山分校从事神经护理学方面的博士后研究。

罗伊的主要工作背景包括其在职业生涯早期曾在医院当过护士助理、儿科护士。1966 年到蒙特·圣玛丽学院护理系任教，讲授儿科护理学和妇产科护理学。1971 年，担任该校护理系主任，并同期在波特兰大学护理学院任教，尔后担任亚利桑那州图森市圣玛丽医院的代理主任和护理顾问。1987 年罗伊到波士顿学院护理学院任教，讲授硕士和博士研究生的护理理论课程。

罗伊的主要著作

罗伊不仅是美国知名的护理理论家、科学家、护理教授,也是高产作家,2007 年获评美国护理科学院当代传奇人物。其论文和著作颇丰,主要理论专著有:

- 《护理学导论——一种适应模式(*Introduction to Nursing:An Adaptation Model*)》,1976 年;《罗伊适应模式(*The Roy Adaptation Model*)》,多个版本
- 《罗伊适应模式的核心(*Essentials of the Roy Adaptation Model*)》,1985 年;《护理知识发展与临床实践(*Nursing Knowledge Development and Clinical Practice*)》,2006 年;《发展中域理论:从证据到实践(*Generating Middle Range Theory:From Evidence to Practice*)》,2014 年

二、适应模式的主要内容

(一)理论框架

适应模式以适应(adaptation)为核心,指出"人是一个整体性的适应系统"。适应是"个体或群体通过感觉和思考,运用意识和选择,去建立人与环境之间的协调整合的过程和结果"。人作为一个适应系统在结构上可分为五个部分:输入、控制、效应器、输出和反馈,其中,适应系统的输入由刺激和个体的适应水平组成;控制过程指个体所采用的应对机制,包括生理调节器和认知调节器;这两种应对机制作用于四种效应器:即生理功能、自我概念、角色功能和相互依赖;适应系统的输出是人通过对刺激的调节与控制所最终产生的行为,分为适应性反应和无效反应;而反应又会作为新的刺激反馈到人体这个适应系统中。适应模式的基本结构见图 9-3。

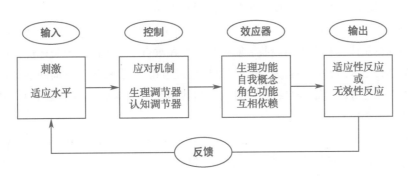

图 9-3 罗伊适应模式的基本结构示意图

(二)理论具体内容

1. 刺激(stimuli) 刺激是能激发个体反应的任何信息、物质或能量单位。刺激可来自于外界环境,也可来自于内部环境。来自外部环境的刺激称为外部刺激,如空气、光线、声音、温度等;来自内部环境的刺激称为内部刺激,如疾病、疼痛、体温、血压等。环境中的各种刺激可分为:

(1)主要刺激(focal stimuli):是指人当前所面临的、引起人产生行为变化最主要的、直接的刺激。但主要刺激也处于不断的动态变化过程中。如对于一个手术后的患者,在术后的两三天,疼痛可能是一个主要刺激;但随着疼痛程度的减轻及其他问题的出现,疼痛可能不再是患者关注的焦点,也就不再是主要刺激。

(2)相关刺激(contextual stimuli):是指除主要刺激外对人的行为变化有影响的其他内、外部刺激。相关刺激对机体产生的影响可能是负性的,也可能是正性的。如对于焦虑的患者,听一些舒缓的轻音乐有助于缓解其焦虑,因此,焦虑是患者的主要刺激,而轻音乐便是一个正性的相关刺激。

Note:

（3）固有刺激（residual stimuli）：是指原有的、构成本人特征的刺激，这些刺激可能对当前的行为有影响，但其影响作用不确定或者未得到证实，如文化背景、以前的经历等。例如一个老年人不按医嘱要求服用降压药，主诉事情多，经常忘记，文化程度为文盲。不按医嘱服药是这个人当前的主要刺激，事情多是相关刺激，老年、文化程度低是固有刺激，因为护士推测这两个因素可能对主要刺激引起问题有影响，但具体有无影响尚不确定。

2. **适应水平（adaptive level）**　人所承受或应对刺激的范围和强度构成适应水平，换句话说，适应水平描述的是人能在多大程度上承受刺激并做出适应性反应。如果刺激的数量和强度在人的适应水平之内，系统将输出适应性反应；如果超出人的适应水平，则输出无效反应。适应水平受机体的身心发展水平和应对机制等影响，不同的人适应水平不同，同一个人其适应水平也处于动态变化中。

3. **应对机制（coping mechanism）**　应对机制是人作为一个适应系统面对刺激时的内部控制过程。个体的应对机制有两类：生理调节器和认知调节器。生理调节器（regulator）是人先天所具备的应对机制，它通过神经-化学-内分泌的作用，调节和控制个体对刺激的自主性反应；认知调节器（cognator）是人后天习得的应对机制，通过认知、信息处理、学习、判断和情感调试等途径，对刺激和行为进行调节和管理。例如一例呼吸道感染的患者，其体内白细胞升高，体温升高以对抗病原体的入侵，个体也可能会去看医生并遵医生服药、多饮水等，前者是个体先天的、与生俱来的应对机制（生理调节），而后者则是个体后天习得的（认知调节）应对方式。此外，罗伊在后期还专门针对群体设计了两种应对机制：稳定者和变革者调节器。

4. **适应方式（adaptive mode）**　适应方式是人对刺激通过生理调节和认知调节后的效应器（effector），是机体应对刺激后的反应和表现形式，包括以下四个方面：

（1）生理功能（physiological mode）：是与人的生理需要相关的适应方式类型，包含九大组成部分，即氧气、营养、排泄、活动及休息、防御、感觉、水电解质平衡、神经功能和内分泌功能。生理方面的适应目的是维持人的生理完整性，反映人的生理健康水平。

（2）自我概念（self-concept mode）：自我概念是人在某一时间对自己的感觉、评价和信念。自我概念由两部分组成：躯体自我和人格自我。躯体自我是人对自己躯体的感知与评价，包括身体形象及躯体感觉；人格自我是人对自己的智力、能力、性情、伦理道德、社会地位等方面的感知和评价，包括自我理想、自我统一及道德伦理精神自我三个方面。自我概念方面的适应目的是维持人在心理方面的完整性，与人的心理健康有关。

（3）角色功能（role function mode）：是指个体履行所承担的社会角色以及满足社会对其角色期待的情况。人的角色可分为主要角色、次要角色及临时角色。主要角色与个人的性别及年龄相关，如儿童角色、妇女角色、老人角色等，是一个人行为方式的决定因素。次要角色是通过个人能力或血缘及社会关系获得的，是个体社会功能的体现，如教师角色、母亲角色等。临时角色，又称业余角色，是人的业余生活或临时性的活动所赋予的角色。角色功能的适应目的是维持人在社会方面的完整性，与人的社会健康有关。

（4）相互依赖（interdependence mode）：相互依赖是指人与其重要关系者或者支持系统间的相互关系。重要关系者是指对个体具有重要意义的人；支持系统是指帮助个体满足爱、尊重等需要的一组人群或组织。在相互依赖模式中，一个人必须具有给予及接受爱和帮助的能力。相互依赖方面的适应目的是维持人的社会关系的完整性，与情感和精神健康密切相关。

5. **输出**　内外环境中的刺激作用于人体后，人通过应对和调节最终产生的行为是系统的输出。输出的结果有两种：适应性反应或无效反应。适应性反应（adaptive response）有利于促进人的完整性，无效反应（ineffective response）则不利于维持人的完整性。人对变化能否适应取决于输入刺激的强度和范围、人在当时适应水平以及应对机制的综合效应。护理的主要目标是要促进人体的适应性反应，减少或消除无效反应，从而促进人体恢复和维持健康。

三、适应模式对护理学四个基本概念的阐述

1. 人　人是一个整体的适应系统。在这个陈述中整合了整体、系统、适应三大概念,即人是具有生理、心理和社会属性的有机整体;人作为一个开放系统,处于不断与其环境互动的状态,在系统与环境间存在着信息、物质和能量的交换;为了保持自身的完整性,人要不断地去适应环境的变化;适应就是促进人的生理、心理和社会完整的过程与结果。

2. 健康　健康是处于和成为一个完整和全面的人的过程及状态。人的完整性表现在有能力达到生存、成长、繁衍、自主和自我实现。适应是为了促进和保持人的完整性,因此健康就是成功的适应。

3. 环境　人体内部和外部的所有刺激构成环境的主要成分。这些因素有大有小,可以是积极的,也可以是消极的。任何环境的变化都需要人付出能量去适应。

4. 护理　护理是一门应用性学科,它通过促进人与环境的互动来增进个体或群体的整体适应能力。护理的目标就是促进适应性反应,减少或消除无效反应。为此,护士可采取以下措施:①积极控制各种刺激,使刺激能作用于人的适应范围之内;②强化生理、心理等应对机制,提高人的适应水平,增强机体对刺激的耐受力;③鼓励个体通过学习,创造性地运用应对机制,以应对刺激,维持机体的完整性,增进健康。

四、适应模式与护理实践

罗伊将适应模式与一般护理程序结合,构建了以其适应模式为基础的六步式护理程序:一级评估、二级评估、诊断、制定目标、干预和评价。

1. 一级评估（first level assessment）　是指护士收集与生理功能、自我概念、角色功能和相互依赖四种适应方式有关的行为,又称行为评估。评估的内容包括:

（1）生理功能:涉及氧合、营养、排泄、活动及休息、防御、感觉、水电解质平衡、神经功能和内分泌功能。其中无效反应在生理功能方面的表现如:缺氧、营养不良、腹泻、便秘、尿失禁、失眠、发热、疼痛、压力性损伤、水肿、电解质紊乱、血糖过高、血压过高等。

（2）自我概念:包括躯体自我和人本自我方面的功能表现。其中无效反应在自我概念方面的表现有自卑、自责、自我形象紊乱、无能为力感等。

（3）角色功能:包括个体在家庭、单位、社会等各种角色的功能情况。其中无效反应可表现为角色不一致、角色冲突等。

（4）相互依赖:涉及个体与其重要关系人、支持系统的互动状态方面的行为。其中无效反应的表现如孤独、分离性焦虑等。

2. 二级评估（second level assessment）　是对引发服务对象行为改变的三种刺激的评估,又称刺激评估。在这一阶段,护士要对所有可能的内、外部刺激因素进行全面评估,找出主要刺激、相关刺激和固有刺激。

（1）识别主要刺激:按照优先顺序,排在第一位的应该是对系统整体性影响最大的刺激,即为主要刺激。主要刺激既可以来自系统内部,也可来自系统外部;可以是生理方面的,也可以是心理社会方面的,如:患病、住院、结婚、分娩等都可以成为主要刺激。

（2）识别相关刺激:是除主要刺激外,对系统的输出行为有影响的刺激,可视为诱因。常见的相关刺激来自于吸烟、饮酒、药物、压力、自我概念、角色功能、社交方式、家庭结构及功能等。

（3）识别固有刺激:固有刺激是对系统的输出行为影响尚不确切的因素,常为性别、文化背景、信仰等。

3. 护理诊断　在适应模式中,护理诊断是对"人作为适应系统"的适应状态的陈述或判断。护士通过一级和二级评估,可明确服务对象的无效反应及其原因,进而可推断出护理问题或护理

Note:

诊断。

4. 制订护理目标 制订目标就是为了对护理活动的预期结果做出清晰的描述。护理目标是通过护理干预后，期望服务对象出现的行为改变。目标的制订应以服务对象为中心，且应是可观察的、可测量的，服务对象可达到的。

5. 实施护理干预 护理干预包括对护理措施的制订和落实。护理干预一方面可针对改变刺激而设计，如消除刺激、增强刺激、减弱刺激或改变刺激，目的是对刺激进行调整，使刺激的总和限制在护理对象的应对范围内。干预另一方面也可着重于提高人的应对能力和适应水平，从而使全部刺激能作用于人的适应范围内，促进适应性反应。

6. 评价 评价即确定所实施的干预措施是否有效。评价时，护士可继续通过一级评估和二级评估收集服务对象的健康资料，将服务对象的输出行为与目标行为进行比较，以确定目标是否达到。如果目标没有达到，要进一步分析目标行为未出现的原因，并根据评价的结果调整护理干预和措施。

知 识 拓 展

老年顽固性疼痛：罗伊适应模式的应用

老年顽固性疼痛因难以评估而较少受到关注。由于疼痛体验的高度个体性，如何对疼痛进行系统评估十分重要。罗伊适应模式为疼痛的系统评估提供了较好的理论框架。本文作者以一持续 3 个月的老年背部疼痛患者为例，运用罗伊适应模式对其进行系统的疼痛评估如下：

理论概念	评估问题
生理功能	• 疼痛的评分是多少？（使用 1~10 疼痛刻度表）
	• 疼痛的具体部位在哪儿？
	• 疼痛是持续性的吗？
	• 描述一下疼痛的性质。
	• 什么情况下疼痛可减轻或加重？
	• 说说你的运动/活动情况。
	• 酚麻美敏片（泰诺）什么时候开始用？效果如何？
自我概念	◆ 谈谈你对渐渐变老的体验与感受。
	◆ 你有什么挫折感吗？
	◆ 过去你是如何有效地管理疼痛的？
	• 你感觉有希望战胜疼痛吗？
角色功能	• 你对你家人对你的评价有什么看法？
	• 你对你目前的健康状况有什么看法？
相互依赖	◆ 什么原因让你不愿告诉你家人你的疼痛？
	◆ 如何让家人知道你此时的感受？
	◆ 你对你的家人有什么期望？

第四节 纽曼的系统模式

纽曼的系统模式为广域型理论,它以开放系统为基础,从整体人的角度探讨了服务对象系统与环境的互动关系。模式着重阐述了服务对象系统对其环境中现存和潜在压力源的反应以及如何恰当地运用一级预防、二级预防或三级预防的活动来维持或恢复系统的平衡。该模式对护士开展公共卫生护理、社区精神护理等有着重要的指导作用。

一、纽曼简介

贝蒂·纽曼(Betty Neuman,1924—)出生于美国俄亥俄州一个农场主家庭。1947年毕业于俄亥俄州阿可诺(Akron)人民医院护校,获大专学历。1957年获加州大学洛杉矶分校护理学学士学位,1966年获该校的精神卫生和公共卫生硕士学位。1985年获西太平洋大学临床心理学博士学位。纽曼的工作经历涉及临床护士、护士长、护理部主任、公共卫生护士、精神病咨询专家、护理系教授、主任等,拥有丰富的护理教育、临床护理以及社区护理方面的经验;她是精神卫生护理领域的先驱,为公共卫生护理、社区精神及心理护理的发展作出了突出的贡献。

系统模式于20世纪70年代在《护理研究》杂志上首次公开发表;1982年纽曼出版了理论专著《纽曼的系统模式:在护理教育和护理实践中的应用》,之后纽曼对该模式进行了不断的修订和完善,并分别于1989年、1995年、2002年、2011年多次更新版本。

二、系统模式的主要内容

系统模式是一个以开放系统为基础所构建的护理模式。该模式重点阐述了四方面的内容:与环境互动的服务对象系统、压力源、个体面对压力源所作的反应以及对压力源的预防(图9-4)。

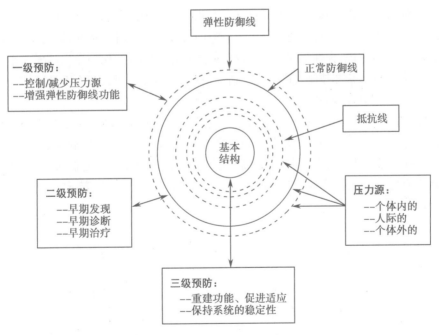

图9-4 纽曼系统模式示意图

(一)服务对象系统

在系统模式中,人是一个与环境持续互动的开放系统,称为服务对象系统(client system)或个体系统。这个个体系统可以是一个人,也可以是家庭、群体或社区。个体系统是由五个变量(生理、心理、社会文化、发展和精神)组成的整体系统,这个整体系统可用一个核心和一系列同心圆来表示其结构。

Note:

1. **个体系统的五个变量**　个体系统包含五个变量,即:生理变量,指机体的结构和功能;心理变量,指个体的心理过程和关系;社会文化变量,指社会和文化功能及其相互作用;发展变量,指生命的成长发展过程;精神变量,指精神信仰和信念。无论个体处于健康还是疾病状态,个体系统都是由这五个相互联系的变量组成的动态复合整体。

2. **基本结构(basic structure)**　又称能量源,它是个体所需的生存因素和其先天的内外部特征的综合,包括生物体维持生命所需的基本因素,如解剖结构、生理功能、基因类型、认知能力、自我观念等。基本结构占据同心圆结构的中心部分,它受个体系统五个变量的功能状态和相互作用的影响。基本结构一旦遭到破坏,个体便有患病的危险。

3. **抵抗线(lines of resistance)**　在系统模式图示中,抵抗线是紧贴基本结构外围的若干虚线圈。抵抗线由内部一系列已知或未知的抵抗因素构成,如个体的免疫防御机制、适应行为和适应时的生理机制等。抵抗线的主要功能是保护基本结构和恢复正常防御线,以维持机体内外环境的协调性。当压力源入侵到正常防御线时,抵抗线会被无意识地激活,若其功能正常,可促使个体恢复到正常防御线的水平;若功能失效,可致机体能量源遭到破坏,甚至能量耗竭而死亡。个体抵抗线的强弱程度与个体的生长发育情况、生活方式以及以往自身的经验等有关。

4. **正常防御线(normal line of defense)**　是指抵抗线外围的一层实线圈。正常防御线是个体对内外环境刺激的正常的、稳定的反应范围,是个体系统在生长发育的过程中,通过与环境不断互动而逐渐形成的。正常防御线的存在有利于抵抗各种刺激,维持个体系统较稳定的健康状态。当环境中的压力源作用于机体时,如果弹性防御线不足以抵抗压力源的入侵,压力源作用于正常防御线,机体即产生应激反应,表现为系统的稳定性降低,健康状况下降或出现疾病状态。正常防御线的强弱与个体健康状态或个体系统的稳定程度有关。当个体的健康水平提高时,正常防御线可向外扩展;反之,当健康状态恶化时,正常防御线向内收缩,但与弹性防御线相比相对稳定,变化的速度也相对慢得多。

5. **弹性防御线(flexible line of defense)**　是指正常防御线外围的虚线圈。弹性防御线是个体系统的一个保护性缓冲系统,可以防止外界压力源的直接入侵,保护正常防御线,使个体系统免受应激反应的影响。一般来说,弹性防御线距正常防御线越远,其缓冲、保护作用越强。弹性防御线受个体生长发育、身心状况、认知技能、社会文化、精神信仰等影响。失眠、营养不足、生活欠规律、身心压力过大、家庭变故等都可削弱其防御效能。

以上三种防御机制,既有先天赋予的,也有后天习得的,其抵抗效能取决于个体系统生理、心理、社会文化、发展、精神五个变量的发展情况和它们之间的相互作用。三条防御线中,弹性防御线保护正常防御线,抵抗线保护基本结构。当个体遭遇压力源时,弹性防御线首先被激活,若弹性防线抵抗力不足,正常防御线受到侵犯,人体出现应激反应,此时,抵抗线也被激活,若抵抗有效,个体可恢复到通常的健康状态。

（二）压力源

压力源(stressor)是指环境中任何能突破机体防线,引发个体紧张,或影响个体稳定与平衡状态的所有刺激。压力源可来自于个体系统内部或外部;可为生理因素,也可为心理、社会文化、发展与精神等因素;压力源可独立存在,也可多种因素同时并存。压力源对个体系统的作用大小取决于压力源的性质、数量和持续时间,同时也受个体所能动用的应对资源、应对能力和既往的应对经验等影响。纽曼将压力源分为:

1. **个体内压力源(intrapersonal stressor)**　指来自机体内部、与个体的内环境有关的压力源,如患病、愤怒、形象改变、自尊紊乱、疼痛、失眠等。

2. **人际压力源(interpersonal stressor)**　指来自两个或多个个体之间,在近距离内作用的压力源,如夫妻关系、同事关系或护患关系紧张等。

3. **个体外压力源(extra-personal stressor)**　指来自个体系统外、作用距离比人际间压力源

Note:

更远的压力源,如经济状况欠佳、环境陌生、社会医疗保障体系出现变化等。

（三）反应

纽曼认同"压力学之父"汉斯·塞里对压力及压力反应的观点。她认为席尔提出的全身适应综合征（general adaptation syndrome）、局部适应综合征（local adaptation syndrome）等已对压力反应作了详尽的描述,故在其系统模式中未对压力反应多加阐述。不过纽曼强调:压力反应不仅局限在生理方面,这种反应是生理、心理、社会文化、发展与精神多方面的综合反应;且并非所有压力都对机体有害,压力反应的结果可以是负性的,也可以是正性的。

（四）预防

护理活动的主要功能是控制压力源或增强人体各种防御系统的功能,以促进个体系统保持或恢复稳定,达到最佳的健康状态。护士可根据个体系统对压力源的反应采取以下三种不同水平的预防措施。

1. **一级预防（primary prevention）** 是在个体对压力源产生压力反应前进行的干预。一级预防的目的是预防压力反应的发生。一级预防的重点是强化弹性防御线和保护正常防御线。具体措施可通过对个体系统的评估,识别环境中的压力源或危险因素,并采取措施来减少或消除这些危险因素,同时强化个体系统的防御功能以预防压力反应的发生。如加强锻炼、增强体质;流感期间,少去人多的公共场合,勤洗手,注射流感疫苗等。

2. **二级预防（secondary prevention）** 是在压力源已经穿过正常防御线而致机体产生压力反应时的干预。二级预防的目的是减轻或消除压力反应的症状。二级预防的重点是早期发现、早期诊断、早期治疗。具体措施可针对压力反应采取针对性的处理措施,强化抵抗线,保护基本结构,以促进个体系统稳定性的恢复。如患流感后服用感冒药、多喝水等就属于二级预防措施。

3. **三级预防（tertiary prevention）** 是在经过治疗后,个体系统已达相当程度的稳定状态时,为能彻底康复、减少后遗症而进行的干预。三级预防的目的是帮助个体重建,促进个体系统获得并维持尽可能高的稳定性和健康状态,防止复发。三级预防的干预措施与一级预防类似。如卒中患者病情好转后,个体通过营养支持、机体功能锻炼等以促进健康恢复,减少后遗症,防止再度卒中。

三、系统模式对护理学四个基本概念的阐述

1. **人** 人即为服务对象系统。人以基本结构为核心,其外被三层防御体系环绕形成一个开放系统。该系统由生理、心理、社会文化、发展和精神五个变量组成,与周围的环境相互作用,不断进行物质、信息和能量的交换。系统的稳定性由基本结构、三层防御体系和系统的五个变量间的相互协调来决定。

2. **健康** 是一个动态的连续相,是个体系统在压力源的正常反应范围内所达到的稳定和协调状态。受基本结构以及个体对环境中压力源的调节与适应的影响,人在其整个生命过程中可处于不同水平的健康状态。

3. **环境** 是影响个体系统的所有内部因素和外部因素或力量。环境中存在着许多已知的、未知的压力源,这些压力源对个体系统的稳定有不同程度的潜在威胁。

4. **护理** 是关注引发个体压力反应的所有相关变量的独特专业。纽曼运用了重建（reconstitution）一词来阐述护理活动,重建是指个体系统通过对来自于机体内部和外部压力源的应对达到适应的过程。护理的目标和任务就是通过对压力源及其可能产生的压力反应进行精确评估,采取干预措施,以避免或减少压力源对个体系统的影响,促进个体系统保持或恢复稳定、协调与平衡,尽可能达到最佳健康状态。

四、系统模式与护理实践

纽曼将系统模式与一般的护理程序相结合,发展了以护理诊断、护理目标和护理结果为步骤的独

特的护理工作程序。

1. **护理诊断**　在做出护理诊断前,护士首先要进行护理评估。评估的内容主要包括个体的基本结构、三层次防御线的特征;个体内、个体外、人际间存在和潜在的压力源;个体为达到健康状态可利用的现存或潜在的内外部资源;个体以往的、现有的或将来可能有的应对方式;个体在生理、心理、社会文化、发展与精神五个方面对压力源的反应及其相互作用。根据评估的结果,护士要分析并明确个体偏离健康的问题即护理诊断,排列护理问题的优先顺序。

2. **护理目标**　护士以保存能量,恢复、维持和促进个体系统稳定性为总目标,与服务对象和家属一起,共同制订具体的护理目标以及为达成目标所采取的干预措施并设计预期护理结果。纽曼强调应用一级、二级、三级预防原则来制订具体的护理干预计划。系统模式的三级预防评估和干预指南见表 9-1。

表 9-1　纽曼系统模式三级预防评估和干预指南

	压力源	压力反应	目的	干预
一级预防	隐蔽的或潜在的压力源	尚无具体表现,根据目前的健康状况假设或预估未来可能出现的反应	维持和增进个体系统的稳定性和完整性	预防性干预,重点在: • 避免接触压力源 • 实施对压力源的脱敏治疗 • 强化个体的弹性防御线 • 增强个体的抵抗因素 • 提供教育 • 鼓励积极应对
二级预防	现存的、明显的、已知的压力源	有明确的症状表现	恢复个体的稳定性和完整性	治疗性干预,重点在: • 根据健康改变的程度列出护理诊断,排列优先顺序 • 保护基本结构 • 动员和合理使用内外部资源,保存机体能量,恢复个体系统的稳定性 • 控制压力源和压力反应 • 提供恰当的治疗 • 支持各种有利于健康的因素 • 必要时提供一级预防措施等
三级预防	遗留下来的压力源,可以是明显的或隐匿的	可能的或已知的后遗症状	巩固二级预防效果,使个体系统获得并维持尽可能高的健康水平	治疗后康复干预,重点在: • 制订渐进目标并对个体迈向更高健康水平提供支持 • 激发动力 • 根据需要进行教育—再教育 • 行为矫正 • 合理利用内外部资源 • 必要时提供一、二级预防措施

3. **护理结果**　是护士对干预效果进行评价并评价干预有效性的过程。评价内容包括个体内、外及人际压力源是否发生了变化,压力源优先顺序是否有变化,机体防御功能是否有所增强,压力反应症状是否有所缓解等。通过对护理结果的有效性评价,进一步修订和调整护理计划。

第五节　科尔卡巴的舒适理论

舒适理论是由美国护理学者凯瑟琳·科尔卡巴(Katharine Kolcaba,1944—)提出的中域型理论。

她认为舒适是一个复杂的多维概念,不仅有身体方面的舒适,还包括心理精神、社会文化和环境方面的舒适。舒适管理应从系统评估服务对象的舒适需求着手,通过制订并实施有针对性的舒适干预方案,提高服务对象的舒适水平,激发服务对象自觉养成健康行为,促进服务对象良好的健康结局和对医疗机构的积极评价。

一、科尔卡巴简介

凯瑟琳·科尔卡巴 1944 年出生于美国俄亥俄州克利夫兰市。1965 年,科尔卡巴毕业于圣路医院护校(St. Luke's Hospital School of Nursing),获大专学历。1987 年在凯斯西储大学获护理学硕士学位;1997 年获该校护理学博士学位。科尔卡巴工作经历涉及内科、外科、老人院、老年痴呆病房等,曾任护士、护士长、护理教师、教授等。科尔卡巴硕士毕业后,到俄亥俄州北部阿克伦大学护理学院任教直至退休。

科尔卡巴在研究生就读期间,开始了她对舒适的长期研究,她的论文报告与著作颇丰,代表作有:《护理的舒适理论》(*A Theory of Holistic Comfort for Nursing*),1994;《舒适理论与实践》(*Comfort Theory and Practice:A Vision for Holistic Health Care and Research*),2003;《舒适照护的艺术》(*The Art of Comfort Care*),2007 等。此外,她还构建了其理论的专门网站:Comfort Line(http://thecomfortline.com/)。

二、舒适理论的主要内容

（一）舒适的概念与结构

1. **舒适的概念**　舒适(comfort)是护理所产生的即刻性的期望结果(immediate desirable outcome)。若服务对象接受了持续的舒适护理,就会提高其舒适水平及健康行为,以及对医疗机构服务结局的良好评价。

2. **舒适的结构**

（1）舒适的类型:舒适有三种类型。①放松感;②愉悦感;③超越感。放松感(relief)是指服务对象在某种特定需求得以满足后所产生的一种如释重负的感觉;愉悦感(ease)是指服务对象的安适恬静与如意满足感;而超越感(transcendence)是指服务对象的一种不受病痛折磨、超越困难的超然状态。

（2）舒适的情境:从整体的角度对舒适的情境(contexts of comfort)进行分析,可将舒适分为四个方面。①身体方面的舒适(physical comfort):与机体的感觉和维持机体内环境稳定的机制有关;②心理精神方面的舒适(psycho-spiritual comfort):指内在的自我意识,包括尊重需要的满足、性需要的满足和对生命意义的理解,如个体感受到来自他人的关心和尊重等;③社会文化方面的舒适(socio-cultural comfort):指个体与个体、家庭、社会之间的相互关系以及文化习俗的适应性,如个体的家庭、社会支持或角色适应良好等;④环境方面的舒适(environmental comfort):指人体周围的外界环境因素,如光线、噪声、温度等对人的影响。

科尔卡巴将舒适的类型与情境相结合,她以舒适的四种情境为纵轴,以舒适的三种类型为横轴,形成了舒适的分类结构图,即舒适十二格图(图 9-5)。

（二）舒适理论框架

1. **概念**　舒适理论(theory of comfort)的主要概念有:

（1）舒适需求(comfort needs):由患者和家属所确定的在患者身体、心理精神、社会文化和环境方面的放松感、愉悦感和超越感的不足或期望。

（2）舒适干预(comfort interventions):指医务人员有目的地制订的为增进患者或家属舒适的干预性方法与措施;也指医疗机构为提高护士的工作舒适感而进行的改善工作环境的措施。

（3）干预协变量(intervening variables):指不易被医务人员控制的,但又可对舒适干预计划或措施的结果可产生正性或负性影响的因素,如患者的社会支持系统、经济状况、疾病预后、当时的身体心

	放松感 （Relief）	愉悦感 （Ease）	超越感 （Transcendence）
身体方面的舒适 （Physical）			
心理精神方面的舒适 （Psycho-spiritual）			
社会文化方面的舒适 （Socio-cultural）			
环境方面的舒适 （Environmental）			

图9-5　科尔卡巴的舒适分类结构示意图

理状况、生活习惯及医疗机构的办院宗旨、条件等。

（4）寻求健康行为（health seeking behaviors，HSBs）：指患者或家属有意识地或潜意识地朝着个体更加健康的方向迈进的行为。这些行为可以是内在的如伤口愈合、免疫功能增强等，也可是外在的如饮食保健、运动保健活动等，甚至是平静安详死亡的活动。

（5）机构的完整性（institutional integrity，InI）：指机构为促进健康、提高民众健康水平在服务宗旨、服务质量、服务效率等方面的总体运行状况。与机构完整性相关的指标如患者满意度、入院率和再入院率、成本效应指标、健康相关结局指标等。

2. **理论框架**　科尔卡巴使用较简单的图例来呈现其理论框架（图9-6）。其理论内涵涉及三个部分：

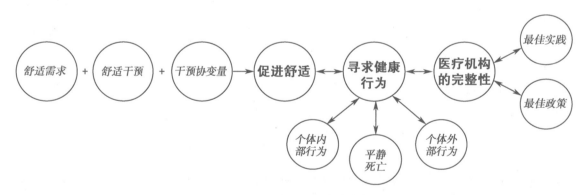

图9-6　科尔卡巴的舒适理论框架示意图

（1）第一部分理论内涵：有效的舒适干预可提高服务对象的舒适水平。具体观点包括：①护士和其他医务人员首先应一起弄明确患者和家属的舒适需求，尤其是那些在现有的支持系统下尚未满足的舒适需求；②舒适干预措施应针对患者和家属当前面临的最主要的舒适需求而制订并协调落实；③在制订个体化的舒适干预措施时应充分考虑影响干预效果的协变量因素；④若舒适干预措施有效，且精心实施，则会提高患者的舒适水平。

（2）第二部分理论内涵：服务对象舒适的改善或提高有助于改变其寻求健康行为。具体观点有：①患者的舒适改善或提高有助于患者、护士和其他医务人员在患者的健康行为方面达成一致意见；②若患者的舒适改善或提高，患者、家属的健康行为易被激发，这又可进一步提高患者的舒适水平。

（3）第三部分理论内涵：服务对象良好的健康行为将有力地促进医疗机构的完整性。具体观点包括：①若患者和家属因有效的舒适干预而激发了积极的健康行为，患者和家属更易出现良好的健康结局和对医疗机构服务的较高满意度；②若患者、家属对医疗机构的服务满意，这种大众的认可也可惠及医疗机构。一方面良好的赞誉可激励机构制订更好的方针政策为社会大众提供更佳的服务，另一方面机构良好的社会声誉也可增强组织活力，使组织保持长盛不衰。

三、舒适理论对护理学四个基本概念的阐述

1. **人** 是专业性照顾的接受者，可以是患者、家庭或社区，也可以是医疗机构中的护士。照顾的提供者要关注人独特的健康需求，为其提供舒适干预和服务。

2. **健康** 是个体、家庭或社区在舒适需求得到满足的基础上所表现出的最佳功能状态。

3. **环境** 是可以被调控以增进人的舒适的外在因素，如房间的物理条件、机构的政策等。人与环境相互作用，人会利用环境满足自身的需要，环境也能影响人的各个方面。

4. **护理** 是护士有意识地进行的评估服务对象舒适需求、制订并实施舒适干预措施、评价干预前后舒适状况改善情况的一系列动态过程。

四、舒适理论与护理实践

舒适理论目前主要应用于护理研究和护理实践领域。在护理研究领域，为了准确测量研究对象的舒适，科尔卡巴及其同事先后发展了数个舒适相关工具，包括：普通舒适问卷（General Comfort Questionnaire-GCQ，48 条目）；普通舒适问卷简化版（Shortened General Comfort Questionnaire，28 条目）；乳腺癌放疗患者舒适问卷（Radiation Therapy Comfort Questionnaire-RTCQ，26 条目）；尿失禁患者舒适问卷（Urinary Incontinence and Frequency Comfort Questionnaire-UIFCQ，23 条目）；临终关怀舒适问卷（Hospice Comfort Questionnaire-HCQ，23 条目）以及舒适行为查核表（Comfort Behaviors Checklist）等。这些问卷的开发及应用为深入研究和验证舒适理论提供了良好的研究工具。此外，为探究舒适干预的效果，科尔卡巴及其同事还尝试发展了舒适管理/干预工具包，其中常用的干预手段有：意象引导、渐进式肌肉放松术、触摸、倾听、教育、音乐治疗、情感支持、心理辅导、降低环境中的不良刺激等。

在护理实践领域，舒适理论作为理论基础已被广泛地用于指导产房护理、重症监护室护理、放化疗室护理、骨科护理、住院老年患者的护理等。正如科尔卡巴所言，舒适是一个通用的概念，舒适理论的适用对象可以是临床护理实践中任何一个有舒适需求的个体、家庭或社区，因为该理论可引导护士系统地评估服务对象的整体性舒适需求，指导护士制订并实施有针对性的舒适干预方案，并评价干预措施的有效性。但由于该理论系 20 世纪 90 年代以后才逐步发展起来的，理论发展历程不长，一些理论观点和主张特别是第三部分涉及机构完整性的理论观点尚需在更多的研究中加以验证。因此，舒适理论还有待进一步探讨、发展和完善。

知 识 拓 展

科尔卡巴舒适理论在血液透析患者中的实际应用

土耳其学者艾斯威克丹（Ayse Kacaroglu Vicdan）将 2018 年 10 月至 2019 年 2 月在土耳其大学医院进行血液透析的 68 名自愿参与研究的患者随机分为实验组（34 名）和对照组（34 名）。实验组患者接受基于科尔卡巴舒适理论编制的血液透析舒适培训手册的干预，该手册由四部分组成。①身体方面的舒适：主要涉及肾脏的功能、肾衰竭的治疗、血液透析治疗、治疗期间可能遇到的问题与处理对策、饮食营养、运动休息、睡眠和瘘管护理等信息；②心理精神方面的舒适：主要涉及压力应对与放松技巧、培养积极人生态度的建议、基于身心健康自我照顾的建议等信息；③环境方面的舒适：主要涉及如何改善外部环境如光线、噪声、温度湿度、物理空间等信息；④社会文化方面的舒适：主要涉及与家人及朋友的情感交流、保持与病友联系、参与力所能及的工作等信息。

对照组在研究期间未接受手册及培训。两组患者均在入组时及入组一个月时填写普通舒适问卷。结果：实验组和对照组患者入组时在普通舒适问卷的总分、各维度得分上差异无统计学意义。在入组一个月时，实验组和对照组患者在普通舒适问卷的总分、生理、心理精神和社会文化舒适的维度得分上差异均有统计学意义。结论：以科尔卡巴舒适理论为基础构建的舒适干预培训可有效增进血液透析患者的舒适。

护理理论是对护理现象发生发展规律的系统性、抽象化的概括，是护理学者们对护理实践经验高度凝练与总结的结果。本章从构建护理理论的哲学基础—护理理念着手，介绍了护理理念核心要素"人、健康、环境、护理"，这些要素是护理学者们在构建任何护理理论时都需要深入思考并加以阐释的内容。本章用较多的篇幅介绍了护理理论的相关知识和几个有着典型代表意义的护理学理论：奥瑞姆的自理理论、罗伊的适应模式、纽曼的系统模式和科尔卡巴的舒适理论。这些理论虽同在探究护理现象，但每个理论各有侧重、各有特色又自成一体，是现代护理学理论的优秀代表。名人有言：理论是人们思考的根本。通过学习护理理论，期望能启迪护士思维，开拓视野，提高对护理和护理专业的认识；更期望护士能学以致用，将理论用于指导和改进护理专业实践，从而进一步推进护理实践的发展，推动护理教育、护理科研的更新和繁荣，增强护理专业的自主性与独立性，促进护理学科的发展。

（冯先琼）

思 考 题

1. 请问你对护理理念的四个核心要素：人、健康、环境、护理是如何认识的？

2. 对于剖宫产术后第 1 天的初产妇，以罗伊适应模式为指导进行护理评估，应重点评估哪些内容？

3. 刘某，男，37 岁，公司经理，脑梗死溶栓治疗后 2 周，右侧肢体偏瘫，请以奥瑞姆自理理论为指导。

请思考：

（1）刘某目前存在哪些方面的自理需要？

（2）应选择什么护理系统？

4. 丁某，女，45 岁，某三级综合医院外科副主任，平常工作涉及临床、教学、科研和管理等方面，任务多，责任大，常加班至深夜。家中有女儿且今年要参加高考，丈夫任某公司高管。最近在医院体检时发现其血压为 155/92mmHg，丁某述无特殊症状表现，但有高血压家族史，父亲死于卒中。

结合纽曼的系统模式请思考：

（1）丁某目前存在哪些压力源？

（2）对丁某宜采取三级预防体系中的哪级预防？

（3）干预的目的是什么？

（4）具体干预措施有哪些？

NURSING

第十章

护理科学思维方法与决策

10章 数字内容

─── 学 习 目 标 ───

● **认识与记忆：**

1. 正确陈述评判性思维的构成要素。

2. 正确列举临床护理决策的类型。

3. 正确陈述循证护理的基本要素。

● **理解与分析：**

1. 解释概念：护理评判性思维、临床护理决策、循证护理。

2. 简述护理评判性思维不同层次的特点。

3. 举例说明临床护理决策的影响因素。

4. 阐述发展临床护理决策能力的策略。

5. 举例说明循证护理的基本步骤。

6. 举例说明循证护理与传统护理的关系。

● **综合与运用：**

1. 针对具体临床问题，能提出循证护理实践的方法。

2. 能运用评判性思维对临床护理问题进行分析，并做出正确、合理的护理决策。

—————————— 开卷有益 ——————————

全身麻醉手术患者常规术后6小时甚至更长时间禁饮水，以防止误吸和反流的发生。研究表明：术后长时间禁水引发的口渴，可增加患者在苏醒期躁动、管道滑脱、心率失常及切口出血的风险，延缓患者康复。术后患者是否能够早期饮水？早期饮水有无理论依据？一项纳入3篇临床指南、1篇临床决策、8篇随机对照试验的证据整合分析发现，术后早期饮水有益于患者康复，在患者生命体征平稳、意识完全清醒、肌力恢复至Ⅴ级、吞咽反射恢复且无呕吐的前提下，可给予少量多次的饮水。在临床实践中，护士经常面临类似的决策难题。那么，如何突破思维定势，如何运用最佳证据提高护理决策的科学性和有效性，本章将从评判性思维、循证护理的视角为你答疑解惑。

随着医学科学技术的快速发展和护理服务领域的不断拓展，社会对护士的期望越来越高。护士不仅要完成治疗和护理工作，更需要运用评判性思维发现问题，用创新的方式解决问题。科学的质疑态度、批判反思精神与创新发展能力是护士必备的重要核心能力，也是护理学科发展的核心推动力。护士有意识地培养、提高评判思维与决策能力，在护理工作中自觉运用评判性思维，通过循证获得最佳研究证据，并将其应用于护理决策，加快科研成果的临床应用转化，能更好地促进护理决策的科学性，保证护理实践的安全性，提高护理工作的实效性。

第一节 护理评判性思维

护理学专业本科教育的培养目标指出，护理学生应具有"评判性思维、自主学习和创新发展的基本能力"。评判性思维是护理本科生应具备的核心思维能力之一，也是评价护理本科教育质量的一项重要指标。在护理实践中，护士运用评判性思维对各类护理问题进行正确的判断、反思、推理与决策，有助于促进护理专业向科学化方向发展。

一、护理评判性思维的概念

科学思维（scientific thinking）是人类智力系统的核心，是人类在学习、认识、实践操作和其他活动中所表现出来的理解、分析、比较、综合、概括、抽象及推理等所组成的综合性思维。在护理实践中，评判性思维作为临床常用的科学思维，是护士发现护理问题并进行合理决策的思维基础。

（一）护理评判性思维的概念

评判性思维是20世纪30年代德国法兰克福学派创立的一种批判理论。20世纪80年代以后，评判性思维作为一种新的思维方式被引入护理领域，受到护理教育界的高度重视。1998年，美国高等护理教育学会（The American Association of Colleges of Nursing, AACN）在其公布的《护理专业实践本科教育标准》（*The Essential of Baccalaureate Education for Professional Nursing Practice*）中将评判性思维能力作为护理本科毕业生必须具备的核心能力之一。我国护理界也从20世纪末开始加强对护士评判性思维能力的培养。

评判性思维（critical thinking），又称批判性思维，是指个体在复杂的情境中，在反思的基础上灵活应用已有知识和经验进行分析、推理并做出合理的判断，在面临各种复杂问题及各种选择时，对问题的解决方法进行正确的选择和取舍。从护理的角度来看，护理评判性思维（critical thinking in nursing）是对护理现象或问题进行的有目的、有意义、自我调控性的判断、反思和推理过程，其核心目的是做出合理的决策，有效解决护理问题。护理程序是临床特有的工作方法，是评判性思维在临床护理实践中的具体应用。

（二）护理评判性思维的特点

1. **主动性**　评判性思维是一种自主性思维,思维者不是盲从于他人的行为或被动接受"权威"观点,而是积极参与相应的活动中,主动运用已有的知识、经验和技能,对外界的信息、他人的观点或"权威"的说法进行积极的思考,做出合理的分析与判断。

2. **独立性**　质疑是思考的原动力,是解决问题的基础。护士需要通过不断提出问题和解决问题,对自己或他人的思维过程进行个性的、独立的思考,逐渐完善自己的思路,在广泛收集和甄别证据的基础上,做出独立客观的判断与决策,进而逐步提高自己独立发现问题和解决问题的能力。

3. **创新性**　现代护理发展要求护理工作应该具有主动性和创造性。评判性思维通过整合已有的概念、规律,对思维对象中不合理的部分大胆否定,使思维进一步明晰化,促进认识和实践的发展,进而产生创造性的想法和见解,推动护理新理论、新知识、新技术和新材料的变革与发展。

4. **反思推理性**　反思和推理是评判性思维的实质过程。评判性思维通过提出问题、深入探究而进行变革与创新。在此过程中,需要有不断反思的意识和批判的精神。在临床实践中,当护士对问题进行鉴别思考、对假说进行验证、对决策进行选择时,必须进行严格精确的反思和推理。

5. **审慎开放性**　护理程序是评判性思维在临床护理实践中的具体应用。在运用评判性思维思考和解决问题时,需要审慎而广泛地收集资料,分析并寻求问题发生的原因,经过理性思考,得出结论。值得注意的是,护士在审慎思考的同时,考虑问题要有高度的开放性,要愿意听取和交流不同的观点,只有这样才能做出正确合理的推论。

二、护理评判性思维的标准

护理评判性思维的标准包括智力标准和专业标准。明确评判性思维的标准能使护士的思维更为可靠有效,进而做出恰当的临床护理决策。

（一）智力标准

智力标准是指护理评判性思维应具有的智力特点,评判性思维普遍适用的智力标准包括14项内容,即评判性思维应具有清晰、准确、详尽、正确、相关、可靠、一致、合理、深入、概括、完整、有意义、适当和公正的特点。

（二）专业标准

专业标准是指护理判断的伦理标准、评价标准及专业职责标准。运用护理评判性思维的专业标准,可以确保患者利益,促使护理质量达到最理想的水平。

1. **伦理标准**　指护士在实践中以关怀、人道及负责的态度面对患者,以职业道德伦理标准作为行为指南。随着科学技术的不断发展,对患者的护理已不再局限于单纯应用科学知识,更要考虑相关的伦理问题。护士在护理工作中的伦理决策与日常生活的决策有所不同,必须遵守相关的职业伦理规范。因此,在评判性思维过程中要有意识地明确自己的信念及价值观,同时了解患者、家属及同事对临床具体问题的不同观点,在专业价值观及伦理要求指导下,做出公正的、符合患者意愿并有利于患者健康的护理决策。

在进行评判性思维时,护士需要运用自主、公正、诚实、仁慈、保密和负责的伦理原则去指导临床护理决策。自主原则指相信护士有权根据自己的价值观和信仰,在没有外来压力的情况下获得足够的信息,对所有解决问题的方法进行考虑和判断,进而在法律允许范围内做出恰当决策;公正原则指应公正地对待所有患者;诚实原则指应告知患者真实的情况;仁慈原则指护士在实践中要有乐于尊重他人利益、避免伤害他人的意向;保密原则指要尊重患者对隐私和保密的需要;负责原则指护士愿意对自己的行为结果负责。除上述原则外,护理评判性思维还用职业准则以及其他伦理守则和相关法律法规指导自己的伦理行为。

2. **评价标准**　护士运用评判性思维进行临床决策时,需要用到相关评价标准,这些标准由相关机构和专业组织发展制定。此外,在护理实践中建立的用以确定患者病情并针对性实施护理的规范,亦可成为评价标准。

3. **专业责任标准** 护士必须对自己的护理实践行为负责,专业责任标准明确了护士在提供护理服务中应承担的责任和义务。护士要努力达到的专业责任标准主要有:国家的相关方针政策和要求、护理实践中明确规定要达到的标准、专业学会制定的实践指南以及专业组织的实践标准。

三、护理评判性思维的层次

个体所处的评判性思维层次与其解决实际问题的能力水平有关。护士不仅要积极培养评判性思维,而且要努力促进评判性思维向更高水平发展。1994 年,美国学者片冈八寻村(Kataoka-Yahiro M)和塞勒(Saylor C)提出评判性思维的发展由低到高有三个层次:基础层次、复杂层次和尽职层次。

1. **基础层次(basic level)** 评判性思维的基础层次建立在一系列规则之上,是一种具体思维。处于此层次的个体,相信专家对每个问题都有正确答案,且坚信所有问题只有一个答案。在对患者进行护理时,会参照护理规范程序手册,严格遵循操作流程,不能根据患者的独特需要进行灵活调整。此期显示个体缺乏足够的评判性思维经验,是护士推理能力发展的早期阶段,可通过接受专家的不同观点和价值观指导,提高护理评判性思维能力。当护士经验不足、能力不强或态度固执时,会限制护理评判性思维能力向更高层次发展。

2. **复杂层次(complex level)** 处于复杂层次的个体开始走出权威,对问题会依据具体的情况进行独立分析并选择决策方案,思维能力得到一定的提高,主动性增强,认识到问题可以有不同的解决方法,相信每种方法各有利弊。在此层面上,个体会权衡不同方法的利弊,做出最终决策。在面临复杂情况时,可适当超越标准规程和政策束缚等进行思考,用不同的方法来创造性地解决同一问题。

3. **尽职层次(commitment level)** 处于尽职层次的个体开始在专业信念的指导下,以维护服务对象利益为基础进行专业决策,并为此承担相应的责任。此阶段不仅要求护士对解决各种复杂临床问题的备择方案进行深度思考,还要根据备择方案的可行性选择恰当的护理行为方式,并以专业的要求和原则来实施方案。在某些情境下,护士甚至会按照专业经验和知识选择延迟行动或不采取行动,但必须在专业所允许的范围内,充分考虑后果后再行决策。

四、护理评判性思维的构成

护理评判性思维的构成要素主要包括智力因素、认知技能因素和情感态度因素。

（一）智力因素

智力因素是指在护理评判性思维过程中所涉及的专业知识。专业知识是构成护理评判性思维的基础。护理学的专业知识包括医学基础知识、人文社会学科知识及护理学知识等。护士对护理问题的评判性思维能力受知识深度和广度的影响,专业知识基础越广,越能准确地识别患者的健康需要,做出合理的临床推理与决策。

（二）认知技能因素

认知技能是护理评判性思维的核心。护士在进行临床护理决策时,认知技能能够帮助他们综合运用知识和经验,做出符合情境的判断。美国哲学学会提出评判性思维由六方面核心认知技能及相对应的亚技能组成,核心认知技能包括解释、分析、评估、推论、说明和自我调控。

1. **解释** 指对推理的结论进行陈述以证明其正确性。在解释过程中,护士可以运用相关的科学论据来表述所做的推论。解释所包含的亚技能包括分类、解析意义及阐明意义。

2. **分析** 指鉴别陈述,提出各种不同问题、概念或其他表达形式之间的推论性关系。分析所包含的亚技能包括检查不同观点、确认争论的存在及分析争论。

3. **评估** 指对相关信息的可信程度进行评定,对推论性关系之间的逻辑强度加以评判。评估所包含的亚技能包括评估主张与评估争议。

4. **推论** 指根据相关信息推测可能发生的情况以得出合理的结论。推论所包含的亚技能包括循证、推测可能性及做结论。

5. **说明** 指理解和表达数据、事件、规则、程序、判断、信仰或标准的意义及重要性。说明所包含的亚技能包括陈述结论、证实步骤、叙述争议。

6. **自我调控** 指有意识地监控自我的认知行为，进行及时的自我调整。自我调控所包含的亚技能包括自我检查和自我矫正。

（三）情感态度因素

情感态度是指在护理评判性思维过程中护士应具备的人格特征，包括具有进行评判性思维的心理准备状态、意愿和倾向。

1. **自信** 指个人相信自己能够完成某项任务或达到某一目标，包括正确认识自己在知识和经验运用方面的能力，相信个人能够分析判断并正确解决患者的问题。自信可增进护患之间的信任，有利于达到预期的护理目标。护士归纳和演绎等技能的发展，可增强自身的自信。值得注意的是，护士应正视自身认知和能力的有限性，不能盲目自信。

2. **公正** 指运用护理评判性思维质疑和验证他人知识、观点时，应采用相同的标准进行评价，而不是根据个人或群体的偏见或成见做出判断。在对问题进行讨论时，护士应听取多方意见，注意思考不同的观点，在拒绝或接受新观点前要全面理解新观点。当与患者的观点有冲突时，应重新审视自己的观点，确定如何才能达到对双方都有益的结果。

3. **正直** 指护士要像质疑和验证他人知识、观点那样，用同样严格的检验标准质疑、验证自己的知识与观点，勇于承认自己的不足，客观准确地评估自身观点。

4. **责任心** 护士有责任为患者提供符合护理专业实践标准的护理服务。一个有责任心的人应主动维护患者的利益，做出适合患者的临床护理决策，并对所实施的护理行为的后果负责。在护理措施无效时，也能本着负责的态度承认某项措施的无效性。

5. **执着** 由于护理实践问题的复杂性，护士常需对其进行执着的思索与研究。这种执着的态度倾向使护士能够坚持努力，即使在情况不明或结果未知以及遇到挫折时，也会尽可能地探究问题，尝试不同的护理方法，并努力寻求更多的资源，直到成功解决问题。

6. **谦虚** 指护士认识到在护理实践中会产生新的证据，愿意承认自身知识和技能的局限性，希望收集更多信息，根据新知识、新信息谨慎思考自己的结论。

7. **好奇心** 好奇可以激发护士对服务对象的情况进行进一步的询问和调查，以获得护理决策所需要的信息。护士在进行评判性思维时应具有好奇心，愿意进行调查研究，深入探究和了解患者的情况。

8. **独立思考** 独立思考对护理实践发展非常重要。评判性思维要求护士能够独立思考，遇到意见不统一时，应在全面考虑服务对象情况、阅读相关文献、与同事讨论并分享观点的基础上做出判断。

9. **冒险和勇气** 冒险常是诸多护理革新的开始，能有效推动护理学科的发展与进步。护士应具有冒险的精神和勇气，经常客观地反思和检验自己的观点意见，对护理现状、实践活动的固有程序、规范等要善于用新的思路和方法进行质疑、改革与创新。

知 识 拓 展

护理评判性思维的认知技能和思维习惯

2000 年，美国学者舍费尔（Barbara K. Scheffer，1954—）等人运用德尔菲法对护理评判性思维进行研究，提出护理评判性思维主要包括 7 项认知技能和 10 个思维习惯。其中：7 项认知技能包括分析、应用标准，识别、寻找信息、逻辑推理、预测和知识的迁移；10 个思维习惯包括自信、问题情境性、创造性、适应性、求知欲、学术的正直性、直觉性、思想的开放性、坚持不懈和反思。

Note:

五、护理评判性思维的应用

护理评判性思维的核心目的是帮助护士在面临各种纷繁复杂的护理现象和护理问题时,进行正确反思与选择,做出最佳的护理专业决策。

1. 在护理教学中的应用 培养学生评判性思维是 21 世纪世界各国重要的教育研究课题。评判性思维应用在护理教学中,要求教师将评判性思维融入常规课程讲授中,在教授专科内容的同时教授思考策略,促进学生将所学的知识应用到专业实践。在此过程中,教师不仅应发挥自身的主导作用,而且应体现学生在教育过程中的主体地位,给学生充分的自主权和选择权,使学生明确自己的学习需求,并参与评价学习过程之中。在教学过程中,应创造平等民主的师生关系,鼓励学生积极参与、思考、质疑、争论,敢于大胆提出自己的独立见解,创造有利于培养学生护理评判性思维的教学环境。

2. 在临床实践中的应用 在临床实践中应用评判性思维可以帮助护士进行有效决策,为患者提供高质量的护理服务。评判性思维既可以是对一个特定的患者或临床情境做出判断,也可以是对干预措施的选择做出决策。护士评判性思考临床情境时,首先要明确思维的目的,使思考指向同一目标。此外,要求护士除了学习护理专业知识外,还必须学习生物科学、社会科学以及人文科学知识以奠定坚实的护理知识和技能基础。在实践中,可以请教有经验的同事、护理教育者或参考专业文献资料、学术机构或医院的政策和程序规范。面对复杂的临床情境,护士只有具备足够的知识储备,包括专业知识及相关领域的知识,才能评判性地理解各种资料的意义,进而做出相应的临床决策。

他 山 之 石

临床实践中的护理评判思维

陈女士,32 岁,因乳腺癌术后化疗,经右贵要静脉置入中心静脉导管,置管长度为 48cm,行 X线透视后确认导管放置良好。置管后第 4 个月,护士小张进行输液冲管时,推注有阻力,回抽无回血,患者主诉穿刺点上方疼痛,小张立即查看发现穿刺点上方水肿,询问患者近期状况,患者主诉近一周内感心慌,颈部、胸部及置管上肢酸痛。小张根据患者的主诉,结合上述症状征得患者同意后给予拔管,拔管时无阻力,但只拔出 4cm 导管。小张考虑患者发生导管断裂,立即给予腋下扎止血带,告知患者患肢制动,呼叫医生急行床旁影像学检查,经手术成功将剩余导管从心脏取出。小张运用评判性思维和自己的经验与专业知识,及时准确对患者病情做出判断,实施紧急处理,抓住了治疗时机,避免了严重并发症的发生。

3. 在护理管理中的应用 护理管理者的重要职能之一是进行各种决策,正确的决策是有效管理的重要保障。护理评判性思维应用于护理管理中,使护理管理者在决策时能有效地对传统的管理思想、方法进行质疑,对各种复杂现象、事物等进行有效的分析与判断,做出恰当的决策。

4. 在护理科研中的应用 护理科研本身就是对护理现象探索和研究的过程,需要对各种观点、方法、现象及常规等进行思考和质疑,并在此基础上进行调查或实验,根据最新的、充分的证据得出新观点、新方法与新模式。成功的护理科研要求研究者能够有效运用护理评判性思维,进行质疑、假设、推理与求证。

六、护理评判性思维能力的发展

护士评判性思维能力是指在复杂的情境中,护士灵活应用已有的经验与知识,对面临问题及解决方法在反思的基础上进行分析、推理、做出合理的判断并进行正确取舍的能力。评判性思维对实践以循证为基础的临床护理决策非常重要。护士评判性思维能力越强,越有助于临床实践的合理决策。发展护理评判性思维能力,可采用以下策略与方法:

（一）自我评估评判性思维状况

护士在进行评判性思维活动时,应具备积极的情感态度和不同的认知技能。加强情感态度的培养,发展勤奋、探索、公正等个性特征,提高护士评判性分析的技能,有利于护理评判性思维的发展。护士要经常反思自己是否具备评判性思维的态度和技能,明确自己已具备哪些评判性思维的态度和技能、哪些还需要继续培养发展。

知 识 拓 展

护理评判性思维能力的测量

正确评价护理评判性思维能力可以帮助护士了解自身评判性思维能力的水平,促进护理评判性能力的发展。常用的护理评判性思维能力测量工具包括:加利福尼亚评判性思维技能测验（California critical thinking skill test,CCTST）,加利福尼亚评判性思维特质问卷（California critical thinking disposition inventory,CCTDI）,怀森及格拉斯的评判性思维评价量表（Watson-Glaser critical thinking appraisal,WGCTA）,恩尼斯及威尔的评判性思维短文测试（Ennis-Weir critical thinking essay test,EWCTET）,康奈尔评判性思维测试（Cornell critical thinking test,CCTT）,医学科学推理测验（health sciences reasoning test,HSRT）,基于表现的评判性思维测评（performance assessment for critical thinking,PACT）,香港理工大学彭美慈等修订的中文版评判性思维能力测量表（CTDI-CV）等。

（二）创造评判性思维的环境

护理评判性思维需要自由、民主与开放的氛围,在此环境下护士可以自由表达观点、疑问、肯定或否定的判断并向权威提出挑战。在护理实践中,积极创造支持评判性思维的环境,激励护士大胆讨论发表不同的意见和观点,促使护士在做出结论前检验证据,避免盲目服从群体意见或观点,对培养专业的评判性思维能力至关重要。

（三）应用促进评判性思维的策略

评判性思维对高质量的护理实践十分重要。践行反思训练是培养、发展护士评判性思维能力的重要方法。在诸多的促进评判性思维的策略中,最常用的是9个评判性思维问题,思考这些问题有助于护士在不同的临床情境中运用评判性思维做出合理、有效的临床决策。

1. **期望达到的主要目标是什么**　即对服务对象实施了护理计划后期望可以观察到哪些有益的结果。在临床上,护士清晰地描述在临床实践中应观察的主要目标,有利于促使他们将所有的思维都指向同一目标。

2. **为达到主要预期目标应解决哪些问题**　在临床实践过程中,护士要面对患者许多现存的和潜在的健康问题。为达到主要目标,护士需要在评判性分析的基础上,明确健康问题,确定解决问题的优先顺序,然后按照计划去实施以预防、控制或解决问题。

3. **问题发生在什么样的环境下**　问题发生的时间、地点、发生发展情况以及患者的文化背景等不同,评判性思维的方法也不尽相同。护士可运用以下问题对不同的临床环境及情境的可能影响进行思考:问题涉及哪些人? 问题的紧迫性如何? 有哪些因素影响问题的呈现? 患者的价值观、信仰和文化背景的影响怎样?

4. **需要具备哪些知识**　具备相应的知识基础是进行评判性思维的必备条件。例如,若护士不知道正常血压及血压下降常见于哪些疾病,当遇到血压降低的患者时就很难正确处理。临床护理决策常需要三方面的知识:①与特定问题相关的知识,如健康问题的临床表现、诊断、常见病因、危险因素、并发症及其预防和处理措施;②护理程序及相关的知识和技能,如伦理学、健康评估及人际沟通等;③相关学科的知识,如解剖学、生理学、病理生理学、药学、心理学以及社会学等。

Note:

5. **允许误差的空间有多大**　临床上允许误差的空间通常很小,主要根据患者的健康状况和干预的风险而定。当允许误差空间较小时,护士必须认真仔细地评估情况、审查所有可能的解决方案,做出审慎的决策。

6. **决策的时间有多少**　当遇到一些很难做出决策的临床情境时,若允许决策的时间充足,护士可利用尽量多的资源如教科书等收集相关信息,从容地进行独立思考和决策。若允许决策的时间有限,护士则需要运用已有的知识经验等尽快决策或及时进行专家咨询以便尽快决策。临床护理决策的时间主要取决于护理问题的紧迫性及与患者接触的时间,应根据实际情况,确定要完成的决策以及需要尽早完成的决策。

7. **可利用的资源有哪些**　临床专家、护理教师、患者及其家属,是护士最常用的人力资源。此外,教科书、数据库及护理实践指南等资源,均可帮助护士获取评判性思维所需要的各类信息。

8. **必须考虑哪些人的意见**　要找到有效解决问题的方法必须考虑主要参与者的意见,包括患者、患者家属、重要关系人、护士、相关的第三方人员如保险公司人员等,其中患者的意见最为重要。

9. **影响思维的因素有哪些**　护士的思维会受到很多因素的影响,认识到评判性思维的影响因素可帮助护士客观地进行思考。

第二节　临床护理决策

护理评判性思维的主要目的是做出符合患者利益的最佳专业决策。护士临床护理能力是患者疾病康复的重要影响因素,掌握临床护理决策的方法和步骤,针对不同情境做出正确合理、科学有效的护理决策是促进患者康复的重要保证。

一、临床护理决策的概念与分类

决策是人类的基本活动之一,作为管理学与护理学相结合的产物,临床护理决策于 20 世纪 70 年代开始在护理文献中出现并不断发展。

（一）临床护理决策的概念

决策(decision-making),从广义上讲,是对不确定的问题,从众多备择方案中选定最优方案的决定过程。

临床护理决策(clinical nursing decision)是指在临床护理实践中由护士做出关于患者护理服务的专业决策的复杂过程,这种专业决策可以针对患者个体,也可以针对患者群体。

临床护理决策的基本含义有两层:一是备选答案多样,二是通过选择消除不确定性状态。临床护理决策既是行为过程,也是思维过程,其目的在于护士在任何时候做出的临床决策都能满足患者的需要,促进或维护患者的健康。在临床护理决策时,必须进行周密的推理,以便根据患者情况及其存在的首优问题选择最佳方案。

（二）临床护理决策的类型

临床护理决策按照决策者对环境因素的可控程度,可分为以下三种类型:

1. **确定型临床护理决策**　指决策方案所需条件和结果都明确知道的决策。护士确知需要解决的问题、环境条件、决策过程及未来结果,只需通过分析各种备择方案的实施后果,就能做出精准估计的决策。

2. **风险型临床护理决策**　指决策的每一种方案都有两种或两种以上的可能结果,而且知道每一种结果均有发生的可能性。由于决策问题存在多种自然状态,采用哪一种方案都有风险性,决策者需要对多种风险进行应对以防不测。

3. **不确定型临床护理决策**　指决策问题的各种可能的结果和出现的概率均未知的决策。该类型的决策依赖于决策者的临床经验和主观判断。

二、临床护理决策的步骤

护士在临床实践中，需通过缜密的逻辑推理，方能做出有利于患者康复的最佳决策。临床护理决策通常包括以下步骤：

（一）明确问题

明确问题是合理决策、正确解决问题的前提。临床护理决策的根本目的是解决临床实践的具体问题，护士应根据对患者资料的全面评估，及时准确地判断患者现存的或潜在的健康问题，并认真分析问题原因。在确定患者问题时，可使用归纳推理或演绎推理等基本的逻辑思维方法，对患者的问题从发生的时间、地点、发生情况、处理方法以及采取该方法的依据等方面进行分析。例如，当观察到患者面色苍白、血管充盈性差、脉搏细速及血压降低到 80/50mmHg 以下时，可以推断患者出现了休克。

（二）确定目标

在临床护理决策时，问题明确后，应根据问题确定所要达到的目标。目标应具有针对性与可行性，并充分考虑达到目标的具体评价标准。根据具体临床情境及具体问题确定短期和/或长期目标，并按照一定的标准对目标的重要性进行排序，建立优先等级，率先关注最重要的目标以获得主要的结果。

（三）选择方案

选择方案是临床护理决策的核心环节。护士进行临床护理决策选择最佳方案前，应该充分搜集信息及有用证据，寻找各种可能的解决方案并对这些方案进行正确评估。

1. **寻找备择方案**　根据决策目标，运用护理评判性思维寻求所有可能的方案作为备择方案。在临床护理实践中，这些备择方案可来自护理干预或患者护理策略等。

2. **评估备择方案**　护士对各种备择方案根据客观原则进行评估分析，在此过程中应注意调动患者的积极性，与患者充分合作，权衡备择方案，对每一备择方案可能产生的积极或消极作用进行预测，共同检查和评价各种方案。

3. **做出选择**　对各种备择方案评估后，采用一定的方法选择最符合标准的最佳方案。可采用列表法，将备择方案进行排列，通过比较分析做出选择。

（四）实施方案

具体实施所选择的方案，也是检验所作决策是否科学的过程。在此阶段，需要根据解决问题的最佳方案制订详细的计划，对方案实施的时间、人力及物力等方面做出合理安排，对于实施过程中可能出现的意外情况应做出正确判断，并制订相应的计划来预防、减少或克服在实施方案过程中可能出现的困难和问题。

（五）评价反馈

在方案实施过程中及实施后，护士运用护理评判性思维对所运用的策略进行评价，对策略的结果进行检验，确定其效果及达到预期目标的程度。在临床实践中，及时有效的评价、反思、总结和反馈，有利于临床护理决策能力的提高。

当临床护理决策的对象是群体时，应注意确定每个个体的问题，比较不同个体的情况，确定群体最紧要的问题，预测解决首优问题需要的时间，确定如何在同一时间解决更多问题，并考虑使该群体成为决策者参与临床护理决策之中。

三、临床护理决策的影响因素

临床护理实践的复杂性和特殊性，影响临床决策过程中决策目标的设定和方案的选择。临床护理决策的影响因素主要来自三方面：个体因素、环境因素和情境因素。

（一）个体因素

护士的价值观、知识、经验及个性特征，均会影响临床护理决策。

Note：

1. **价值观**　决策过程是基于价值观的判断。在决策时,备择方案的产生及最终方案的选定均受个人价值体系的影响,如护士收集、处理信息和对信息重要价值的判断,会受到自身价值观和信念的影响。在临床实践中,护士应注意控制自身价值观对临床决策的影响,否则很难进行评判性思考和做出客观的决策。

2. **知识及经验**　护士自身知识深度和广度影响评判性思维和临床护理决策能力。要做出科学的临床决策,护士不仅需有扎实的基础科学、人文科学和护理学知识,而且须具有丰富的临床护理经验。护士的知识越渊博、经验越丰富,越能提出可能的备择方案。值得注意的是,当护士的个人经验与临床目前的情景存在差异,若护士仍按既往经验处理临床问题,则有可能出现错误决策,这将不可避免地影响正确决策。

3. **个性特征**　护士的个性与人格特征,如自信、独立及公正等,均会影响临床护理决策过程。自信独立的护士一般能够运用正确的方法做出决策。但是过于自信或独立时,往往容易忽视决策过程中与他人的合作,可能对临床护理决策产生不利影响。

4. **个人喜好和风险倾向**　在护理实践中,个人喜好和风险倾向会潜移默化地影响临床决策。决策中涉及的个人风险和代价包括物质的风险、经济的风险、情感的风险及时间、精力的付出等,护士应注意不能根据自己的喜好和风险倾向进行临床决策。

（二）环境因素

临床护理决策受诸多环境因素的影响,诸如病房设置、气候等物理环境因素,机构政策、护理专业规范、人际关系、可利用资源等社会环境因素。此外,建立和维护良好的人际关系也有助于临床护理决策,护士与医生、药剂师等其他专业医务人员进行经常性的沟通,可增加决策的科学性。

（三）情境因素

1. **与护士本人有关的情境因素**　在决策过程中自身所处的状态、对相关信息的把握程度会影响临床护理决策。一定程度的压力及由此而产生的心理反应能促进护士积极准备,做出恰当的临床决策。但是,过度的焦虑、压力等会降低个人的思维能力并影响决策的质量。

2. **与决策本身有关的因素**　临床护理决策时,护士需考虑患者的症状、体征、心理行为反应以及相关外部环境等诸多因素,这些因素本身具有不确定性,各因素的数量、相互之间的干扰以及随时间推移各因素的变化,均可影响决策的复杂程度。护理决策的复杂程度越高,决策的难度越大。

3. **决策时间的限制**　护理工作的性质决定了护士在多数情况下,尤其是在现场救护及危重症患者护理时,需要进行快速有效的决策。这种决策时间的紧迫性可以促使护士在规定的期限内完成任务,但是如果时间限制太紧,容易在匆忙之中做出不满意的决策。

四、临床护理决策能力的发展

在复杂的临床环境中,运用评判性思维对患者做出合理的临床护理决策以满足患者的健康需要是护士应具备的核心能力之一。培养评判性思维与循证护理能力是提高临床决策科学性的重要措施。除此之外,护士应用以下策略可促进临床护理决策能力的发展。

1. **熟悉相关政策、法规和标准**　与诊疗护理工作相关的政策和法规能够为护士在法律规定的范围内进行临床决策提供依据。护士应学习这些政策、法规和行业标准,特别应该注意和患者健康问题相关的一些标准,如相关的规范、操作步骤及临床路径等,并以此来规范自己的行为。

2. **运用护理程序的方法**　在临床护理决策过程中,提高护士运用护理程序的能力和技巧,如在护理评估时,注意运用系统的评估方法,提高评估效率。在对相关问题不了解时,不要盲目行动,应注意积累相关知识,了解健康问题的症状、体征、常见原因以及处理方式。

3. **掌握护理常用技术**　熟悉护理常用技术,如静脉注射泵、呼吸机及监护仪等的使用,有助于正确实施护理决策。

4. **注重终生学习,提高决策能力**　养成终身学习的习惯,虚心向他人学习,如向教师、专家、同

Note:

学和其他护士学习,有意识地训练和提高自己的临床护理决策能力。

5. 关注患者意愿,鼓励患者参与　护士应注意关注患者及其重要关系人的需求和意愿,在做出相关决策时鼓励他们积极参与。

第三节　循　证　护　理

循证护理是临床重要的科学思维方法,护士在针对某一具体临床问题进行临床决策时,通过审慎分析、评价、筛选及利用最新、最严谨的研究证据,促进患者获得最佳的临床结局,实现由以经验为基础的传统护理向有证可循的现代护理转变。

案例与思考

压疮预防的临床决策

蒋女士,66 岁,因肺部感染急诊入院抢救,卧床。住院一日后护士小张发现其骶尾部因受压皮肤发红,护理常规操作是按摩受压部位皮肤,促进血液循环,以此来预防和护理压疮。小张查阅文献后发现,《成人压疮预测和预防实践指南》中指出受压发红的皮肤部位如果再行按摩将提高局部皮肤温度、增加局部氧耗、加速炎症的扩散,对预防压疮有害无益。

请问面对指南中的研究结论,护士小张应如何为蒋女士制订最佳的压疮护理方案?

一、循证护理的概念与基本要素

循证护理起源于以"实证"为基础的医疗实践,即循证医学实践。循证医学理论及实践框架的确立,为循证护理建立了指导体系。循证护理的核心思想是评判性地接受现有的专业知识,并将其转化为可应用于临床实践的证据。

（一）循证护理的概念

循证护理的发展源于循证医学。20 世纪 70 年代英国临床流行病学家科克伦(Archie Cochran,1909—1988)认为应将医疗护理工作建立在合理的证据之上。20 世纪 80 年代加拿大麦克马斯特大学(McMaster University)的教育学家们将建立在"证据"基础上的临床工作模式命名为循证医学(evidence-based medicine,EBM)。1991 年由麦克马斯特大学内科与流行病学家盖亚特(Gordon Guyatt,1953—)领导的循证医学工作组在 JAMA 发表"*Evidence-based medicine：a new approach to teaching the practice of medicine*"一文,首次提出了 EBM 的概念。1992 年加拿大医学家萨基特(David Sackett,1934—2015)及其团队对循证医学的概念进行了整理和修缮,指出 EBM 的核心思想是审慎、明确、明智地应用当代最佳证据,对个体患者进行医疗决策。1993 年英国成立 Cochrane 国际协作网,将全世界范围内收集的就某种疗法的单个研究结果进行统计分析和系统评价,提出有效的方法,推荐安全、科学、有效的治疗手段,节约卫生资源。2000 年萨基特在新版的《循证医学》(*Evidence-based Medicine：How to Practice and Teach EBM*)中将循证医学定义为:审慎、明确和明智地将当前所能获得的最佳研究证据,与医生的临床经验、患者的意愿相结合,作为临床医疗决策依据的过程。循证实践强调卫生保健人员必须以最新证据和知识为依据,进行相应的干预和专业活动。

循证医学的兴起为护理学科的发展带来了深远的影响。1996 年英国约克大学(York University)护理学院成立了全球第一个"循证护理中心",首次提出了循证护理实践(evidence-based nursing practice)的概念。同年,澳大利亚 Joanna Briggs 循证卫生保健国际合作中心(Joanna Briggs Institute,JBI)成立,总部设在澳大利亚阿德莱德大学,在全球拥有 70 余个分中心和协作组,覆盖近 50 个国家。该中心致力于促进循证实践在全球护理及相关学科的推广,是目前全球最大的循证护理协作网(JBC)。自 1997 年,我国香港大学护理学院、上海复旦大学护理学院、台湾国立阳明大学护理学院、北京大学护理学院先后设立 JBI 循证护理分中心。这些分中心的主要目的是运用循证实践的观念开展临床护理、护理研究和护理教育,提高护理实践的安全性、科学性和有效性。

循证护理(evidence-based nursing,EBN),又名实证护理或以证据为基础的护理,是循证医学在护理专业中的应用。循证护理是护士审慎、明确和明智地将当前所能获得的最佳的研究证据与其临床经验以及患者的意愿相结合,在某一特定领域做出符合患者需求的临床护理决策的过程。

（二）循证护理的基本要素

循证护理是一种理念和工作方法。在循证护理实践的过程中,应着重考虑循证护理的基本要素:①可获得的来自研究的最佳证据;②护士的专业判断;③患者的需求和偏好;④证据应用的情境。四个基本要素具体为:

1. **最佳证据**　最佳证据(best evidence)指来自设计严谨、具有临床意义的研究结论。在循证护理中,证据是应用临床流行病学的基本理论、临床研究的方法学以及研究质量的评价标准,对各种途径获得的研究结果,进行严格界定和筛选后获得的最新、最佳证据。这些证据的研究设计合理、研究结果真实、干预方法对患者有益,能够提高护理质量。

2. **护士的专业判断**　专业判断(clinical expertise)指护士对临床问题的敏感性及其应用自身丰富的临床知识和经验、娴熟的临床技能做出专业决策。循证护理开展的前提是护士具有系统的临床知识、丰富的实践经验以及敏感地发现问题的能力,这样才能应用以往的临床经验敏锐地发现问题,并将文献中的证据与临床实际问题有机地结合在一起,为患者提供适宜的护理活动。

3. **患者的需求和偏好**　患者的需求和偏好(patient preferences and values)是开展循证护理决策的关键。患者有寻求护理帮助的愿望,期望能获得最好的护理服务而恢复健康。现代护理强调为患者提供个体化、人性化的护理。患者的需求具有多样性,同一种疾病的患者在疾病的同一阶段,其需求也可能是不同的。因此,护士应秉持以患者为中心的理念,充分利用自身丰富的临床经验,结合患者个体需求的评估,运用循证获取的证据,力求以最佳方式满足患者需要。

4. **证据应用的情境**　临床情境不同,证据的有效性与可行性则可能不同。因此,证据的应用必须考虑具体的情境(context),在特定情境下获得明显效果的研究结论不一定适用所有的临床情境,这与该情境的社会资源分布、医院硬件和软件条件、文化因素及宗教信仰等有关。

在循证护理实践中,最佳证据是核心,护士的专业判断是必备条件,患者的需求和偏好是关键因素,具体的情境是证据应用的前提。护士应将以上四者有机结合,在具体的临床情境下,使用当前最新、最佳的证据,根据患者的需求与偏好,利用个人的临床经验和专业技能,为患者提供最佳的护理服务。

二、循证护理实践的意义

循证护理是一种观念和工作方法,开展循证护理对有效促进护理学科发展以及合理利用卫生资源具有重要的意义。

1. **有效利用卫生资源**　循证护理的产生源于全球卫生保健领域文献信息量迅速增长,同时要求卫生保健实践活动"既要有疗效又要有效益"的背景。循证护理可充分利用现有的研究资源,避免重复研究,同时减少实践中的变异性带来的不必要的资源浪费,节约卫生资源,加速新知识和新技术的应用,更好地满足人群的卫生保健需求。

2. **提高临床护理的科学性和有效性**　循证护理的核心思想是运用现有的最佳研究证据,结合护士的经验与患者的需求,形成科学、实用、有效、可行的临床干预手段,为患者提供高质量的服务。在循证护理实践中,护士充分利用科学研究的结果,对既往的护理常规和某些习惯性的护理活动进行挑战,实现特定情境下临床护理的变革。

3. **促进护理学科的发展**　循证护理是一种观念,倡导临床护理决策以"实证"为依据,强调护士在做出临床判断时,应遵循来自研究结论的、有效的科学证据,并将科研证据与护士的临床专业经验及患者的需求和愿望相结合,转化为临床证据,做出合理的临床判断。以护理研究为基础形成的"临

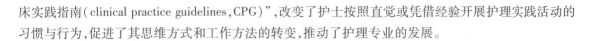

床实践指南(clinical practice guidelines,CPG)"，改变了护士按照直觉或凭借经验开展护理实践活动的习惯与行为，促进了其思维方式和工作方法的转变，推动了护理专业的发展。

三、循证护理实践的步骤

循证护理的实践过程是发现问题—寻找证据—解决问题的过程，主要包括四个阶段：证据生成、证据综合、证据传播与证据应用。具体过程包括八个步骤：①明确问题；②系统的文献检索；③严格评价证据；④综合证据；⑤传播证据；⑥引入证据；⑦应用证据；⑧评价证据应用后的效果。

（一）证据生成

证据生成(evidence generation)，即证据的产生，证据来源是多样化的，可源于研究结果、专业共识、专家临床经验、成熟的专业知识、逻辑演绎和推理。设计严谨的研究，无论采取哪种方法，其结果要比个人观点可信度更高；但如果经过系统检索，尚无来自经过研究获得的证据时，其他类别的证据就可以代表该领域现有的最佳证据。

（二）证据综合

证据综合(evidence synthesis)，即通过系统评价寻找并确立证据。该阶段包括以下四个步骤：

①明确问题：明确需要解决的问题，并将其特定化、结构化，以利于进行文献检索；②系统的文献检索：根据确定的问题，通过系统的文献检索寻找证据，目前国内外关于循证资源最经典的分类为2009年的"6S"金字塔分类模型，其中每个"S"代表一种证据资源类型(图10-1)；③严格评价证据：依据科学、规范的评价标准，对检索到的文献的内部真实性、可行性、适用性及其临床重要性和有效性等进行严格评价；④汇总证据：对筛选后纳入的证据进行汇总分析，对具有同质性的同类研究结果进行Meta分析，对不能进行Meta分析的同类研究进行定性总结和分析。

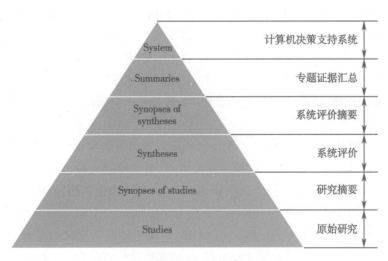

图10-1　循证资源的"6S"分类模型

知 识 拓 展

证据等级划分

高质量的研究证据是循证护理的核心。循证护理领域的证据具有等级性，证据的等级系统包括证据的质量等级和推荐级别。证据质量是对预测值的真实性的把握，常分为高质量、中等质量、低质量证据。推荐强度是遵循某一特定推荐意见的程度，常用强推荐或弱推荐区分。目前被广泛接受使用的证据划分系统主要有英国牛津大学循证医学中心的证据等级系统、GRADE工作组推出的证据质量分级和推荐意见系统以及由澳大利亚JBI制订的"JBI证据等级系统"。

Note:

（三）证据传播

证据传播（evidence transfer），指通过发布临床实践指南、最佳实践信息册等形式，由专业期刊、专业教育和培训网站等媒介将证据传递到护理系统、护理管理者及护理实践者中。该阶段在明确目标人群后，通过周密的规划，设计专门的途径，精心组织证据和信息传播的内容、形式以及传播方式，以容易理解、易于接受的方式将证据和信息传递给实践者，使其应用于护理决策过程之中。

（四）证据应用

证据应用（evidence utilization），即遵循最佳证据改革护理实践活动。该阶段包括情景分析、促进护理变革和评价证据应用效果三个环节。引入证据时，首先应进行情景分析，了解证据与实践之间的差距。需要注意的是，循证实践需要将证据与护士的临床知识和经验、患者需求和偏好相结合，并根据临床情境，在应用证据的相关护士中达成共识，选择和采纳证据，进行护理变革。在应用证据时，应动态监测证据应用的实施过程，评价证据应用后对卫生保健系统、护理过程及给患者带来的效果。根据证据应用具体情况，可选用外单位评价、本单位评价及自我评价等不同方法。

（五）循证护理实践过程举例

以下通过"减少Ⅲ/Ⅳ期压疮患者的压疮愈合时间"为例，说明循证护理实践的过程。

第一步：明确问题　临床实践发现，部分皮层压疮（Ⅰ、Ⅱ期压疮）经过恰当处理，大部分在1~2周内愈合，生活不能自理需要帮助的患者压疮愈合时间将会增加，Ⅲ/Ⅳ期且有感染、大量渗出和/或覆盖腐肉或焦痂的压疮，经过积极治疗常需要5~6个月才能愈合。促进压疮愈合的方法很多，效果也不尽相同，因此临床问题是：哪些措施可有效减少患者压疮愈合时间？根据PICOS原则，将临床问题结构化为循证问题，本实例中，P（participant/patient/population），研究对象/患者/人群，为Ⅲ/Ⅳ期压疮患者；I/E（intervention/exposure），干预措施/暴露因素，为特殊减压床垫；C（control/comparison），对照措施/另一种可用于比较的干预措施，为医疗用床床垫；O（outcome），结局，为压疮愈合时间；S（study design），研究设计或类型，为临床对照试验（随机或非随机）、观察性研究（队列设计或病例对照设计）。因此，循证问题是：Ⅲ/Ⅳ期压疮患者使用特殊减压床垫是否较使用医疗用床床垫的压疮愈合时间减少？

第二步：系统的文献检索　将第一步提出的临床护理问题结构化后，确定可能覆盖的所研究临床问题的数据库，选择恰当的检索词，制定检索策略，系统检索文献，以寻找可以回答上述问题的最佳证据。本实例中检索关键词为"压疮 pressure ulcer""压力性损伤 pressure injury""压疮 pressure sore""预防 prevention""治疗 treatment""处理 management""干预 intervention"等，在 Cochrane 图书馆、JBI 循证卫生保健数据库、Medline、CINAHL、中国生物医学文献数据库等中、英文数据库中，首先选择 RCT 研究进行检索，再扩大检索面，包括其他设计的研究（非随机对照试验等），获取相关研究的结果。

第三步：严格评价证据　对初步纳入的各项研究的质量进行严格评价，评价的内容不仅包括研究的整体设计、分组与干预方法，同时还包括统计方法、研究结果及推广的可行性等方面，只有对各研究进行全面严格的评价，才能筛选出合适的研究。

第四步：汇总证据　对纳入的研究进行分类、汇总，对具有同质性的同类研究结果进行 Meta 分析，对不能 Meta 分析的同类研究进行定性总结和分析，形成"Ⅲ/Ⅳ期压疮患者减少压疮愈合时间的系统评价"。按照牛津大学循证医学中心、JBI 循证卫生保健中心或美国压疮咨询委员会（NPUAP）、欧洲压疮咨询委员会（EPUAP）及泛太平洋压力损伤联盟（PPPIA）的证据分级及推荐强度系统对"Ⅲ/Ⅳ期压疮患者减少压疮愈合时间的系统评价"中各证据等级进行分级，例如，循证实践推荐：使用低气流减压床垫或凝胶床垫降低压疮部位压力（B 级证据）。除使用特殊床垫外，循证实践亦推荐以下措施促进压疮愈合:若患者体重明显减轻,循证建议热量补充 30~35kcal/(kg·d),蛋白质补充 1.25~1.5g/(kg·d)(C 级证据,正向强推荐);每次更换敷料时,需要清洁伤口(C 级证据),特别是清洁周围皮肤,与压疮愈合密切有关(B 级证据,正向强推荐);使用直接接触电刺激治疗 Ⅲ/Ⅳ 期压疮(A 级证据,正向弱推荐)。

第五步:传播证据　将系统评价的结果编撰为"减少 Ⅲ/Ⅳ 期压疮患者压疮愈合时间的最佳实践报告"。根据拟培训护士的特点将最佳实践报告传播到有 Ⅲ/Ⅳ 期压疮患者的医疗机构和医护人员中。

第六步:引入证据　对证据的真实性和相关性进行评价后,相关医疗机构的护士在上级部门的支持下成立压疮护理循证小组,根据所在单位的条件,结合自身的临床经验和患者需求,评估上述可以应用到本单位 Ⅲ/Ⅳ 期压疮患者护理的证据。

第七步:应用证据　循证小组达成共识后,引入相关证据内容,优化护理流程,制定该单位的"Ⅲ/Ⅳ 期压疮患者的护理流程"和"Ⅲ/Ⅳ 期压疮患者护理质量评价标准",开展 Ⅲ/Ⅳ 期压疮患者的临床护理实践。应用证据期间,需要经常召开循证小组会议,适时开展护士培训、患者及其照护者宣教,协调并解决出现的矛盾与问题,确保证据应用后的护理工作顺利实施。

第八步:评价证据应用后的效果　采用严格的质量管理程序,动态随访流程优化实施后护士的工作程序是否符合实践指南要求,患者压疮愈合时间是否缩短。

四、循证护理实践应注意的问题

目前我国护理领域对循证护理的认识不断深入,开展循证护理对推动我国护理学科的发展起到了积极的作用。但是在循证护理实践中尚存在一些误区和偏差,需引起护士的重视。

1. **正确理解循证护理的核心思想**　循证护理的核心思想是运用现有的最佳研究证据,结合护士的经验、患者的需求,为患者提供科学有效的服务。目前我国循证护理领域存在的主要误区为:一是将循证护理简单等同于将文献检索后的结果应用于临床实践,缺乏对文献严格的筛查和质量评价;二是将循证护理等同于开展原始研究,未理解循证护理强调"利用来自研究的外部证据"的真正含义。

2. **正确理解最佳证据的含义**　最佳研究证据是来自设计严谨、具有临床意义且经过严格筛选与评价的研究结论。循证护理所遵循的证据并不仅仅局限于随机对照试验。护理学科人文性的特点决定了在护理领域的很多情形下,采用随机对照试验存在较大的难度,其他类型设计严谨的研究亦可提供较强的证据。

3. **正确应用研究证据**　护士在临床遇到实际问题应用研究证据时,应根据患者的具体情况,结合自身的临床经验,判断患者从研究证据中受益的可能性及其安全性,经综合判断后做出适合患者的最佳临床决策。

4. **正确利用评价反馈**　循证护理是一个动态发展的过程,须在实施后评价证据应用后的效果。效果评价反馈有助于提高护理质量,使得循证护理更丰富、更确切。与此同时,护士也可通过效果评价,对循证护理实践进行反思改进,促使自己不断更新现有的知识结构,提升评判性发现问题和解决问题的能力。

护理学科的发展对护士提出了越来越高的要求,护士评判性思维能力作为临床决策和解决问题的思维基础,已成为护理职业能力的重要组成部分,是护士为患者提供安全、有效护理的保证。在学习和护理实践中,唯有突破思维定势,通过循证护理等方式,不断拓展思维、提高评判性思维与解决问题的能力,方能在复杂的情景下最终做出合理的判断、正确的取舍和最佳的决策。

（尼春萍）

Note:

思　考　题

---

1. 护士小陈，参加工作第一年，她认为自己已经掌握了护理学相关知识与技能，只要严格按照常规和指南操作，就能为患者有效地护理。

请思考：

（1）护士小陈处于评判性思维的哪个层次？

（2）小陈如何才能提高护理评判性思维的能力？

2. 刘某，男，55 岁，因呕血 1 天急诊入院。入院后护理评估：T 36.8℃，P 110 次/min，R 16 次/min，BP 90/54mmHg，四肢湿冷。

请思考：

如何用临床护理决策程序，为患者制订解决现存的护理问题的具体方案。

3. 吴某，男，67 岁，因无明显诱因突发左侧肢体活动不利入院，入院诊断为"脑梗死急性期"。患者有饮水呛咳，进食困难，每日仅能进食少量液体。

请思考：

如何运用循证护理程序，对患者提供最佳的个体化饮食护理？

URSING

第十一章

健康管理与健康教育

11章 数字内容

学 习 目 标

认识与记忆:

1. 简述健康管理及健康教育的概念。

2. 描述健康管理的基本特征及内容。

3. 陈述健康教育的目的及意义。

理解与分析:

1. 概括健康管理的不同组织形式。

2. 说明健康信念模式和知-信-行模式的主要内容。

3. 阐述健康促进模式及PRECEDE-PROCEED模式在健康教育活动中的指导作用和局限性。

4. 应用健康教育程序,阐述开展某项健康教育活动需要采取的步骤。

综合与运用:

1. 运用健康管理的基本步骤,举例说明开展慢性病健康管理活动的设计方法。

2. 针对不同的对象和场所,说明选择和运用不同健康教育方法的理由及依据,并在临床见习中进行实践。

2012—2015 年,中国健康教育中心与世界糖尿病基金会联合开展了"共同关注——让我们一起改变糖尿病"的健康教育项目。项目分别针对政策制定者、普通公众、糖尿病患者及高危人群等开展了一系列健康宣传活动,制作了一套规范化糖尿病预防和管理规则。经过 3 年的运行,项目直接受益人数达 1 300 万人,提高了目标人群对糖尿病的认知和自我保健能力,改善了糖尿病患者的自我管理行为,提高了其生活质量。该项目入选第九届全球健康促进大会案例,为其他慢性病的防控提供了借鉴。

　　何谓健康教育? 健康教育与健康管理有何关系? 护士在健康教育相关干预中有何作用? 本章将就这些问题为你答疑解惑。

　　为人民群众提供全生命周期的健康服务是健康中国建设的主要目标之一。健康管理与健康教育是保证这一战略目标实现的基本措施及途径,旨在通过唤醒并强化个体的健康意识,借助信息传播及行为干预,帮助人们掌握卫生保健知识,树立健康观念,自愿采纳有利于健康的行为和生活方式。护士的重要职责之一是通过健康管理及健康教育,帮助人们改变不良生活习惯,建立健康行为。学习有关健康管理与健康教育的知识,可以使护士了解相关理论及方法,在实践中选择有效的策略,更好地进行健康服务工作。

第一节　健康管理概述

　　健康是人类的基本权利,随着社会经济的发展,人们逐渐意识到需要通过健康管理,维护和提高自身健康水平。近年来,我国慢性病呈现高发态势,同时面临新增传染病的威胁,健康管理在此背景下产生,健康管理产业随之兴起,健康管理学科也逐步发展完善。护士是健康管理队伍中的重要成员及主要实施者,在满足人群的健康管理需求中发挥重要作用。本节对健康管理的基本概念、特征、内容、方法及组织形式等进行介绍,为护士提供科学的健康管理学知识基础。

一、健康管理的概念及特征

（一）健康管理的概念

　　健康管理(health management)作为一个正式的学科概念,于 20 世纪 80 年代在美国兴起,当时美国人口老龄化严重,不良生活方式导致的慢性病患病率不断攀升,医疗费用迅速增长,传统的以疾病诊断及治疗为核心的医疗服务难以应对,而以健康管理为核心的医疗服务新模式应运而生。随后日本、英国、德国和法国等发达国家也积极探讨健康管理的技术及方法。虽然健康在全球发展已经有40 多年的历史,但并没有形成完整的学科体系,各国的研究领域及方向差异很大。近年来,健康管理的研究与服务内容由最初单一的健康体检与生活方式指导,扩展至国家或国际组织全面健康促进战略规划的制定、个体或群体全面健康监测、健康风险评估与控制管理。

　　进入 21 世纪后,健康管理开始在我国逐步兴起和发展。尤其是近年来我国老龄化趋势日趋严重,老年人口数量位居全球第一。慢性病的发病率逐年攀升,迫切需要加强健康管理。2009 年,中华医学会健康管理学分会组织全国健康管理学界专家,共同编写了《健康管理概念与学科体系的中国专家初步共识》,形成了我国比较公认的健康管理概念:以现代健康观(生理、心理和社会适应能力)和新的医学模式(生物-心理-社会医学模式)以及中医治未病理念为指导,通过采用现代医学和现代管理学的理论、技术、方法和手段,对个体或群体整体健康状况及影响健康的危险因素进行全面检测、评估、有效干预与连续跟踪服务的医学行为及过程,其目的是以最小的投入获取最大的健康效益。该共识认为健康管理包括四个部分:健康监测、健康风险评估及分析、健康指导及健康危险因素干预。

（二）健康管理的基本特征

健康管理是在健康管理理论指导下的医学服务过程,其主体是经过系统医学教育或培训,并取得相应资质的医务工作者,客体是健康人群、亚健康人群以及慢性非传染性疾病患者群,重点是健康风险因素的干预和慢性非传染性疾病的管理,以减少危险因素带来的健康风险。健康管理服务过程包括以下特征:

1. **前瞻性**　即对引起疾病的风险因素进行准确预测、评估及干预,从而防止或延缓疾病的发生发展,在提高人群生活质量的同时有效地降低医疗成本。

2. **综合性**　指综合运用已有的医学、管理学等知识对疾病及其危险因素进行分析,并充分调动一切社会医疗资源,制定安全高效的干预措施,建立切实可行的健康管理方案,确保资源使用的最大化,最终实现准确、有效的健康干预。

3. **全程性**　对个体的健康实施全程的关注,做到未病先防,既病防变,病愈防复,实现健康维护的全过程。

4. **普适性**　健康管理的服务对象涵盖所有人群,相对其他学科,健康管理有更加广泛的群众基础,其服务具有明显的普适性。

他 山 之 石

日本的健康管理发展史

日本是亚洲较早开展健康管理的国家,1959 年,日本八千穗村率先开展健康管理行动,通过建立人手一本的健康手册,为居民提供一年一次的体检,并要求将居民健康信息详细记录在手册上,这对降低疾病的潜在发病率,促进居民形成良好的生活方式大有益处。2000 年,日本厚生省推出了"21 世纪国民健康维护运动"计划,从营养与饮食、身体锻炼、吸烟、饮酒、糖尿病及心脑血管疾病等九个方面提出了 79 项具体目标,指导民众更好地开展自我健康管理。2006 年,日本通过制定《健康促进法》保障居民的健康管理服务有效实施,法案对于健康管理的干预方案、评估方法等细节做出逐一说明,日本民众必须参加体检,如经过体检评估存在疾病或患病风险,则由厚生省指定的机构制订严格的干预计划,干预初始方案和 6 个月后的生理指标评估、行为改变结果评判等必须由医生、公共卫生护士及注册营养师等制订评判。可见,日本详细的法律条款、严格的干预制度形成了其独特的健康管理服务模式。日本的健康管理模式展示了健康管理的目标、方法和内容,呈现了健康管理的有效运行机制和成效,为其他国家健康管理的发展和推进提供了借鉴和思路。

二、健康管理的基本内容与方法

（一）健康管理的基本内容

健康管理的基本内容包括树立健康理念、认识健康状况和建立健康行为三部分。

1. **树立健康理念**　指健康管理者根据服务对象的健康状况,有针对性地改变服务对象对疾病的认识,增强健康管理意识。通过为服务对象提供健康咨询及健康教育等手段,使其树立正确的健康理念和健康管理态度,鼓励他们建立健康的生活方式和习惯。

2. **认识健康状况**　指在健康管理理念指导下,采用现代医学和管理学方法,对个体或群体的健康进行监测、分析、评估,并将结果及时反馈给服务对象,让其科学全面地了解自身健康状况,找出患病的风险及主要危险因素。

3. **建立健康行为**　指在健康管理者的帮助下,人们通过理念的转变,健康素养的提高,进一步采

Note:

取行动,做出改变。具体表现为根据自己的实际健康状况与风险,改变自己的生活方式与习惯,在科学方法的指导下,戒除不良习惯,建立健康的生活方式,减少危害健康的风险因素。建立健康行为是健康管理最重要的内容。

（二）健康管理的方法

健康管理是一种前瞻性的卫生服务模式,其目的是以最少的投入获取最大的健康效应,从而提高医疗服务的效益,扩大医疗保险的覆盖面,增强医疗保障体系的承受能力。健康管理包括以下三个基本步骤:

1. **健康状况的信息采集**　即寻找、发现健康危险因素的过程。通过问卷调查或健康体检等方式采集健康信息,发现危险因素,为下一步制订健康管理计划、实施有效的健康管理措施做准备。首先收集服务对象的个人健康信息,包括个人一般情况、目前健康状况、疾病家族史、职业特点、生活方式、心理情况、体格检查和实验室检查等资料。具体方式包括健康调查与健康体检。健康调查是指健康管理者对服务对象开展问卷调查;健康体检是指健康管理者根据服务对象的性别、年龄、工作特点、地域差异、社会形态差异等因素,有一定疾病预测指向性地为个体或人群制订有效、合理的体格检查方案。健康调查与健康体检的目的均是高效准确、有指向性地收集服务对象的健康信息,建立个人或群体健康档案,为后续工作提供指导。

2. **健康状况的风险评估和预测**　即认识健康危险因素的过程。健康风险评估(health risk appraisal,HRA)是健康管理的基础工具和关键技术。传统的健康风险评估一般多用来估计死亡概率或死亡率。近年来随着循证医学、流行病学、生物统计学和信息技术的发展,传统的健康风险评估方法已逐步被以疾病为基础的患病危险性评估所取代。患病危险性评估是指用特定的科学方法,根据个体的主要危险因素,对其未来患某疾病的风险进行评估或预测,是慢性病健康管理的核心内容。患病危险性评估的特点是其结果规范并且可量化、可重复和可比较。根据评估的结果可将服务对象分为高危、中危和低危人群,分别制订不同的健康改善方案,并对其效果进行评估。

健康状况的风险评估和预测,是以生物医学、心理学、社会学和管理学等学科知识为基础,采用统计学、数学模型、现代信息技术等手段,对采集的个体健康信息进行综合分析处理,以评估服务对象的健康状况,同时对疾病发生或死亡的危险因素进行量化分析和预测,提供评估、预测和指导报告。因此,风险评估的目的是帮助个体全面了解自身健康状况,强化健康意识,制订个性化的健康干预措施并对其效果进行评价。

3. **健康风险干预**　是解决健康危险因素的过程。在前两个步骤的基础上,通过提供健康咨询与指导,有计划地干预、管理健康,帮助被管理者纠正不良的生活方式和习惯,控制健康危险因素,将健康理念和健康计划转化为健康行为,实现个人健康管理计划的目标。健康干预是整个健康管理过程的核心。

健康干预的具体方式主要有:个人健康咨询、个人健康管理后续服务、专项健康与疾病管理服务。

（1）个人健康咨询:在了解健康状况及进行风险评估后,可为个体提供不同层次的健康咨询服务,如咨询当地健康管理服务中心,或个人健康管理师通过电话或面谈进行一对一的指导,让服务对象了解自己健康状况和疾病的危险因素、了解提高健康水平的具体措施、确定预防疾病的具体方案。其内容主要包括:解析个人健康信息、评估健康检查结果、提供健康指导意见、制订个人健康管理计划和制订随访跟踪计划等。

（2）个人健康管理后续服务:包括实施健康管理计划中的监督、维持与完善等步骤。具体根据被服务个体的需求,结合实际的医疗资源实施。其内容和方式主要包括应用现代信息技术建立平台,对个体健康信息进行查询、做出指导、定期发送健康管理提示信息,以提供个性化的健康改善计划。检查随访则是检查健康管理计划的实现情况,并检查主要危险因素的变化状况。此外,健康教育课堂也是后续服务的重要措施,在营养改善、生活方式改变和疾病控制方面具有良好的效果。

（3）专项健康与疾病管理服务:对于特殊个体或特殊人群,可根据特定的健康目标制订专项健康与疾病管理服务。对于已经患有慢性病的个体,可针对特定疾病或危险因素提供专项服务,如糖尿病管理、血脂管理、心血管疾病危险因素管理、精神压力缓解、戒烟、运动、减重、营养和膳食专项指导服务等。对于无慢性非传染性疾病的个体,可提供的服务也很多,如促进健康咨询、改善生活方式指导和疾病高危人群的筛查教育等。

需要强调的是,健康管理是一个长期、连续、周而复始且螺旋上升、全人、全程、全方位的健康服务过程,在实施健康干预措施一定时间后,需要评估效果、调整计划和干预措施。只有形成闭环,落实健康管理的操作流程,才能达到健康管理的预期效果。在健康管理中,健康体检是前提,健康风险评估是手段,危险因素干预是关键,健康促进是目的。

三、健康管理的组织形式

健康管理组织形式是指完成健康管理过程的各种组织结构、组织制度、组织场所所构建的系统。该系统包括政府、事业单位、企业及公益机构等,虽然构建者不同,但其组织形式主要包括:社区健康管理组织、医院健康管理组织、工作场所健康管理组织及学校健康管理组织等。无论哪种组织形式,只有个体拥有正确的健康管理理念,将其融合到各种健康管理的组织形式中,才能实现真正有效的健康管理。

1. **社区健康管理**　是以社区全体居民为服务对象,对社区居民的健康进行全生命过程的系统监控、指导和维护过程。以社区为基础的健康管理服务对象为社区健康人群、亚健康人群、慢性病患者、心理疾病患者等各类人群。社区健康管理还可采用分年龄、分片区和分家庭情况等方式进行,该形式将预防保健、健康教育和疾病治疗结合到一起,落实"小病在社区、大病进医院、康复回社区"的服务模式,真正实现"治未病"目标。社区健康管理的特点是人群类型较为广泛,提供基本医疗保健服务。优点是随访方便,所需医疗成本较低,缺点是专业性和针对性较低等。

2. **医院健康管理**　以人群健康筛查,开展患者教育为手段,以降低人群危险因素,减少慢性病的患病率和死亡率,改善致病因素,减少医疗费用等为目的。医院健康管理的优点是专业性和针对性强;缺点是可接纳的服务对象较少,成本较高。

3. **体检中心健康管理**　以体检中心为基础的健康管理,可为参加体检的个人或单位提供全方位的健康资料,在对其健康状况及其危险因素做出准确的评估的基础上,建立完整的健康档案。体检中心健康管理的特点是人群类型有较明显的共同因素,适合针对群体制订健康管理方案。优点是监测服务人群类型相对集中,适合特定人群研究数据的收集与分析,且提供的服务较为专业;缺点是较难实施跟踪和随访。

4. **工作场所健康管理**　是促使工作场所管理者提高对健康影响因素的控制能力,改善其所有成员健康的过程。工作场所健康管理的特点是人群共同因素较多,特征性较强。其优点是便于针对群体制订健康管理方案,容易实施跟踪和随访;缺点是服务的专业性较为有限。

5. **学校健康管理**　是对学生的健康危险因素进行全面管理的过程,其宗旨是调动学生自我健康管理的积极性,有效地利用现有资源来达到最佳的效果。学校健康管理的特点主要以教育为主,目的在于培养学生的健康观念。其优点在于具有较强的可行性和可操作性,成本低;缺点在于提供的服务专业性较低。

四、护士在健康管理中的作用

健康管理是一项复杂的系统过程,需要综合应用预防医学、临床医学、健康行为学等学科领域的相关知识,护士在接受系统的专业培养过程中,知识体系涉及这些学科领域。因此,护士在健康管理中具有一定优势,在健康管理活动中发挥重要作用,具体包括:

1. **为服务对象提供有关健康的信息**　护士根据人群的不同特点和需要,为其提供有关预防疾病、促进健康的信息,帮助服务对象认识影响健康的因素,使其树立健康理念,建立健康的生活方式和行为。

Note:

2. **帮助服务对象确定存在的健康问题**　护士通过对个人或群体的健康状况进行评估,识别可能存在的危险因素,帮助服务对象了解自身健康状况,确立现存或潜在的健康问题。

3. **指导服务对象采纳健康的行为**　护士主导或协助开展健康干预,指导个体或人群采纳健康的行为,纠正或减少危害健康的因素,以帮助他们重视自身的健康问题,提高其自我保健能力。

4. **开展健康管理的相关研究**　健康管理在我国是一门新兴的学科,需要不断完善和提高。开展健康管理的相关研究,提高健康管理的效果,是护士义不容辞的责任。在不同组织形式的健康管理中,护士需要针对不同人群、不同地域等对健康管理的模式、内容与方法等加强研究,推动健康管理学科的发展。

此外,护士在工作中,与患者及社会人群广泛接触,可将健康管理理念与方法有机地融入护理实践。护士在收集健康信息、评估健康风险,以及健康危险因素干预和管理中发挥重要角色,与其他健康管理专业人员协作,共同推动健康管理策略的实施。

第二节　健康教育概述

健康教育贯穿于健康管理全过程中的绝大多数环节,是实现健康管理的基本手段和重要策略。健康教育是一项以健康为中心的全民性教育,也是实现"21 世纪人人享有卫生保健"目标的战略性策略。护士的重要职责之一是通过健康教育唤起民众的健康意识,使他们改变不良的生活习惯,建立有利于健康的行为。因此,了解和掌握健康教育的概念、目的、意义及基本任务等,有助于护士实现护理"减轻痛苦、维持健康、恢复健康、促进健康"的目标任务,并在健康管理工作中发挥积极作用,全面促进社会人群的健康水平。

一、健康教育的基本概念

健康教育(health education)的定义很多,但基本含义相似,均包含通过某种教育方式改变人的生活习惯。如"健康教育是一切影响个人、社会、种族的健康习惯、态度及知识的经验总和""健康教育是通过教育的途径,帮助民众利用生活各方面的经验综合成有系统的程序,以增进个人及社会有关的健康知识、态度与行为"等。1991 年第 14 届全国健康教育大会提出:健康教育绝不是一般卫生知识的传播、宣传和动员,它的着眼点是行为问题,是人们建立与形成有益于健康的生活方式和行为。

由此可见,健康教育不仅是简单地传授健康知识,还要使人们树立健康观念,并逐渐形成健康的行为习惯。健康教育同时侧重于研究人的心理变化及社会因素对健康的影响,唤起人们对个体健康和社会健康的自觉性及责任感,积极投入到卫生保健活动中。

综上所述,健康教育是借助多学科的理论和方法,通过信息传播和行为干预,帮助个人和群体掌握卫生保健知识,树立健康观念,自愿采纳有利于健康的行为和生活方式的教育活动与过程。健康教育的中心是行为问题,核心是促使个体和群体改变不健康的生活方式,本质是教育个人、家庭和社区对自己的健康负责。

二、健康教育的目的及意义

健康教育的目的是引导人们养成良好的行为和生活方式,消除或减少影响健康的危险因素,预防疾病、残疾和非正常死亡的发生,从而增进健康,提高生活质量。开展健康教育活动对个体、家庭及社会具有重要意义,主要体现在以下方面:

1. **实现初级卫生保健的需要**　初级卫生保健是实现"人人享有卫生保健"全球卫生战略目标的基本途径和基本策略。《阿拉木图宣言》把健康教育列为初级卫生保健的八大基本要素之首,指出健康教育是所有卫生问题、疾病预防方法及控制中最为重要的任务,它是实现初级卫生保健任务的关键,在实现所有健康目标、社会目标和经济目标的过程中具有重要地位和价值。

2. 提高人群自我保健意识和能力的需要 自我保健是指人们为维护和增进健康,为预防、发现和治疗疾病,自己采取的健康行为以及作出的健康相关决定。通过健康教育,可以提高人们的自我保健意识和能力,增强其自觉性和主动性,使其达到躯体上的自我保护、心理上的自我调节、行为生活方式上的自我控制和人际关系上的自我调整,提高全民健康素质。

3. 降低医疗费用和提高效益的需要 健康教育实践证明,人们通过改变不良的行为方式和生活习惯,可有效降低疾病的发病率和死亡率,减少医疗费用。从成本效益角度看,健康教育是一项低投入、高产出、高效益的健康保健措施,其产生的成本效益,远大于高昂的医疗费用投入所产生的效益。2001 年 WHO 出版的《宏观经济学与健康》中指出 1 美元的健康投资可取得 6 美元的经济回报。可见,健康教育不仅是保护和增进人民健康的重要举措,而且对社会进步和经济持续发展具有重要意义。

三、健康教育的基本任务

健康教育是现代医学事业的重要组成部分,是预防疾病、维护健康的有效手段,在患者的治疗和康复中发挥重要作用,同时注重实用性和实效性,促进普通人群健康水平的提高,主要承担着以下几方面任务:

1. 宣传和推广卫生与健康工作方针 健康教育的任务之一是贯彻执行卫生与健康工作方针,加强对卫生与健康工作的宣传与推广,以"舆论先行"强化人们对其内容、意义和目标的了解,促进人们积极配合和参与卫生与健康工作中。

2. 建立并促进个人与人群预防疾病、维护健康的责任感 健康教育为个人、家庭和社区提供健康相关信息,提高其预防疾病、促进健康、维持健康和提高生活质量的意识和自我责任感,使其在面临个人或群体健康相关问题时,能明智、有效地作出正确决策。

3. 消除影响健康的危险因素 人的健康与所生活的自然和社会环境息息相关,健康观念、生活方式、心理、行为等多种因素都会影响健康。健康教育的任务之一是帮助人们认识到哪些是健康危险因素,识别现存和潜在的健康问题,并通过传授知识或技能,指导个体或人群学会科学、有效地消除或规避影响健康的各项危险因素,从而有针对性地提高健康水平。

> ### 知 识 拓 展
>
> #### 健康教育、卫生宣教与健康促进的关系
>
> 卫生宣教是健康教育的重要内容和手段之一,健康教育与卫生宣教既相互区别又紧密联系,两者的目标一致,但是内涵不同。卫生宣教旨在向民众普及卫生知识,唤起民众的健康意识,改变人们的知识结构和态度,它是一种卫生知识的单向传播,其对象比较泛化,缺乏针对性,不注重信息的反馈和效果。健康教育与健康促进密不可分,但不能互相等同或替代,有其各自的工作目标。健康教育是健康促进的核心和基础,没有健康教育,健康促进的目标无法实现。健康促进则是健康教育的发展和延伸,其内涵比健康教育更广,包括了健康教育及其他能促使行为与环境有益于健康改变的一切支持系统,即个人行为改变和政府行为改变两个方面,并重视发挥个人、家庭、社会的健康潜能。

第三节 健康教育的相关理论与模式

理论与模式是进行健康教育活动的指南,可帮助理解、分析行为变化的过程,是评估健康需求、实施健康教育计划、评价健康教育结果的理论框架。国外学者提出了多种健康教育的理论和模式,在全球普遍采用且较成熟的理论模式包括健康信念模式、知信行模式、健康促进模式及 PRECEDE-PRO-

CEED 模式等。

一、健康信念模式

（一）概述

健康信念模式（health belief model，HBM）是解释或预测个人信念如何影响健康相关行为改变的常用模式，尤其适用于实施健康教育及分析服务对象依从性行为的影响因素。该模式由美国社会心理学家欧文·罗森斯托克（Irwin M. Rosenstock，1925—2001）及戈弗雷·霍克巴姆（Godfrey M. Hochbaum，1916—1999）等学者于 20 世纪 50 年代提出。该模式以心理学为基础，将刺激与认知理论相结合，认为主观心理过程是人们确定是否采纳有利于健康行为的基础，强调期望、信念对行为的主导作用。该模式强调，如果个体具有正确的健康信念，就会接受劝导，采纳正确的健康促进行为，改变不良行为。健康信念模式主要由四部分组成：对疾病威胁的认知、自我效能、提示因素、影响及制约因素（图 11-1）。

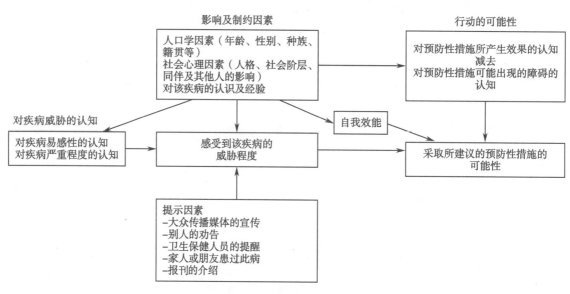

图 11-1　健康信念模式

1. **对疾病威胁的认知**　指人们如何看待健康与疾病，如何认识疾病的严重程度及易感性，如何认识采取预防措施后的效果及采取措施所遇到的障碍等。对疾病的认知受以下四种认知程度的影响：

（1）对疾病易感性的认知（perceived susceptibility）：主观上认为可能患病的概率。认为受疾病侵袭的可能性越大，越容易采取预防行为。但人的认知有时会与实际易感性有很大的差异。

（2）对疾病严重程度的认知（perceived severity）：对疾病可能产生的医学和社会学的严重后果的认识程度。如意识到疾病所导致的疼痛、伤残和死亡，以及疾病对工作、家庭生活和人际关系等的影响，越是相信后果严重，越可能采取健康行为。

（3）对采取健康行为获益程度的认知（perceived benefits）：相信采取某项措施对预防某种疾病有益，如相信低盐、低脂饮食对降低心血管病的发生率是有用的。

（4）对采取健康行为障碍的认知（perceived barriers）：对采取健康行为可能会遇到的困难与问题的主观判断，包括身体、心理、时间花费和经济负担等各种障碍。人们对某一疾病采纳健康行为的障碍越少，越容易采取医护人员所建议的措施或健康行为。

2. **自我效能（self-efficacy）**　指个体对自我能力的评价和判断，即是否相信自己有能力控制自身及外在因素，从而成功采取健康行为，并取得期望结果。自我效能高即自信心强，采纳建议、采取健康行为的可能性就大。

Note:

3. 提示因素（cues to action）　指促使或诱发健康行为发生的因素，包括内在及外在因素。内在因素指身体出现不适的症状等；外在因素包括传媒对健康危险行为后果的报道、医生的健康教育和家人或朋友的患病体验等。提示因素越多，人们采纳健康行为的可能性越大。

4. 影响及制约因素（modifying factors）　包括人口学及社会心理学因素，如年龄、性别、种族或民族、人格、社会压力、文化程度、职业等。一般地，教育程度及社会地位高、老年人、曾经患过该病的人会较愿意采取所建议的预防性行为。

（二）健康信念模式在健康教育中的应用

健康信念模式在健康教育中应用广泛，它不仅用于解释各种健康行为的变化和维持，也成为指导行为干预、促使健康行为形成的重要理论框架。健康信念模式可以指导护士从影响人群的健康信念入手，利用手册、电视、报刊、杂志等媒体宣传预防疾病的知识及方法，以帮助其形成正确的健康认知、增强其健康的信念，使其愿意主动采取积极的预防性措施，从而达到防治疾病的目的。然而，健康信念模式存在一定局限性，因其建立在认知理论基础上，故分析健康行为的影响因素时，更多考虑认知因素而较少考虑与行为相关的情感、环境及社会学因素等。

二、知-信-行模式

（一）概述

知-信-行（Knowledge-attitude-belief-practice，KABP/KAP）为知识、态度/信念和行为的简称，是用来解释个体知识和信念如何影响健康行为改变的常用模式。该模式由美国哈佛大学教授梅奥（Mayo）等于 20 世纪 60 年代提出，重点阐述了知识、信念和行为之间的递进关系，其本质是认知理论在健康教育领域中的应用。后经戴维·高曲曼（David S. Gochman，1936—）在其 1988 年主编的《健康行为》中予以进一步发展完善。该模式将人类的行为改变分为获取知识、产生信念及形成行为三个连续过程。"知"主要是指对疾病相关知识的认知和理解。"信"主要是指对已获得的疾病相关知识的信念以及对健康价值的态度。有了信念，人们才会积极探索与寻求相关知识，知识的内化又会强化信念，促使态度的改变。"行"主要指在健康知识、健康信念和态度的动力作用下产生的有利于健康的行为。该理论认为知识是行为改变的基础，信念和态度是行为改变的动力。只有当人们获得了有关的健康知识，并对知识进行积极的思考，具有强烈的责任感，才能逐步形成信念；知识只有上升为信念，才有可能采取积极的态度去改变行为。知-信-行三者之间关系的理论模式见图 11-2。

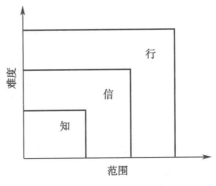

图 11-2　知-信-行模式

然而，人们从知识接受转化为行为改变是一个漫长而复杂的过程。通常要经历以下一系列步骤：信息传播→觉察信息→引起兴趣→感到需要→认真思考→相信信息→产生动机→尝试行为态度→坚持行为→行为确立。其中任何一个因素都有可能导致行为形成或转变受阻。行为的改变主要有两个关键步骤：信念的确立和态度的改变。知识、信念与态度和行为三者之间具有关联性，但并不存在必然联系，即知识是行为转变的必要条件，但不是充分条件。诸多因素均可影响知识到行为的顺利转化，当认知和信念确立以后，如果没有坚决转变态度的前提，则难以实现行为转变的目标，而重大事件可以有效地促使个体的行为转变。

（二）知-信-行模式在健康教育中的应用

该理论简单明了，逻辑性强，便于理解应用。它可以指导健康教育工作者首先着眼于向服务对象传播健康知识和改变健康信念，以帮助其形成正确的健康知识，培养良好的健康信念，从而愿意主动采取积极的预防性措施，达到防治疾病的目的。该模式适用于信息权威性强、信息符合接受者的兴

Note:

趣,以及所处环境适合行为转变的人群。此外,该模式还常用于根据研究对象和内容设计知-信-行问卷,以了解研究人群的相关知识、信念和行为现状,为制订相应干预措施提供基础;也可用于测量和评价健康教育的效果。

三、健康促进模式

(一)概述

健康促进模式(health promotion model,HPM)为健康促进行为的影响因素提供了理论框架。由美国护理专家诺拉·潘德(Nola J. Pender,1941—)于 1982 年首次提出,1996 年进行修订,又被称为 Pender 健康促进模式。该模式参考了期望价值理论和社会认知理论的架构,整合了护理学和行为科学相关知识,包括三部分:个人特征及经验、特定行为认知及情感、行为结果(图 11-3)。

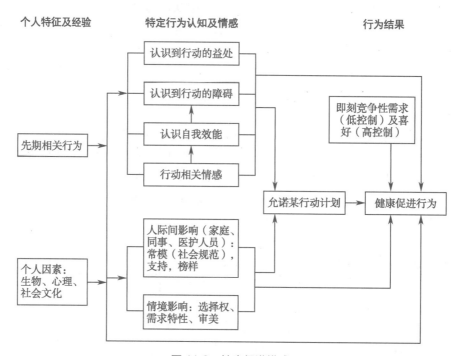

图 11-3 健康促进模式

1. **个人特征及经验** 包括先期相关行为和个人因素两个方面。先期相关行为指过去相同或相似的行为,以及这些行为的特征,可作为预测当前行为的指标;个人因素包括生理(如年龄、性别等)、心理(如自尊、自觉健康状况等)和社会文化(如种族、文化程度、社会经济地位等)三个方面。

2. **特定行为认知及情感** 是模式中最主要的激励部分,由认识到行动的益处、认识到行动的障碍、认识自我效能、行动相关情感、人际影响及情境影响六个方面共同组成重要的核心。其中认识到行动的益处、认识到行动的障碍和自我效能,与健康信念模式中所阐述的三个对应因素(即对采取健康行为获益程度/障碍的认知、自我效能)类似。行动相关情感指个体行为会受到与行为本身、实施者及周围环境有关的情感的影响,分为积极和消极两种。这些情感常会影响行为是否再次发生和发生的频率,当个体面临的消极情绪越多,越不容易再次重复该行为。人际影响是他人对个体健康行为、信念或态度等的影响,影响的主要来源为家人、同事、朋友和医护人员,内容包括规范、社会支持和榜样。情境影响可包括居住环境的设施及资源、个体的需求意愿及审美观点等。

3. **行为结果** 包含了允诺行动计划、即刻竞争性需求和喜好以及健康促进行为三个方面。允诺行动计划是指个体承诺采取某健康行为并做出计划,包括行动事件、地点等内容的允诺。即刻竞争性需求和喜好,指各种减弱允诺行动的突发情况。个体的行动计划越具体,健康行为维持的时间越长。健康促进行为是整个健康促进模式的最终目标。

Note:

先期相关行为和个人因素与健康行为具有直接的关系,特定行为认知及情感、允诺行动计划、即刻竞争性需求和喜好可能直接或间接地影响健康促进行为。这些因素的复杂关系对实践与研究健康促进模式带来了挑战。然而,有关维持健康促进行为的社会、环境和发展的因素没有在该模式中得到很好的解释。

（二）健康促进模式在健康教育中的应用

健康促进模式较全面地阐述了影响健康促进行为的因素,同时突出了评估相关因素在健康教育中的重要性,是护理健康教育常用的理论基础之一。此模式中的健康促进行为、影响因素可用来解释生活方式或探究特定的健康促进行为,评估服务对象对健康行为的认识及从事健康促进行为的意愿,识别阻碍及促进其采取健康行为的因素,从而为制订健康教育方案提供实证支持。

四、PRECEDE-PROCEED 模式

（一）概述

PRECEDE-PROCEED 模式是用于指导健康教育干预实施及评价的宏观与微观相结合的模式,是最有代表性、应用最广泛的健康教育项目过程模式。由美国学者劳伦斯·格林(Lawrence W. Green,1940—)首先于 1974 年提出 PRECEDE 模式,20 世纪 90 年代格林结合自己及美国慢性病控制与社区干预中心主任马歇尔·克鲁特(Marshall W. Kreuter,1937—)的研究,将 PRECEDE 模式扩展,加入PROCEED 模式的要素,整合形成了 PRECEDE-PROCEED 模式。其中 PRECEDE 是 predisposing, reinforcing and enabling constructs in educational/environmental diagnosis and evaluation 的英文缩写,指在教育/环境诊断和评价中应用倾向、促成及强化因素。PROCEED 是 policy, regulatory and organizational constructs in educational and environmental development 的英文缩写,指执行教育/环境干预中应用政策、法规和组织的手段。

PRECEDE-PROCEED 模式的特点是从结果入手,用演绎的方式进行思考,即从最终的结果追溯到最初的原因。该模式不仅解释个体的行为改变原因,还将与健康相关的环境纳入视野,由个人健康扩大到社区群体健康,并且强调健康教育中学习者的参与,将学习者的健康与社会环境紧密结合。

PRECEDE-PROCEED 模式主要由三个阶段、九个基本的步骤组成,见图 11-4。

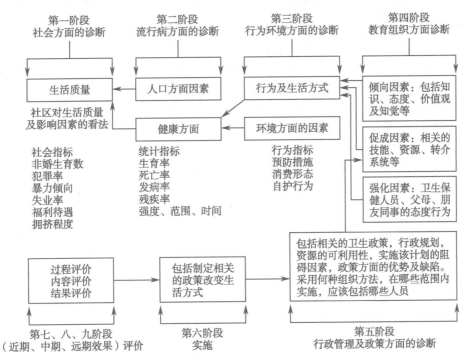

图 11-4　PRECEDE-PROCEED 模式

Note:

1. **评估阶段（PRECEDE stage）** 又称诊断阶段,包括对社会、流行病学、行为及环境、教育及组织、行政管理及政策五个方面的评估(诊断)。

（1）社会评估:即了解和确定社区人群的健康需求和生活质量。通过调查、收集资料,掌握社区的经济水平、人口学特征及居民生活状况,包括住房、供水、燃料、园林绿化和人均收入等,以了解个人、家庭或社区的生活质量及影响因素。

（2）流行病学评估:流行病学评估是对社会评估的补充,指通过流行病学和医学调查,确定目标人群的主要健康问题以及引起健康问题的行为因素和环境因素,为制订干预策略提供科学依据。

（3）行为及环境评估:即评估与健康问题相关的行为及环境因素。行为因素是指导致目标人群健康问题向不良结局发展的行为和生活方式;环境因素是来自外部的、超出个人控制能力,但是却能够影响或促进某些行为,并对人们的健康产生影响的社会和自然因素。通过行为因素分析,可以区分引起健康的行为和非行为因素;区分治疗性行为和预防性行为以及重要行为与不重要行为。

（4）教育及组织评估:PRECEDE-PROCEED 模式将影响健康行为的因素高度抽象并概括为倾向因素(predisposing factors)、促成因素(enabling factors)及强化因素(reinforcing factors)。①倾向因素是与某种行为发生相关的个体或群体的特征,可包括健康行为的相关知识、态度、信仰及价值观;②促成因素是指促使某种行为的动机或愿望得以实现的因素,包括社会资源和个人技能,如可以获得/利用的保健服务、医疗资源和保健技能等;③强化因素是指对于健康行为改变后各方面正性和负性的反馈因素,如卫生保健人员、同事、朋友、父母等的鼓励和反对都会影响行为的坚持,也包括人们对行为后果的感受。

倾向因素、促成因素及强化因素往往共同作用影响人们的健康相关行为,其中倾向因素是内在动力,而促成因素和强化因素是外在条件,综合研究和认识三方面因素才能正确地制订教育策略,并确定切实、可行、有效的干预重点。

（5）行政管理及政策评估:即判断、分析实施健康教育或保健计划过程中行政管理方面的能力、相关资源、政策方面的优势与不足、实施计划的范围、组织形式及采用何种方法等,为健康促进项目的有效实施奠定基础。

2. **执行阶段（PROCEED stage）** 又称实施阶段,此阶段工作包括以下五个环节:制订实施时间表、控制实施质量、组建实施的组织机构、配备和培训实施工作人员、配备和购置所需的设备物品。在实施中应该进行过程评价,即对项目计划的各个环节进行评价。

3. **评价阶段** 包括近期、中期和远期效果评价。评价的内容包括计划措施是否得当、目标或目的达到的程度等。评价是健康促进计划的重要组成部分,贯彻于整个健康促进活动的始终。

（1）近期效果评价:即在健康教育与健康促进计划实施过程中进行经常性的评价。如目标是否符合对象人群的特点,干预策略、活动是否可行,计划/规划实施是否遵循了最初的设计,有无偏离既定计划/规划的要求,分析规划实施的情况等。

（2）中期效果评价:又称近中期效应评价。评估健康促进项目导致目标人群相关行为及其影响因素(倾向因素、强化因素、促成因素)的变化。重点了解健康促进计划对目标人群知识、态度和行为的直接影响。

（3）远期效果评价:又称结果(局)评价。评价健康教育与健康促进计划的最终目标是否实现。着重评价计划或规划改变人群健康状况所带来的远期社会效应和经济效益。如目标人群的生活质量指标、患病率、死亡率,以及成本-效益和成本-效果分析。

（二）PRECEDE-PROCEED 模式在健康教育中的应用

PRECEDE-PROCEED 模式主要用于指导卫生保健人员鉴别影响人们健康决策和行为的因素,制

Note:

订适宜的健康教育和健康促进规划、计划和行为干预措施。根据该模式从结果入手的特点,在制订计划前,要明确为什么要制订该计划,并对影响健康的因素做出诊断,从而帮助确立干预手段和目标。如在制订计划前需要调查研究,分析需求信息,找到需要优先解决的问题,并针对这些问题寻找相关因素,再制订相应的实施干预计划。在运用该模式开展健康教育时,需要重视机构建设和政策改革,动员多部门的参与,建立一个完善的政策环境;重视提高项目管理水平和实施人员的技术水平,提高实施健康教育活动的能力;重视以社区为基础的干预策略,建立系统的质量控制体系,以提高干预效果。

除上述理论模式外,还有指导健康教育的其他模式和理论,如理性行动理论(theory of reasoned action,TRA)、计划行为理论(theory of planned behavior,TPB)、跨理论-行为分阶段转变模式(trans-the-oretical mode,TTM)、自我调节理论(self-regulation theory)和压力与适应理论(stress-adaptation theory)等,这些模式建立在不同的学科理论与架构基础上,各有侧重点,可以从不同的角度解释人们行为改变的规律,但也各有其局限性。因此,需要具体问题具体分析,灵活地应用适宜的模式指导健康教育工作的开展。

第四节　健康教育的程序及方法

健康教育是一项有计划、有组织、有系统的社会教育活动,必须遵循科学的程序,采用合理的方法,才能达到教育目的,促使个体和群体改变不健康的行为和生活方式。了解和掌握健康教育的程序及方法,有助于护士在工作中为服务对象提供优质高效的健康教育。

一、健康教育程序

健康教育是一项复杂的系统工程,是一个连续不断的过程,包括评估学习者的学习需要,设立教育目标,拟定教育计划,实施教育计划及评价教育效果五个步骤。

（一）评估

健康教育是教育者与学习者双方互动的过程。评估是为了了解学习者的学习需求、学习准备状态、学习能力及学习资源,是制订健康教育目标和计划的先决条件。同时,也是健康教育者准备的阶段。

1. **评估学习者的需求及能力**　在健康教育前,首先需要了解学习者对其健康问题的认识、态度及其所拥有的基本知识和技能。例如学习者是否了解其主要的健康问题,有无不良的行为与生活方式或不健康的观念等危险因素。同时了解学习者的基本情况,如年龄、性别、教育程度、学习能力、对健康知识和健康技能的掌握及需求情况,对健康教育的兴趣及态度等,以根据不同的学习需要及特点来安排健康教育活动。

2. **评估学习资源**　评估实现健康教育目标所需的时间、参与人员、教学环境、教育资料及设备(如小册子、幻灯、投影)等。

3. **评估准备情况**　教育者在为服务对象提供健康教育前,应对自身的健康教育准备情况进行评估,如计划是否周全、备课是否充分、是否了解服务对象及教具是否齐全等,以指导自身做好充分的准备。

（二）设立目标

健康教育的总体目标是帮助人们了解健康知识,充分发挥自己的健康潜能。任何一项健康教育活动都必须有明确具体的目标,它既是实施教育计划的行为导向,也是评价教育效果的依据。健康教育者应该根据每个人或社区群体的不同情况、学习动机及愿望、学习条件等制订一系列行为目标,并遵循以下原则:

Note:

1. **具有针对性和可行性** 制订目标时需要清楚以下情况,如学习者对学习的兴趣与态度、知识与技能的掌握和需求情况、学习的能力及支持系统情况等,从而制订符合学习者需要并切实可行的目标。

2. **具体性和可测性** 目标的书写应表明具体需要改变的行为,要达到目标的程度及预期时间等,目标越具体、明确、可测量,越具有指导性及实用性。如戒烟的目标可明确制订为"每周减少 2 支烟"。

3. **以学习者为中心** 健康教育目标的书写应以学习者为中心,清楚表明教育的具体对象。制订目标要充分尊重学习者的意愿,并鼓励学习者参与目标的制订,发挥其主观能动性,通过共同讨论,达成共识,以期取得较好的教育效果。

（三）制订计划

计划是为了实现健康教育目标而事前对措施和步骤做出的部署,是开展健康教育的行动纲领。计划可以使工作变得有序,减少不确定性和变化的冲击,同时可以减少重叠性和浪费性的活动。在拟定教育计划时,应注意以下问题:

1. **明确实施计划的前提条件** 制订计划时应根据目标,列出实现计划所需的各种人力、物力等资源,考虑到可能遇到的问题和阻碍,找出相应的解决办法,确定计划完成的日期。

2. **计划书面化及具体化** 健康教育计划应有具体、详细的安排,对每次教育活动应参加的人员,教育地点及教育环境、内容、时间、方法、进度和教育所需的设备和教学资料等都应有详细的计划。

3. **完善和修订计划** 完成计划初稿后,可在调查研究的基础上,提出多种可供选择的方案,并邀请有关组织和学习者参与修订,经过比较分析,确定最优或最满意方案,使计划更加切实可行。

（四）实施计划

实施是按照计划去实现目标、获得效果的过程。在实施计划前,应对实施健康教育的人员做相应的培训,使其详细了解目标、计划和具体的任务。在实施计划过程中,应有相应的健康教育监督评价机制,定期进行阶段性的小结和评价,并重视与各部门及组织之间的密切配合与沟通,根据需要对计划进行必要的调整,以保证计划的顺利进行。计划完成后,应及时进行总结。

（五）效果评价

评价是将教育结果与预期目标进行比较,对教育活动做出客观判断的过程。其目的是明确健康教育的效果,并根据评价结果及时修改和调整教育计划、改进教育方法,以取得最佳的教育效果,并为随后的教育活动计划及决策提供依据。

健康教育效果评价可以是阶段性的、过程性的或结果性的,贯穿健康教育活动全过程。评价的内容包括:是否达到教育目标,所提供的健康教育是否为人群所需要,教育目标及计划是否切实可行,执行教育计划的效率和效果如何,是否需要修订教育计划等。

二、健康教育的基本内容

在护理工作中的健康教育主要包括一般健康内容的教育、特殊健康内容的教育、卫生法规的教育及患者的健康教育等方面。

1. **一般性的健康教育** 帮助公众了解增强个人及人群健康的基本知识,促进其采取健康行为。内容包括个人卫生、合理营养与平衡膳食、疾病防治知识及精神心理卫生知识等。例如 WHO 提出健康的四大基石:合理膳食、适量锻炼、戒烟限酒和心理平衡。护士开展相关的健康教育,可帮助公众了解四大基石的具体内涵,指导其建立科学、健康的生活方式,预防慢性非传染性疾病,维护身心健康。

2. **特殊健康教育**　针对特殊的人群或个体所进行的健康教育,包括妇女健康知识、儿童健康知识、中老年预防保健知识、特殊人群的性病防治知识、职业病的预防知识及学校卫生知识等。例如职业健康教育主要开展职业卫生与安全教育,让职工了解、识别其作业环境及其在环境中可能接触到的各种危害因素,这些因素对健康的影响,控制危害因素的措施和自我防护方法等,促进其改变不良作业方式,并重视职业心理健康教育。此外,特殊健康教育还包括针对特殊情况开展的以维护健康为目的的教育,如突发公共卫生事件应急处置、防灾减灾、家庭急救等健康教育。

3. **卫生法规的教育**　帮助个人、家庭及社区了解有关的卫生政策及法律法规,促使人们建立良好的卫生及健康道德,提高居民的健康责任心及自觉性,使他们自觉地遵守卫生法规,正确、合理地利用卫生保健资源,维护个体权利,促进个人及全社会的健康。

4. **患者的健康教育**　包括门诊教育、住院教育和随访教育。门诊教育是根据门诊患者就医过程的主要环节,针对患者的共性问题实施教育活动,包括候诊教育、随诊教育、健康教育处方、门诊咨询教育、门诊专题讲座和门诊短期培训班等,例如糖尿病的自护训练、心脏病及高血压的预防及产前教育等。住院教育涵盖入院教育、病房教育及出院教育,旨在提高患者住院适应能力和自我保健能力。住院患者的健康教育应根据不同的病因,确定患者及家属的需要,设立相应的健康教育目标,提供教育,以使患者及家属了解病情,积极地参与治疗护理,早日康复,预防疾病的复发。主要内容涉及多方面,如入院时对患者及家属介绍住院规章制度及服务内容;住院期间对患者进行心理指导、饮食指导、作息指导、用药指导、行为指导(如指导慢阻肺患者进行腹式呼吸)及特殊指导(如术前、术中及术后指导);出院前向患者及其家属指导如何继续巩固治疗、预防复发和定期检查;随访教育主要针对有复发倾向、需要长期接受健康指导的慢性病患者。

知 识 拓 展

应对突发公共卫生事件中的健康教育

突发公共卫生事件是指突然发生的,造成或者可能造成社会公众健康严重损害的重大传染病疫情、群体不明原因疾病、重大食物和职业中毒以及其他严重影响公众健康的事件。应对突发公共卫生事件,健康教育是一项重要工作内容,其重点是让人们及时了解事件的发生发展情况和其他相关信息,以提高自身的正确决策能力,配合和参与突发事件的应对。突发事件发生后常用的健康教育方法有:及时利用电视、网络、广播和报纸等大众媒体,迅速将核心信息覆盖到目标人群;制作、发放和张贴墙报、挂图、标语及传单等健康教育传播材料;以讲座、培训等形式对社区重点人群、学校学生及单位职工等开展健康教育;利用电话热线开展免费咨询或救助、心理疏导及心理危机干预;利用咨询、个别指导及小组讨论等形式开展健康指导。不同类型的突发事件有其特殊的健康教育需求,如2020年初暴发的重大突发公共卫生事件——新冠肺炎,冲击了传统的健康教育计划,特殊形势下,为避免人群聚集,基于互联网的线上健康教育得到迅速发展,如官方短视频、网络直播及微信公众推文等,促进了互联网与健康教育的深度融合。

三、健康教育的方法

健康教育的方法多种多样,教育者可依据教育的目的,并针对不同的学习者,选择相应的方法。为增加学习者的知识,可应用个别会谈、讲授、提供阅读材料和讨论等方式;为改变学习者的态度,可用小组讨论、角色扮演及辩论等方式;为帮助学习者获得某种技能,则可用示范、角色扮演等方法。具体方法介绍如下:

（一）专题讲座法

1. **概念**　针对某个健康方面的问题以课堂讲授的形式向学习者传授知识的方法。

2. **特点与适用范围**　是一种正式、传统和最常用的健康教育方式,适用于除儿童以外的各种大小团体。具有能在有限时间内提供较大容量的知识和信息、容易组织和比较经济的特点。但此方法是一种单向的信息传播方式,教育效果对教育者个人的语言素养依赖较大,如果听众较多,讲授者难以了解听众对讲授内容的反应,无法与听众进行良好的沟通,且不能充分照顾听众的个别差异。另外,此种方法不能使学习者直接体验知识和技能,因而学习者可能在理解和应用知识时存在困难,容易忘记讲授内容,也不利于学习者主动学习。

3. **具体方法及注意事项**

（1）针对听众备课:在开展讲座前应预先了解听众的人数、教育程度及职业等基本资料,进行有针对性的备课。

（2）做好授课环境准备:尽量选择安静、光线充足、温度适宜和教学音响设备良好的学习环境。

（3）注重讲授技巧:做到条理清楚、重点分明、通俗易懂、逻辑清晰;讲授的概念、原理、事实及观点必须正确;最好配有文字资料、幻灯和图片以帮助理解;讲授时注意调动学习者的学习热情,如选择与听众接近的人和事的生动案例;注意与听众的交流,并以提问等方式及时了解听众对知识掌握的反馈。

（4）把握授课时间:内容要简明扼要,时间不宜过长,一般以 30~60 分钟为宜。同时应注意讲授后,留出给学习者的答疑时间。

（二）讨论法

1. **概念**　针对学习者的共同需要,或存在相同的健康问题,以学习者为互动主体,教育者加以引导,以小组或团体的方式进行健康信息的沟通及经验交流,通过让学习者主动探究教育内容,完成教育目标。

2. **特点与适用范围**　讨论法使学习的过程化被动为主动,学习者从中分享知识与经验,有利于提高学习者学习的兴趣,加深对问题的认识及了解,有利于态度或行为的改变。此方法适用于 5~20 人的多种内容的教育活动。缺点是小组的组织及讨论较浪费时间,如果讨论引导及控制没有做好,可能会出现有人过于主导,而有人较为被动,或出现小组讨论离题的现象。

3. **具体方法及注意事项**

（1）活动的组织:讨论的时间每次以 1.5~2 小时为宜;人数一般为 8~15 人,尽量选择年龄、健康状况及教育程度等背景相似的人组成同一小组;选择的讨论场地应便于交流,环境安静、圆形或半圆形就座。

（2）讨论前:需确定讨论的主题和讨论的基本内容,并制订一些讨论规则,如每人争取发言、把握讨论主题和发言时间、别人发言时要静听及尊重别人的意见等,以保证讨论顺利进行。

（3）教育者角色:护士在讨论过程中扮演的角色是组织者,在开始时先介绍参加人员及讨论主题;在讨论过程中注意调节讨论气氛,适时予以引导、提示、鼓励和肯定,促使小组成员自主参与讨论;在结束时对讨论结果进行简短的归纳及总结。

（三）角色扮演法

1. **概念**　是通过行为模仿或行为替代来影响个体心理过程的方法。通过制造或模拟一定的现实生活片段,使教育内容剧情化,由学习者扮演其中的角色,使之在观察、体验和分析讨论中理解知识并受到教育。

2. **特点与适用范围**　此方法提供了具体而有兴趣的学习环境,所有人都可以参与学习过程。具体可用两种方式进行,一是预先准备好的角色进行扮演,参加扮演者通过观察、操作、模仿和分析等学习有关的健康知识及经验。另一种是自发式的角色扮演,预先不做准备,通过操作及模仿达到学习的目的。但是,由于角色扮演法是一种当众表演形式,需要有较强的参与意识,对于随和、性格外向者易于做到,而对于害羞、性格内向者,角色扮演有一定困难,可能使希望或预定表现的内容无法表现出来。

3. 具体方法及注意事项

(1) 角色扮演前:应注意整个扮演主题的选择与编排、角色的分配与排练。

(2) 角色扮演时:主持者应报告此项活动的目的与意义,并对剧情及有关的表演人员进行简单的介绍。

(3) 角色扮演后:应进行讨论,可先由表演者谈自己的感受,然后让其他人员积极参加讨论。主持者可以引导参加人员讨论剧中的重点及内容,以使其了解相关的知识及原理。讨论部分为角色扮演的重点,通过讨论可以让有关人员真正获得有关知识。

（四）实地参观法

1. 概念　是根据教育目的,组织学习者到实际场景中观察某种现象,以获得感性知识或验证已学知识的教育方法。

2. 特点与适用范围　此方法可使学习者有效地将学习与实际结合起来,在实际参观中更好地增进对教育内容的了解,刺激寻找更多的学习经验,有利于提高学习者的观察技巧。如带领孕妇实地参观产房,以降低初产妇对分娩的恐惧。但这种方法容易受条件限制,由于所需的时间较多,有时不易找到合适的参观场所而无法实施。

3. 具体方法及注意事项

(1) 做好参观的准备:应当事先到参观地进行实地考察,选择合适的参观地点,与参观单位沟通参观访问的事宜,全面了解各种需要注意的问题,并据此做好参观计划。

(2) 指导参观的进行:参观前告知参观者参观的目的、重点及注意事项;参观时间要充分,允许学习者有时间提问;参观后应组织讨论,以减少疑虑或恐惧。

（五）示范法

1. 概念　指教育者通过具体动作示范,使学习者直接感知所要学习的动作的结构、顺序和要领的一种教育方法。即通过观察他人行为,而学得或改变行为的过程。

2. 特点与适用范围　示范法是一种视觉重于听觉的健康教育方法,教育者以一连串的动作示范使学习者理解某一现象或原理。示范通常包含有动作、程序、技巧和知识,并且以各种设备和教具做相应的配合。常应用于教授某项技术或技巧,如教会糖尿病患者注射胰岛素、教会新生儿家长给新生儿洗澡和抚触等技术。示范法常由教育者先对该技术或技巧进行示范,并讲解该项操作的步骤及要点,然后指导学习者进行练习。此法使学习者有机会将理论知识应用于实践,以获得某项技巧或能力。但有时受教学条件的限制而影响效果,如场地受限或示教用具不足等。

3. 具体方法及注意事项

(1) 注意示范的位置和方向:一般示范者站在学习者的正面,与学习者的视线垂直,使全部学习者都能看清楚,增加示范效果。

(2) 示范动作:不宜太快,应将动作分解,让学习者能清楚地看到;在示范的同时,配合口头说明。

(3) 示范的内容:较复杂时,可事先利用视听教具,如用录像带,说明操作的步骤及原理,然后再示范;在示范时,应提示学习者注意观察演示内容的主要特征。

(4) 示范的时间:安排一定的时间让学习者有练习的机会,示范者在旁指导。

(5) 示范者在纠正错误时:切忌使用责备的口气,应了解学习者所存在的困难,并详细说明错误的地方,注意给予鼓励和耐心指导。

Note:

（6）示范结束时：让学习者表演或充当教师进行示范，便于了解和评价掌握的情况。

（六）个别会谈法

1. 概念　指健康教育工作者根据学习者已有的知识经验，借助启发性问题，通过口头提问与问答的方式，引导学习者比较、分析和判断来获取知识的方法。

2. 特点与适用范围　该方法简单易行，常用于家庭访视和医疗诊治、护理的前后。

3. 具体方法及注意事项

（1）会谈前：预先了解学习者的基本背景资料，如姓名、年龄、教育程度、家庭状态及职业等。

（2）会谈的环境：应安静、舒适，有利于交谈。

（3）会谈的内容：应从最熟悉的人或事物谈起，使学习者产生信任感，并注意与学习者建立良好的关系；谈话内容要紧扣主题，及时观察及了解学习者对教育内容的反应，并鼓励学习者积极参与交谈。一次教育内容不可过多，以防学习者产生疲劳。

（4）会谈结束时：应总结本次的教育内容，并了解学习者是否确实了解了教育内容，如有必要，预约下次会谈时间。

（七）展示与视听法

1. 概念　是以图表、模型、标本或录像、电视、电影和广播等视听材料作为载体向人们讲解健康知识与技能的方法。

2. 特点与适用范围　此方法直观、生动，能激发学习者的学习兴趣，使其在没有压力及紧张的气氛中获得健康知识。图表、模型的展示可在街道和病房等地，时间可长可短。视听法既可针对个体开展教育活动，亦可针对群体。但该法成本较高，需要一定的设备和经费保障。

3. 具体方法及注意事项

（1）图表、模型的展示：应配有通俗易懂、简明扼要的文字说明帮助理解。

（2）图表设计：应重点突出，生动醒目，有利于吸引观众的注意力，易于记忆。

（3）播放视听教学片：要保证光碟、录像带、音响和播放器的质量，选择安静、大小适宜的播放环境，时长一次 20~30 分钟为宜。

（八）计算机辅助教学

1. 概念　计算机辅助教学（computer-assisted instruction，CAI）是一种借助计算机技术而将教学信息以多媒体化的方式呈现的教学形式。

2. 特点与适用范围　计算机辅助教学具有人机交互、数据库强大及图文声像并茂的特点。其使用可以不受时间、地点的限制，针对每个学习者的学习需要和学习特点，将学习者难以理解的理论和传统教学手段难以表现的教学内容，通过计算机的信息转换和处理功能，将学习内容形象化和具体化，激发学习者的学习兴趣。此种方法对计算机软硬件设备、教学软件要求较高，要求教育者具备一定的计算机知识和技术，学习者熟悉计算机操作，因此适用于掌握计算机使用方法的人群。

（九）基于互联网的信息化健康教育

近年来，随着现代信息技术的发展，以手机等设备为载体，以网络为媒介的信息化健康教育模式逐渐发展起来。互联网的功能在医学领域逐步拓展，除用于医护人员的学习与相互交流外，还提供了医疗人员与服务对象的互动平台。网站、手机 App、QQ 及微信公众平台正在发展成为实施健康教育的新渠道，具有便捷性、互动性、时效性、可重复性、信息传播速度快和更新及时等特点，符合部分群体特别是当代年轻人的生活、学习和交流习惯，成为开展健康教育的一种新型的、可行的方式。例如，微信群和微信公众号平台已逐渐成为延续性健康教育的新方式，与常规教育方式相比，移动新媒体突破了时间和空间等客观因素的限制，通过网络快速发送实用的视频、音频、图片及文字等教育信息，并可随时重复学习、互动交流及在线答疑解惑，提高了学习者的自主选择性和参与度。同时，网络媒体的虚拟性特点易于保护学习者的隐私,对于敏感话题如性传播疾病包括艾滋病等防治知识的学习,学习者可匿名参与,从而更容易被学习者接纳。基于互联网的信息化健康教育方式要求学习者连接网络、熟悉智能设备使用、有相关健康需求及使用意愿,且要求网络平台应具有权威性、专业性和诚信性等特点。因此,该新型教育模式还有待进一步完善和发展。

（十）其他健康教育方式

除上述教育方式外,还可采用多种其他方式进行健康教育,如利用报纸、图书、杂志及小册子等唤醒公众的健康意识;利用各种社会团体及民间组织活动的机会进行健康教育。

四、健康教育的注意事项

为达到健康教育的目标,护士应注意以下问题:

1. **注意沟通技巧**　健康教育的实施有赖于与学习者的沟通,因而有效沟通是基础。护士需运用语言和非语言沟通技巧,清楚准确地传递相关信息,注意观察学习者的反应,倾听其需求和意见,尊重学习者,从而增强其参与健康教育活动的意愿。

2. **内容个性精准化**　由于学习者的性别、年龄、文化层次、职业、社会经济地位及面临的健康问题不同,其对健康教育的需求和接受能力可能存在差异。护士对各类群体和个人进行健康教育时,需评估这些差异,设计不同的教育方式和内容,满足不同学习者的需求。

3. **方式多样化**　研究表明,相较于单一的健康教育方式,多样化的健康教育,如专题讲座、墙报、电视录像和同伴教育等,会提高学习者接受健康教育的积极性。随着现代信息技术的进步,健康教育应注意利用新的信息传播技术,如互联网、智能手机等,开拓健康教育的新渠道和新形式,增加学习者的接受度。

4. **注重理论与实践相结合**　护士在帮助个体和群体掌握基本健康知识,提高自我保健意识和能力的过程中,应注意将理论知识和实际应用相结合,循序渐进地传授相关内容或技能,并促进学习者真正理解和掌握,自觉在实际生活中学以致用。

5. **创造良好的学习环境和氛围**　物理环境嘈杂、光线偏暗、温度过高或过低均会影响教育效果。此外,教育者的状态以及学习者的兴趣和热情会影响教育气氛。因此,应尽量提供环境安静、光线充足、温度适宜和教学音响设备良好的物理环境,并积极调动学习者的学习热情,营造良好的学习氛围,以保证教育效果、达到教育目标。

综上所述,健康教育是以疾病预防为首要任务,以健康相关行为为特定目标,将健康信息传播作为主要干预措施的一种系统活动。通过健康教育活动,促使人们改变不良的生活习惯,自觉采纳有益于健康的行为和生活方式,从而达到预防疾病、促进健康和提高生活质量的目的。健康教育对于提高人群的健康素养,促进国家的卫生事业发展具有重要意义。护士可以通过多种途径及方法,对服务对象实施健康教育,以达到促进全民健康的目的。

（王爱敏）

思 考 题

---

1. 李某,男,46 岁,干部,身高 168cm,体重 75kg,血压 144/88mmHg,空腹血糖 8mmol/L,尿糖阴性。平日工作紧张,生活无规律,每日中午晚上均在餐馆进餐,体力活动少,有饮酒嗜好,不吸烟,喜食动物内脏。近日明显乏力,经常失眠,无明显消瘦,其父母均有高血压病史,诊断为高血压、糖尿病。

请思考:

作为一名门诊护士,针对李某情况,简述对其进行健康管理的基本步骤。

Note:

2. 某社区医院护士计划对育龄妇女开展乳腺自查知识与技能的健康教育活动,作为早期发现乳腺肿瘤的筛查手段。

请思考:

以健康信念模式为指导,有哪些因素可能影响育龄妇女参与此次活动?

3. 张某,男,60 岁,退休在家,与老伴生活,诊断高血压 8 年,平日不喜欢外出活动,喜欢吃腌制的咸食,做菜放盐偏多,抽烟,不能规律服药,有头晕症状时自服药物,感觉良好时便停药。

请思考:

针对张某的状况,社区护士拟对其进行健康教育,简述健康教育的程序。

4. 孙某,女,55 岁,因诊断 2 型糖尿病首次收入医院,经胰岛素泵降糖治疗后血糖控制平稳,医嘱带口服降糖药出院,并注意监测血糖,出院前护士对其进行健康教育。

请思考:

(1) 护士应对孙某进行健康教育的内容包括哪些?

(2) 可采用何种健康教育方式?

NURSING

第十二章

临 终 关 怀

12 章 数字内容

学习目标

认识与记忆：

1. 简述希望、失望、丧失、悲哀、临终关怀的概念。

2. 简述希望的特征。

3. 列出评估希望水平的工具。

4. 描述丧失和悲哀的分类。

5. 列出脑死亡的诊断标准。

理解与分析：

1. 举例说明希望的三个水平。

2. 分析悲哀的反应及影响因素。

3. 理解临终关怀的原则。

4. 识别临终患者的心理反应及分期。

综合与运用：

1. 针对具体病例，能够对患者的希望和失望进行全面评估、给予相应的护理措施。

2. 应用临终关怀相关理论，对临终患者及家属进行护理。

张女士,79岁,因黄疸、腹痛40余天收住院,经CT检查诊断为胰头癌,肝转移,综合患者病情,医师建议行姑息性手术,并用吉西他滨等药物化疗。严重的化疗反应让张女士痛不欲生,在反复权衡利弊,并与主管医师和家人充分沟通后,在张女士的强烈要求下,医院停止了治疗,随后张女士转到临终关怀院。张女士的决定对吗?临终关怀是什么?她在临终关怀院中会接受哪些护理服务?如果到临终环节,她和家人需要什么样的帮助?针对此类问题,本章将带你认识临终关怀及相关概念,探讨有关理论,指导你如何判断患者的临终状态,并实施恰当的临终关怀护理。

每个人都会面临生老病死,死亡是人的自然回归,临终是生命结束前的必经之路,对人类而言,死亡无论如何都是一件重要而痛苦的事,因为它不仅意味着与亲人、家庭及整个社会的永久分离,而且在临终过程中人们会遇到难以想象的痛苦与折磨。需要临床护士了解临终关怀的相关理论和知识,如希望与失望、丧失与悲哀、死亡与临终关怀等,以期提高护士的临终关怀能力。

第一节　希望与失望

希望与失望是最古老的人类情感,希望是人们内心所维系的一种愿望,这种愿望的实现带给人们喜悦、欢欣、安慰与力量,希望的破灭可使人产生焦虑、无助、失望乃至绝望。希望作为人对未来的积极期望,从各方面对人产生影响。明确相关概念及理论,可以帮助护士提升服务对象的希望水平,帮助其减少患病时的失望及痛苦感。

一、希望的概念、分类、特征、水平及理论模式

每一个人在内心可能都会有各种各样的愿望,这些愿望小到一个小小的许愿,大到制订的远大理想或宏伟目标,都是人们的希望。人们一旦拥有了希望,其内心就有了行动的力量。从20世纪90年代开始,希望作为一种积极心理品质,越来越受到心理学、医学及护理学等学科的关注。

（一）希望的概念

希望(hope)一词中文意为盼望、期待或指望、期望,是人们心中期待出现的结局或结果。从词义上看,中文希望包含名词及动词,有六层含义:①美好的愿望或理想;②愿望或理想所寄托的对象;③欲望;④盼着出现某种情况或达到某种目的;⑤揣测别人的意图而加以迎合;⑥仰望、瞻望。

在西方思想文化中,hope一词最初出现在古希腊神话潘多拉(Pandora)的故事,潘多拉的盒子打开又努力盖上后,盒中仅存"希望"。《韦氏第三版新国际英语大词典》对希望一词的定义包含两层含义:一是信任或依赖;二是期待获得想要的东西的愿望或能得到想要的东西的信念。从20世纪初开始,国外不同领域的学者,尤其是心理学及精神病医学等学科开始从信念、认知及情绪等角度剖析希望的概念。

1. 希望是一种信念或美好预期　美国心理学家斯拉·斯多特兰(Ezra Stotland,1924—)1969年提出,希望是"一种实现目标的预期",是个体内心对未来美好前景的憧憬和消除不幸的期盼。此定义强调了希望的认知及信念特性,认为这种憧憬和期盼基础源是对自己所拥有的人际关系、应对能力、人生目标等可能性的认知。因此,希望程度取决于目标本身的重要性和目标达到的可能性。

Miller和Power从希望的本质和辞源学的角度将希望定义为:"一系列对美好状态或事物的预期和描绘,一种可以自我提升或者从困境中释放的感觉。这种美好预期不一定建立在某个具体事物或现实的目标上。因此,希望是一种对未来以相互关系(主要是与他人相关)为基础的美好预期,是一种自己可以胜任和应对某事的能力感,一种心理和精神上的满意度,一种对生活的目的感、意义感的

体验,以及对生活中充满无限的'可能性'的感觉"。

2. 希望是一种合理化反应　美国护理学者罗斯·麦基(Rose McGee)1984年将希望定义为个人面对外在刺激时所产生的合理化反应。此反应并非随机发生,而是基于个人感知到目标的重要性、问题解决能否解决及行为成功的可能性。

3. 希望是一种内在资源　美国护理学者夏洛特·斯蒂芬森(Charlotte Stephenson)1991年提出希望是个人最具价值且独特的内在资源,表现为个人超越目前的状况,增加认知上的舒适感。

4. 希望是一种以目标为导向的动机状态　美国心理学家查尔斯·斯奈德(Charles R. Snyder, 1944—2006)1991年提出希望是一种以目标为导向的认知集合,一种基于内在成功感的积极动机状态,包含动力(agency)和路径(pathways)两种相互作用的关键要素。

5. 希望是认知与情绪的组合　美国心理学家思达赐(Staats)等人认为希望既包含了认知成分,又包含了情绪成分。在认知上,希望是愿望和预期的交互作用;在情绪上,希望是"预期达到目标后的积极情绪和预期没有达到目标后的消极情绪之间的差异"。综上所述,希望是一种内在的能量及渴望的感觉,以未来为导向,具有特定的目标,是个人面对刺激时理性的积极期待,包含认知及情绪两种成分。希望是人们生活的力量源泉,作为一种强大的精神动力,在个体遭遇失败或不幸时,可起到缓冲压力、激发斗志、战胜自我及促进身心调节修复的作用。

知 识 拓 展

希 望 疗 法

根据斯奈德希望理论,心理学家发展出了希望疗法。干预过程为以下四个方面:①灌输希望:常用的技术是叙事疗法(narrative therapy)。引导患者讲述生活中发生的重要事件、曾经拥有的希望等,再对故事进行重新解释,帮助患者发现哪些思维和行为会减损个人希望、哪些动力和路径会实现希望等,从而产生积极的预期。②确立目标:帮助患者制订符合自己的清晰的目标,只有目标真正符合患者兴趣和价值观时才能激发希望,选择积极目标;把抽象目标转换为具体目标。③加强路径思维:帮助患者把大目标分解成一系列小的、相互之间有逻辑联系的目标,通过实现小目标不断体会目标实现的幸福感,最终实现大目标。④加强动力思维:回顾成功经验发展积极思维,患者讲述过去成功的故事,有利于患者把注意力转向积极方面,从而加强动力思维。

(二) 希望的分类

按照不同的标准可将希望划分为不同类型。按起源可分为预防希望与提高希望;按本质可分为一般希望与具体希望,按照状态可以将希望分为特质希望与状态希望。

1. 预防希望(prevention hope)与提高希望(promotion hope)　心理学家拉扎勒斯认为希望起源于达到某些目标的期望。希望与目标结果的密切相关性,会涉及预防希望与提高希望。预防希望是希望避免某些消极的东西,重在预防,如避免出现不期望的事情;提高希望是希望获得某些积极的东西,重在提高,如获得成功,达成心中的美好愿望等。

因为自我制订的目标不同,两种希望形式会表现出不同的行动倾向。换句话说,行动倾向能够表现希望的特点。预防希望主要采取警惕性的行动,而提高希望主要采取更加积极的行动。因此,预防希望能够产生更多的目标导向行为。

2. 一般希望(generalized hope)与具体希望(particularized hope)　一般希望是指对未来的信念,不与特殊的时间、人物或事件相联系;具体希望与确定的目标(如某一特殊的疾病或条件)相联系。具体希望需限定在事实主体的范围,即什么人在什么时候能看到针对什么事情的希望。一般与具体两种希望的形式不是固定不变的,它们会受多种不确定因素的影响。这种不确定性可能导致希望也可能导致失望,使个体徘徊在希望与失望之间。例如,患病后的诊断、治疗、康复及预后等存在不确定性,使患者从一般希望(减轻疼痛及舒适)到具体的希望(坚持按医嘱化疗后癌症的康复希望)之间不断转化。

3. 特质希望(dispositional hope)与状态希望(state hope) 希望不仅是一种稳定而持久的特质,还是一种即时变化的状态,以特质希望和状态希望存在。特质希望与人的一般应对能力有关,具有跨时间和跨情境的稳定性;而状态希望与个体在特定情境或事件中的目标导向思维有关,具有较大的情境性和变化性。特质希望与状态希望并非彼此独立,而是存在着特定的联系。特质希望的形成需要状态希望的不断累积,从而最终形成较稳定的特质;而状态希望在不同具体情境中的变化范围则受特质希望的影响。

（三）希望的特征

美国护理学者卡琳·德佛特(Karin Dufkult)和贝妮塔·马妥琦尔(Benita C. Martocchio)认为,希望作为一种精神动力,具有以下六方面的特征:

1. 认知特性 指个体在内心憧憬希望时所涉及的感知、思维、想象、思考、学习、判断等一系列的认知过程。

2. 情感特性 又称情意性,指希望包含感觉和情绪方面的成分,如希望自己更加自信或在某方面更能吸引或取悦别人。

3. 行为特性 指个体为实现希望所付诸的行动,包括在生理、心理、精神、文化及个人成长发展方面的所有行为,如个体为了实现当一名作家的梦想,坚持勤学苦练,熬夜笔耕。

4. 依附特性 指个体在生活中期望有一种集体或社会的融入感或归属感,如期望与他人交往、产生依恋感或亲密关系,希望的这种依附特性与人的社会性密切相关。

5. 时空特性 指所希望的事件在时间和空间上的属性。如人们希望某件令人遗憾的事在过去没有发生,期盼个人在现在和将来的生活、学习和工作中都能一帆风顺等。

6. 情景特性 指个人所感知、理解和表达的期望与自身生活背景或生活经历息息相关。日常生活中,希望常衍生于个人生活中曾经或正在经历的某些失落,如当人们的某种需要没有或暂时还没有满足时,人们往往对此寄予希望。

（四）希望的水平

根据愿望的高低,希望一般分为三个水平:

1. 一级水平 最低层次的愿望,指个体单纯的小愿望,如希望吃饱穿暖,希望能顺利度过生活中的每一天等。若希望未实现,人会有些遗憾,但不会为此而绝望。

2. 二级水平 较高层次的愿望,指个体期望建立良好的人际关系,不断自我充实并达到自我实现。若此水平希望破灭,个体可表现出一定程度的焦虑,需要消耗一定的精力和能量去应对这种失败。

3. 三级水平 最高层次的愿望,源于人在遭遇重大不幸之后或是在个人经长期不懈努力追求却失败之时,希望消除不幸而获得成功,即人们平时所说的绝处逢生。当个体遭遇不幸时,总是想方设法地寻求解决危机的办法,并对这些方法寄予希望,以期度过危机。此期希望的破灭会给个体带来深深的失望或强烈的绝望,需要个体付出全身心的力量去应对这种困境。

（五）希望的理论模式

斯奈德认为希望是心灵的彩虹,给人以前进的力量和勇气。换句话说,希望是一种目标导向的思维,在该思维下,个体会评估自己,找到实现目标的可行方法的能力,并具有按照可行方法开始行动并坚持努力的潜能。斯奈德的希望理论以目标、方法和路径为核心,并将追求目标过程中可能遇到的困难和障碍,以及由此产生的情绪等也作为理论的重要组成部分(图 12-1)。

1. 目标（goal thoughts） 目标是希望理论的认知成分,是希望的核心。个体会对实现目标的结果价值进行评估。当目标结果具有价值时,个体才会对其进行持续有意识的思考,产生希望思维的萌芽。换句话说,没有目标,就没有希望。

2. 路径思维（pathways thoughts） 路径是指人实现目标的有效方法。面对既定的目标,个

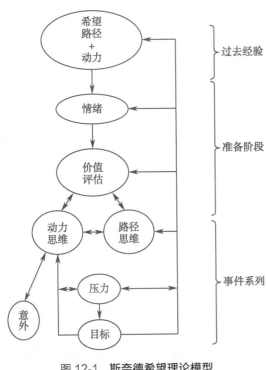

图 12-1　斯奈德希望理论模型

体会寻找可行的路径以实现目标。因此,路径思维是大脑为实现目标寻找有效方法的过程,且在追求目标的过程中,个体的路径思维会变得越来越准确和精细。

3. 动力思维(agency thoughts)　动力是指个体在过去、现在和未来成功实现目标的决心。动力思维是希望理论的动机组成部分。它贯穿于目标追求的整个过程,是推动个体向着目标前进的动力系统。

4. 障碍和情绪(barriers and emotions)个体在实现目标的过程中或多或少都可能会遇到一定的障碍或困难。障碍在短期内会降低个体的动力思维,使其产生压力感。低特质希望的个体发现无法解决实现目标的障碍时,最初的压力就转变为消极情绪。高特质希望的个体会采取多种措施处理障碍,如调节自己的行为,或改变实现目标的方法,在成功处理障碍的过程中,会感知到较多的积极情绪。

不同希望水平的个体在面对困难时有不同的表现。一般而言,高希望个体路径思维更广,会选择主动克服困难,寻找更多的解决问题的方法;也有更强的动力思维,能主动约束自身行为,从而更顺利地实现目标。低希望个体面对困难往往会止步不前,较容易产生消极情绪,并放纵自己沉溺于当下的诱惑,故而无法较好地控制自己的行为。

斯奈德的希望理论模型是一个相互影响、相互促进的动态过程。它包括个体成功追求目标的前馈和反馈情绪负载机制。首先,模型上侧是过去经验阶段,是个体从童年或之后习得的路径思维和动力思维。当个体实现目标,或实现目标过程中遇到障碍,没有完全实现目标时,都会产生相应的情绪体验。这些情绪体验在个体身上累积,最终形成已有经验阶段的情绪集合。

模型中间是事前准备阶段。此阶段的中心是个体对实现目标的结果进行价值评估。如果目标的价值值得肯定,就进入模型下侧,即事件序列阶段。个体对目标的追求会激活其路径思维和动力思维,而且路径思维和动力思维相互影响、相互促进,共同影响目标的实现。

此外,在目标追求过程中,个体可能会遇到压力。不同特质希望水平的个体对此有不同的态度,也采取不同的应对方法,并由此产生不同的情绪。这些情绪反过来影响模型中的各个成分,在个体的成长经历中累积,并成为习得的情绪集合。模型中将意外事件作为附加成分。意外事件可能出现在个体追求目标的过程中,并立即引发相应的情绪反应。它能激起个体较强的动力思维,并使个体适应当下的环境做出行动。

二、失望的概念及表现

(一)失望的概念

失望(hopelessness)是指个体内心对想要达到的某种目的失去信心,感到没有希望或因为希望未实现而感到不愉快的一种心理体验。研究认为,如果个体长期经历精神痛苦、缺乏生活目标、没有应对资源和能力、没有找到对自身具有重要影响的人时,就容易陷入失望的境地。

美国护理学者丽贝卡·艾撒妮(Rebecca Isani)1963 年在《从失望到希望》一文中指出,失望一般包括以下九个步骤:①个体怀有实现目标的希望;②但是在实现目标的过程中反复失败;③个体将现在所经历的失败与过去所期望的成功进行比较;④不能重新建立现实可行的目标和实现目标的途径;

⑤个体减少寻求解决问题的希望;⑥个体以有限的努力去实现目标;⑦个体对找到解决问题的方法感到绝望;⑧对自己和他人失去信心;⑨放弃尝试,产生失望。

（二）失望的表现

有关失望的表现,可以分为生理表现和情感表现:

1. **生理表现**　心理学家米勒·菲茨杰拉德（Miller Judith Fitzgerald）在1988年将失望个体的常见生理反应总结为体重减轻、食欲缺乏、疲乏无力及睡眠紊乱。

2. **情感表现**　美国护理学者卡本尼托·莫耶特（Carpenito Moyet）在1898年根据失望引起的情感反应不同,将其分为三类:

（1）无望感:虽然清楚地意识到自己应该去做事,但是却无法按计划实施,感到自己被羁绊,无能为力。

（2）挫败感:感觉所要完成的工作或任务过于繁重,相比之下,自己显得身单力薄,根本没有能力克服困难去应对。

（3）冷漠感:生活没有目标,缺乏进取的意愿及计划。

三、希望与失望学说在护理实践中的应用

希望是激发人们行动的动力,可以为人们战胜悲哀和痛苦提供正能量。美国心理学家约翰·安德森（John Robert Anderson,1947—）在1993年指出,希望能正向地影响患者,使其适应疾病所带来的痛苦或死亡的威胁。研究证实,一个充满希望的患者,不仅能够承受病痛的折磨,而且能够适应各种诊断和治疗所带来的痛苦与不适。因此,希望不仅会影响到人的生理、心理和精神健康,而且影响治疗的效果。将希望与失望理论应用于护理实践中,加强对一些久治不愈的慢性患者及绝症患者的护理,可以激起他们对生命的渴望和对生活的热爱,产生对生活的信心及希望。

（一）希望的护理评估

希望的护理评估可以采用量表对人群的"希望有无""希望值多少""希望方向""希望的可行性"等进行评测。护士可以应用科学的测量工具,评估服务对象的希望或失望,并在此基础上分析影响患者希望或失望的因素。

1. **评估希望的水平**　希望是一种主观体验,可通过一些测量工具进行量化。目前最常用的测量工具包括:

①米勒希望量表（Miller Hope Scale,MHS）:此量表共40个条目,分为消极和积极两个方面,采用Likert六级评分法,总分40~240分;②诺维特馁希望量表（Nowotny Hope Scale,NHS）:此量表共29个条目,6个维度,分别是信心、与他人关系、未来的可能性、内在信念、主动参与及生活有意义;③赫氏希望量表（Herth Hope Scale,HHS）:此量表共12个条目,包含对现实与未来的积极态度、积极的行动、与他人保持亲密的关系三个维度,采用Likert四级评分法,总分12~48分。这三个量表得分越高,说明希望的程度越高。

2. **分析希望与失望的影响因素**　影响患者希望和失望的因素包括两类:一种是对患者内在资源构成的影响因素,内在资源包括自主感、自尊感、独立感和整体感,其影响因素包括患者对疾病严重程度的感知和患者以往的应对能力等。如果这些资源受损,患者就会产生内在的失望感。另一种是影响患者对外在资源感知的因素,诸如对环境和社会支持的感知等,因为希望与其他人的帮助密切相关,来自于外界的社会支持是唤起患者希望的动力。

（二）希望的相关护理措施

大多数慢性病无法治愈,且随着病程的延长,患者会逐渐出现各种功能的减退和无能为力感的增强,进而导致沮丧和自尊心受挫,最终引起失望。提高患者希望水平的措施包括:

1. **尊重个体差异**　首先要意识到不同的个体有不同的希望。护士通过与患者建立和谐、信任的关系,让患者在支持性氛围中表达内心的希望。治愈的希望是激发个体接受治疗的最大动力,而针对临终患者而言,给予他们足够的精力、时间去完成生命中的重要事情则是他们的最大希望。

2. **提升控制力** 有行动才有可能去实现希望。因此,护士告知患者疾病进展的相关信息,允许个体表达自己的希望,并建立与目前健康状况相适宜的希望。在护理过程中,通过及时反馈有关病情进展和目标的实现情况,提升患者的希望水平。同时应邀请患者参与治疗护理方案的选择,提升患者控制力,帮助患者维系希望。

3. **尊重个体的精神信仰** 精神信仰是希望的构成成分。在精神信仰的支持下,个体相信自己有能力度过目前的痛苦,完成生命中的重要任务。护士尊重并接受个体的精神信仰,鼓励与精神信仰相关的合理表达,允许个体参与精神信仰相关的仪式和活动,以维系其希望。

4. **建立社会支持系统** 个体所拥有的希望在一定程度上源于他所感知的自身与周围人关系的密切程度。这种关系包括与家人、朋友或同事彼此间所建立的亲密关系、依恋关系、互助关系以及分享关系。当个体感知到自己还被他人深深地爱着、关心着,自己的存在对他人依然会产生至关重要的影响,他的内心就会感受到温暖和希望,从而产生为他人继续生活的愿望和信念。

5. **丰富个体精神生活** 个体的精神生活往往是自身力量和希望的源泉。帮助患者树立正确的人生观、世界观,并积极探讨人生的价值和意义,可使患者在健康不佳时保持乐观的心态,树立战胜疾病的信心。此外,文学、音乐、艺术等都可以为个体提供精神食粮,让个体从中得以熏陶,从而战胜自我、超越自我,面向未来。

希望作为一种内在动力,是患者最有价值、最强有力的资源,它可以为患者提供精神方面的治疗,将其从消极、被动的状态中解救出来。护士应创造条件努力帮助失望患者,强化其与家庭成员、朋友、专业照顾者之间的关系,通过提供优质的身心护理激发其对未来的希望。

第二节　丧失与悲哀

当人们在生命历程中遇到丧失健康、丧失健全的肢体、丧失正常的生理功能、丧失家庭成员、丧失与自己关系密切的人、甚至将要失去自己的生命等不幸时,会产生各种各样心理上的动荡、失衡、挫折及悲哀感,使人经历各种心身应激及心理危机。明确相关概念,就能够在进行护理时有的放矢地采取措施,帮助各种遭遇丧失的患者。

一、丧失的概念及分类

每一个人都可能经历丧失,患者及其家属常会面临各种重大丧失,如功能的丧失、器官的摘除、亲人的死亡等。轻微的丧失可能会造成心理上的不适,重大的丧失则可能让人陷于情感创伤甚至引发危机。

（一）丧失的概念

丧失(loss)是指遭遇丧失事件,个体曾经所拥有的重要的关系人、有价值的物品、其他事物被剥夺、丢失或改变。如失恋、失去某种功能、失去肢体或器官,甚至面临生命的凋亡。

生活中的丧失事件对个体影响的大小取决于:①所丧失的人或物与个体的亲密程度及对个体的重要性;②丧失的可弥补性;③丧失对个体的生活、工作、学习等造成的影响;④个体是否拥有强大的社会支持系统。

（二）丧失的分类

人类的丧失多种多样,不同的分类方法,其具体的表现形式有所不同。

1. **按照丧失的内容分类**

（1）失去亲人朋友:人的社会性决定了拥有和睦的家庭、心心相印的恋人、相知相惜的朋友,能使个体产生极大的心理安全感、爱与归属感。所以当人们痛失亲人,经历分居、离婚时,会产生丧失感。一般而言,人生所面临的最大的丧失是亲人的死亡。

（2）失去自我:自我是个体对自己外在形象、身体结构功能、自我特征、自身观点态度等总的内在认识和评价。当个体因某种原因导致身体结构改变、形象改变、角色改变或不得不放弃自身观点、态度、情感时,便可能产生失去自我的感觉。如截肢患者可能对自身身体结构感到丧失;器官功能障碍患者可能对身体功能感到丧失;截瘫患者可能因自理能力降低而产生自尊、自我价值受损的心理丧失。

(3) 失去某种物品:当个体曾经所拥有的钱、物、珠宝等因被盗、被抢或遭受天灾人祸而失去时,个体会出现丧失、愤怒、无奈等情绪,这种情绪反应的强度取决于所失去物品本身的价值、用途和它对个体的特别意义等。

(4) 成长发展过程中的丧失:个体在成长发展过程中伴随着许多丧失事件,如孩子从接受母乳喂养到要求自己进食,青少年离家独立生活,女性的停经,年龄的自然增长等。尽管这些事件可能使个体产生心理丧失感,但它们是个体成长发展中的正常事件,对这些事件的正确处理和应对可促进个体人格的完善。

2. 按照丧失的心理类型分类

(1) 存在性丧失:指能被他人看到,或能用其他感观觉察的丧失。如亲人的死亡。

(2) 感知性丧失:一般为心理性丧失,自己能深切地感知,但别人无法理解,也无法看到。如患者住院后因不能履行工作职责而担心失去社会功能。

(3) 预期性丧失:指在真正失去前就感到的丧失。如患者罹患晚期癌症时,患者自身及其家属就会出现预期性丧失。

丧失可能是暂时性的或永久性的、突然的或逐渐出现的,可能是意料中的,也可能是意料之外的,可能是创伤性的,也可能是能承受的。一般而言,突然的、意料之外的丧失创伤更大。

二、悲哀的概念及分类

生活中,几乎每个人都经历过悲哀。那种因失落而苦恼、痛苦、悲哀乃至于悲痛欲绝的感受总会让人难以忘怀。然而,悲哀作为一种情感反应,为人提供了一种情感释放的方式,对于帮助个体积极调整自我、修复内心伤痛有着积极的作用。

(一) 悲哀的概念

悲哀(grief)是指个体面对丧失所产生的情感反应。这种反应通常表现为个体行为上难以抑制的哭泣、极度焦虑、不安、不思饮食、失眠等。一定的社会有一定的情感表达方式,个体在社会化过程中学会了以特定的社会所接受的方式表达自己的内心痛苦和悲哀情感。

(二) 悲哀的分类

悲哀主要分为习俗性悲哀和预感性悲哀。

1. 习俗性悲哀 发生在个体遭遇某种丧失之后,如亲人死后家人的悲哀。

2. 预感性悲哀 是当个体预感到某种即将发生的丧失而产生的内心悲哀,如当获知自己的亲人患了不治之症,即将走完其生命历程时个体所体验的悲哀。通常预感性悲哀的体验可帮助个体在实际丧失发生时更好地调整和适应。

(三) 悲哀的反应及其影响因素

1. 悲哀的反应 每个人面对悲哀的反应有所不同, 可归纳为以下几个方面:

(1) 情感方面:表现为内心极度的痛苦、愤怒、内疚、焦虑、孤独、疲惫、麻木等。

(2) 生理方面:可能会出现头痛、失眠、胸闷气急、乏力、口干、失眠等表现。

(3) 认知方面:可表现为神不守舍、心不在焉、健忘、思维不能集中等。

(4) 行为方面:表现为哭泣、不思饮食,睹物思情、行为怪异等。

2. 影响悲哀反应的因素 个体在受到各种意外事件的刺激时,在不同时间、地点及场合会出现不同的悲哀反应。不同的人面对同一刺激,可能会出现不同的悲哀反应。悲哀反应主要受以下因素影响:

(1) 年龄:一般认为,婴儿还没有建立起丧失与死亡概念,不过,当他与照料者建立起了依恋和信任后,即便暂时的丧失也会带给他内心的不安和焦虑。幼儿对死亡尚无法理解;学龄前儿童常视死亡如长久的睡眠;学龄期儿童则多视死亡为某种破坏行为的结果,从而对这种破坏行为大加责怪;青

Note:

少年已能理解丧失与死亡,但尚不完全具有成人成熟的悲哀反应。

（2）文化背景:个体的价值观、态度、信念、习俗与宗教信仰都可影响个体的悲哀情感及反应强度。

（3）性别角色:在社会生活中,男性通常被社会化为勇敢、坚强的人,能承受生活中的打击与丧失,而不轻易流露过度悲哀,女性公开地表达自己悲哀的情感如哭泣则多能为社会所接受。

（4）家庭经济状况:家庭的经济状况可在许多方面影响抉择,从而影响悲哀反应。如当个体的死亡是因家庭经济状况不佳,无法寻求有效医疗服务时,家人可能会产生强烈的无助感和自责感,悲哀反应也因此较为强烈。

（5）社会支持系统:强有力的社会支持系统可缓冲个体因丧失所致的悲哀反应,帮助其很快走出悲哀的低谷,迈向新生活。

（6）丧失的性质:突发的、非预感性的丧失,由于个体事先没有心理准备,常使人产生强烈的情感冲击,从而导致强烈和持久的悲哀反应。反之,渐进性丧失,悲哀反应大多相对较弱、持续时间较短。

（7）所丧失的人、物与个体关系的密切程度:所丧失的人、物与个体的关系越密切,个体悲哀反应越强烈,持续时间也可能越长。

三、丧失与悲哀学说在护理实践中的应用

人的一生中可能会遭遇挫折、面临丧失,出现悲哀反应。临终与死亡是丧失最主要表现形式,也是带给人们悲哀的重要因素,因此对临终和死亡患者及其家属的丧失和悲哀的照顾是护理工作的重要内容。丧失与悲哀学说对于帮助人们认识丧失者的情感经历、预测和理解丧失者的行为改变、疏导丧失者的内心情感、修复其内心伤痛起到了积极的促进作用。因此,它在临终关怀、精神卫生保健、护理等领域得到广泛运用。

（一）悲哀反应阶段学说

人们面对丧失都会出现悲哀反应,但由于文化背景、年龄、性别、信仰等方面的差异,表现在不同的悲哀反应阶段,这些阶段有的可能重叠,有的可能缺失,因人而异。美国医学家乔治·恩格尔(George Libman Engel,1913—1999)是早期从事人类悲哀反应研究的学者,他通过对悲哀过程的研究,提出了悲哀三阶段学说:

1. **震惊与猜疑阶段（shock and disbelief）**　个体对丧失的事件如亲人的死亡感到震惊、无法接受,认为"这不可能,一定是弄错了"。

2. **逐步认知阶段（developing awareness）**　个体逐步恢复对丧失事件的认知,开始接受丧失事实,但内心感到十分痛苦、悲哀、气愤。情绪十分不稳,时而哭泣,时而愤怒。责怪上天不公,或对自己的某种行为自责,还可能将这种怒气发泄在他人身上。

3. **修复重建阶段（reorganization and restitution）**　个体逐步以理智面对丧失,开始以社会所接受的方式表达内心的悲哀和感受,如截肢的患者随着时间的推移而接受残肢的现实,从而加强残肢锻炼、积极寻求安装假肢等。

（二）悲哀的护理评估

护士需要应用有关悲哀的知识,评估患者及家庭的各项支持系统及应对资源。常用的悲哀评估工具有:

1. **晚期癌症患者预感性悲哀量表（Preparatory Grief in Advanced Cancer Patients,PGAC）**　用来评估晚期癌症患者的悲哀过程并帮助医务人员识别患者是否需要专业的心理干预。量表含有 31 个条目,7 个维度,用于深度评估和调整患者的悲哀反应。该量表采用 0~3 四分法,0 代表不同意,3 代表同意,总得分越高,患者经历的悲哀越多。

2. **复杂悲哀问卷（Inventory of Complicated Grief,ICG）**　用于临床鉴别普通悲哀和复杂性悲哀,预测复杂性悲哀的发生率等,是目前使用范围最广的测量病态悲哀的问卷。问卷共有 37 个项目,采用 0~4 五分法,得分越高,代表悲哀出现的频率越高,痛苦程度越严重。

3. 预感性悲哀量表（The Anticipatory Grief Scale，AGS） 用于评估照顾者的预感性悲哀体验。含有 27 个条目,7 个维度,采用 1~5 分法,1 代表非常不同意,5 代表非常同意,分数越高,代表照顾者预感性悲哀水平越高。

（三）丧失和悲哀的护理

1. 根据恩格尔悲哀学说的不同阶段,实施不同的护理:

（1）震惊与猜疑阶段:此阶段患者的最初反应是麻木和不知所措。此时,护士应陪伴、抚慰他们,同时认真聆听,创造适宜的环境,鼓励患者将悲伤情绪宣泄出来。

（2）逐步认知阶段:此阶段护士应尽量满足患者的需要,对于无法做到的要耐心解释,以取得其谅解与合作。对于个体的过激情绪和行为要予以理解,避免产生冲突。鼓励其家人及朋友给予患者支持和帮助,协助患者勇敢面对悲哀。

（3）修复重建阶段:此阶段鼓励患者重新建立新的生活方式,寻求新的经历与感受,培养新的兴趣,鼓励患者参加各种社会活动,建立新的人际关系,尽快从悲伤中解脱出来。

2. 协助临终患者应对丧失与悲哀 临终患者面临着健康与宝贵生命的即将失去,承受着人生巨大的失落。患者在生理上、心理上、精神上等都经历着难以承受的、十分痛苦的煎熬。因此,护士应为患者提供精心照顾、解除其身心痛苦、降低其对死亡的恐惧,以维护患者尊严、提高临终的生命质量。

3. 协助临终患者家属应对丧失与悲哀教育 临终患者的家属正确面对悲哀,让悲哀情绪自然流露,尽量满足家属提出的对患者治疗、护理、生活等方面的合理要求。

第三节 临 终 关 怀

临终是生命结束前的必经之路,但无论如何,临终死亡对人类而言是一件重要而痛苦的事,它不仅意味着与亲人、家庭及整个社会的永久分离,而且在临终过程中人们常会遇到难以想象的痛苦与折磨。对于晚期癌症及其他患绝症的患者而言,疾病治愈的希望非常渺茫,如何为生命的末期提供温情的照护,提高患者生命的质量,维护患者最后的尊严,让生命优雅地跨越终点是临终关怀研究的内容。

一、死亡及临终关怀的概述

（一）临终关怀的相关概念

1. 临终（dying） 世界上学者所提出的临终概念各不相同。第一位成功地进行心脏移植的南非医生巴纳德（Barnard Christiaan,1922—）教授认为一个人在死亡前,其生命质量无法复原地退化,即为临终。临终关怀学者普遍认为临终是临近死亡的阶段,即无论何种原因所造成的人体重要器官的生理功能趋于衰竭,生命活动将要走向终点的状态。临终阶段是生命的最后阶段,世界各国对临终阶段时间的界定尚未统一,但都倾向于以患者的生命垂危,需要住院直到死亡为界点,如美国对临终的时限定义为患者已无治疗意义,预计寿命在 6 个月以内,日本的定义为预期寿命在 2~6 个月内,中国对临终的时限定义在 2~3 个月内不可避免死亡的为临终阶段。

2. 死亡（death） 是生命活动不可逆的终止,是人的本质特征的永久消失,是机体完整性的破坏和新陈代谢的终止。1968 年,美国哈佛医学院特设委员会发表报告,提出了脑死亡的概念,指大脑、中脑、小脑和脑十的不可逆死亡,将脑功能不可逆性的丧失作为新的死亡标准,并制订了脑死亡的判定标准:

（1）判定的先决条件:①昏迷原因明确;②排除了各种原因的可逆性昏迷。

（2）临床判定:①深昏迷;②脑干反射消失;③无自主呼吸,靠呼吸机维持通气,自主呼吸激发试验证实无自主呼吸。上述三项临床判定必须全部具备。

（3）确认试验:①正中神经短潜伏期体感诱发电位（SLSEP）显示双侧 N9 和/或 N13 存在,P14、N18 和 N20 消失;②脑电图显示电静息;③经颅多普勒超声（TCD）显示颅内前循环和后循环血流呈振荡波、尖小收缩波或血流信号消失。上述三项确认试验至少具备两项。

（4）判定时间:临床判定和确认试验结果均符合脑死亡判定标准者可首次判定为脑死亡。首次判定 12 小时后再次复查,结果仍符合脑死亡判定标准者,方可最终确认为脑死亡。儿童脑死亡的判定更为严格、谨慎。

3. **临终关怀(hospice care)**　也称善终服务、安宁服务等,是一种为临终患者在生命的最后阶段提供的特殊服务,为临终患者及家属提供包括医疗、护理以及其他健康服务在内的全面照护,以满足患者及家属的生理、心理、社会文化及精神的需要,增强人们对临终生理、心理状态的适应能力,目的是使临终患者的生命质量得以提高,能够无痛苦、有尊严地走完人生的最后旅程,并能同时维护家属的身心健康。

4. **姑息护理(palliative care)**　是临终阶段的一种以症状控制为主的护理方式,由加拿大医生巴尔弗芒特(Balfour Mount)在 1975 年首次提出。WHO 定义姑息护理为提高患者和家属在面对死亡威胁时的生活质量的方法,通过早期识别、评估、处理疼痛及其他痛苦症状来预防和缓解其带来的生理、心理和精神问题。姑息护理包含的内容有:①减轻疼痛和其他痛苦症状;②将生命与死亡均看作是正常过程;③既不促进也不推迟死亡;④把心理和精神的治疗统一在一起;⑤提供支持系统以帮助患者在临终前积极地生活;⑥提供支持系统以帮助家属正确对待患者的疾病和应对自己的哀痛;⑦必要时用团队的方法帮助患者及家属;⑧提高患者的生命质量;⑨在疾病早期采用延长生命的化疗、放疗的同时,控制并发症的发生。

(二)临终患者的生理变化

1. **面部外观表现**　面部呈贫血貌,肌肉松软,双颊肌随呼吸而起伏活动。出现死容,又称希氏面容(Facies hippocratica),这是由于面部肌肉失去张力且贫血而造成的,其特征为额头皮肤粗糙,脸部呈绿色、死灰色、铅灰色或黑色,眼眶凹陷,眼睛可能半睁或凝视,耳朵冰凉等。

2. **皮肤的变化**　皮肤干燥、苍白或发绀,四肢冰凉或湿冷,易发生压疮。

3. **呼吸系统**　患者多表现为呼吸困难,呼吸速率增快或变慢,呼吸幅度变浅或变深,张口呼吸等。

4. **循环系统**　脉搏快而不规则,四肢脉搏逐渐减弱直至消失,最后心尖搏动消失。血压逐渐降低,直至无法测到,由于循环功能衰竭,氧气不足,还原血红素增加,有发绀现象。

5. **中枢神经系统**　从完全清醒至完全昏迷,神志意识状态可能会有很大的差异。死亡前的意识状态可能会包括嗜睡、木僵或昏迷,可能会出现定向力障碍。

6. **消化系统及泌尿生殖系统**　食欲不振或厌食,同时合并有恶心、呕吐、肠蠕动减少,出现腹胀、便秘或腹泻。由于体液减少,发生脱水、尿量减少、大小便失禁等。

7. **肌肉骨骼系统**　肌张力逐渐降低且松弛,肌肉萎缩,患者无法移动,无法保持一种防护性或舒适的姿势。

8. **感知觉系统**　视力逐渐模糊到完全失明,听力为最后受影响的感官,许多人在死亡的前一刻仍有听觉。

知　识　拓　展

临终关怀的发展历史

临终关怀译自英文 Hospice,最初是中世纪欧洲设立在修道院附近为朝圣旅行者提供休息供给的场所,在此处,教士、修女无偿地为旅行者提供膳宿照顾,为死去的人祈祷安葬。1967 年 7 月英国创办了圣克里斯多弗临终关怀医院(St. Christopher's Hospice),标志着现代临终关怀运动的开始;1974 年美国首家临终关怀医院建立;1988 年 7 月"国际临终关怀医师学会(Academy of Hospice Physicians,AHP)"成立。我国最先开展临终关怀的是香港、台湾地区,1988 年 7 月内地第一个临终关怀机构"天津医学院临终关怀研究中心"成立;2006 年 4 月"中国生命关怀协会"成立,是我国临终关怀事业发展的里程碑。2014 年世界卫生大会通过了"67.19"号决议,呼吁各国将安宁缓和医疗服务纳入现有的保健系统。2017 年国家卫生计生委发布了《安宁疗护实践指南(试行)》与《安宁疗护中心基本标准及管理规范(试行)》。

Note：

（三）临终关怀的对象和内容

1. 临终关怀的对象　临终关怀的主要对象是临终的患者,无论患者的年龄和疾病类型如何,在常规或现有医疗条件下,患者的病情呈现不可逆的恶化,已经没有治愈的希望,预期存活的时间在 2~3 个月以内。

2. 临终关怀的内容　临终关怀是由临终关怀服务人员为临终患者及家属提供包括姑息治疗、临终护理、心理咨询、死亡教育、精神和社会支持、居丧照护等多学科、多方面的综合性照顾。

（四）临终关怀的原则

1. 以照护为主的原则　临终关怀目的是提供全面照护,提高患者的生命质量。

2. 全方位照护的原则　主要包括对临终患者生理、心理、社会等方面的全面照护与关心;为患者及家属提供 24 小时全天候服务;既照顾患者,又关心患者的家属;既在患者生前提供服务,又在患者死后为家属提供心理安抚。

3. 人道主义原则　对临终患者提供富有爱心、关怀、同情与理解的服务,尊重他们的权利与尊严,这既包括尊重他们选择生的权利,也包括尊重他们选择死亡的权利。

4. 适度治疗原则　一般而言,临终患者的基本需要有三个:保存生命、解除痛苦及无痛苦的死亡。由于临终患者保存生命无望,因此,治疗一般不以延长生命为主,而以解除或减少患者的痛苦为主。

5. 社会化原则　临终关怀是一项社会化的系统工程,需要全社会共同参与。通过大力开展临终关怀知识普及、健康宣教,使人们以科学的态度正确对待死亡,动员全社会关心、了解、参与和建设临终关怀事业。

二、死亡及临终关怀的社会心理学理论

当生命逐渐迈进死亡的门槛时,患者由于对生的渴求和对死的恐惧,心理反应十分复杂,患者家属也有着复杂的心理反应,由于文化背景、年龄、性别、信仰等方面的不同而表现出不同的心态。近年来,随着人们对临终关怀的逐渐重视,国内外学者对临终患者及家属的反应进行了相关研究,主要有以下观点或学说。

（一）库伯勒·罗斯博士的个人死亡心理分期

美国心理学家伊丽莎白·库伯勒·罗斯(Elisabeth Kubler Ross,1926—2004)于 1967—1969 年两年间,通过对 400 多名临终患者的观察及调查研究,写出了《死亡与濒死》"*On Death and Dying*"一书,她提出临终患者心理活动的五个发展阶段:

1. 否认期（denial）　多数患者在得知自己面临死亡时,其最初的心理反应多为否认,最典型的反应可能是:"不,不是我,那不是真的,一定是搞错了。"否认病情恶化的事实,希望出现奇迹。患者可能会采取复查、转院等方式试图证实诊断是错误的。这段时间的长短因人而异,大部分患者能很快停止否认,而有些人会持续地否认甚至到死亡。对疾病和死亡的否认是一种心理防卫反应,它可减少不良信息对患者的刺激,以使患者躲避现实的压迫感,有较多的时间来调整自己,面对死亡。

2. 愤怒期（anger）　当病情和预后被证实时,否认常无法再持续下去,患者表现出怨恨、嫉妒、无助、痛苦、生气与易激怒。常会怨恨地认为:为什么? 为什么是我? 且常对那些健康、充满生命活力的人心怀怨恨与嫉妒,并极易对他们产生谴责、挑剔及抱怨,向照护人员、朋友、家属等接近他的人发泄,或对医院的制度、治疗等方面表示不满,以宣泄内心的不平。对照护人员而言,此期患者容易出现沟通困难,对照护很难满意。这一时期的反应是求生无望的表现,应该将其看成是正常的适应性反应。

3. 磋商期（bargaining）　此期患者的愤怒心理逐渐消失,开始接受已患不治之症的现实,为了使生命延长,患者从心理上或意念上与命运讨价还价,以为自己有好的行为,就可能出现奇迹,自己的生命可能延长,因此,他们变得和善,会请求照护人员给自己用最好的治疗方案从而延长自己的生命。此期持续时间较短,不如前两个阶段表现明显。磋商期的心理反应是人的生命本能和生存欲望的体

现,患者试图延缓死亡,这是在患者经历否认和愤怒阶段之后的一种自然的心理发展过程。

4. 沮丧期(depression) 当患者自知磋商无效,认识到自己将永远失去自己所热爱的生活、家庭、工作、地位及宝贵的生命时,患者的气愤及暴怒会被一种巨大的丧失感所代替。患者会表现出悲伤、抑郁、沮丧、退缩、情绪低落、沉默、寡言、压抑、哭泣等反应,对周围的任何事物和东西都不感兴趣。这一阶段是患者平静安详地死去的必经阶段,只有经过内心的剧痛和抑郁,才能真正接纳死亡。此期持续的时间相对较长。

5. 接受期(acceptance) 接纳死亡的现象或多或少地存在于一个人最后的生命过程中,在此阶段,患者会向他人表达曾经历过的生活感受,如回忆起许多失去的朋友及往事。在经历了上述的四个阶段后,患者的愤怒、讨价还价、沮丧等均不能扭转死亡的现实,他们失去了挣扎的力量,不得不接受死亡的到来。此阶段临终患者变得平静和坦然,产生"好吧,既然是我,那就去面对吧"的心理,已做好准备接纳死亡,对周围的人、事物兴趣下降,为后事作安排。

虽然罗斯提出的理论清楚地描述了临终患者的心理变化,但这五个阶段并无明显的分界线,且并非每个临终患者都会经历相同阶段的心理过程,一般这五个阶段的心理过程因患者情况的不同而有所差异。有时在极短的时间内,患者可能有两三种心理反应同时出现,也可能会重复发生;有些患者可能会停留在某一心理阶段,且每个阶段的持续时间亦存在个体差异。

(二)凯文纳夫的临终患者家属的心理压力及适应过程

加拿大心理学家罗伯特·凯文纳夫(Robert Kavanaugh)1974年提出了临终患者家属的心理压力及适应过程,描述了临终患者家属七个阶段的心理变化:

1. 震惊(shock) 突然知道自己的亲人患了绝症或即将离开人世,家属可能首先会有非常震惊的反应。震惊之下,家属可能出现反常的行为,举止及言谈可能出现怪异现象,有时还可能会否认亲人患绝症或临终的事实。

2. 不知所措(disorganization) 震惊过后,家属可能会出现不知所措的反应,行为混乱,常无法做出理性的选择。

3. 情绪反复无常(unlatile emotion) 家属可能会有各种各样的心理反应,除了对命运感到气愤、怨恨等情绪反应外,家属也会有痛苦、挫折及无助的感觉。

4. 内疚罪恶感(guilt) 家属可能会感到自己对患者患绝症或死亡负有责任,或责备自己以前没有好好地对待患者或死者。

5. 失落与孤独(loss and loneliness) 患者临终或已逝,物在人亡,家属可能会睹物思人,随时随刻出现伤感、难过、哀伤及痛苦等悲伤的情绪,并会有深深的孤独感。

6. 解脱(relief) 家属长期照顾临终患者直至患者死亡后,从最初的哀伤中走出,认清逝者已逝,可能会有解脱的感觉。家属的这种解脱感,不仅是死亡对于患者的解脱,也是对其自身的解脱。

7. 重组生活(reorganization) 个人重新安排自己的生活,寻找自己的生活方向。重组生活的时间长短和家属与逝者的关系、死亡过程的情境及家属本身的性格、社会适应能力等有关。

(三)黄天中提出的死亡分期

台湾大学黄天中教授根据自己对中国临终患者的观察,在罗斯博士的五阶段死亡分期基础上,将临终患者的心理阶段分为六期:忌讳期、否认期、愤怒期、磋商期、忧郁期及接受期。

1. 忌讳期 狭义是指患者已患绝症,家属及医护人员没有将实情告诉患者的阶段。在此阶段,患者、家属及医护人员都忌讳谈论死亡的话题,或刻意回避此话题,即使患者已知自己将不久于人世,想找人谈话时,也往往被家属或医护人员的回避态度所阻止。广义是指在日常生活中人们都回避谈论有关死亡的话题,或将死亡的有关言论视为禁忌的阶段。由于对死亡的知识了解太少和社会环境避免谈论死亡,使患者和家属面临死亡时都束手无策,患者不知如何调整心态,家属也不知以何种态度去面对自己的亲人。因此,一旦人得知自己或自己亲人将死去的消息时就容易出现否认反应。

Note:

2. 否认期、愤怒期、磋商期、沮丧期及接受期的反应与罗斯博士的描述一致。

美国护理学会临终患者的权利

直到我死,我有权享受任何生者的权利;我有对未来抱着希望的权利,纵然希望可能是渺茫的;我有权接受照护;我有权以自己的方式表达对临近死亡的感受及情绪;我有权参与决定照顾我的方式;我有权要求医疗及护理的继续照顾,即使治疗的目标应从治愈转变为安慰;我有权要求不要孤独一人地离开人间;我有权要求不受痛苦;我有权要求我的提问得到真实的回答;我有权要求不受欺骗,有权要求我的家属在接受我死亡的事情上得到帮助;我有权死的平静而有尊严;我有权保留自己的个性及决定权;我有权要求死后的遗体能够得到尊重;我有权要求受到细心、敏锐、有知识的人的照顾,因为他/她能充分了解并尽力满足我的需要,让我在死亡的过程中得到满足。

三、临终患者及家属的照护

(一)临终患者的护理

临终患者面临着人生巨大的丧失,健康与宝贵的生命即将失去,患者在生理上、心理上、精神上等都经历着难以承受的、十分痛苦的煎熬。因此,为患者提供精心照顾、解除身心痛苦、降低对死亡的恐惧、维护患者尊严、提高其生存质量是护士需要密切关注的问题。

1. **满足生理需要** 解除生理痛苦,安排舒适的环境,将对患者有意义的东西,如纪念物、照片等放置在患者能看见的地方。大多数临终患者出现严重的生理疾患,或病痛折磨带给患者巨大的痛苦,护理工作应尽量解除患者生理痛苦,具体在《基础护理学》详述。

2. **关注心理社会需要** 提供情感支持,临终患者由于疾病的折磨和对死亡的恐惧,其心理社会情感的需要复杂而多变,护士应给予充分关注。

(1)运用治疗性沟通技巧:鼓励患者讲出内心的想法与感受、害怕与忧虑,一般临终患者常见的害怕因素包括被隔离、被抛弃、孤单、疼痛、失去控制、失去隐私权、身体受侵犯及挂念重要关系人等方面。通过沟通可以降低害怕及忧虑的程度,使其内心的恐惧、不安、痛楚、委屈等情感得以宣泄。

(2)真诚关心患者:理解患者痛苦,真诚地关心患者。

(3)尊重患者的信仰:如患者有其特定的宗教信仰,尽可能满足患者信仰,让其得到精神满足,安心地接受死亡。

(4)积极动员其社会支持系统:动员家属、朋友、同事等尽可能地提供帮助和支持。一般最令患者害怕的不是临终濒死,而是孤独地面对死亡。因此,为了减少患者临终前恐惧,尽可能让患者的亲人陪伴在身旁。

3. **决定是否需要临终抢救** 在现行的医疗模式中,重视利用各种仪器、药物及其他医疗手段延续患者的生命,但对于晚期癌症及其他患绝症的患者而言,目前尚无有效的治疗方法,疾病治愈的希望非常渺茫,一般只能采用延续生命的医疗方法。

4. **支持患者的家属** 许多临终患者非常关心死后其所爱的人的一切。当患者感到自己没有能力去关心安慰自己所爱的人,但自己所爱的人得到了妥善的安置时,患者的内心也会感到欣慰与安心。

5. **根据患者临终的不同阶段,提供心理支持:**

(1)否认期:此期患者可能已经知道自己的病情,但不愿从别人的口中加以证实,自己也对之回避。因此,对此期的患者应尽量采取相应的回避态度,不必急于将实情告诉患者。尽量不要破坏患者的防御心理,让患者保留希望,但也不要有意欺骗患者。可以试着让患者抱有一丝生存的希望,必要时可回避到最后,同时让患者告知护士他所知道的一切情况。与患者交谈,仔细地倾听患者的谈话,保持真诚、感兴趣的态度,对患者温和亲切,保持同情心,让患者感到被关爱。

（2）愤怒期:视患者的愤怒、生气为一种正常的反应,不要采取任何攻击性或指责性行为。患者的愤怒、生气不是针对护士的,而是对恐惧、无助、悲哀等负性情绪的一种发泄。护士应理解患者的愤怒,采用治疗性的沟通技巧,如适时的聆听、沉默、触摸,以缓解患者的怒气。对有过激行为的患者,应采取安全措施,使其免受伤害。

（3）磋商期:磋商的过程是一种患者在内心与命运讨价还价的过程,因而一般不易被别人觉察。此时需要仔细观察患者的行为,并知道患者磋商的目的是准备合作,以接受诊断及治疗,希望出现奇迹让自己的生命延长。此时期应尽量维持患者内心的希望,满足患者的治疗需求。

（4）沮丧期:沮丧期的反应一般是患者已接受事实,哀伤其生命将走到终点,应允许患者有表达哀伤、失落的机会。有时患者可能以哭泣表达哀伤,但有些患者可能会掩盖自己的忧郁及哀伤,尤其是男性,他们很难公开地说出自己的哀伤反应,因为他们的社会化形象是勇敢的,护士应为此类患者创造一个安静的环境,鼓励患者及时表达自己的哀伤与忧郁。

（5）接受期:此期患者已经从心理及行为上完全接受了将要死亡的现实。护士应为患者提供安静舒适的环境,允许患者保持冷静、安静及孤立的态度,不要强求患者与其他人接触。鼓励家人陪伴,给予支持,以维持患者安静、祥和的心境。帮助患者做好工作、家庭的安排,协助患者完成未了的心愿,使患者平静地度过生命的最后时光。

（二）临终患者家属的护理

在临终关怀中,由于临终患者引发的家庭平静生活的失衡、经济条件的改变、精神支柱的倒塌等一系列困扰和问题,导致其家属的心理处于应激状态。临终关怀工作中应同样重视对家属的支持与护理,帮助其缓解悲伤。

1. **尽量满足家属提出的合理要求**　患者临终前,应尽量为家属提供良好的陪伴和告别场所,适当放宽陪伴探视时间,使家属尽可能多地与患者一起共度有限时光,享受最后的家庭温暖。

2. **鼓励家属表达感情**　护士要注意与家属沟通,建立良好的关系,鼓励家属说出内心的感受及遇到的困难。对于家属的过激言行,应给予足够的包容和谅解,避免产生纠纷。

3. **指导家属互相帮助**　护士应指导家属间相互扶持、共同分担照顾责任,并教给家属一些保持健康、保存精力和进行自我心理疏导的方法,如合理安排作息时间、松弛术等。避免因长期精神压力和过度疲劳,而导致家属心身疾病的发生。

4. **指导家属合理面对丧亲之时**　临终患者真正死亡之时便是家属悲痛的高峰,护士应以高度的同情心安慰理解家属,尽可能为家属提供良好的环境以便家属痛哭宣泄伤痛。同时,以认真严肃的态度做好尸体料理。

临终关怀不以延长患者的生命为目标,而是以提高临终患者及其家属的生命质量为宗旨,其目的是使患者能够在临终期间获得全面的生活照顾、心理精神安慰及支持,使临终患者在临终前能重视现实,通过消除或减轻病痛与其他生理症状,排解心理问题和精神烦恼,令其内心宁静地面对死亡。临终关怀同时也包括对临终患者家属的心理安慰及支持,协助他们解决有关的心理及社会问题,并帮助做好居丧服务。泰戈尔说"生如夏花之绚烂,死如秋叶之静美",临终关怀打破了以延续生命为最高目标的医学治疗理念,将促进生命质量放到第一位,通过对患者实施整体护理,用有效的心理关怀方法、全方位的护理照护,以及姑息、支持疗法最大限度地帮助患者减轻躯体和精神上的痛苦,使生命有价值、有质量、有尊严地存在直至死亡。尊重生命,让生者善别,死者善终。

（储爱琴）

Note:

思 考 题

1. 从事临终关怀的护理人员必须具备哪些知识和能力?

2. 李某,女,57 岁,企业工人。由于身体不适到医院检查时发现罹患胆管癌,并且已转移到肝脏,无法手术治疗,预期寿命只有一年。医生建议立即住院治疗,但李某认为自己身体一直很好,不可能"运气这么差",辗转几家医院反复就医,以求确诊。

请思考:

(1) 根据罗斯博士的个人死亡心理分期理论,该患者目前的心理属哪一期?

(2) 根据患者该期心理特点,护士应提供什么样的心理支持?

3. 郑某,女,48 岁,2 个月前无明显诱因发生低热,乏力,厌食,体重逐渐下降,身上出现皮疹,鼻背部出现蝶形红斑,关节疼痛,时重时轻。经诊断为系统性红斑狼疮,患者非常消沉。

请思考:

(1) 请应用相关理论评估患者的丧失。

(2) 医护人员应如何帮助她应对疾病所致的丧失?

第十三章

护 理 伦 理

13章 数字内容

学 习 目 标

● **认识与记忆:**

  1. 阐明护理伦理基本原则。

  2. 陈述护理道德的规范与范畴。

  3. 陈述护理道德修养的途径和方法。

  4. 简述患者的权利与义务。

● **理解与分析:**

  1. 理解职业道德、护理道德的内涵。

  2. 分析生命伦理学中的有关理论。

  3. 举例说明常见的生命伦理学难题及处理方法。

● **综合与运用:**

  分析判断护理活动中的伦理问题。

—————— 开卷有益 ——————

患者李某,男,58岁,因肝硬化所致肝衰竭住院半年,在对症支持治疗的同时等待肝脏移植,家属已备好手术费用。患者张某,男,28岁,因见义勇为协助抓歹徒而受伤,肝脏破裂严重,生命危在旦夕。现有一个肝脏可供移植,两位患者组织配型都符合,但当时张某无法支付手术费,医院考虑张某病情危重,急需进行肝移植救命,将器官优先分配给了张某。考虑患者张某经济困难,医院社工部协助张某申请了某平台的大病筹款,同时组织医院职工为张某捐款,解决了张某的医疗费用。该案例中的器官分配方案是否合乎道德? 是否合乎伦理规范?

道德是什么? 伦理是什么? 如何在工作中避免产生道德问题? 本章将从基础概念入手,阐述护理伦理学的相关内容,培养护士的道德修养,提高护士在临床实践中的伦理决策能力。

护理工作是以人为服务对象,以人的健康为工作中心的职业,具有不同于其他职业的特殊性和复杂性,其专业特性决定了护士在为患者提供护理服务时需要考虑护理伦理问题。学习和研究护理伦理学,培养并实践高尚的护理道德,不仅是护士履行为人类健康服务职责的需要,而且对于调节护士与他人、护士与社会之间的关系,提高医疗卫生服务质量,促进护理学科发展都具有十分重要的意义。

第一节 道德与伦理概述

护理学是一门有益于人类健康及社会发展的专业,也是一门实践道德的学科。在护理工作中,许多护理操作往往是一个人在场的情况下实施,且有时是在患者失去意识的特殊环境中进行,许多护理行为的实施受护士的道德良知、信念以及法律意识等约束。因此,本节将从专业的角度探讨道德和伦理的相关概念,以便读者能从专业实践层面掌握道德、伦理的基本知识。

一、道德

(一)道德的概念

道德(moral)英语 moral 一词源于拉丁语"mores",原意为风俗、习俗、性格,后引申为道德规范、行为品质、善恶评价等含义。在我国古代典籍中,起初道与德分开使用。道的本意是指人们行走的道路,随后人们从此引申出道理的道,进而引申为规律,使其上升到哲学范畴。德是人们对道的认识、掌握和运用,以使他人有所得,自己思想上也有所收获。最先将"道"与"德"二字合用的是战国时期的荀况。

几千年来中外哲学家从"对他人和社会有利的行为""主观意志的法"等不同的发展眼光来看待人类道德。按照马克思主义的观点,道德是在一定的社会经济基础之上产生的社会意识,是人类特有的精神生活。它是以善恶评价的方式调整人与人之间以及个人与社会之间关系的行为原则和规范的总和,依靠人们的内心信念、传统习惯和社会舆论来维持。

(二)道德的结构

道德这一社会现象包括"两大领域"和"三个方面"。"两个领域"即道德意识领域和道德活动领域。道德意识领域包含道德认识、道德情感、道德观念、道德理想、道德意志、道德信念、道德判断等,这主要是人类个体的道德心理活动,是主观的。道德活动领域包含道德修养活动、道德教育活动、道德评价活动、道德实践活动等,是客观的。"三个方面"即道德认识、道德规范和道德行为。

1. **道德认识** 它是指对客观存在的道德关系以及处理这种关系的原则和规范的认识。它包含道德概念的形成、道德判断力的提高、道德情感的陶冶等,是道德意识的基点和目标。

2. **道德规范** 它是一定社会或阶级对人们行为和关系的基本要求的概括,是人们在社会生活中的道德行为准则。

3. **道德行为** 它是人们在一定道德思想指引下,依照道德规范要求所表现出来的有利于他人和社会的行为,它是道德活动领域的基本内容。

（三）道德的功能

道德的功能是指道德作为社会意识的特殊形式对于社会发展所具有的功效与能力。道德归纳起来有五个方面的主要功能:

1. **调节功能** 是指通过道德评价等方式,指导人们的行为和实践活动,以协调人与人之间、个人与社会整体之间的关系。调节功能是道德最主要的社会功能。

2. **评价功能** 道德是以评价来把握现实的一种方式,它是通过把周围社会现象判断为善与恶而实现的。道德通过善恶观念来能动地反映社会现实,从而使人们认识道德必然性和各种利益关系,了解个人在社会中的地位和应担负的责任等。不同的道德价值,形成不同的道德判断。

3. **认识功能** 道德能引导人们正确认识自己的社会角色、责任和义务,社会道德生活的规律和原则,从而正确地选择自己的行为和生活方向。

4. **教育功能** 道德通过道德示范、激励等手段,形成社会风尚、树立道德榜样、塑造理想人格,以感化和培养人们的道德观念、道德情感、道德行为和道德品质的能力。

5. **平衡功能** 道德能够通过评价、命令、指导、激励、惩罚等方式来平衡社会关系,使道德由实有向应有过渡。在现代社会生活中,道德功能的发挥与政治、法律、文艺、宗教等其他社会因素功能的发挥是密切联系、相辅相成的。道德不仅调节人与人之间的关系,而且能教育人们从社会的全局利益和长远利益出发,平衡人与自然之间的正常关系。

二、伦理和伦理学的基本概念

（一）伦理

伦理(ethic)是指人群关系应有的行为准则,是一种有关辨别对或错的行为素养,它涵盖道德层面,也是一种自律性道德。"伦"本意指辈分。"伦理"中的"伦"是指人伦,即人与人的关系。"理"本意是指人伦之理,即血缘亲属之间的礼仪关系和行为规范,泛指人们处理人与人、人与社会关系时应遵循的规范和准则。现代意义上的伦理具有两层含义:①处理人与人之间关系的准则,是人类社会特有的行为规范;②道德理论,即协调人与人之间关系的行为准则。

（二）伦理学

伦理学(ethics)亦称道德哲学,是以道德作为研究对象的科学,是研究人与人之间相互关系时应遵循的道理和规则的科学,也是研究道德的形成、本质及其发展规律的科学。

道德和利益的关系问题是伦理学的基本问题。主要因为:①道德是从一定利益关系中引申出来的。道德调整的关系主要是利益关系,当人们的利益出现矛盾冲突时,道德才会成为客观要求,不同社会的利益关系会产生不同的道德体系。②道德原则在实际社会生活中适用的程度和范围是由其所体现的社会整体利益程度而决定的。③对待利益的态度是检验道德水准的试金石,个人利益和社会利益的关系是道德和利益关系的重要内容,它决定着道德体系的原则和范围,也决定道德活动的方向和标准。因此,不同道德原则在利益面前所显示的道德境界也不同。道德和利益的关系是伦理学的基本内容,并始终贯穿于伦理学的发展过程中。

第二节 职业道德与生命伦理学

职业道德是规范从事不同职业的人们在特定的工作环境或劳动中的行为总和,是人们在工作中的行为准则。生命伦理学则是研究产生于生物学实践领域如医学、护理等职业中伦理学问题的学科。对职业道德和生命伦理学的研究有助于护士更加科学、规范地从事临床护理工作。

一、职业道德

（一）职业道德的概念

职业道德（professional morality）也称行业道德，是社会道德的重要组成部分，是从事不同职业的人们，在其特定的职业过程中形成的，指导自己行为的道德规范总和。职业道德是从业人员在职业活动中应遵循的行为规范和对社会应承担的道德责任和义务，是社会道德在某一特定职业中的具体体现。

（二）职业道德的特点

1. 在内容方面，职业道德鲜明地表达职业义务、职业责任以及职业行为上的道德准则。任何职业道德都是在原有基础上延续和发展的，它将各种职业要求和职业生活相结合，并在职业实践中不断发展形成的某种特定的职业心理、习惯、观念以及行为规范，且随着社会的发展变化而变化，具有较强的稳定性和连续性。

2. 在形式上，由于社会分工的具体多样性决定了职业道德的多样性，不同职业具有不同的职业道德。各种职业对从业人员的道德要求，一般是从职业活动和交往的内容和方式出发，以适应本职业活动的客观环境和具体条件。在表现形式方面，往往比较具体、灵活、多样。采取如制度、章程、守则、誓词、保证、条例、公约等言简意明的方式，便于从业人员接受和践行，并形成本职业所要求的道德习惯，具有较强的可操作性。

3. 在调节范围上，通过自己的职业活动来调整本职业同社会各方面的关系，主要用来约束从事本职业人员的思想和行为。职业道德主要调节从事本职业人员的内部关系和从业人员与其服务对象的关系。

4. 在功效上，职业道德一方面是社会道德原则和规范的职业化，促进整个社会道德水平的提高；另一方面又是个人道德品质的成熟化，它是家庭影响和学校教育初步形成的道德状况的进一步发展，是道德意识和道德行为成熟的阶段。

（三）职业道德的基本要素

职业道德有着非常丰富的内涵，主要包括职业理想、职业态度、职业责任、职业技能、职业纪律、职业良心、职业荣誉和职业作风八个基本要素。

1. **职业理想**　是指人们对未来具体职业的选择、向往以及要达到的成就的构想。人们为实现某种社会理想，依据社会分工的需要和个人所具有的劳动力素质来选择职业或专业，并在自己所选定的职业中努力奋斗，作出应有的贡献，实现人生价值。

2. **职业态度**　是劳动态度，是职业劳动者对社会、对其他劳动者履行各种劳动义务的基础。在职业态度的各种影响因素中，与劳动有关的价值观对劳动态度有特殊的影响。

3. **职业责任**　是从业者对职业集体和对社会必须承担的特定的职责和义务。承担职业责任不仅要有较高的业务水平，更要有很强的责任感。

4. **职业技能**　指从业者胜任职业活动的具体业务能力。它是职业道德的载体和表现手段。

5. **职业纪律**　是一种以规章、制度、条例等形式来维持职业活动的正常秩序，调节职业活动各种社会关系的行为准则。它要求劳动者在职业活动中遵守秩序和履行自己的职责，它是调动劳动者和他人、企业、社会以及职业生活中局部与全局关系的重要方式。

6. **职业良心**　是职业劳动者在职业实践中形成的职业责任的自觉意识。职业良心在人们的职业生活中起着巨大的作用，它贯穿于职业行为过程的各个阶段，成为职业劳动者思想和情操的重要精神支柱。职业良心可以依据履行责任的道德要求对行为的动机及行为活动进行自我检查和监督。

7. **职业荣誉**　是人们对职业行为的社会价值所做出的公认的客观评价和正确的主观认识，是职业责任和职业良心的价值尺度。职业荣誉是职业良心中的知耻、自尊、自爱的表现，也是社会对一个人履行义务的德行和贡献的认可和评价。

Note:

8. **职业作风** 是指职业劳动者在其职业实践中所表现出的态度和习惯性表现。良好的职业作风具有积极的教育作用。

二、生命伦理学

（一）生命伦理学的概念

生命伦理学（bioethics）是根据道德价值和原则对生命科学和卫生保健领域内人类行为进行系统研究的科学。

生命伦理学产生于 20 世纪 60 年代。1969 年美国纽约建立了第一个社会伦理学与生命科学研究所，即海斯汀中心（The Hastings Center）。1971 年美国威斯康星大学教授范·波特（Van R. Potter，1911—2001）在他所著的《生命伦理学：通向未来的桥梁》一书中创造性地使用了生命伦理学一词。1978 年美国肯尼迪伦理学研究所组织编写了《生命伦理学百科全书》。此后，世界各地相继成立了生命伦理学研究中心，多次召开了国际性的生命伦理学学术会议，并出版了大量的学术论文及专著。我国生命伦理学起步于 20 世纪 80 年代，1987 年中国社会科学院邱仁宗教授组织编写的《生命伦理学》首次系统地阐释并研究了生命伦理学。

生命伦理学是在自觉的价值论基础上提出来的，现代医学行为往往涉及多种价值的交叉，如临床实践中有患者、医务人员及社会三者价值同时存在。这些并存的价值有时可能统一，有时则可能发生冲突。当这些价值发生冲突时，哪一个应占优先地位？医务人员应当作出怎样的选择？不同的价值观念可产生不同的结果。生命伦理学不仅承认价值观的作用，而且需要论证作为行动基础的价值的重要性。生命伦理学就是由于传统的道德观念、价值观念与现实发生冲突，需要解决冲突而兴起的。

（二）生命伦理学中有关的理论

1. **公益论** 主要观点是公益来自公正，公正要求公平、合理地对待每一个社会成员，使社会事业中的利益分配更合理，更符合大多数人的利益。

2. **义务论** 指医务工作者在医学活动中应该无条件履行的道德义务，包括对患者和对社会应尽的义务。

3. **美德论** 是传统医学道德的基本理论之一。历史上的医学道德都强调医务人员的美德，无论是以孙思邈的《大医精诚》为代表的中国传统医德思想，还是以希波克拉底的誓词为代表的西方医德思想，都突出了对医务人员的庄重、仁慈、耐心、富有同情心和宽容大度等美德的基本要求。

4. **后果论** 又称目的论或效果论，强调以道德行为后果作为确定道德规范的最终依据。典型的后果论认为，行为的道德与否与道德主体的动机无关，而主要取决于行为是否能够带来好的结果。

5. **生命论** 是关于人的生命本质和意义的理论。纵观历史，生命神圣论、生命质量论、生命价值论反映了人们对生命所持的三种不同价值观。

（1）生命神圣论：是指人的生命至高无上、神圣不可侵犯的一种伦理观。强调在任何情况下都要尊重人的生命。其基本内容是人的生命是宝贵的、神圣的，无论何种情况下，人的生命都应该得到重视和保护，而不允许有任何侵犯。

（2）生命质量论：是以人的自然素质（体能和智能）的高低、优劣等为依据来衡量生命对自身、他人和社会价值的一种伦理观。

（3）生命价值论：生命价值论是以人的内在价值和外在价值来衡量生命意义的一种伦理观。一个人生命价值的大小取决于两个方面的因素：一是生命本身的质量，是生命所具有的生物学价值；二是生命对他人、对社会和人类的意义，是生命所具有的社会学价值。前者决定了人的内在价值，后者决定了人的外在价值。生命价值论主张以个人对他人和社会的作用、意义的大小作为衡量标准。

上述三种对生命认识的观点并非相互取代、绝对独立，而是在吸取合理、有价值的因素的基础上的有机统一。生命论的形成与发展表明人类对生命认识的深入发展。

6. **人道论** 又称人道主义，是关于人的本质、使命、地位、价值和个性发展等的思想体系和伦理

Note:

理论。人道主义是指在医疗护理活动中,特别是在医护患关系中表现出来的同情关心患者,尊重患者的人格与权利,维护患者利益,尊重患者平等的医疗权利,珍惜人的生命价值和质量的伦理思想。

（三）常见生命伦理学难题及处理

医学发展至今仍然面临许多伦理道德难题,特别是应用高新医学技术后,医学实践中的伦理难题更是不断出现,如人类辅助生殖技术、器官移植、人体医学试验等,使人们在众多应用选择中出现伦理道德的两难选择。

1. 人类辅助生殖技术相关问题　人类辅助生殖技术是指采用人工技术及方法代替人类自然生殖过程的某一步骤或全部步骤的医学技术及方法。广义的辅助生殖技术包括人工授精和体外受精-胚胎移植及其衍生技术两大类。在人类辅助生殖技术中应该注意遵循相应的伦理规范和原则。①有利于患者原则:在实施人类辅助生殖技术前应综合考虑患者的病理、生理、心理及社会因素,不育夫妇对获得的配子、胚胎有选择处理方式的权利。②知情同意原则:必须在夫妇双方自愿同意并签署书面知情同意书后方可实施,接受辅助生殖技术的夫妇可在任何时候提出终止该技术,并不会影响今后的治疗。③保护后代原则:通过辅助生殖技术孕育的后代与自然受孕分娩的后代享有同样的法律权利和义务,以保障辅助生殖技术所孕育后代的家庭及社会地位。④保密原则:在实施人类辅助生殖技术过程中,必须对供体和受体的信息严格保密,供方与受方夫妇应保持互盲;供方与实施辅助生殖技术的医护人员保持互盲;供方与受方后代之间保持互盲。⑤伦理监督原则:应建立生殖医学伦理委员会对该技术进行监督,并对实施过程中的问题进行审查、咨询和论证。⑥严防商业化原则:严格掌握实施人类生殖技术的适应证,不得买卖精子和卵子,滥用人类辅助生殖技术。

2. 器官移植相关问题　器官移植是指通过手术方式将已经损伤且失去功能的器官替换为健康的器官,以治疗疾病、延续生命的一项高新医学技术,其目的是代偿相应器官功能丧失的问题。目前,器官移植的最大难题是供体来源问题,缺乏供体的主要原因是伦理学方面的问题没有解决,无论从死者或活体身上摘取器官,都存在伦理学问题。受体伦理学的基本问题是患者的选择问题,即医学资源的微观分配。包括谁有资格享受器官移植？选择接受器官移植的标准是什么？器官移植受体的选择分配等伦理问题。

在器官移植中应该遵循的主要伦理规范和原则包括以下四点。①知情同意原则:对于供体,主要强调在知情的基础上自愿捐献器官用以移植。对于受体,患者有权了解可供选择的医疗方案的利弊及风险等,并在此基础上对是否移植及治疗做出最终的选择。②公正原则:在可供移植器官供不应求时,应注重器官分配的公平。分配选择时应该从医学标准和社会学标准两个主要方面来考虑。医学标准即由医务人员根据医学发展水平和自身技能形成的判断标准。社会学标准是根据年龄、社会价值和个人应付能力等诸多的社会因素形成的判断标准。在年龄上应以青壮年优先,在社会价值上应以个人对社会的贡献大小为依据,同时应客观地评价社会及个人应付能力。③效用原则:在实施过程中应努力防止对供体和受体可能造成的伤害,在摘除和移植过程中都要考虑风险/收益比,不做弊大于利的移植。《世界医学协会日内瓦宣言》中以患者的健康是首先应考虑的因素作为约束医生行为的准则。《国际医学伦理准则》声明,医生在为患者治疗以减轻他们的身心痛苦时,应以患者的利益为重。④尊重生命原则:在移植过程中,不仅要尊重供者的奉献,还应尊重受体的生命,充分考虑受体术后的生存时限及生存质量。

3. 人体医学试验相关问题　人体医学试验是以人为试验对象,用科学的方法,有控制地对受试者进行观察和研究的医学行为过程。《纽伦堡法典》是国际社会颁布的第一部规范人体实验的道德法典。任何新技术和新药物在经过充分的实验室试验和动物试验后,必须经过人体医学试验阶段并证明是有益于某种疾病的治疗、预防和人体健康之后,才能进入临床推广应用。人体医学试验是现代医学领域研究的中心支柱。

在人体医学试验中应该遵循的主要伦理规范和原则包括以下四点。①有利原则:人体医学试验是为了提高诊疗水平,促进人民的健康,因此任何人体医学试验都应把受试者健康放在第一位,不应只考虑科学研究和社会影响。背离这一目的的试验都是不道德的。②知情同意原则：人体试验必须取得受试者及其家属的同意，受试者参加试验应是自愿的并签署书面知情同意书，且在试验的任何阶段有权随时退出试验而不会遭到歧视或报复。③安全性原则：人体医学试验应在具有相当学术水平和经验的医护人员监督指导下实施，试验过程应采取充分的安全措施，最大限度地维护受试者权益，并将可能遇到的风险降到最低限度，不能为了科学研究而损害受试者利益。④伦理审查原则：伦理审查是保证人体试验符合伦理要求的必要组织程序，是保证人体试验伦理性质的基本环节。

知 识 拓 展

《纽伦堡法典》中人体实验的伦理原则与规范

1. 《纽伦堡法典》倡导主张的人体实验的基本原则

(1) 自愿同意原则。

(2) 知情同意原则。

(3) 有利无伤原则。

(4) 有利于促进社会发展进步的原则。

(5) 坚持科学的原则。

2. 《纽伦堡法典》规定的人体实验应当坚持的基本操作规范

(1) 人体实验必须立足于规范的动物实验基础上。

(2) 实验主持者、操作者必须对所要主持、操作的实验进行严谨、认真的风险与危险评估，并对受试者履行充分告知义务。

(3) 受试者有随时退出自愿参加的人体实验的权利与自由。

第三节　护理道德和护理伦理

护理工作关系到人的生老病死，涉及千家万户的悲欢离合，其职业道德比其他部门的职业道德更为人们所关注。而护理伦理学就是研究护理职业道德的科学。学习和研究护理伦理学对培养和提高护理工作者的职业道德修养有重要意义。

一、护理道德和护理伦理概述

（一）护理道德与护理伦理

护理道德（nursing morality）是社会道德在护理实践领域中的特殊体现，是护理人员在护理领域内处理各种道德关系的职业意识和行为规范。

护理伦理（nursing moral principles）是以护理道德为研究对象，主要研究护理道德的产生、发展、变化规律及如何运用护理道德原则与规范去调整护理人际关系，解决护理实践中的伦理道德问题。

护理伦理学（nursing ethics）是以一般的伦理学基本原理为指导，研究护理道德的一门新兴的独立学科，是研究护士在为患者和社会提供服务过程中应当遵循的道德原则和规范的科学。护理伦理学有其特定的研究对象和丰富的研究内容，并与相关学科相互渗透、相互影响，既有联系，又有区别。

（二）护理伦理的研究对象

护理伦理学以护理道德现象、护理道德关系及其发展规律作为自己的研究对象。

1. 护理道德现象　是指护理领域中普遍存在的各种道德关系的具体体现，它主要包括护理道德的意识、规范、活动现象三方面。

（1）护理道德意识现象：是指护士在处理护理道德关系实践中形成的护理道德思想、观念和理论。

（2）护理道德规范现象：是评价护士行为的道德标准，判断护理道德活动善恶、荣辱、正义与非正义等的行为准则。

（3）护理道德活动现象：是指护士按照一定的伦理理论和善恶观念而采取伦理行为，开展伦理活动的总和。

2. 护理道德关系　是指在护理领域中按照一定道德观念形成的人与人、人与社会之间的关系。

（1）护士与患者之间的关系：护患关系是护理工作中首要的、基本的关系，是护理伦理学研究的核心问题和主要对象。

（2）护士与其他医务人员之间的关系：护士与其他医务人员之间的关系是工作关系，他们之间有着广泛的工作联系，彼此协作、相互配合是完成整个医疗活动的前提条件。因此，这些关系也是护理伦理关系的重要组成部分。

（3）护士与社会的关系：国际护士会2005年修订的《护士执业道德准则》认为，护士与社会共同承担责任，满足公众特别是弱势群体的健康及社会需要。因此护士的职责并不仅限于院内护理，还需对整个社会中的人群承担健康责任，护理活动本身就是一种社会性的活动。在护理实践中，护士不仅要考虑到某个个体的局部利益还要考虑到公众的整体利益，如卫生资源的分配、环境污染等，护士与社会之间的关系因而也成为护理伦理学研究的对象。

（4）护士与护理科学、医学科学发展之间的关系：在临床护理工作中，护士既担负着为患者提供护理服务的责任，又有参与医学科研的权利和责任。护理科学和医学科学的迅速发展以及医学高新技术在临床上的应用，势必带来许多道德问题，如生与死的控制、生命质量与人的潜力控制、人类行为与生态平衡等问题，这些问题都涉及护理行为道德与否的争论。因此，护士与护理科学、医学科学发展之间的关系，是护理伦理学研究的又一重要内容。

（三）护理伦理的研究内容

护理伦理的研究内容很多，可以概括为四个方面。

1. 护理道德基本理论　包括护理道德的起源、本质和发展规律，护理道德的特点和社会作用，护理道德的理论基础，护理道德与护理学、医学、社会学等的关系。

2. 护理道德规范体系　包括护理道德的基本原则、基本规范和基本范畴，护士在不同领域、不同护理方式、不同学科的具体道德规范和要求等。

3. 护理道德实践活动　包括护理伦理决策、监督、评价、考核、教育和修养等。

4. 护理道德实际难题　是指护理实践中，因推行新技术或开辟新的领域而产生的难以解决的道德问题。包括在人工生殖技术、基因技术、器官移植、卫生资源分配等方面产生的与传统道德发生尖锐冲突的一些道德问题。

（四）护理伦理的形成与发展

南丁格尔誓言是全世界最早的护理伦理规范，世界各国的护理界迄今仍将其作为护生进入护理职场的誓言。国际护士会于1953年制定了《国际护士伦理规范》，作为护士执业规范，并分别于1965年、1973年、2000年及2008年重新修订。我国卫生部1993年公布了《护士管理办法》，国务院2008年颁布了《护士条例》，并于2020年进行了修订。中华护理学会和中国生命关怀协会人文护理专业委员会（简称"人文护理专委会"）于2020年共同制定了《中国护士伦理准则》。2020年人文护理专委会根据《护士伦理准则》的总体框架和原则，总结抗击新冠肺炎疫情防控护理实践经验，聚焦重大传染病的共性特征，组织专家编写形成了《重大传染病情防控护理伦理专家共识》。这些准则和共识均对护理道德做了明确要求。尽管各国在道德规范上存在一定的差异，但护理道德规范的内容已从个人道德转为职业道德，明确了护士对工作、对社会、对团体及对其他人的责任，强调了尊严、权利和生命，并突出了护理为全人类服务的国际性质及护理工作的独立性。

知 识 拓 展

美国护士伦理守则

1. 护理实践要充满对每位患者的怜悯,尊重他们与生俱来的尊严、价值和独特性。

2. 护士的根本承诺是对患者做出的,患者可以是个人、家庭、组织、社区或者族群。

3. 护士应促进、主张和维护患者的健康、安全和权利。

4. 护士有权利、责任和义务决策和实施护理操作,并以促进患者健康,提供最佳护理服务为准绳。

5. 护士和其他人享有同样的权利,如促进健康与安全,维持个性与尊严,保持竞争力,延续个人发展和职业成长。

6. 护士通过个人和团队的努力,建立、维护并改善工作的伦理环境,促进其朝着安全、高质量服务的方向发展。

7. 在所有的角色和工作场所中,护士应通过开展研究和学术探讨,发展专业标准,制定护理及卫生政策来提升护理的专业性。

8. 护士与其他健康专业人士、公众一起协作,保护人权、促进卫生外交并缩小与别国的健康差距。

9. 通过专业护理组织与团体,必须明确护理的价值,维护行业的完整,维持对护理和健康政策的社会公平。

(五)护理伦理基本原则

护理伦理原则是指导护理行为的准则,主要包括尊重原则、不伤害原则、有利原则、公正原则。

1. **尊重原则(principle of respect)**　是指护士应尊重患者及其家属的独立、平等的人格尊严和患者的自主权利。尊重原则首先要求尊重患者的自主性,自主是尊重原则的核心概念和理论基础。

(1) 尊重患者的人格权:所谓的人格权就是一个人生下来即享有并应该得到肯定和保护的权利。如生命权、健康权、人格尊严权、隐私权、名誉权、人身自由权、姓名权、肖像权、遗体权等,要求护士在护理实践中给予尊重和维护。

(2) 尊重患者的自主权:自主权即个体做自我决定的权利,尊重患者的自主权是护理实践的基础。在对患者进行治疗和护理过程中,应尊重患者对有关自己医疗护理问题的自主决定。患者的自主权不是绝对的,自主原则并不适合所有患者,患者的自主权只适用于能做出理性决定的患者,有些患者会因身体及心理的情况而降低其自主性,如婴幼儿、精神障碍、意识丧失的患者等,由于其本身不具备理性的思考和判断能力而不具有自主决定的能力,对这类患者护士应体现主动保护和恢复健康的作用。在护理实践中,护士尊重患者的自主权体现为患者的知情同意。

知情同意(informed consent)是指患者或家属在获得足够的信息(包括病情、诊疗过程、诊后等)并完全理解的情况下,自愿地同意或接受某些诊疗和护理措施。知情同意必须符合三个条件。①充分知情:患者必须对所接受的诊断、治疗或护理完全知情,了解其原因、方法、优缺点以及可能出现的反应或副作用等,并能够对各种方法可能的后果做出利弊评价;②完全自愿或自主:即没有任何外来的干预、暗示、诱导、欺骗或强迫;③精神情绪正常稳定:患者或家属是在完全清楚、情绪稳定、有能力做出判断及决定的情况下同意的。

2. **不伤害原则(principle of non-maleficence)**　不伤害指在采取医疗护理措施时,无论动机或效果,均应避免对患者造成伤害,是医疗卫生服务中的最低标准。在临床护理实践中,护士要强化以患者为中心的宗旨,减少意外伤害的发生,用评判性思维选择适合患者的最佳护理方案,以最小的损伤获得患者最大的利益。

3. 有利原则（principle of beneficence）　有利原则是将患者健康放在首位并切实促进患者健康的伦理原则。有利原则具体体现在护士要树立全面的利益观，真诚关心患者的客观利益（镇痛、康复、节约费用等）和主观利益（合理的心理需求和正当的社会需求），为患者提供最优的护理服务，使患者受益；在临床实际中患者利害共存时，护士应该权衡利害大小，慎重地做出伦理决策，要使行为给患者带来最大的益处和最小的危害，避免因决策不当造成对患者的伤害；坚持公益原则，将有益于患者同时有利于他人、社会健康利益有机地统一起来。

4. 公正原则（principle of justice）　公正指在处理患者之间、患者与社会之间的利益关系时，要做到公平正直、合情合理。公正包括两方面内容：一是人际交往的公正；二是医疗资源分配公正。人际交往公正要求护士在临床实践活动中面对各种不同种族、肤色、年龄、职业的人，给予公正和平等的护理。医疗资源分配公正要考虑三个因素：①应考虑到根据需要来对待每个人；②应符合生命质量不断优化、提高的需要；③应考虑护患之间认识上的差距，使资源的分配有利于疾病的缓解，患者的康复和长寿。

二、护理道德的基本规范与范畴

（一）护理道德的基本规范

为了更好地贯彻落实《护士条例》，为全国护理工作者提供护理伦理及执业行为的基本规范，2008年，中华护理学会组织专家，在借鉴国内外经验和广泛征求意见的基础上，制定了《护士守则》。全国护理工作者应以《护士守则》为准则，恪尽职守，诚信服务，为人民的健康努力提供高质量的护理服务。

> **知 识 拓 展**
>
> **中华护理学会护士守则**
>
> 第一条　护士应当奉行救死扶伤的人道主义精神，履行保护生命、减轻痛苦、增进健康的专业职责。
>
> 第二条　护士应当对患者一视同仁，尊重患者，维护患者的健康权益。
>
> 第三条　护士应当为患者提供医学照顾，协助完成诊疗计划，开展健康教育，提供心理支持。
>
> 第四条　护士应当履行岗位职责，工作严谨、慎独，对个人的护理判断及执业行为负责。
>
> 第五条　护士应当关心、爱护患者，保护患者的隐私。
>
> 第六条　护士发现患者的生命安全受到威胁时，应当积极采取保护措施。
>
> 第七条　护士应当积极参与公共卫生和健康促进活动，参与突发事件时的医疗救护。
>
> 第八条　护士应当加强学习，提高执业能力，适应医学科学和护理专业的发展。
>
> 第九条　护士应当积极加入护理专业团体，参与促进护理专业发展的活动。
>
> 第十条　护士应当与其他医务工作者建立良好关系，密切配合、团结协作。

（二）护理道德的基本范畴

在哲学中，范畴是反映客观事物本质属性和发展规律的基本概念。它是经过实践证明，并内化、积淀为人类思维成果的，具有高度概括性和稳定性的。

护理道德范畴（nursing ethical category）是指能够反映护理道德现象及其特征和关系等普遍本质的基本概念，主要有：权利、义务、情感、荣誉、良心、审慎。

1. **权利**　是指患者对医疗卫生事业享有的权力和利益以及护士在护理工作中应有的权力和利益。护理伦理权利内容包括患者的权利和护士的权利，护士权利的实质是维护、保证患者权利、医护权利和健康权利的实现。

2. **义务** 是个人对他人、社会及集体应履行的道德责任和使命,其实质是一种客观的外在使命、职责和任务,它意味着无条件地去履行自己的职责,受经济关系、阶级关系及社会关系的影响和制约。

护理道德中的义务,是指护士自觉地履行防病治病、救死扶伤,维护人们健康的道德责任。护理道德责任主要是为人们的健康负责,包括保持健康、预防疾病、恢复健康及临终过程中达到平静的死亡。护士在自觉履行道德义务中,自身道德也得到了不断的完善和升华。

3. **情感** 是人对客观事物所产生的内心体验和感受,是人们对客观事物和周围环境的一种反映和态度体验。道德情感是根据社会道德行为准则和规范评价自己或他人的言行所产生的情感,是个人道德意识的外在表现。

护理道德情感是护士根据一定的护理道德准则,在处理护患关系、评价护理行为时所产生的一种情绪体验。护理道德情感的形成和发展,不仅受一定社会物质条件的制约,而且受人的认识、信念、世界观以及传统道德文化的影响。护士在护理活动中,应具有事业责任、同情情感和理智情感。无论自己在现实生活中的处境、情绪如何,只要面对患者,就应该表达出护士角色特有的对患者的同情、关心、真诚相助、冷静、理智等情感。

4. **荣誉** 是对道德行为的社会价值所做出的公认的客观评价和主观意向。包含两层含义:一是人们或社会对某种行为的客观评价,指人们履行了对社会的义务,并对社会作出一定贡献之后,得到社会的公认和褒奖;二是指个人对自己行为社会价值的自我意识,两个方面相互联系,相互影响。

护理道德的荣誉,是指护士在履行自己对社会和患者的义务之后,得到社会舆论的公认和褒奖,也是个人对自己护理行为的社会后果及社会评价所产生的满足感。护理道德范畴的荣誉,只有立足于对患者的高度负责,建立在维护患者健康利益的基础上才能获得。

5. **良心** 是人们在履行对他人、对社会的义务过程中,对自己行为应负的道德责任的一种主观认识和自我评价能力,是一种内在的、被人们自觉意识到并隐藏于内心深处的使命和责任感。护理道德的良心是护士在对患者和社会实践中,对自己的职业行为负有的道德责任感和自我评价能力,是一定的护理道德观念、情感、意志和信念在个人意识中的统一。护士的职业特点,要求他们在任何情况下,都要选择最有利于患者的护理措施,及时调节、控制及评价自己的行为。决不做任何有损于患者的事情,特别是在单独护理婴幼儿、老人或失去知觉的患者时,更应受良心的监督,做到慎独、慎处、慎为。

6. **审慎** 是周密谨慎的意思,是人们在行为之前的思考与行为过程中的小心谨慎。它是护士对患者和社会履行义务的高度责任心和事业心的具体体现,是每个护士不可缺少的道德修养。

护士审慎的深层本质是对患者高度的责任心和严谨的科学态度,审慎主要表现在以下两个方面:

(1)语言审慎:患病以后,患者身体的不适会造成心理的敏感,常将注意力集中在自身的疾病上,对护士的语言表达特别在意。护士真诚、温暖、体贴的话语会使患者心情愉悦,更愿意配合护士完成治疗,早日恢复健康。护士敷衍、刻薄、刺激的话语会使患者心情沉重,导致病情加重,甚至恶化。因此,护士与患者在沟通交流时要用尊重患者人格的语言,用通俗易懂、安慰、鼓励的语言,帮助患者降低焦虑、恐惧,增强战胜疾病的信心。

(2)行为审慎:护士在护理工作中必须保持认真谨慎的态度。在护理活动的各个环节要严格遵守各项规章制度和操作规程,严格执行查对制度。审慎是一种护理美德,要求护士在护理实践中不断培养,以提高自己的审慎意识。

审慎对护士的行为具有积极的促进作用,具体体现为:①审慎有利于防止由于疏忽大意而造成的护理差错事故,提高护理质量,保证患者的生命安全;②审慎可以使护士更好地钻研专业知识并提高护理技能;③审慎可以督促护士以高度负责的精神对待患者;④审慎有利于护患之间建立和谐的关系。

三、患者的权利与义务

（一）患者的权利

患者的权利是指患者在医疗卫生服务中应该享受的基本权利和必须保障的利益。目前我国虽然尚未出台有关患者权利的专门法案，但根据我国现行的《中华人民共和国民法通则》《中华人民共和国执业医师法》及《医疗事故处理条例》等法律法规的规定，可将患者享有的权利归纳为以下几点：

1. **平等医疗权**　任何患者在医疗活动中享有的诊治和护理权利都应平等无差别。无论患者的职务、地位、财富、年龄等因素的影响，医务人员对患者在手术、护理、宣教等各方面都应同等对待，为其提供必要的医疗服务，不应有歧视心理。

2. **知情同意权**　是指当医务人员在拟运用某些特殊诊治手段、实验性治疗、治疗性实验时，患者享有了解相关信息并自主决定接受与否的权利。知情同意权是自主权的具体体现，知情是同意的前提，同意是知情的结果。它要求医务人员在对患者作出诊疗方案后，应当向患者或家属告知真实、全面、充分的医疗信息，让患者或家属经过深思熟虑后自主地做出决定，并做出明确承诺后，医务人员才可以将诊治方案最终确定下来后实施。

3. **自主权**　是指具有行为能力的患者就有关自身疾病和生命健康问题做出合乎理性的自我选择和自主决定的权利。它要求医务人员不能强迫患者接受某种诊治手段。需要注意患者的自主权也不是绝对的，如未成年人、精神疾病患者等，其自主权由其法定监护人行使。

4. **保密和隐私权**　隐私是自然人的私人生活安宁和不愿为他人知晓的私密空间、私密活动、私密信息。患者对于自身生理、心理及疾病等有关个人秘密、隐私有保密的权利。医务人员不能未经同意泄露医疗上的秘密；不能任意将患者姓名、身体状况、私人事务于公开场合中公开；更不能与其他不相关的人讨论患者的病情与治疗，否则就构成侵害公民隐私权行为，将会受到法律的制裁。

（二）患者的义务

建立和维系正常的护患关系，是护患双方的责任。因此，患者就医时应履行如下道德义务：如实提供病情和有关信息；在医师指导下接受并积极配合治疗；避免将疾病传播给他人；尊重医护人员及其劳动；遵守医院规章制度；支持临床实习和医学科学的发展。

案例与思考

小张应如实告知患者病情吗？

患者，女，70岁，因上腹疼痛并消瘦收住入院，既往行抑酸护胃治疗，疗效不佳，入院后行胃镜检查，经活体组织病理检查确诊为胃癌，行影像学检查发现胃癌肝转移，TNM 分期为 T3N2M1，已无手术时机，行姑息性治疗。其女儿担心母亲知道病情后无法承受刺激导致过激行为，要求医务人员对患者病情保密。但患者怀疑自己病情，多次向责任护士小张询问关于其诊断、治疗及预后的情况，并宣称自己有权知道真相。小张应该遵从家属意愿，实施保护性医疗还是尊重患者知情权，告知患者真实病情？

四、护理人员的道德修养

护理道德修养是培养护士高尚情操的重要途径，它关系到每个护士的道德面貌和道德水平，加强道德修养对于提高护士的综合素养具有重要意义。

（一）护理道德修养的含义

修养既是社会对个体的要求，也是个体的自我提高和自我完善。修养一词原意是修身养性、陶冶品行和涵养道德。现代意义的修养有两个含义：一是修养的行为，二是行为后达到的境界。

护理道德修养（nursing moral cultivation）是指护士在培养护理道德意识和护理道德品质方面进行自我教育、自我锻炼和自我提高的行为过程以及由此形成的护理道德情操和所达到的道德境界。

护理道德修养的目标是要通过对护理道德原则及规范的认识和体验,使护士形成稳定的区别善良与邪恶、光荣与耻辱、高尚与卑鄙、诚实与虚伪等方面的道德观念,形成符合道德要求的内心信念,在无人监督或无人知晓的情况下,都能自觉地按护理道德原则开展临床护理工作。

（二）护理道德修养的特点

1. **自觉性** 护理道德起作用的一个重要因素是依靠内心的道德信念,这种信念的形成离不开自我修养。因此,自觉性是制约护士道德境界和道德修养的关键。护士的护理道德理论、意识修养、行为修养等,都需要自身的高度自觉,需要发挥个体的主观能动性,严格要求自己,自觉地改造自己的主观世界。

2. **艰巨性** 人的道德修养需要长期的个人内在要求。护理道德修养必须以社会对各行各业的具体行为规范要求为标准,加上护理专业组织的伦理规范要求,以及依靠护士的内在信念才能形成。

3. **实践性** 护理道德问题产生于护理实践又需在实践中加以鉴别和处理。只有在与患者、其他医务人员或社会的实际关系中,才会发生行为的善恶,才能做出护理道德判断。高尚的护理道德品质只有在护理实践中通过锻炼和修养才能形成。

（三）护理道德修养的途径和方法

护理人员进行道德修养,达到高尚的护理道德境界,树立崇高的护理道德理想,最根本的途径和方法就是通过护理道德实践,坚持理论与实践的统一,在改造客观世界的同时,改造自己的主观世界。同时护理道德修养也要依靠全社会及行业的规范才能实现。

1. **行业规范的建立及完善** 职业道德以条例等形式规定了从业人员的权利与义务,以提倡及约束的形式规范了从业人员的从业行为,以外因的方式培养了从业人员的职业道德规范。因此,护理专业组织应加强护理道德伦理规范的建设,并形成完善的职业道德伦理规范要求,从而使护士能在行业要求下规范职业道德行为。

2. **提高个人道德修养** 护理道德修养是一种自觉的理性活动,是将道德理论、原则、规范转化为个人的道德意识和行为的活动。护理人员需要从以下方面加强个人道德修养:

（1）学习和求知:理论知识是护士进行伦理修养的基本条件,一方面,护士要学习科学的理论,特别是护理伦理学理论,并将理论知识转化为个人思想觉悟和品德;另一方面,护士要学习科学文化知识,特别是护理科学知识和人文知识,提高自身的专业素质,并转化为观察和处理问题的能力。

（2）躬身实践:护士高尚的护理道德的形成源于护理实践,并在实践中不断磨砺和提高。只有在实践中,才有机会检验自己对理论的掌握程度,进一步完善自身的道德修养,克服自己的不足,培养并提高自己的道德品质。

（3）持之以恒:护理道德修养贯穿于护理人员职业生涯的始终,其内容也会随着社会和护理科学的发展而不断地变化发展。良好护理道德品质的形成,需要培养坚持不懈,持之以恒的信心。特别是遇到困难或阻力时,具有坚韧不拔的毅力和持之以恒的信心,才能不断地向理想境界迈进。

（4）力行慎独:慎独是指在个人独处、无人监督时,仍然坚持道德信念,自觉遵守道德原则,按道德规范行事。慎独是中国伦理思想史上特有的范畴,既是一种修养方法,也是一种崇高的道德境界。护士的一些治疗及护理工作是在无人监督的情况下进行的,须凭自己良心判断护理工作的好坏和行为的善恶,关系到患者的健康和生命安危。由于每个护士的道德觉悟程度不同,他们遵守和履行道德原则和规范的自觉程度也不尽相同。慎独是对护士护理道德水平的考验。提升护理道德修养境界,贵在自觉,重在慎独。

护理伦理学是以伦理学原则、规范为指导,以护理道德为研究对象,研究在临床护理实践中护士与患者、护士与其他医务人员、护士与社会之间以及护理人员与护理学科、医学科学之间的关系的护理道德现象及其发展规律的学科。它主要的用途是解决并协调护理实践中的伦理道德问题。因此学习护理伦理对提高护士处理临床护理伦理问题的理性思考和分析能力具有重要意义。

（张京慧）

Note:

<hr>

思 考 题

<hr>

1. 某医院肿瘤化疗病房,01 床和 02 床均为晚期肺癌患者,责任护士误将 01 床的昂丹司琼组液体输注给 02 床,02 床的帕洛司琼组液体输注给 01 床,该护士因考虑到两位患者使用的都是止呕药,且配制止呕药的溶媒、剂量、生产厂家都是一样,输液瓶外观看上去一致,因此想把此事隐瞒下去,但反复思虑后还是报告给护士长,同时做了自我检查。

请思考:

请对该责任护士的行为进行伦理和道德分析,并分析是否应告知患者真相?

2. 2020 年 1 月 17 日,刘女士与家人驾驶私家车从武汉市返回河北省家中。1 月 18 日,到牙科诊所看牙。1 月 31 日,因出现气喘到县中医院住院治疗。2 月 4 日,因病情加重转至市人民医院急诊科就诊,就诊期间,刘女士及其家人一直否认其武汉市居住史,直到 2 月 6 日 10 时左右,经医护人员反复追问方才承认。2 月 7 日,刘女士被确诊为新型冠状病毒肺炎。2 月 8 日,刘女士因新冠肺炎致多脏器衰竭去世。

请思考:

请对该患者的行为进行伦理和道德分析,并分析患者是否履行了患者的义务?

3. 李某,男,50 岁,某事业单位处级领导,因大便带血 1 年就诊,检查后确诊为结肠癌。患者担心自己的健康状况影响到自己的职位,担心同事知道后觊觎自己的位置,因此恳请医务人员不要将诊断结果告诉同事和领导。医护人员答应不向他人透露,但要求要患者尽快手术,以免延误病情。

请从护理伦理角度思考:

(1) 医护人员是否应该履行为患者及家属保密的义务?

(2) 医护人员应如何做好解释和说明工作?

第十四章

护理专业中的法律问题

14章 数字内容

学习目标

认识与记忆：

1. 正确陈述法律、医疗纠纷、医疗损害、医疗事故的概念。

2. 简述法律的特征、法律责任的类型。

3. 正确陈述护理法的基本内容。

理解与分析：

1. 准确理解卫生法的原则、特点及法律责任。

2. 举例分析医疗损害的不同类别。

3. 准确理解医疗损害的构成要件。

4. 明确护士的工作权限，避免出现侵权行为。

综合与运用：

1. 结合具体案例，讨论医疗纠纷的类型和处理流程。

2. 结合世界各国护理立法概况，分析护理立法的意义。

3. 根据实际案例，分析护理工作中的法律问题。

4. 查阅文献，列举提高护士法律意识和知识的不同策略。

5. 自觉遵纪守法，保护患者和自己的合法权益。

—————— 开卷有益 ——————

　　患者,女,64 岁。因胸闷、心悸 2 天,诊断为冠心病、室性早搏而住院治疗。住院当天,患者突感心悸、心率加快、恐惧、心前区不适,心电图显示为室性心动过速。立即汇报医生,医嘱:利多卡因 150mg 静脉推注,随后 250ml 生理盐水加 300mg 的利多卡因进行持续静脉滴注。用药约 10 分钟后,患者出现发热、寒战。随后出现胸闷、喘憋、呼吸困难、血压进行性下降、心率增快等过敏性休克表现。经及时抢救,避免了进一步伤害。但是,患者家属对于这次抢救不理解,认为与护士的操作不当有关。请问:在此事件中,护士的操作过程及技术有无问题? 医院是否需要承担一定的责任?

　　在临床实践中,经常会遇到各种各样的法律问题。从法律的角度看,面对急诊情况,应该怎样做才是合法的? 本章为您呈现护理工作中涉及的法律问题,从而增强法律意识,避免发生医疗纠纷和医疗事故。

　　在护士对服务对象实施护理的过程中,存在着许多现实的和潜在的法律问题。这些问题不仅涉及护士的法律责任与义务,也涉及患者的权利与义务。护士应学习法律相关知识,做到知法、懂法及守法,确保护理行为符合法律规范的要求,最大限度地维护患者和自身的合法权益,有效地规避护理工作中的法律风险。

第一节　法律概述

　　法律是由国家立法机关制定的人们行为规范的准则,对调节及保障人们的社会生活、家庭生活、经济生活等都具有极其重要的意义。在社会生活中,个人与团体的行为必须与国家所制定的法律规范相一致,否则将受到法律的制裁。医疗卫生法是调整和保护人体生命健康活动中形成的各种社会关系的法律规范的总称。为确保护理行为符合法律规范,避免发生医疗纠纷,护士有必要学习法律及医疗卫生法规的相关基本知识。

一、法律的概念

　　法律(law)一词来源于拉丁语"Jurisprudentia",意为有系统、有组织的法律知识及法律学问。我国古代的法律名称都是以单个字表示,或"刑"或"法"或"律"。秦代商鞅改"法"为"律",沿用至清代,如《魏律》《唐律》《大明律》《大清律例》等。到了近现代,随着西方法学的传入,汉语中法律词语的含义也有所发展,随之法律逐渐成为法学的专用术语。

　　法律是国家制定或认可的、由国家强制力保证实施的、以规定当事人权利和义务为内容的具有普遍约束力的社会规范。法律有狭义及广义之分,狭义的法律专指由拥有立法权的国家机关依照立法程序制定的规范性文件。广义上的法律指法律规范的总和,除国家立法机关制定的规范性文件之外,还包括国家行政机关制定的行政法规、地方国家权力机关制定的地方性法规等。

知识拓展

法律规范的三个要素

　　法律的每个规范在逻辑上都由假定、处理和制裁三个部分组成,不同规范之间有紧密的联系。①假定是适用规范的必要条件,即实施了某种行为就可以适用该法律规范。如《中华人民共和国刑事诉讼法》第62条:"凡是知道案件情况的人,都有作证的义务。"在许多情况下,假定部分未明确写出,但可以从规范条文中推论出来,如《中华人民共和国民法典》第1061条:"夫妻有相互继承遗产的权利。"假定部分就是夫妻一方先亡而有遗产。②处理是指行为规范本身的基本要求,即以权利和义务的形式规定人们应当做什么不能做什么,这是法律规范的中心部分和主要内容。如《中华人民共和国民法典》第1068条:"父母有教育、保护未成年子女的权利和义务。未成年子女造成他人损害的,父母应当依法承担民事责任。"第1072条:"继父母与继子女间,不得虐待或歧视"。③制裁是指对违反法律规范将导致的法律后果的规定,这是保证法律规范实现的强制措施,也是法律规范的一个标志。如损害赔偿、行政处罚、经济制裁、判处刑罚等。如《中华人民共和国刑法》第261条:"对于年老、年幼、患病或者其他没有独立生活能力的人,负有扶养义务而拒绝扶养,情节恶劣的,处五年以下有期徒刑、拘役或者管制。"

二、法律的特征和作用

(一) 法律的特征

法律体现国家统治阶级的意志,主要特征表现为:

1. 规范和普遍性　法律规范不是针对具体事或具体人,而是一种一般的、抽象的行为规则,在相同的条件下可以反复适用。法律规范在国家权力所及的范围内具有普遍的约束力,对社会全体成员有效,人人必须遵守。

2. 结构和层次性　法律的每个法律规范在逻辑上都由假定、处理和制裁三个部分组成,不同规范之间有紧密的联系,不同法律部门和法律制度构成紧密联系的整体。法律有法定的创制方法和表现形式,不同等级的规范文件之间有严格的效力从属关系。

3. 权利和义务性　在法律上,把一定的行为自由规定为法律权利,把与之相对应的社会责任规定为法律义务。法律规定人们在一定情况下可以做什么,必须做什么,禁止做什么,并通过国家强制力保证这些权利和义务的实现,以此来确认、保护和发展对统治阶级有利的社会关系与社会秩序。

4. 明确公开性　明确是指法律的规定应该清楚明了且无歧义,便于人们遵守和执行。公开是指法律应该为公众所知悉或能够知悉。这使法律具有了社会规范的意义,能够使人们普遍遵行、进行行为的评价及对自我行为的调整。另外,法律的公开明确也有利于司法的公开和公正。

5. 国家意志性　法律是由国家制定或认可的行为规范。制定是指由国家机关在某职权范围内按照法定的程序创制规范性法律文件的活动,一般是指成文法创制的过程。认可是指国家承认某些社会上已有的行为规则具有法律效力。法律是一种特殊的社会规范,具有国家意志性。

6. 国家强制性　法律体现国家权力并由国家强制力保证实施,这是法律和其他社会规范相区别的一个重要标志。法律的国家强制性,既表现为国家对违法行为的否定和制裁,也表现为国家对合法行为的肯定和保护;既表现为国家机关依法行使权力,也表现为公民可以依法请求国家保护其合法权利。

(二) 法律的作用

法律的作用也称法律的功能,是法律对社会发生影响的体现,表现为应用法律手段调节各种社会关系。

1. 规范作用　包括指引、评价、教育、预测及强制作用。指引作用指法律通过对授权性行为模式及义务性行为模式的规定,指导人们做出或不做出某些行为。评价作用指法律作为一种行为标准及尺度,在对他人行为进行评价时所起的作用。教育作用指法律在调整人们的行为时,对于人们的行为起着一种潜在的影响作用,包括对受制裁人的影响、对企图违法人的威慑和对一般人行为的示范。预测作用指人们根据法律可以预先估计相互间的行为方式及行为将产生的法律后果。强制作用是指对于违法者,法律以国家强制力予以制裁、惩罚。

Note:

2. **社会作用**　包括法律的政治作用、经济作用及社会公共作用。政治作用是指维护国家统治、保障国家正常运行、规范政权组织形式和社会根本制度等。经济作用是指法律通过规定国家的经济制度、制定国家经济运行政策等一系列方式,规范国家经济的运行,包括各种商法、经济法等。社会公共作用指法律在社会公共事务管理方面,维护人类基本生活条件、确认技术规范等方面的作用。

三、法律的基本范畴

1. **法律的核心范畴**　权利、义务、权力是法律的核心范畴。权利是正当化的利益;义务是人们必须履行的某种责任,表现为必须依法做出某种行为或抑制某种行为;权力是合法确认和改变人际关系、处理他人财产或人身的能力。在三者关系中,权利和义务不可分割,权利是目的、义务是手段,权利是义务存在的依据和意义;义务的设定在于保障人们的权利,同时必须以合法性和合理性为限度。权利与权力二者中,权利是本源,权力是派生的;权力以权利为目的,权利是权力的界限。

2. **法律关系**　是法律规范在调整人们行为过程中所形成的权利义务关系,由主体、内容、客体构成。主体是法律关系的参加者,即法律关系中权利、义务、权力的享有者和承担者,包括公民、机构、组织和国家。内容是特定法律主体之间的权利义务关系以及权利和权力的关系。客体是法律关系主体之间权利、义务、权力所指向的对象,包括物质、人身、非物质财富及行为,是将法律关系主体间的权利、义务、权力联系在一起的客观基础。没有客体为中介,就不可能形成法律关系。

3. **法律行为**　行为是法律调整的直接对象,是法律实现其价值功能的着眼点和立足点。法律行为是人们所实施的能够发生法律上效力、产生一定法律效果的行为。这种行为可以是积极而主动作用于客体的形式表现,即作为;也可以是以消极或抑制的形式表现,即不作为。法律行为可分为合法行为与违法行为。

4. **法律责任**　指人们对自己的违法行为所应承担的带有强制性、否定性的法律后果。法律责任的构成要素主要有责任主体、违法行为、损害结果、因果关系以及主观心态。法律责任必须和违法行为联系,如果没有违法,则不承担法律后果。法律责任由国家授权的机关依法追究,其他组织和个人无权行使此项职权。

5. **法律制裁**　包括刑事制裁、民事制裁、行政制裁及违宪制裁。刑事制裁是审判机关对违反刑法应追究刑事责任的犯罪分子实施刑罚。刑罚分为主刑和附加刑,主刑包括管制、拘役、有期徒刑、无期徒刑、死刑;附加刑包括罚金、没收财产、剥夺政治权利和驱逐出境。民事制裁是国家对于违反民事法规的违法当事人依其所应承担的民事责任而实施的强制性措施,由人民法院确定并实施。具体包括:停止侵害、消除危险、返还财产、修理更换、赔偿损失、支付违约金、恢复名誉、赔礼道歉等。行政制裁指国家行政机关对有关单位或个人因违反行政法规、依其所应承担的行政法律责任而实施的强制性措施,可分为行政处分、行政处罚和劳动教养。违宪制裁指依据宪法的规定,对违宪行为实施的一种强制性措施。其主要形式包括两种:通过事后审查,宣布同宪法相抵触的法律、行政法规、决定或命令、地方法规无效;罢免违宪的国家机关领导成员和人大代表等。

第二节　我国法律体系及卫生法规

　　我国的社会主义法律体系体现保护全体公民权利与义务的统一,依靠国家强制实施及个人自觉遵守来保障国家政权的稳定以及社会秩序的良好状态。卫生法规的建立和发展,对医疗卫生事业的发展、人民健康水平的提高具有重要意义。

一、我国的法律体系及立法程序

（一）我国的法律体系

法律体系(legal system)是指一个国家全部现行法律规范按一定逻辑顺序分类组成不同的法律部

Note:

门而形成的有机联系的统一整体,是依据一定的标准与原则而归纳的同类法律规范的总称。

1. **部门法律体系**　构成法律体系的要素是法律部门,法律部门的构成要素是法律规范。当代中国的法律体系主要由下列七个法律部门构成。

（1）宪法:宪法是国家的根本大法,是治国安邦的总章程,调整国家与公民之间的关系,划分了国家的权力、义务与公民的权利、义务之间的界限。

（2）行政法:行政法调整行政组织和职权,是行使职权的方式、程序以及对行使行政职权的监督等行政关系的法律规范的总称。

（3）民商法:民商法由民法和商法两部分构成。民法与商法共同调整商品经济关系。民法包括财产法和人身法,商法主要是商品交易规则,两者保护的利益都是个人利益。

（4）经济法:这是调整国家从社会整体利益出发对经济活动实行干预、管理或调控所产生的社会经济关系的法律规范的总称,如公司法、财政法、环境法等。

（5）社会法:社会法是旨在保障社会的特殊群体和弱势群体权益的法律,又称为劳动与社会保障法,包括劳动法、未成年人权益保护法等。

（6）刑法:刑法是规定犯罪和刑罚的法律规范的总称,是我国法律体系的基本法律部门之一,也是国家对严重破坏社会关系和社会秩序的犯罪分子定罪量刑的根据。

（7）诉讼与非诉讼程序法:这是调整因诉讼和非诉讼方式解决纠纷的活动而产生的社会关系的法律规范的总称,如民事诉讼法、刑事诉讼、仲裁等,其目的在于保证实体法的公正实施。

2. **法的效力等级体系**　是以法的不同效力位阶作为主要划分标准所形成的法律规范统一整体。

我国法律的效力等级大体分七个层次:第一位是宪法;第二位是全国人大和人大常委会制定的法律;第三位是国务院制定的行政法规;第四位是省级人大制定的省级地方性法规,国务院各部委制定的部门规章;第五位是省级人民政府制定的省级政府规章;第六位是省会城市和国务院批准的较大市人大制定的地方性法规;第七位是省会城市和较大市人民政府制定的政府规章。

（二）我国的立法程序

立法程序是指具有立法权限的国家机关创制规范性法律文件所遵循的制度化的正当过程,是国家通过立法手段协调利益冲突、规制社会秩序及配置社会资源的合法路径和正当法律程序。我国的立法程序包括四个步骤:提出法律草案,讨论及审议法律草案,表决通过法律草案,公布法律。

二、卫生法规

（一）卫生法的概念

卫生法是由国家制定或认可、由国家强制力保证实施的关于医疗卫生方面法律规范的总和,用于调控国家卫生事业的发展,调整卫生行政机关与相对人相互关系的法律规范。目前我国没有专门的卫生法,只有以公共卫生与医政管理为主的单个法律法规构成的一个相对完整的卫生法体系。与医护相关的法律规范有《中华人民共和国执业医师法》《中华人民共和国母婴保健法》《中华人民共和国献血法》《医疗机构管理条例》《护士条例》《医疗纠纷预防和处理条例》等。

（二）卫生法的基本原则

1. **卫生保护原则**　保护公民生命健康是我国一切医疗卫生工作和医疗卫生立法的根本宗旨和最终目的。根据这一原则,我国每个人都依法享有改善卫生条件、获得基本医疗保健的权利。

2. **预防为主原则**　此原则有以下几个基本含义:①任何卫生工作都必须立足于防;②强调预防,并不是轻视医疗;③预防和医疗都是保护人体健康的方法和手段。无病防病,有病治病,防治结合,是预防为主原则的总要求。

3. **保护社会健康原则**　是指个人在行使自己的权利时,不得损害社会健康利益。这种对社会整体利益的保护有可能是对个人权利的限制,如对某些传染病患者的隔离、法律规定患有某些疾病的人不得参加接触直接入口食品的工作等。

Note:

4. 依靠科技进步原则　卫生事业是科技含量很高的一个领域,生命科学是当今世界科技发展最活跃、最重要的领域之一。卫生事业的发展、健康目标的实现、归根到底有赖于科技的发展。

5. 患者权利自主原则　指在医疗活动中,患者有独立的、自愿的决定权。这种自主决定权从根本上表达的是患者的选择权,包括:①自己决定选择医疗机构、医生及其医疗服务的方式;②除法律、法规另有规定外,患者有权自主决定接受或不接受某一项医疗服务;③患者有权拒绝医疗机构的非医疗性服务等。这一原则要求医务人员或研究人员在医疗活动或试验前必须取得患者的知情同意。

（三）卫生法的特点

1. 保护公民的健康权　公民的健康权是指自然人依法享有保持身体功能正常及其健康状况不受侵犯的权利。卫生法通过保证公民享有国家规定的健康权和治疗权、惩治侵犯公民健康权利的违法行为来保护公民的健康。

2. 技术规范和法律相结合　卫生法将防治疾病、保护健康的客观规律加以法律化,使其成为人人必须遵守的规范,以求最大限度地趋利避害。对不遵从卫生法中的医疗卫生技术规范并造成严重后果者实行严惩。

3. 调整手段多样化　维护健康是一项非常复杂的工程,涉及复杂的社会关系及一系列技术问题,包括生活环境的状况、防治疾病的技术、爱国卫生运动等。因此,卫生法吸收并利用其他部门法律多样化的调节手段,如行政制裁、民事制裁、刑事制裁等。

（四）卫生法律关系的构成

卫生法律关系的构成包括主体、客体及内容三个要素。

1. 主体　也就是卫生法律关系的参与者,包括享受权利、承担义务的卫生行政部门、医疗卫生保健机构,与医疗卫生单位发生直接或间接关系的企事业单位,我国的公民及境内的外国人。

2. 客体　卫生法以保护公民的健康权为宗旨,因此卫生法律关系的客体包括:①公民的生命健康权:生命权是指公民生命不被非法剥夺的权利,健康权是指公民的身心健康不受非法侵害的权利;②行为:医药企业生产药品的计量标准,医疗、护理服务等;③医疗物资:进行各种医疗和卫生管理工作时需要的生产资料和生活资料,如药品、食品、医疗器械等;④智力成果或精神产品:卫生法律关系主体从事智力活动所取得的成果,如医疗卫生技术发明、专利、学术著作等。

3. 内容　是指卫生法律关系的主体依法享有的权利及承担的义务,如护士的权利是依法实施护理服务,并获得相应的报酬;其义务是为服务对象提供及时、准确的护理服务。如果护士不履行或没有按要求履行其义务,将承担相应的后果。

（五）卫生违法行为及法律责任

卫生违法行为是指个人、组织违反现行卫生法律法规的行为,既包括做出了法律所禁止的行为,也包括没有做出法律所要求的行为。卫生法律责任是指行为人（自然人、法人）由于不履行或拒绝履行卫生法律法规所确定的义务,侵犯了他人的合法权益,而对其违法违约行为应承担的带有强制性的不利法律后果。根据违法行为的性质、情节、动机和对社会危害程度的不同,卫生法律责任可分为行政责任、民事责任、刑事责任。

1. 行政责任（administrative liability）　是指医疗卫生机构及其工作人员或从事与卫生事业有关的企事业单位工作人员或公民,违反卫生法中有关卫生行政管理方面的规范,尚未构成犯罪所应承担的法律后果。卫生行政责任的主要形式有行政处罚和行政处分。行政处罚的种类有:警告、罚款、没收违法所得、没收非法财物、责令停产停业、暂扣或吊销卫生许可证和生产许可证或营业执照等。行政处分包括警告、记过、记大过、降级、降职、撤职、留用察看和开除8种形式。

2. 民事责任（civil liability）　是指医疗卫生机构及其工作人员或从事与卫生事业有关的机构违反了卫生法律规定,侵害了公民的生命健康权、财产权,依法应向受害人承担的以财产为主的损害赔偿的法律责任。根据《民法典》第179条规定,承担民事责任的方式主要有以下11种:停止侵害;排除妨碍;消除危险;返还财产;恢复原状;修理、重作或更换;继续履行;赔偿损失;支付违约金;消除影响、恢复名誉;赔礼道歉。本条规定的承担民事责任的方式,可以单独适用,也可以合并适用。

3. **刑事责任(criminal liability)**　是指行为人实施了违反卫生法律法规的行为,严重侵害了卫生管理秩序及公民的生命健康权益,构成犯罪,依刑法所应承担的法律后果。我国刑法对违反卫生法的行为所应承担的刑事责任包括:生产、销售假药罪,生产销售有毒有害食品罪,妨害传染病防治罪,非法组织卖血罪,医疗事故罪,非法行医罪等。《刑法》第335条规定:医务人员由于严重不负责任,造成就诊人死亡或者严重损害就诊人身体健康的,处三年以下有期徒刑或者拘役。

三、医疗纠纷与医疗损害

(一) 医疗纠纷

1. **概念**　医疗纠纷(medical disputes)是指医患双方对诊疗护理过程中发生的不良后果及产生原因认识不一致而引起的纠纷。医疗纠纷主要发生在医疗卫生、预防保健、医学美容等具有合法资质的医疗企事业法人或机构,包含医疗侵权纠纷和医疗损害赔偿纠纷。从逻辑学角度看,医疗纠纷是上行概念,它包括医疗事故、医疗过错、医疗损害、医疗意外和医疗合同等方面的纠纷。医疗纠纷只代表着一种责任不确定的争议状态,而真正体现法律意义的应该是其下行概念,如医疗损害纠纷、医疗事故纠纷和医疗合同纠纷等。

2. **分类**　根据我国目前的司法实践,将引发医疗纠纷的原因概括分为六大类:①诊疗行为存在过失并造成损害结果,如各种医疗事故;②虽有诊疗过失但未造成损害结果,如手术中误伤相邻组织但及时处理并愈合;③不存在诊疗过失但确有损害结果,如麻醉意外、手术并发症、药品不良反应等;④生物药品、器械设备、耗材敷料等医疗供应品发生意外,包括涉嫌产品质量责任而出现的纠纷;⑤患方对医疗风险认识不足而引起单方面误解的,如一些重病后期不断恶化是疾病本身的自然转归,而非医疗不当行为所致;⑥与诊疗行为本身无关的其他纠纷,如患者自残自杀或非医疗行为导致的人身财产损失等。

3. **处理**　医疗纠纷是一种特殊的民事纠纷,积极预防和正确处理医疗纠纷、最大限度减少医疗损害,对于维护医患双方的合法权益、保障正常的医疗秩序与社会稳定具有重要意义。

(1) 法律依据:1987年6月和2002年4月,国务院先后颁布了《医疗事故处理办法》和《医疗事故处理条例》。2009年全国人民代表大会常务委员会通过了《中华人民共和国侵权责任法》(简称侵权责任法),其中关于医疗损害责任部分有了全新的法律规定。2018年10月1日,国务院常务会议审议通过的《医疗纠纷预防和处理条例》正式施行,重点关注预防和妥善处理医疗纠纷,保护医患双方的合法权益,维护医疗秩序,保障医疗安全。2020年6月1日开始实施《中华人民共和国基本医疗卫生与健康促进法》,这是我国卫生健康领域内的第一部基础性、综合性的法律。2021年1月1日起施行的《中华人民共和国民法典》(简称《民法典》)被称为社会生活的百科全书,其中与医疗损害责任相关的法律条文编入民法典的第七编侵权责任中。

(2) 举证责任:是指当事人对自己提出的主张有收集或提供证据的义务,并有运用该证据证明主张的案件事实成立或有利于自己主张的责任,否则将承担其主张不能成立的危险。由于医疗损害侵权案件的特殊性,我国医疗损害纠纷举证责任分配的立法沿革出现了三个阶段:①"谁主张,谁举证"阶段:1987年我国《民法通则》《医疗事故处理办法》的颁布和实施标志着医疗侵权纠纷的法律调整步入正式探索阶段,采用一般举证责任分配原则,即患者方为医疗行为、损害结果、因果关系和医疗过错这四个构成要件承担全部的举证责任。②举证责任倒置阶段:2002年4月实施的《最高人民法院关于民事诉讼证据的若干规定》将医疗侵权纠纷规定为举证责任倒置,就是因医疗行为引起的侵权诉讼,由医疗机构就医疗行为与损害结果之间不存在因果关系及不存在医疗过错承担举证责任。③多元举证责任分配阶段:2010年以后,根据《侵权责任法》及《民法典》规定:在认定医疗损害侵权责任时采用"区分类型确定举证责任",也就是一般情况下适用"谁主张,谁举证"。但在以下三种情况适用举证责任倒置:在医疗机构存在违反法律法规、相关诊疗规范的规定;隐匿或者拒绝提供与纠纷

Note:

有关的病历资料;伪造、篡改以及销毁病历资料的行为并企图以此来逃避法律责任。另外,下列三种情况医疗机构免责:①患者或者其近亲属不配合医疗机构按照诊疗标准进行诊疗的;②医务人员在抢救危重患者等紧急情况下履行合理的诊疗义务;③当时医疗水平有限,难以诊断和治疗。

（3）处理流程:发生医疗纠纷时,医患双方可以通过下列五个途径解决:医患双方自愿协商;向人民调解委员会申请调解;向医疗机构所在地所属卫生行政部门反映,申请行政调解;向人民法院提起医疗损害赔偿诉讼;法律、法规规定的其他途径,如医患双方共同委托第三方机构进行鉴定,得出结论后再进行协商解决。

医疗纠纷处理的具体步骤包括:

1）报告:医务人员在医疗活动中出现可能引起医疗损害的医疗过失行为或者对医疗行为的合法性有争议的,应当按照规定逐级报告。医疗服务质量监控负责部门或负责人应当立即进行调查、核实,将有关情况如实向本地医疗机构的负责人报告,并向患者通报、解释。发生重大过失行为的,如导致患者死亡或可能二级以上的医疗事故,导致三人以上人身损害后果等情形,医疗机构应当在 12 小时内向所在地卫生行政部门报告。

2）证据封存:医疗机构应该妥善保存病历资料和现场实物等证据材料。发生医疗损害责任争议时,死亡病例讨论记录、疑难病例讨论记录、上级医生查房记录、会诊意见、病程记录等病历资料应当在医患双方在场的情况下封存和启封,由医疗机构保管;疑似输液、输血、注射、药物等引起不良后果的,医患双方应当共同对现场实物进行封存和启封,封存的现场实物由医疗机构保存;患者死亡,医患双方当事人不能确定死因或对死因有异议的,应当在患者死亡后 48 小时内进行尸检;具备尸体冷冻保存条件的,可以延长至 7 天。尸检应当由死者近亲属同意并签字。

3）技术鉴定:对于需要进行医疗损害鉴定以明确责任的,由医患双方共同委托医学会或者司法鉴定机构进行鉴定;协商不成的,可以由人民法院直接指定鉴定单位。鉴定机构组织具有鉴定资格的专家组成鉴定小组,依照相应法律法规,运用医学、法医学等专业知识,综合分析患者的病情和个体差异,实事求是做出鉴定结论。

4）赔偿和处罚:医患双方在医疗纠纷处理中,造成人身、财产或者其他损害需要赔偿的,赔付金额依照法律的规定确定。医疗机构有明显违法行为的,由卫生主管部门给予警告、罚款等处罚;对于直接负责的主管人员和其他直接责任人员给予降级、撤职或开除的处分;构成犯罪的,依法追究刑事责任。

（二）医疗损害

1. 概念　医疗损害(medical damage)是指在诊疗护理过程中,医疗过失行为对患者造成不利的后果与事实。不利后果与事实包括:人身伤残死亡、财产损失、肉体疼痛和精神痛苦以及对患方的隐私权、名誉权等人身权的侵害。医疗损害可分为医疗事故损害和非医疗事故损害。

2. 分类及举证责任归责原则　根据《最高人民法院关于审理医疗损害责任纠纷案件适用法律若干问题的解释》,将医疗损害分为以下四个基本类型:

（1）医疗技术损害:是指医疗机构及医务人员从事病情的检验、诊断、治疗方法的选择,治疗措施的执行,病情发展过程的追踪,以及术后照护等医疗行为,不符合当时既存的医疗专业知识或技术水准的过失行为。医疗技术损害适用过错责任原则,即证明医疗机构及医务人员的医疗损害责任由原告即受害患者方承担。

（2）医疗伦理损害:是指医疗机构及医务人员从事各种医疗行为时,未对患者充分告知或者说明其病情,未提供患者及时有用的医疗建议,未保守与病情有关的各种秘密,或未取得患者同意即采取某种医疗措施或停止继续治疗等,而违反医疗职业良知或职业伦理上应遵守的规则的过失行为。医疗伦理损害适用过错推定原则,即直接推定医疗机构的过失。除非医疗机构能够证明自己已经履行了相应义务,否则应当就其医疗伦理过错造成的损害承担赔偿责任。

（3）医疗产品损害:是指医疗机构在医疗过程中使用有缺陷的药品、消毒药剂、医疗器械以及血液及血液制品等医疗产品,因此造成患者人身损害的行为。对于医疗产品损害责任,适用无过错责任原则,即无论医疗机构或者医疗产品的制造者、销售者是否具有过错,都应当承担侵权赔偿责任。过错的依据不是行为人的过错,而是基于损害的客观存在。

（4）医疗管理损害:是指医疗机构和医务人员违反医政管理规范和医政管理职责的要求,出现医疗管理过错,造成患者人身损害、财产损害。医疗管理损害责任的类型包括:①违反紧急救治义务;②违反病历资料管理职责;③救护车急救不及时;④违反管理职责致使产妇抱错孩子;⑤违法处理患者医疗废物侵害患者权利;⑥医务人员擅离职守;⑦医疗机构违反安全保障义务。医疗管理损害责任适用的归责原则是过错责任原则,由原告方承担举证责任。

3. **构成要件**

（1）存在医患关系:患者应提供在该机构接受医疗服务的挂号单、交费凭证、病历、出院证等单据证明与医院之间存在医患关系。

（2）医方存在过错医疗行为,包括:违反医疗卫生法律、法规、规章实施诊疗活动;违反相关诊疗技术规范实施医疗行为;未尽与当时医疗水平相应的诊疗注意义务;未尽法定告知义务及知情同意义务;未尽法定的病历管理义务;未尽使用合格医疗产品实施医疗活动的义务;未尽合理检查义务;未尽保护患者隐私义务。

（3）医方的过错造成患者以下三种损害后果。①死亡。②身体损害:组成人体的躯干、肢体、组织及器官受到损害使其正常功能不能得到发挥;或者虽然表面上并未使患者的肢体、器官受到损坏,但致其功能出现障碍,如大脑受药物刺激造成的精神障碍。③精神损害:医疗损害所导致的受害人心理和感情遭受创伤和痛苦。

（4）医疗过错与损害后果之间存在因果关系:分为事实上的因果关系和法律上的因果关系两个层面。出现医疗损害纠纷时,首先需要证明医疗过错行为与损害结果之间存在事实上的因果关系,再在法律上确认医方对损害后果是否应该承担赔偿责任。

4. **法律责任**　医疗损害责任是指医疗机构及医务人员在医疗过程中因过失,或者在法律规定的情况下无论有无过失,造成患者人身损害或者其他损害,应当承担的以损害赔偿为主要方式的侵权责任。医疗损害事实发生后,对于患者和医疗机构可能分别引发医疗损害责任的民事纠纷处理和医疗事故的行政调查处理两个程序。医疗损害责任的民事纠纷处理解决的是患者与医疗机构之间可能存在的民事赔偿责任问题;医疗事故的行政调查处理则是卫生行政部门对医疗机构或其医务人员违反行政法规的过错诊疗行为进行查处。

5. **责任程度**　医疗事故鉴定部门综合分析医疗过失导致医疗事故损害后果的作用、患者原有疾病状况等因素,判定医疗过失行为的责任程度。具体包括五种。①完全责任:医疗损害后果完全由诊疗过失行为造成,医疗机构承担100%的责任;②主要责任:医疗损害后果主要由医疗过失行为造成,其他因素起次要作用,医疗机构承担60%~90%的责任;③同等责任:医疗损害后果由诊疗过失行为和其他因素共同造成,医疗机构承担50%的责任;④次要责任:医疗损害后果主要由其他因素造成,诊疗过失行为起次要作用,医疗机构承担20%~40%的责任;⑤轻微责任:医疗损害后果绝大部分由其他因素造成,诊疗过失行为起轻微作用,医疗机构承担不超过10%的责任。

（三）医疗事故

1. **概念及分级**　医疗事故(medical malpractice)属于医疗损害的一种特殊形式,指医疗机构及其医务人员在医疗活动中,违反医疗卫生管理法律、行政法规、部门规章和诊疗护理规范、常规,过失造成患者人身损害的事故。根据对患者人身造成的损害程度,医疗事故分为四级:造成患者死亡、重度残疾的为一级医疗事故;造成患者中度残疾、器官组织损伤导致严重功能障碍的为二级医疗事故;造成患者轻度残疾、器官组织损伤导致一般功能障碍的为三级医疗事故;造成患者明显人身损害的其他后果的为四级医疗事故。

2. **医疗事故的处理**　对诊疗活动中医疗事故的行政调查处理,依照《医疗事故处理条例》的相关规定执行。《医疗事故处理条例》第55条规定:医疗机构发生医疗事故的,由卫生行政部门根据医疗事故等级和情节,给予警告;情节严重的,责令限期停业整顿直至由原发证部门吊销执业许可证,对负有责任的医务人员依照刑法关于医疗事故罪的规定,依法追究刑事责任;尚不够刑事处罚的,依法给予行政处分或者纪律处分。

知 识 拓 展

医疗不良事件

医疗不良事件是指临床诊疗活动中以及医院运行过程中,任何可能影响患者的诊疗结果、增加患者的痛苦和负担并可能引发医疗纠纷或医疗事故及影响医疗工作的正常运行和医务人员人身安全的因素和事件。根据医院安全分类法,医疗不良事件分为四个级别。Ⅰ级:有过错事实并且造成后果的事件:如果两者有因果关系,可构成医疗事故或医疗差错。Ⅱ级:无过错事实但造成后果的事件:主要由药物、医疗器械、植入物等造成的医疗意外,或不可避免的医疗并发症和疾病的自然转归,其后果可能比较严重。Ⅲ级:有过错事实但未造成后果的事件:不需任何处理可完全康复。Ⅳ级:无过错事实也未造成后果的事件:由于及时发现错误,未形成医疗行为的过错事实。

第三节 护 理 法

护理工作是医疗卫生工作的重要组成部分,是一项涉及维护和促进人体健康的医疗活动,具有专业性、服务性的特点。护士作为卫生技术人员,在医疗、预防、保健、康复等工作中发挥重要作用。因此,应用护理法等规范手段对各种护理活动进行调整和规范,不仅是法制建设的需要,也是护理专业自身发展的需要。

一、护理法的概述

1. **概念** 护理法(nursing legislation)是国家通过立法程序制定的有关护士从业资格、权利义务、执业责任和行为规范的法律,对护理工作有约束、监督和指导的作用。

2. **基本内容** 根据1968年国际护士委员会制定的《系统制定护理法规的参考指导大纲》规定,各国的护理法应包括以下四大部分:

(1) 总纲:阐明护理法的法律地位、护理立法的基本目标、立法程序的规定,护理的定义、护理工作的宗旨与人类健康的关系及其社会价值等。

(2) 护理教育:包括护理教育的宗旨、教育种类、专业设置、学制和课程设置标准、审批程序、注册和取消注册的标准和程序等,也包括护生的入学条件、教学质量评估体系等。

(3) 护士注册:包括有关护士注册种类、注册机构、本国或非本国护士申请注册的标准和程序,从事护理服务的资格等详细规定。

(4) 护理服务:包括护士的分类命名、各类护士的职责范围、权利与义务、管理系统以及各项专业工作规范、各类护士应具备的专业能力、护理服务的伦理学问题,还包括对违反这些规定的护士进行处理的程序和标准等。

二、护理立法的历史发展

(一) 世界各国护理立法概况

20世纪初期,有许多未接受过正规培训及教育的妇女承担了护士工作,使护士的资格标准、职责范围变得模糊不清。为了提高医疗护理质量,保证护理向专业化的方向发展,许多国家和地区相继颁布了适合本国政治、经济、文化及护理特点的护理法规。1919 年英国率先颁布《英国护理法》。随后,荷兰、芬兰、意大利、波兰等国也相继公布了护理法。1947 年国际护士委员会发表了一系列有关护理立法的专著。1953 年 WHO 发表了第一份有关护理立法的研究报告。1968 年国际护士会成立了立法委员会,并制订了护理立法史上划时代的纲领性文件——《系统制定护理法规的参考指导大纲》(*Apropos Guide for Formulating Nursing Legislation*),为各国制定护理法提供了权威性指导。随后,护理立法在各国得到了不断发展与完善。

(二)我国护理立法概况

随着医疗卫生和护理事业的发展,我国也先后颁布了一系列法令、指示、暂行规定、管理办法等文件。1993 年卫生部颁布了《护士管理办法》,1995 年 6 月首次举行了全国护士执业考试,标志着我国护士执业考试和注册制度正式建立。2008 年,国务院颁布《护士条例》,卫生部颁布《护士执业注册管理办法》,均于 2008 年 5 月 12 日起实施。2010 年,卫生部、人力资源和社会保障部颁布了《护士执业资格考试办法》。2020 年和 2021 年,国务院和国家卫生健康委分别对《护士条例》和《护士执业注册管理办法》的部分条款进行了修订。但从严格的立法意义上看,我国仍然没有正规的护理法。

三、护理立法的意义

1. **护理管理法制化** 通过护理法的实施,保证了上岗护士的基本素质,使一切护理执业活动及行为均以法律为规范,做到有章可循、有法可依、违法必究。将护理管理纳入法制化的轨道,保证了护理工作的稳定性及连续性,防止护理差错事故的发生,有利于提高护理质量。

2. **促进护理教育及护理学科的发展** 护理法将法律思想和护理观念融为一体,为护理专业人才的培养和护理活动的开展制定了一系列法律标准。护理法规定了护士的资格、注册、执业范围等要求,护士必须不断学习新知识、新技术,从而促进护理学科的发展。

3. **维护护士的权益** 通过护理法,确立了护士的地位、作用和职责范围,使护士在从事正常护理工作的权利、履行自己的法定职责等方面最大限度地受到法律的保护。同时护理法还明确了各级卫生行政部门、医疗机构在护士的使用、培养、待遇和管理等方面的责任,保证了护士的合法权益。

4. **维护所有服务对象的正当权益** 《护士条例》中多个条文规定了护士应尽最大努力履行治病救人的义务,无法律许可,不得以任何借口拒绝护理或抢救患者;不得侵犯服务对象的权利等。对违反护理准则的行为,患者有权依据这些条款追究护士的法律责任。

四、护理执业中相关法律的种类

护理法是指国家、地方以及专业团体等颁布的有关护理教育和护理服务的一切法令、法规,包括护理专业法和护理相关法。我国现行的护理法规,基本上可以分为以下四类:

1. **卫生法律** 由国家立法机关制定颁布的法律文件,目前这一层次的护理法尚空缺。与护理专业相关的卫生法规主要包括《中华人民共和国民法典》《中华人民共和国执业医师法》《中华人民共和国母婴保健法》《中华人民共和国药品管理法》等。

2. **行政法规** 由国家最高行政机关即国务院制定颁布的规范性文件,如目前我国最高的护理专业法《护士条例》。另外还有一些法规的条款与护理专业有关,如《医疗机构管理条例》《医疗纠纷预防和处理条例》《医疗事故处理条例》《医疗废物管理条例》《中华人民共和国基本医疗卫生与健康促进法》等。

3. **部门规章** 由国家卫生健康委制定颁布或国家卫生健康委与相关部门联合制定发布的具有法律效力的规范性文件,如《医院感染管理办法》《病例书写基本规范》《护士执业注册管理办法》《护士执业资格考试办法》等。

Note:

4. **诊疗护理规范和常规**　广义的诊疗护理规范、常规是指卫生行政部门以及全国性行业协(学)会针对本行业的特点,制定的各种标准、规范制度的总称,如《专科疾病护理常规》《护理技术操作规程》。狭义的诊疗护理规范、常规是某医疗机构制定的机构内医务人员进行医疗、护理、检验及医用物品供应等各项工作应遵循的工作方法、步骤,如病房管理制度、护理交接班制度、查对制度等。另外,我国教科书上的护理操作规程、疾病护理常规、分级护理制度等也都有法律效应。

除上述四类外,国家的其他与护理实践有关的法律法规,如劳动法、教育法、职业安全法,或医院所制定的相关规章制度,也对护理实践具有重要的规范作用。

第四节　护理工作中的法律问题

随着法制化社会的推进,人们的医疗安全意识不断提高。作为护士,应准确理解护士职责的法律范围,掌握护理工作程序及操作标准。在护理执业中正确认识和及时发现潜在的法律问题,避免法律纠纷的产生,依法维护自己及患者的权益。

一、护士的法律责任

护士在执业过程中必须遵守执业道德和医疗护理工作的规章制度及技术规范,正确执行医嘱,观察服务对象的身心状态,进行科学的综合护理。如果护士在执业过程中有违反法律法规或护理规章制度等行为,则由卫生行政部门视情节予以警告、责令改正、中止注册直至取消注册。如果护士的行为造成患者严重人身损害、构成医疗事故时,根据具体情况必须承担相应的法律责任。

1. **处理及执行医嘱**　医嘱是医生根据病情和治疗的需要对患者在饮食、用药、化验等方面的书面嘱咐,也是护士执行治疗护理的重要依据。在执行医嘱时,护士应熟知各项医疗护理处理常规,各种常见药物的作用、副作用及使用方法。在此基础上,还应注意以下几个方面:①一般情况,护士应一丝不苟、严格执行医嘱。不得随意篡改或无故不执行医嘱。②患者对医嘱提出疑问时,护士应核实医嘱的准确性。③患者病情发生变化时,护士应及时通知医生,并根据专业知识及临床经验判断是否暂停医嘱。④慎重对待口头医嘱,一般情况下不执行口头医嘱或电话医嘱。在抢救等特殊情况下必须执行口头医嘱时,护士应向医生复述一遍,双方确信无误后方可执行,并保留用过的安瓿和物品,经在场二人核对无误后再弃去。抢救结束后,尽快记录医嘱的执行时间、内容、患者当时的病情,并督促医生及时补上书面医嘱。⑤慎对必要时医嘱。这种医嘱是由护士决定是否使用和具体使用时间,一般出现在术前使用安眠药或术后使用镇痛等情况。护士需要判断和确认是否需要使用该药物和使用的具体时间。⑥试用期医师及实习医师的医嘱必须经上级医师签字后方可执行。⑦如果发现医嘱有明显的错误,护士有权拒绝执行;如护士向医生指出了医嘱中的错误后,医生仍执意要求护士执行医嘱,护士应报告护士长或上级主管部门。如果护士对明知有误的医嘱不提出质疑,或由于疏忽大意忽视了医嘱中的错误,由此造成严重后果的,护士与医生共同承担法律责任。

2. **实施护理措施**　所有护理行为前,护士都应认真核查,确认无误后方可实施。在护理工作中,护士可能独立完成护理措施,也可能与他人合作或委托他人实施。独立实施护理措施时,应明确自己的职责范围及工作规范。若超出自己职能范围或没有遵照规范要求进行护理,而对服务对象产生了伤害,护士将负相应的法律责任。如果护士认识到自己不能独立实施护理措施时,应请求他人协助,避免发生意外。在委托他人实施护理时,必须明确被委托人有胜任此项工作的资格、能力及知识;否则,由此产生的后果,委托者负有不可推卸的责任。

3. **书写护理记录**　护理记录是护士针对患者所进行的一系列护理活动的真实反映,既是医生观察诊疗效果、调整治疗方案的重要依据，也是衡量护理质量高低的重要资料。在出现医疗纠纷时，病历资料等原始记录将成为法律证据。临床护理记录作为病历资料的重要组成部分，记录了患者在住院期间接受治疗与护理的具体情形，有着不容忽视的作用。因此，护理记录应客观、真实、及时、准确，不得丢失、涂改、伪造或销毁。护理活动的执行者要及时签名，并承担相应的法律责任。因抢救患者，未能及时书写病历的，在抢救结束六小时内及时补记，并就此情况加以说明。

4. 麻醉药品及物品管理　麻醉药品是指对中枢神经有麻醉作用，连续使用后易产生身体依赖、形成瘾癖的药品。这里特指列入我国麻醉药品目录的药物，如哌替啶、吗啡等。临床上仅限用于术后、晚期癌症及一些危重患者的镇痛处理。为了及时方便用药，手术室、病房等科室按规定存放一定数量的麻醉药品，要求由专人锁于专柜内保管，护士只能凭专用的医嘱领取及使用这些药物。若护士私自窃取、倒卖或自己使用这些药物，则会构成贩毒或吸毒罪。

此外，护士在工作中还会接触和保管一些贵重物品、医疗设备和办公用品等。若护士利用职务之便，将这些物品据为己有，情节严重者，将受到法律制裁。

5. 患者入院与出院管理　医院接收患者入院的唯一标准是患者的病情。当护士接待急需抢救的危重患者时，应熟练运用自己的专业知识、技能和临床经验，创造各种抢救条件，配合医生及其他医务人员对患者进行救治。若因护士拒绝、不积极参与或工作拖沓而使患者致残或死亡，责任人可被起诉，承担相应的法律责任。

多数患者病情好转或痊愈后会根据医生的建议出院，护士应按照医院的规章制度为患者办理出院手续。少数患者拒绝继续治疗而自动要求出院，护士应做好耐心说服工作。若患者或其法定的监护人执意要求出院，则应该让患者或其法定监护人在自动出院一栏上签字，同时做好护理记录。

6. 患者死亡及有关问题的处理　遗嘱是患者死亡前的最后嘱托。如果护士作为遗嘱的见证人，应注意以下几点：①应有2~3个人见证；②见证人必须听到或看到，并记录患者遗嘱的内容；③见证人必须当场签字，证明遗嘱是该患者的；④遗嘱的形式包括公证遗嘱、自书遗嘱、代书遗嘱、录音遗嘱、口头遗嘱等；⑤注意患者立遗嘱时意识完全清醒，有良好的判断和决策能力；⑥护士是遗嘱的受益人时，患者立遗嘱时应回避，不能作为见证人，否则易产生道德及法律上的争端。

患者经医生检查确认死亡后，护士应填写有关卡片，做好详细准确的护理记录，特别是死亡的时间，以防止产生法律纠纷。按常规做好尸体护理，并协助将尸体移至太平间。如患者生前同意尸检，捐献自己遗体或组织器官时，应有患者及家属签字的书面文件。如患者死亡时身旁无亲友时，其遗物应至少两人在场的情况下清点、记录，并交病房负责人妥善保管。

7. 护生的法律责任　护生进入临床实习前，应该明确自己的法定职责范围，并严格按照学校及医院的要求和专业团体的操作规范进行护理工作。在实习期间，护生只能在专业教师或注册护士的指导下，严格按照护理操作规范对患者实施护理。如果脱离专业护士和带教护士的监督指导，擅自行事并对服务对象造成损害时，护生应对自己的行为负法律责任；带教护士对护生负有指导和监督的责任。若由于给护生指派的工作超出其能力，而发生护理差错或事故，带教护士应负有主要的法律责任，护生自己及其所在医院也负相关的法律责任。

 ———————————— 案例与思考 ————————————

实习护士误操作，险酿大错

某日，实习护士小朱根据医嘱(5% GS 500ml+胰岛素 4U)执行加药操作时，由于不熟悉胰岛素剂量并未认真核算，误将胰岛素1瓶(400U)当成4单位全部抽吸。正准备加入药瓶内，被带教老师及时发现，并立即制止，从而避免了一起事故的发生。

试问:实习生的工作职责与权限有哪些?实习生进入临床前需要做好哪些准备工作?如果上述事故没有被及时发现,给患者带来了严重的不良后果,那么带教老师和实习生应该各自承担什么责任?

二、护理工作中的违法与犯罪

每个合格的护士应该熟知国家法律条文,更应明确自己在实际工作中与法律有关的潜在性问题,以便自觉地遵纪守法。必要时,护士还可以通过法律手段来保护自己的合法权益。

（一）侵权与犯罪

1. 侵权（torts） 是指侵害了国家、集体、个体的财产及人身权利,包括生命健康权、医疗自主权、知情同意权、医疗隐私权、名誉权等,给他人造成损失的行为。侵权行为可分为有意侵权行为(intentional torts)和无意侵权行为(unintentional torts)。有意侵权行为表现为当事人具有相关法律知识,但仍故意侵犯他人的权益。在护理实践中,有意侵权行为包括欺骗、诽谤、威胁、侵犯患者身体或隐私。无意侵权行为包括疏忽大意(negligence)和渎职(malpractice)。疏忽大意的过失指行为人应当预见自己的行为可能发生危害患者的结果,因为疏忽大意而没有预见,以致发生不良后果。渎职是指医护人员在专业实践过程中因玩忽职守、滥用职权或者徇私舞弊,导致患者受到较大伤害的行为,这是临床护理工作中最常见的过失,例如忘记发药、洗漱水温过高烫伤患者等。

知 识 拓 展

患者的知情同意权

知情同意权,指患者有权知道自己的病情,并对医务人员要采取的医疗措施进行决定,包括了解权、被告知权、选择权、拒绝权和同意权等。患者的同意权,又称为"选择权""自我决定权",指患者在知情的前提下,自主选择接受或拒绝医疗服务的权利。自我决定权是指头脑正常的成年患者在自我选择的基础上,对自己的身体和财产所享有的决定权。

我国相关法律规定:需要实施手术、特殊检查、特殊治疗的,医务人员应当及时向患者说明病情、医疗措施、医疗风险、替代医疗方案等情况,并取得其书面同意;不宜向患者说明的,应当向患者的近亲属说明,并取得其书面同意。因抢救生命垂危的患者等紧急情况,不能取得患者或者其近亲属意见的,经医疗机构负责人或者授权的负责人批准,可以立即实施相应的医疗措施。

侵害患者知情权的行为,实质上是侵害了患者的充分知情权和自主决定权,从而直接或间接地侵害了患者的生命健康权。医方对患者知情同意权的侵害,主要表现为"告知义务违反型"侵权与"患者同意缺失型"侵权。

2. 犯罪（offence） 是指危害社会、触犯国家刑律,应当受到法律惩处的行为。犯罪可根据行为人主观心理状态的不同而分为故意犯罪和过失犯罪。故意犯罪指明知自己的行为会发生危害社会的结果,并且希望或者放任这种结果发生,从而构成犯罪的。过失犯罪指应当预见自己的行为可能发生危害社会的结果,因为疏忽大意而没有预见,或者已经预见而轻信能够避免,以致发生不良结果而构成的犯罪。例如注射青霉素出现变态反应可导致死亡,护士必须在注射前按照规范为服务对象做皮试。如果护士没有给患者做皮试,导致患者死亡,则属于犯罪。

（二）收礼与受贿

受贿指国家工作人员利用职务上的便利,索取或非法收受他人财物,为他人谋取利益的行为。护士的职责是救死扶伤,采取各种有效措施减轻患者痛苦,帮助患者恢复健康,获得法律规定的报酬。但如果护士借工作之便主动向患者家属索要大额现金、物品等不义之财,就构成受贿罪。不过患者在痊愈后,出于对护士优质服务的感激向护士赠送一些小礼品,则不属于贿赂范围。

三、护理工作中法律问题的防范

护理工作关系公众的健康,随着医学高科技的迅速发展,护理专业技术水平也得到了快速提高。护理工作的范畴不断扩大,护士面临的潜在法律问题也逐渐增多。因此,护士必须增强法律意识,维护自身和患者的合法权益。

1. 强化法制观念　护士应通过多种途径,学习专业知识和护理技能,及时了解最新的护理质量标准及要求。护士还要强化法制观念,做到知法、懂法、守法,并将掌握的法律知识应用到实践中,依法从事护理工作,准确履行护士职责。

2. 加强护理管理　医院护理主管部门应加强职业资格审核,按照规定的护士配置标准合理配置人力,在杜绝无证上岗的同时减少护士超负荷工作状态,保证护士工作环境安全,最大限度地消除安全隐患。

3. 规范护理行为　护士应严格按照专业团体及工作单位的护理操作规程及质量标准要求开展临床护理工作,全面履行医学照顾、病情观察、协助诊疗、心理支持、健康教育和康复指导等护理职责,为患者提供安全优质的护理服务。

4. 建立良好护患关系　在护理实践中,护士应尊重患者的人格、尊严、信仰及价值观。注意换位思考,以自己的专业知识及能力,为患者提供高质量的身心护理。建立良好的护患关系,减少法律纠纷的产生。

5. 促进信息沟通　护士应与服务对象、医生、其他医务人员做好沟通,及时准确地交流与治疗护理有关的信息,也应澄清一些模糊不清的问题,以确保患者的安全。

6. 做好护理记录　护士应及时准确地做好各项护理记录。如果护士确实按照规定实施了护理措施,但没有详细的护理记录,一旦产生医疗纠纷,便有可能由于没有确凿的证据而处于被动局面。

7. 参加职业保险　职业保险是指从业者通过定期向保险公司交纳保险费,一旦在职业保险范围内发生责任事故,由保险公司承担对受损害者的赔偿。职业保险是护士保护自己从业及切身利益的重要措施之一,虽然不能由此完全消除护士在护理纠纷或事故中的责任,但在一定程度上能够帮助护士减轻因事故发生对自身造成的负担。

法律是强化护理管理,使护理专业走向法制化、规范化、科学化发展的重要保证。护士除具有高度的责任心、优良的服务态度、过硬的技术水平、敏锐的观察力和应急处理能力外,还应熟知国家的法律条文。护士要不断强化法律意识,全面认识护理工作中的法律问题,减少甚至杜绝医疗纠纷的发生,维护服务对象及自身的正当权益。

（丁亚媛）

思 考 题

1. 2011 年 5 月 12 日 6:38,患者因"发热半天,神志不清 2 小时余"至某医院急诊就诊。据病历记载,患者前一天晚上开始发热,最高体温 40℃。入抢救室抢救。患者 4 个月前有脑出血病史。初步诊断:发热、神志不清待查。处理:告病危。及时行抢救措施,病情无好转,出现呼吸、心跳停止,予心肺复苏。当日 8:25 宣告死亡。患者继承人姜某某、王某某提起诉讼。

请思考:

请阐述医疗纠纷的基本处理步骤,并说明本案中,医疗机构是否存在过失?

2. 2010 年 3 月 16 日,贾某因发生交通事故致脑外伤而被送往某医院治疗,经诊断为急性重型闭合性颅脑损伤。同年 5 月 6 日出院,病历中记载的出院情况为治愈。出院医嘱:一个月后来院复查;建议两个月后来院行颅骨修补术。出院后不久,贾某身体不适,于 6 月 29 日再次到该院接受检查,诊断为脑积水,同日办理住院手续。住院期间出现持续昏迷,于同年 9 月 9 日出院。后来,贾某与医院发生医疗纠纷,该市卫生局委托市医学会进行技术鉴定。在鉴定过程中发现:贾某第二次的住院病历有两套,均加盖有该院病案复印专用章。两套病历中存在多处不同,如病历的书写、住院病室、质控护士、现病史记录、既往史记录、体格检查及专科检查记录等。

请思考:

(1) 医疗机构的医疗行为是否存在过错,举证责任在哪方?

(2) 如果需要赔偿,那赔偿费用大致包括哪些部分?

3. 梁某在朋友初某的陪同下,到某医院做无痛人工流产手术。手术中,医院组织了多名医学院的实习生进行教学观摩。这些实习生进出手术室时,在门口等待的初某就此向值班医生提出质疑,医生说已经征得梁某的同意。手术结束后,初某向梁某核实,梁某当即表示没有同意安排实习医生观摩手术过程。

请思考:

(1) 此事件中医院的行为最主要侵害了患者的哪项权利?

(2) 如何避免类似事件发生?

第十五章

护理职业生涯规划

15章 数字内容

学 习 目 标

认识与记忆：

1. 陈述职业生涯规划的相关概念。

2. 简述职业生涯规划的形成与发展。

3. 简述护理职业生涯规划的过程。

理解与分析：

1. 理解职业生涯规划的原则。

2. 分析各种因素对职业生涯规划的影响。

3. 举例说明护理职业生涯规划的意义。

4. 简要说明护理职业生涯规划的具体步骤。

综合与运用：

1. 应用一种写作方式设计完成一份个人自荐信。

2. 利用职业测评工具确定自己的职业兴趣、价值观等。

3. 查阅文献，分析国内未来护理职业生涯规划路径的发展方向。

雁子是一名护理专业的新生,度过了入学初期的新鲜与兴奋,半年的大学生活让她有些烦躁和迷茫,每天的生活都是机械性的重复:上课、自习、吃饭及业余活动。她不知道自己的学习目标是什么,自己要学什么,为什么要学这些知识,自己喜欢什么,将来要做什么。雁子的烦恼,相信也是很多同学的烦恼。大学是人生的重要阶段,是学习专业知识和练就专业本领的关键时期,也是从学校走向社会的过渡阶段。职业生涯规划是实现学校与社会衔接的桥梁,是适应社会的必要准备,是践行终身学习理念的前提。本章将从护理的角度出发,梳理护士职业的航程轨迹,引导你跨出护理职业生涯的第一步。

　　在人的一生中,职业伴随着人的大半生,它是人生价值的重要体现,拥有成功的职业生涯和出色的职业成就是缔造完美人生的重要基础。护理专业学生明确护理职业生涯规划的概念、意义、类型及发展路径,可以正确认识自身的个性特质以及现有与潜在的资源优势,并通过对自身优势和劣势的对比分析,树立正确的职业价值观,学会在护理职业的不同发展阶段制定合理有效的职业生涯规划,实现自我价值和人生目标。

第一节　职业生涯规划概述

　　20 世纪初期,由于社会变革速度较慢,人们的职业选择多为一次性完成。但随着社会变革的加剧,职业选择机会增多,人们关注的重点由追求职业的稳定性和持久性向满足人生需求和自我价值转变,开始有意识地对自身的主客观条件进行综合分析与权衡,根据自己的职业倾向,确定职业奋斗目标,进行职业生涯规划。

一、职业生涯规划的概念

　　1. **生涯(career)**　英文一词源于罗马文字"via carraria"以及拉丁文字"carrus",最初指古代战车,后引申为道路,即人生发展的道路;之后又指人或事物发展所经历的途径或人一生的发展过程及一生中所扮演的系列角色与职位等。

　　2. **职业生涯(professional career)**　职业生涯是一个人在其一生中所承担工作的相继历程,主要指专业或终身工作的历程。职业生涯是个体获得职业能力、培养职业兴趣、职业选择、就职、到最后退出职业劳动的完整职业发展过程。

　　3. **职业生涯规划(career planning)**　职业生涯规划是根据自己的职业倾向而确定的最佳职业奋斗目标及为实现这一目标做出的行之有效的安排。从时间的角度划分,职业生涯规划包括短期规划(2 年以内)、中期规划(2~5 年)、长期规划(5~10 年)和人生规划四种类型。

二、职业生涯规划的形成与发展

(一)国外职业生涯规划的形成与发展

　　随着人类社会分工的开始,人们认为职业生涯是自然形成的,不必进行规划。职业生涯规划在20 世纪初诞生于美国,本章以美国为例,介绍国外职业生涯规划的形成与发展。按照职业生涯规划在美国的发展历程,可以将其分为以下三个时期:

　　1. **诞生初期(20 世纪初—20 世纪 50 年代)**　1908 年,针对美国当时社会上存在大量年轻人失业的情况,波士顿大学教授弗兰克·帕森斯(Frank Parsons,1854—1908)成立了世界上第一个职业咨询机构——波士顿地方就业局,首次提出了职业咨询的概念,后经不断的发展和完善,形成了系统化的职业指导。帕森斯提出特质因素理论(trait-factor theory),是最早的职业辅导理论。该理论认为个别差异现象普遍存在于个人心理与行为中,每个人都具有自己独特的能力模式和人格特质,而能力模式及人格特质又与某些特定职业相关。他认为实现合理人职匹配包括三个步骤,即评价自己的生理和心理特点(特性);分析各种职业对人的要求,并向求职者提供相关职业信息;达到人职匹配,实现个人人格特点与职业所需的素质与技能(因素)之间的协调和匹配。1959 年,美国约翰·霍普金斯大学心理学教授约翰·霍兰德(John Holland,1919—2008)提出的人职匹配理论(personality-job fit theory)认为:每个人都有独特的人格特点,当个人的人格特点、兴趣与职业要求相符时,可以调动工作热情,提高工作满意度,达到双赢的效果。

早期的职业指导主要是帮助个人进行职业选择。当时的社会由于职业形态较稳定,工作机会与选择范围较狭窄,多数人认为职业是人谋生的手段。此阶段职业指导的重点是人职匹配。

2. 发展中期（20 世纪 50—70 年代）　1953 年美国职业管理学家唐纳德·萨柏(Donald E. Super,1910—1994)提出生涯发展阶段理论(career development theory),该理论建立在一种生涯整合观念之上,认为人是有差异的,职业选择与适应是一个连续过程,职业发展过程具有可塑性。萨柏以年龄为标准将生涯发展划分为成长(出生~14 岁)、探索(15~24 岁)、建立(25~44 岁)、维持(45~64 岁)和衰退(65 岁及以上)五个阶段。在后期,萨柏又进一步深化了生涯发展阶段理论,将每个发展阶段再分为成长、探索、建立、维持、衰退五个阶段,提出人生发展是按照螺旋循环的模式进行。萨柏的生涯发展阶段理论强调个人应重视生涯发展的规律,根据发展阶段安排自己的任务。

随着人本主义思潮的兴起,职业指导由最初简单的“协助人择业”演变成为一项“协助个人发展,接受适当、完整的自我形象和职业角色形象”的工作,其名称也由最初的“职业指导”变成了“职业生涯规划”。此阶段职业指导由静态的、一次完成的向动态发展的、多次完成的职业选择转变。

3. 发展成熟期（20 世纪 80 年代一）　为了适应社会发展对人才的需要,萨柏在原有职业生涯规划概念的基础上,于1980 年提出了一个更为广义的职业生涯概念,即生活广度、生活空间的生涯发展观(life-span,life-space career development),萨柏在此生涯发展观中加入了角色理论,并将生涯发展阶段与角色彼此间的交互影响描绘成一个多重角色生涯发展的综合图形,萨柏将其命名为一生生涯的彩虹图(life-career rainbow)。在彩虹图中,纵向层面代表纵贯上下的生活空间,由一组职位和角色所组成;横向层面代表横跨一生的生活广度。萨柏认为,一个人一生中扮演的许多角色就像彩虹同时具有的许多色带。角色除与年龄及社会期望有关外,与个人所涉入的时间和情绪程度也有关联,因此每一阶段都有显著角色。

萨柏生活广度、生活空间的生涯发展观是对原有生涯发展阶段理论的继续深化,其将横向的发展阶段和发展任务(即生活广度的部分)和纵向的生涯角色的发展(即生活空间的部分)交织成一个具体的生涯发展结构,极大地促进了个体的自我了解和自我实现,为现代职业生涯规划指出了新的方向。

（二）中国职业生涯规划的形成与发展

1. 萌芽阶段　20 世纪初,受美国等西方国家职业指导运动的影响,我国的职业指导也开始萌芽。1916 年,清华大学校长周诒春先生首次在学生的职业选择中应用心理测试的手段,进行“生涯规划”相关课程辅导,标志着职业指导在中国的萌芽。1917 年,“中华职业教育社”在上海成立,该社成立职业指导部,在其机关刊物《教育与职业》上刊发职业指导刊号和职业心理专号,为我国职业指导事业的发展提供了思路。

2. 起步阶段　20 世纪 80 年代改革开放后,市场经济体制确立,就业者需不断提高职业技术素质和市场应变能力以增加就业竞争力,职业指导的问题也开始引起关注。1994 年,劳动部颁发《职业指导办法》,明确规定了职业介绍机构应开展职业指导工作;国家教委也对学校职业生涯辅导的任务进行部署,这些探索为职业生涯规划的深入发展奠定了基础。

3. 发展阶段 随着就业制度改革的不断深入,科技化信息化导致的职业更新与流动性增强,以就业指导为重点的职业指导提上日程。1997年,国家教委颁发《普通高等学校毕业生就业工作暂行规定》,明确规定了高校的就业指导工作,许多高校建立了相应的就业指导机构。1999年,劳动和社会保障部制定《职业指导人员国家职业标准(试行)》,编辑出版了相应的培训教材。2000年6月,职业指导人员职业资格鉴定工作在全国展开,标志着我国职业指导和职业生涯规划建设走向规范化。2001年,高校开始增设就业指导课程,出版就业指导和职业规划相应教材,职业生涯规划教育大规模兴起并快速发展起来。

三、职业生涯规划的原则

人的一生可能要经历一次或多次的职业变化,而职业生涯规划可以促进个人职业内部的良好发展,帮助其建构有意义、有价值、以工作为核心的生活方式。因而,正确制定适合自己的职业生涯规划,需要遵循一定的原则。

1. 差异性原则 人与人之间存在差异是心理学的一条基本原理,每个人的职业生涯发展路径各有不同。在进行职业生涯规划时,必须充分考虑个人的性格特征、兴趣爱好与人生价值观及包括社会环境、组织环境、家庭环境、行业和社会发展趋势等在内的各种因素。制定规划时要选择有利于发挥自身优势、回避自身劣势的职业发展路径,做到既有能力实现,又不乏内在驱动力。

2. 可行性原则 进行职业生涯规划时要客观、务实、谨慎,要确立职业目标,目标的确定要建立在对个人、环境等主客观因素分析的基础上;目标要切实可行,通过努力可以达到或实现。实现一项职业生涯规划目标的途径很多,在做出规划时要通盘考虑自己的物质条件、社会环境及多种相关因素,实现目标的步骤是否合理,个人能力与规划是否匹配,以确保规划实施中的可操作性。

3. 发展性原则 在人的一生中,心理和身体均处在发展过程中。制定职业生涯规划的具体措施时,要做到系统思考,有目的、有计划、有步骤地调整和安排个体不同发展阶段的职业生涯计划,充分考虑个体的发展变化性因素,考虑自己制定的目标和措施是否具有弹性,每个发展阶段的目标和行为是否有一定的连贯性,是否能根据自身和社会发展的需要对职业生涯规划进行调整和完善,以便更快、更好地实现目标。

4. 评价性原则 职业生涯规划的目标和措施应明确、具体,实现目标的步骤应简明清晰、直截了当,各项主要活动要有时序上的妥善安排,要有明确的时间限制或标准,以便进行评价、检查,使自己随时掌握反馈信息,为进一步改进规划提供科学及可靠依据。

四、职业生涯规划的影响因素

职业生涯规划是在对一个人职业生涯的主客观条件进行分析及总结的基础上,根据自己的职业倾向,结合时代特点,对个人、家庭、社会等各方面因素进行综合分析与权衡,确定最佳的职业奋斗目标,并为实现这一目标做出行之有效的安排。影响职业生涯规划的因素主要包括:

(一)内在因素

1. 职业价值观 职业价值观影响着人们对职业方向和目标的选择,决定了人们的职业期望、就业后的工作态度、劳动绩效水平及人们的职业发展情况。不同的人有不同的价值观,而不同的价值观适合不同的职业或岗位。每个人在进行职业生涯规划前,一定要明确自己的职业价值观。

2. 动机与兴趣 工作动机决定着工作行为的形式、方向、强度和时间。保持积极向上的工作动机有助于促进工作激情与保持热忱的工作态度。职业兴趣反映一个人对待工作的态度及适应能力,拥有职业兴趣将增加个人的工作满意度、职业稳定性和职业成就感。

知 识 拓 展

兴趣和坚韧成就"杂交水稻之父"袁隆平

我国"杂交水稻之父"袁隆平出生在一个条件优渥的知识分子家庭,他从小就接受了良好的家庭教育。高中毕业时,袁隆平面临着报考志愿的重要人生选择,父亲希望他报考南京的重点大学,理工或者医学专业。袁隆平自己却想选择农学,因为他在小学时常参观园艺场,对根植于土地的花草果木非常亲近,对春华秋实的变化规律也充满好奇,"田园之美、农艺之乐"是他浓厚的兴趣所在。最后,父母还是尊重了袁隆平的兴趣和选择,他如愿考取重庆相辉农学院农学系,并在杂交水稻领域一路坚持不懈地进行探索、研究和创新,为中国和世界的杂交水稻事业作出了卓越贡献,成为全中国人敬仰和爱戴的"稻田里的守望者"和杂交水稻大家。

3. 知识技能　知识是人们在社会实践活动中所获得的认识与经验的总和。具备适当的专业知识结构是满足用人单位需求的基础,个人应掌握扎实的专业理论与知识,熟练掌握各种基本操作技术,为今后工作、学习打下坚实的基础。

4. 人格特点　人格特点对一个人的生活方式、工作态度会产生非常重要的影响。个人应根据自己的人格特点规划职业发展方向,使其发挥最大潜能。

（二）外在因素

1. 家庭因素　家庭是每个人生活的重要场所,对个人素质、心理发展、价值观与行为模式的形成以及职业价值的认同、职业方向的选择、职业理想与目标的确立等会产生重大的影响。如子承父业就反映了家庭对个人职业生涯规划的影响。

2. 社会因素

（1）国家政策:国家的政策、经济发展状况、个人对就业形势的认识等均为影响职业生涯规划的重要因素。只有了解上述情况,一个人才能依据实际情况提出理想的就业需求。如国家的大学生村官、"三支一扶"计划、大学生志愿服务西部计划、教师特设岗位计划等政策吸引了大批高校毕业生到基层就业。

（2）社会支持:处于职业探索和职业准备阶段的大学生具有很强的可塑性。学校应做好学生职业生涯规划指导工作,引导学生树立正确的职业目标,帮助学生认识自己,准确定位,实现成功就业,全面提升自己。同时社会机构对个人职业生涯规划也发挥着一定的作用,如社会管理咨询公司、职业规划专业机构及网络服务机构等可以运用职业规划专业理论引导求职者理性择业,为其就业带来更多信息,为求职者掌握就业形势提供多样化的途径。

（3）行业因素:行业是职业机构的集合。护理职业存在于医疗行业中,护理职业的发展现状、前景与趋势,现有从业人员的情况,从业人员的需求状况及优势与存在的问题等均可影响个人对护理职业的选择。

（三）机会因素

机会因素是一种随机出现的、具有偶然性的因素。机会虽具有偶然性,但与素质有着一定的联系。常言道:机会总是留给有准备的人,即机会常偏爱符合条件、具备高素质的人,个人的高素质、能动性可能在不经意中帮助其寻找到发展机会。因此,许多事业上的成功者,并不是仅仅依赖社会碰巧给予他的机会而成功,而是具备了较高的个人素质并主动在社会中探索,在社会留给个人的广阔空间中创业,积极寻求自己的位置和机会而取得了事业上的成功。

第二节　职业生涯规划的理论基础及测评

每个人对未来都充满期待,面对现代社会日趋激烈的职场竞争,个人有必要了解更多的与职业生

Note：

涯规划有关的理论知识和方法,以使自己的职业生涯规划更加科学、合理、可行,更好地迎接挑战。

一、职业生涯规划的理论基础

职业生涯规划是一个持续不断的探索过程,在这一过程中每个人都会根据自己的兴趣、人格、能力、态度和价值观等去选择职业,并规划自己的职业生涯。职业生涯规划较经典的理论包括美国人力资源管理专家埃德加·沙因(Edgar H. Schein,1928—)的职业锚理论,美国职业指导专家霍兰德的人职匹配理论,以及美国职业管理学家萨柏的职业生涯发展阶段理论。

(一)职业锚理论

职业锚(career anchor)由美国人力资源管理专家沙因教授在 1978 年提出,是指当一个人必须做出职业选择时,无论如何都不会放弃的职业中所包含的那些至关重要的东西或者价值观,即一个人选择和发展一生职业时所围绕的中心,如船舶定锚在某个位置。后经大量学者广泛研究,在 20 世纪 90 年代将职业锚确定为八种类型,分别为:

1. **技术/职能型(technical/functional competence)**　追求在技术或专业领域的成长和技能的不断提高及其应用的机会,此种类型的人通常不喜欢从事一般的管理工作。

2. **管理型(managerial competence)**　追求并致力于工作晋升,倾向于全面管理,独自负责工作,可以跨部门整合其他人的成果。管理型的人愿意承担整个工作的责任,并将团队的成功看成自己的工作目标。

3. **自主/独立型(autonomy/independence)**　希望自由地安排自己的工作方式、工作习惯和生活方式。追求能施展个人能力的工作环境,最大限度地摆脱组织的限制和制约。此种类型的人宁愿放弃提升或工作扩展的机会,也不愿意放弃自由与独立。

4. **安全/稳定型(security/stability)**　此种类型的人追求工作中的安全与稳定感,他们因可以预测将来的成功而感到放松。他们关心财务安全,如退休金和退休计划等。

5. **创业型(entrepreneurial creativity)**　此种类型的人有强烈的创造欲望,意志坚定,勇于冒险,不惧失败。

6. **服务型(service dedication to a cause)**　此种类型的人追求自己认可的核心价值观,并一直追寻相关机会,即使变换工作单位,他们也不会放弃自己的意愿。

7. **挑战型(pure challenge)**　此种类型的人喜欢挑战强硬的对手,克服无法克服的困难障碍等。他们需要新奇、变化的困难,如果事情非常容易,他们马上会变得非常厌烦。

8. **生活型(lifestyle)**　此种类型的人喜欢将个人、家庭与工作有机结合,工作环境平衡的职业,他们需要一个能够提供足够弹性并让他们实现这一目标的职业环境。

(二)人职匹配理论

人职匹配理论由美国职业指导专家霍兰德教授在 1959 年提出,该理论的实质在于择业者的人格特点与职业类型的适应。适宜的职业环境中个人可以充分施展自己的技能和能力,表达自己的态度和价值观,并能够完成预期使命。人职匹配理论将人格特点及与此相对应的社会职业划分为现实型、研究型、艺术型、社会型、企业家型、传统型六个类型,具体内容为:

1. **现实型(realistic)**　其人格特点是愿意使用工具从事操作性强的工作;动手能力强,做事手脚灵活,动作协调;不善言辞,不善交际。此类型的人通常需要一定的体力来运用工具或操作机械,如各类工程技术工作、农业工作。主要职业包括:工程师、技术员,电工、鞋匠,司机,描图员,农民、渔民等。

2. **研究型(investigative)**　其人格特点是抽象能力强,求知欲强,肯动脑筋,善思考,不愿动手;喜欢独立和富有创造性的工作;知识渊博,有学识才能,不善于领导他人。此类型的人通常喜欢科学研究和科学实验类工作,如研究人员、工程师、飞行员、计算机操作人员等。

3. **艺术型(artistic)**　其人格特点是喜欢以各种艺术创作来表现自己的才能,实现自身价值;

具有特殊艺术才能和个性;乐于创造新颖及与众不同的艺术成果,渴望表现自己的个性。此类型的人通常喜欢从事各种艺术创造类型的工作,如演员、艺术创作人员、文学与艺术方面的评论员、节目主持人、编辑、作者、书法摄影等从业人员、各行业的设计师等。

4. **社会型（social）**　其人格特点是喜欢从事为他人服务和教育他人的工作;喜欢参与解决人们共同关心的社会问题,渴望发挥自己的社会作用;比较看重社会义务和社会道德。此类型的人通常喜欢直接为他人服务的工作,如教师、保育员、行政人员、医护人员、服务业管理人员与服务人员等。

5. **企业家型（enterprising）**　其人格特点为精力充沛、自信、善交际,具有领导才能;喜欢竞争,敢冒风险;喜欢权力、地位和物质财富。此类型的人通常喜欢组织与影响他人共同完成组织目标的工作,如经理、企业家、政府官员、商人、行政部门或单位的领导者、管理者等。

6. **传统型（conventional）**　其人格特点为喜欢按计划办事,习惯接受他人的指挥和领导,自己不谋求领导职位;不喜欢冒险和竞争;工作踏实、忠诚可靠,遵守纪律。此类型的人通常从事各类文件档案、图书资料、统计报表类相关工作,如会计、出纳、统计人员、办公室人员、秘书、图书管理员、保管员、邮递员、审计人员等。

（三）职业生涯发展阶段理论

萨柏于1953年构建了职业生涯发展阶段理论,他认为每个人的职业发展过程应根据个人特点而定,是人与职业相匹配的过程。该理论是一种纵向职业指导理论,其假设每个人的人格特点、兴趣、能力均有不同,并且随着个人从事职业的时间、经验、个人生活状态的不断变化而发生改变,整个职业生涯是一个连续的过程。萨柏认为,一个人的职业生涯模式,即所达到的职业层次、试验性和稳定性工作的顺序、职业变动频率和持续时间,取决于父母的社会经济地位、个人智能、个性特点以及所掌握的机会。萨柏将人的职业生涯分为五个阶段:①出生到14岁为成长阶段。②15~24岁为探索阶段,在这一阶段学生通过学习、参加课外活动与一定的劳动,探索不同职业的要求,尝试进行职业决策,为职业做好准备,向就业过渡。③25~44岁为建立阶段,本阶段早期虽存在某些尝试和职业变换,但大多数人已经选定了合适的职业领域,并努力在其中建立一个永久的地位。指导的重点是充分发挥其潜能、寻求晋升和发展途径。④45~64岁为维持阶段,这一阶段已经取得一定职业成就,重点是保持和发展。⑤65岁以后为衰退阶段,工作活动变化将会停止,并逐渐退出职场。

二、职业生涯规划测评

职业生涯规划测评,简称职业测评或职业测试,是职业生涯规划的前提条件。其测评是以心理测量为基础,对被测评者的性格、兴趣、能力等进行测量和评估,以便有效实现人职匹配。常用的职业生涯规划测评工具主要有职业性格、职业兴趣、职业价值观、职业能力及职业生涯规划五种类型。

1. **职业性格**　常用的职业性格测评工具:①通用人职匹配测试量表,由我国学者陈社育参照霍兰德职业兴趣理论框架于1997年编制而成。该量表分为现实型、研究型、艺术型、社会型、管理型、常规型六个维度,共108个条目。该量表适用于各类人群。②MBTI（Myers-Briggs type indicator）职业性格测试,由美国心理学家伊莎贝尔·迈尔斯（Isabel Myers,1897—1980）和凯瑟琳·布里格斯（Katherine Briggs,1875—1968）母女于1942年编制,MBTI职业性格测试把人的性格分为四个维度,每个维度包含相互对立的2种偏好,分别为:外向（E）和内向（I）;感觉（S）和直觉（N）;思考（T）和情感（F）;判断（J）和知觉（P）。该测评适合大学毕业生及在职人员。

2. **职业兴趣**　常用的职业兴趣测评工具是霍兰德职业兴趣量表,由美国著名职业指导专家霍兰德于1958年编制而成,共192题。霍兰德依据六种职业兴趣类型将量表分为活动（activities）、潜能（competencies）、职业（occupations）和自我评估（self-estimates）四个分量表。该测评工具适用于高中生和大学生。

3. **职业价值观**　常用的职业价值观测评工具:①WVI（work values inventory）职业价值观量表,由美国职业管理学家萨柏于1970年编制,包括三个维度,即内在价值（与职业本身性质有关的因素）、外在价值(与职业本身性质无关的因素)和外在报酬(在职业活动中能获得的因素),共 60 个条目,适用于测评大学生、即将求职或正在求职的人群。②职业价值观量表,由金盛华、李雪于 2005 年编制,该量表将职业价值观分为目的性职业价值观(家庭维护、地位追求、成就实现和社会促进)和手段性职业价值观(轻松稳定、性格兴趣、规范道德、薪酬声望、职业前景、福利待遇),共 34 个条目,适用于大学生。③大学生职业价值观问卷,由凌文辁于 1999 年编制,该问卷包括声望地位、保健和发展三个因素,共 22 个条目,适用于大学生。④大学生职业锚问卷,由团沛文、童辉杰于 2009 年在美国著名职业指导专家沙因教授职业锚理论的基础上编制而成,包括创业型职业锚、安全型职业锚、服务型职业锚、自主型职业锚、技术型职业锚、管理型职业锚、生活型职业锚七个维度,共 90 个条目,适用于大学生。

4. **职业能力**　常用的职业能力测评工具:①一般能力倾向成套测验(general aptitude test battery, GATB),由美国劳工部编制。本测验由 15 种分测验构成,用于测量个体对智力、言语能力、数理能力、书写知觉、空间判断能力、形状知觉能力、运动协调能力、手指灵巧度和手腕灵巧度九种能力倾向拥有的程度,可用于探索个人职业适应范围。②差别能力倾向测评(differential aptitude test, DAT),由乔治·本纳特(George K. Bennett,1904—1975)等人于 1947 年编制。该测验包括文字推理(verbal reasoning)、数字推理(numerical reasoning)、抽象推理(abstract reasoning)、知觉速度与准确性(perceptual speed and accuracy)、机械推理(mechanical reasoning)、空间关系(space relations)、拼写(spelling)和语言应用(language use)8 个分测验,适用于初、高中学生的职业与教育咨询。

5. **职业生涯规划**　常用的测评工具:①大学生职业生涯规划能力问卷,由袭开国、顾雪英于 2008 年编制,包括五个维度,即认识环境的能力、认识自我的能力、确定目标的能力、制订计划的能力、反馈修正的能力,共 26 个条目,用于测评大学生职业生涯规划的能力。②护理专业大学生个人职业生涯规划调查问卷,由万美玲、王慧珍于 2009 年编制,包括五个维度,即自我认识、职业认识、就业信心、职业生涯定向、自我规划,共有 27 个条目,适用于护理专业大学生。

第三节　护理职业生涯规划

高等护理教育的蓬勃发展、医药卫生体制改革的不断深入及医疗卫生领域的交流与合作,为护理专业学生在专业发展方面带来了更多的职业选择机遇,同样也提出了更高的职业素质要求。积极主动、科学合理地确定职业目标,规划职业生涯路径,有意识地培养自身良好的专业素质、综合能力与社会责任感,适应社会需求,实现自我价值,是护理职业生涯规划的意义所在。

一、护理职业生涯规划概述

(一)概念

护理职业生涯规划(nursing career planning)是个体根据专业发展和自身需求,计划自己在护理专业生涯中获取相关的知识与技能,拟定需要达到的目标,设计达到目标的活动,并通过自身努力达到既定目标的过程。

(二)意义

1. **树立目标,明确方向**　职业生涯规划可以帮助护理专业学生进一步认识自我,了解社会对护理人才的需要,确定自己的职业发展方向及目标,找准个人在专业领域的发展路径,用正确的价值观、人生观指导自己的专业学习与实践活动。

2. **认识自我,发掘潜能**　护理专业学生通过职业生涯规划的设计与实施,能够评估个人目标与现实之间的差距;明确自身的个性特质、现有与潜在的资源优势;根据专业与职业的要求,扬长避短,提升自身的综合素质。

3. **强化目的,增加机会**　职业生涯规划可以帮助护理专业学生明确职业定位,依据个人的意向和选择进行有目的、有计划的准备,通过大胆探索,主动发现新的职业机会,拓展职业发展途径。

4. 提升能力,增强应对 进行职业生涯规划,有利于护理专业学生将计划付诸行动,提前做好各种准备,通过实践不断提升个人专业能力和专业素养。帮助学生正确认识和对待专业成长过程中所面对的问题,提高其职场的竞争力,使其职业生涯发展道路更为顺畅。

二、护理职业生涯规划路径

各个国家护理职业生涯路径不同,其资历要求也存在差异。护理专业学生和护理人员可依据个人确定的职业发展目标,努力提升自身能力,寻求适宜的发展路径,不断攀登更高的职业阶梯。

（一）国外护士职业生涯路径

目前世界上许多西方国家基本上采用相同或相似的职业生涯路径,以美国为例,护士分为两个水平:操作（执业）护士及注册护士。

1. 操作（执业）护士（technical nurse，TN） 一般需要经过一年左右的专业培训,操作护士在美国有两种形式,注册操作护士（licensed practical nurse，LPN）及注册职业护士（licensed vocational nurse，LVN）,各州自行负责注册。LPN 和 LVN 本质上没有差别,两者有相同的认证过程和临床职责,其主要的区别在于 LVN 多在美国加利福尼亚州和得克萨斯州使用。操作护士不能单独从事护理工作,必须在注册护士的监督及指导下才能完成较为简单的护理工作。

知 识 拓 展

美国的护士注册考试
（National Council for Licensing Examination，NCLEX）

NCLEX 考试内容根据美国护理院校新毕业生应具有的知识和能力水平拟定。护士注册考试有 NCLEX-RN 和 NCLEX-PN 两种,分别为考取 RN 执照或 LPN 执照的护士准备。NCLEX-PN 和 NCLEX-RN 在试题数目和考试时间长度上不同。目前两种考试均采用机考的形式,分为护理理论和临床理论两个部分,包括护理工作的五个传统领域,即内科、外科、妇产科、儿科和精神科。外籍考生如想参加美国护士执照考试,必须在本国受过水平相当的护理教育,且取得本国的护士执照。美国某些州（占 80% 以上的州）的护士局,要求在美国之外地区受到非英文护理教育的护士,先取得 CGFNS（Commission on Graduates of Foreign Nursing Schools，CGFNS）机构颁发的护士资格证书,以此作为参加护士执照考试的先决条件。美国的部分州护士局要求外籍护士的英文 TOEFL 分数在 84 分以上且口语分数最低为 26 分,才可以参加注册护士执照考试。

---

2. 注册护士（registered nurse，RN） 高中毕业后,毕业学生可通过三种途径完成注册护士所需要的专业基础教育:①证书教育（diploma program，DP）,一般为三年,在 1873—1952 年是美国护理教育的主要形式,此类教育项目现已基本停止。②专科教育（associate degree，AD）,一般在社区大学或护理院校,学制 2~4 年,自 1952 年以来成为美国护理教育的主要形式,但目前此类项目在护理教育项目中所占的比例越来越少。③本科教育（baccalaureate degree，BD）,一般学制 4 年,毕业后取得学士学位,目前是美国护理教育的主要形式。在完成以上三种形式护理学专业基础教育后,需通过国家注册护士考试委员会的考试才能注册。NCLEX-RN 由全美护士联合委员会（National Council of State Board of Nursing，NCSBN）统一举办,其目的在于统一全美护士的入门门槛,避免各个州因举办不同的考试而造成不同州之间换发执照的麻烦。注册护士一般分为初级水平及高级水平。

（1）初级水平的资历要求:根据是否拥有专科证书,又分为两种形式:

1）初级通科护士（普通 RN）:需要经过一定的护理教育训练,通过国家或州立护士执照考试。通科护士可以在任何护理场所提供护理服务。

2）初级专科护士（RN，C）:又称初级专科证书护士,C 指初级专科证书（certification）。通科护士在经过一定的继续教育,获得相应的培训证书并取得一定的实践经验后,即可申请专科证书护士考试,考试合格后可成为 ICU、精神科等专科证书护士。

(2) 高级水平:高级水平的护士,又称为高阶注册护士,目前有两种形式:

1) 高级实践注册护士(advanced practice registered nurse,APRN):指在取得护士注册证书后,至少再取得硕士学位,有多年丰富的临床经验,专科护理知识的深度与广度要求较高,而且需要达到专业组织所要求的标准。美国高级实践注册护士目前包括四种类型:①独立开业护士(nurse practitioner,NP),为服务对象提供各种卫生及预防保健服务,能独立开处方,并对常见疾病及损伤进行诊断及治疗。其工作场所主要包括自己单独开业的护理诊所、老人院、医院、私人医生诊所等机构。②护理助产士(certified nurse midwife,CNM),在医院、分娩中心及家庭为健康妇女提供妇科保健,及为危险性较低的产妇提供助产服务。③临床护理专家(clinical nurse specialist,CNS),为服务对象提供各种身心保健护理服务,工作场所包括医院、老人院、私人医生诊所及社区卫生服务机构,同时也从事咨询、研究、教育及管理工作。④护理麻醉师(certified registered nurse anesthetist,CRNA),主要从事各种手术的麻醉及其他麻醉护理,美国每年有 65% 以上的手术麻醉由护理麻醉师实施。

2) 高级专科注册护士(RN,CS):C 指证书(certification),S 指专科(special areas)。在任何护理专科如妇产科、儿科等领域,高级专科护士可以以独立开业者或临床护理专家的身份开展护理工作。例如有精神专科证书,则称为精神专科高级证书护士。

澳大利亚及新西兰等英联邦国家采取专业管理机构-学校-个人分级认证体系。州护理委员会根据国家护士执业能力标准设计管理规范,检查、监督学校的专业课程设计、执行和评价工作。学校则按照审定的教学方案来培养学生。对于完成这一程序的学生,州护理委员会授予执业资格。该认证体系与美国等国家的教育-执业资格考试-执业体系的核心差异在于英联邦模式在制度上把培养和使用统一在一个能力需求之下。在实际操作中,学校教育必须服从于临床实际工作的需求。从 2010 年 4 月开始,澳大利亚全国的护士能力标准、执业资格认定由联邦委员会统一负责。

(二) 国内护士通用职业生涯路径

1. 护理技术职称系列　从事临床护理工作的护士职称一般分为初级职称、中级职称及高级职称。

(1) 初级职称:包括护士和护师。

1) 护士:按照《护士条例》参加护士执业资格考试,取得护士执业资格,可视同取得护士职称。其职责要求熟练掌握基础护理和一般专科护理知识和技能,并具有一定的卫生预防工作能力。主要在医院和其他医疗预防机构内承担各种护理工作,配合医师执行治疗并进行护理,或负责地段内的一般医疗处理和卫生防疫等工作。

2) 护师:具备中专学历,从事护士执业活动满 5 年;或具备大专学历,从事护士执业活动满 3 年;或具备大学本科及以上学历或学士及以上学位,从事护士执业活动满 1 年,可直接聘任护师职称。其职责是在病房(科室)护士长领导下和本科室主管护师指导下,参加病房临床护理工作,指导护士进行业务技术操作,能带领护士完成难度较大的护理工作及新业务、新技术的临床实践;承担中专护理教学,带教护生实习,参加本科室的科研工作,撰写科研论文和工作总结。

(2) 中级职称(主管护师):具备中专学历,担任护师职务满 7 年;或具备大专学历,担任护师职务满 6 年;或具备大学本科学历或学士学位,经注册后从事护理执业活动满 4 年;或具备硕士学位经注册后从事护理执业活动满 2 年;或具备博士学位并注册从事护理执业活动。其职责是在护理部主任或科护士长的领导下进行检查,督促工作,解决本科室护理业务疑难问题,配合科护士长组织本科室护师、护士进行业务学习,编写教材,负责讲课,协助组织大专及中专护生的临床实习,协助科护士长制订本科室的科研计划并指导本科室护师、护士开展科研工作。

(3) 高级职称:包括副主任护师和主任护师。

1) 副主任护师:具备大学本科及以上学历或学士及以上学位,受聘担任主管护师职务满 5 年;或

Note:

具备大专学历,受聘担任主管护师职务满 7 年,并通过高级专业技术资格评审。其职责是组织业务学习,拟定教学计划、编写教材,承担不同层次护理学生的临床实习教学;撰写护理论著和译文;协助护理部主任加强对全院护理工作的领导。

2）主任护师:具备大学本科及以上学历或学士及以上学位,受聘担任副主任护师职务满 5 年,并通过高级专业技术资格评审。其职责同副主任护师。

（4）专科护士:专科护士指在特殊岗位工作,具有熟练的护理技术和知识并完成了专科护士所要求的教育课程学习,认定合格的注册护士。我国专科护士的选拔、培训、使用仍处于探索阶段,全国没有明确规定的专科护士准入条件、培训要求、工作职责及服务范畴;部分省有省内规定,部分省由各医院自行规定,大部分医院以学历、职称、专科护理经验、护士素质、护理科研及英语能力为最低选拔标准。临床护士满足医院的最低选拔标准后,完成一定时间的专科培训,即可成为某领域的专科护士。目前国内常见专科领域包括重症监护、手术室、急诊急救、肿瘤、血液净化、伤口造口、静脉治疗等。

知 识 拓 展

我国台湾地区护士临床专业能力进阶制度

我国台湾地区通过建立健全的、有系统的护理人员临床专业能力进阶制度,以期有计划地培养临床各级护理人员,提升护理人员专业能力,提高护理服务质量。目前主要采用 N0～N4 护士分级架构,其中,N0 及 N1 为初学阶段;N2 为进阶学习阶段;N3 为胜任阶段;N4 为精通阶段。护理人员专业能力的进阶需满足一定的基本条件,主要包括:工作经验、在职教育、行政能力、书写能力、团体护理指导、考试、教学能力以及平时考核等。比如,新进人员属于 N0,在入职 2 个月内完成新进人员训练,技术考核合格,即晋升为 N1。

2. 护理教育职务系列　1986 年国家教育委员会发布的《高等学校教师职务试行条例》将教师分为助教、讲师、副教授、教授四个等级。护理专业学生毕业后可在护理院校担任专职教师,也可在教学医院担任兼职教师,除护理技术职称外,可同时晋升教育职务系列。

（1）助教:获得学士学位;或在工作实践中学习提高经考试或考查,确认达到学士学位水平,经过一年以上见习试用;或获得硕士学位,经考察表明能胜任和履行助教职责。助教不能单独授课,或不能教授一门学科的全部课程。其职责是指导课业、批改学生作业、在院系办公室值班、监考等。

（2）讲师:获博士学位,经考察能胜任和履行讲师职责;或获硕士学位,受聘助教职务 2 年以上;或取得高等学校助教进修班结业证书,担任助教 4 年及以上。其职责为开展教育教学改革与教研活动;参加科学研究、技术开发工作,发表有一定水平的学术论文;运用外语获取信息和进行学术交流等。

（3）副教授:获博士学位后,受聘讲师职务 2 年以上;或承担 5 年以上讲师的职务工作。其职责为参加科学研究、技术开发,取得有较大社会经济效益的研究成果,发表、出版有较高水平的论文、论著,担任科研课题组或项目负责人,担任科研、教学等方面的组织管理工作。

（4）教授:承担 5 年以上副教授职务工作,经考查,表明能胜任和履行教授职责。其职责为主持或直接指导完成具有较大学术、技术意义的研究课题,取得重大成果或发表高水平的学术论文,出版高水平的论著;领导本学科教学、科研以及专业建设、学科建设,主持和指导教育教学改革,指导研究生学习等。

3. 护理管理岗位系列　1986 年,卫生部发布的《关于加强护理工作领导理顺管理体制的意见》指出,300 张床以上的医院可设护理部、科和病房（区）三级管理岗位,分别由护理部主任、科护士长、病区护士长负责管理。

（1）护士长：护士长的职责包括指导进入本护理单元的新护士熟悉护理岗位工作；训练新护士掌握相关的护理工作技能；根据护理人员的个人特点安排适当的工作岗位；对所管辖的护理人员进行绩效评估等。

（2）科护士长：科护士长的职责包括信息管理，确保医院信息处理的及时性和准确性；负责所管辖科室的护理质量，参与护理部门临床护理质量的督察与评价、护理人力资源管理、病室环境管理、科室临床护理教学等。

（3）护理部主任：护理部主任的职责包括进行护理人事决策，制订护理人力资源发展规划；对中层护理管理岗位的配置设计、护理人员的任用和选择、绩效评价、参与组织护理人事政策的策划制订等。

临床护理、护理教育及护理管理三条路径可并行发展，如医科院校附属医院的一名临床主管护师，既可以是某病房的护士长，若承担教学任务，根据相关规定也可晋升讲师职务。

三、护理职业生涯规划的过程

护理职业生涯规划的有效实施，要求护理专业学生在就读专业时要进行明确的职业定位和目标分解，为实现目标做好素质、知识、能力等各方面的准备，为确保规划的有效实施奠定坚实的基础。

1. **自我评估**　护理人员职业生涯规划的自我评估是对个人在职业发展方面的相关因素进行全面、深入、客观的认识和分析的过程。评估内容包括个人的职业价值观、个人做人做事的基本原则、追求的价值目标、分析掌握的专业知识与技能、自身人格特点、兴趣等相关因素。通过评估，了解自己职业发展存在的优势和局限，在此基础上形成自己的职业发展定位。

2. **环境分析**　环境为每个人提供了活动的空间、发展的条件和成功的机遇。个人如果能够有效利用内外部环境，将有助于事业的成功。护理人员在制订职业发展规划时，要分析环境的特点、环境的发展变化、个人职业与环境的关系、个人在环境中的地位、环境对个人提出的要求、环境对自己职业发展有利和不利的因素等。通过对上述因素的评估，确认适合自己职业发展的机遇与空间环境，才能准确把握自己的奋斗目标和方向。

3. **途径选择**　护理人员职业发展途径的选择是以个人评估和环境评估的结果为决策依据。发展方向不同，其发展要求和路径也会不同。如果选择的路径与自己和环境条件不相符，就难以达到理想的职业高峰。如一名优秀的护士不一定会成为优秀的护理管理者；有效的管理者和领导者，不一定是一位合格的护理教师。护理人员个人的职业发展意愿还会受到外在条件、组织需求、机遇等因素的限制，需要个人对自己的职业定位进行调整。因此，职业发展途径是个人条件和环境条件的有机结合。

4. **目标确定**　确定职业生涯发展途径后，需要护理人员设置职业生涯目标。目标设置要适合个人自身特点、符合组织和社会需求、目标的高低幅度要适当、目标要具体、同一时期不要设定过多目标。护理人员制订的个人事业发展目标要以实际环境和条件为基础，每个人的背景不同，设置的目标也应有所区别。护理职业生涯规划是一个远大的目标，很难在短时间内完成，有针对性地制订阶段目标更为切实可行。因此，目标设定要多层次、分阶段、长期目标与短期目标相结合。

5. **计划实施**　职业目标的实现依赖于个人采取积极的行动和运用有效的策略。护理人员实现目标的行为包括个人在护理工作中的表现与业绩，以及超越现实护理工作以外的个人发展的前瞻性准备，如业余时间的学习提高等。护理人员实现目标的策略包括有效平衡职业发展目标与个人生活目标、家庭目标等其他目标之间的相互关系、在组织中建立良好的人际关系、岗位轮转、提高个人学历层次、完善知识结构、参与社会公益活动等。

6. **反馈与调整**　在实现职业生涯发展目标过程中，由于内外环境等诸多因素的变化，可能会对目标的达成带来不同程度的阻碍，这就需要个人根据实际情况，针对面临的问题和困难进行分析和总结,及时调整自我认识和职业目标。

四、护理职业生涯规划的具体步骤

(一)见习与实习

临床教学是护理专业实践教学的重要环节,是培养学生分析及解决问题能力及临床操作技能的最佳途径之一。通过临床实践,学生可以将专业理论知识应用于解决患者的临床实际问题,为以后的职业生涯打下良好的基础。护理教育的临床教学包括临床见习以及临床实习,以确保学生获得足够的护理实践技能。

1. 临床见习 临床见习是指在临床专业课课堂讲授期间,为了使学生获得课堂理论与实践相结合的完整知识而进行临床实践验证的一种教学形式。这种教学形式以临床实践为主,将理论转化为实际功能,加强三基综合训练,培养独立工作的专业能力。同时,学生在熟悉临床工作环境、护理工作流程的过程中,可以加深对临床护理工作的感性认识,及早建立职业情感和态度,巩固专业思想,为今后的实习打下基础。

2. 临床实习 临床实习是护理专业学生理论知识与临床实践相结合的重要阶段,是学生迈向社会的第一步。各院校在临床实习阶段都很注重护理专业学生专业技能、综合能力及良好职业道德的培养。通过临床实习,学生将所学的基础理论、基础知识与基础技能应用于临床实践,通过临床实践巩固和提高理论知识,熟悉与掌握护理技能,培养和提高学生的护理职业能力和初步的教学、科研、管理能力,以及社区护理能力,同时培养学生良好的职业道德和基本的职业素质。

3. 见习和实习的重要意义

(1)见习在学业规划中的地位:见习是学生感受临床护理工作氛围,对临床护理技术、护理程序、护理管理建立直观印象,形成护理职业意识,巩固课堂所学知识,锻炼临床护理的技能、技巧,培养正确临床思维方法的重要教学过程,它也是学生从理论学习向临床护理实践过渡的重要桥梁。通过见习,学生对毕业规划有了一定的思考,能够充分认识自我,联系实际,提出更为现实、更符合个人的职业生涯发展规划。

(2)见习、实习与职业能力的关系:护理职业能力包括观察能力、决策能力、解决问题能力、职业适应能力、沟通能力、组织协调能力、团队协作精神、学习能力和竞争能力等。见习和实习是理论联系实际,从课堂迈向临床,培养护理职业能力的重要过程。随着与患者和家属接触时间增多及带教老师的言传身教,学生逐渐学会运用自己掌握的知识和经验帮助患者解决问题,满足患者需要的同时也得到自我满足。同时,也会发现自身存在的差距,这样会促使他们带着问题去查阅相关资料,去学习,有助于知识的掌握。通过见习,学生感受到实际情况是复杂的、不断变化的,有不定向性,需要不断地学习知识、技能,才能解决问题。临床实习有助于学生重新认识医院、社区等工作环境,对学生的职业选择有着重要的影响。

(二)执业资格准备

2010年,卫生部、人力资源和社会保障部颁布了《护士执业资格考试办法》,对护士执业资格考试的形式和管理模式做出了调整。在中等职业学校、高等学校完成国务院教育主管部门和国务院卫生主管部门规定的普通全日制3年以上的护理、助产专业课程学习,包括在教学、综合医院完成8个月以上护理临床实习,可以申请参加护士执业资格考试,护理专业学生毕业前即可参加该考试。护士执业资格考试包括专业实务和实践能力两个科目。一次通过两个科目的考试方为考试成绩合格。专业实务主要考核基础护理、护理伦理、人文素质、中医等;实践能力主要考核内科护理学、外科护理学、妇产科护理学及儿科护理学。2017年,护士职业资格考试全面采取人机对话形式进行。

参加职业考试的应对措施:

(1)明确考试目的:护士执业资格考试的目的是考查学生运用所学知识完成临床疾病护理任务的能力。

（2）以最新的考试指导为复习指南,适应新大纲的内容。

（3）制订科学合理的复习计划。

（4）科学记忆:对不同学科中相同或相似知识点进行归纳总结,从而使知识系统化、条理化,可采用口诀、谐音、联想等方式进行记忆。

（三）求职准备

在求职过程中,要做好心理、知识及能力的准备。良好的心态是求职成功必备的心理素质,护理专业学生就业前要理性地分析自己的优势和劣势,以积极、平和、进取的心态面对求职过程中可能遇到的困难和挫折。知识是培养能力和提高技能的基础,护理专业学生求职前应掌握扎实的护理专业理论及相关学科知识,为求职成功奠定基础。在具备相关知识的同时,护理专业学生应不断提高自己的专业能力和职业素养,提高人际沟通、环境适应、团队合作及压力管理等方面的能力。

1. **信息准备**　求职前要了解招聘单位的基本情况、岗位需求情况、招聘条件、数量和报名方法、护理人员工资待遇等。建立个人职业信息库,及时将与护理有关的职业信息进行分类、整理和储存,以便需要时查阅和选择。

2. **求职自荐信**　准备求职自荐信是毕业生为达到成功就业制作的反映自身职业能力及与执业相关的个人信息的书面材料。自荐信是职业能力的真实表达和表现形式,是用人单位了解毕业生学习状况、实习实践、能力结构、思想品质、特长爱好及发展潜质等的重要载体。求职者应依据用人单位需要和个人特点制作具有特色和吸引力的求职材料。

自荐信的制作:

（1）内容:主体材料,包括个人资料（姓名、性别、毕业于×××大学护理专业）、求职目标（×××医院）、教育背景（护理课程成绩、其他亮点）、实践活动（临床见习）、技能特长、奖励和荣誉（××××年××月××日-省/市/校级-×××奖励）、兴趣爱好等;辅助材料:毕业证书（×××大学护理专业本科毕业证书/学位证书）、各种获奖、等级（计算机×级）、资格证书（护士执业证书）,科研成果（已发表的与护理相关的论文）等;附属材料:自荐信的封面、封底、文件夹等。

（2）表现形式:主要包括叙述式、表格式和复合式。叙述式自荐信将需要叙述的内容按照一定的先后顺序一一叙述,后附辅助材料,一般适用于专业技术较强的特定职业的求职,如教师、律师等,实习经历较丰富的毕业生也可以应用。表格式自荐信是以表格形式排版自荐信内容,是最简单直接的简历类型。复合式自荐信是一种根据自荐信制作的需要,恰当地选择叙述和表格两种形式的自荐信表达形式。在需要描述的单项内容较多时,采用叙述式的表现形式;如果需要描述的条目较多,而每个单项条目只需要较少的描述可以完成,则选择表格式。制作何种形式的自荐信没有统一固定标准,个人可根据实际需要选用不同的表现形式进行制作。

制作一份展示就业能力的自荐信并及时寄达自己意向单位,是完成护理职业生涯规划走向就业岗位的重要环节。自荐信可通过当面递交、组织投递、邮递、捎带、网络传输等方式进行投递。

3. **笔试准备**　在用人单位招聘人才的过程中,笔试最具决定意义,是进入面试前的必备环节。

（1）笔试种类:护理专业能力测试,主要评估运用专业知识分析实际问题的能力。与专业相关的人文知识测试,主要评估理想、信念、做人的能力及处世的态度等。心理测试,用事先编制好的标准化量表或问卷判定求职者的价值观、兴趣、性格等心理素质。综合能力测试,对求职者阅读理解能力、发现问题、分析和解决问题能力等素质进行全方位测试。

（2）笔试内容:理论知识考核、技能测验、智力测试、性格测试等。护理专业学生要迈出职业生涯规划的第一步,必须掌握扎实的医学基础理论与护理专业知识和技能,在考试中发挥自身优势,取得优异成绩,顺利进入面试环节。

（3）笔试技巧:复习知识,可围绕一定范围复习巩固与护理专业有关的理论知识内容,做到有条不紊、循序渐进。可适当参加一些文娱活动,保证充足睡眠,采取有效措施减轻思想负担,使大脑得到放松休息。要提前熟悉考场环境,了解考场注意事项,做好临场准备。笔试时可依据自身习惯,选择合适方法进行科学答卷。

4. 面试准备　面试是挑选员工的一种重要方法,是一种经过组织者精心设计,在特定场景下以考官对求职者面对面交谈与观察为主要手段,由表及里测评求职者的知识、能力、经验等有关素质的考试。

（1）面试种类:面试可分为结构化面试、半结构化面试与非结构化面试;单独面试与集体面试;压力性面试与非压力性面试;一次性面试与分阶段面试;常规面试、情景面试与综合性面试;鉴别性面试、评价性面试与预测性面试;目标参照性面试和常模参照性面试。

（2）面试内容:仪表风度,指求职者的体型、外貌、气色、衣着举止、精神状态等;护理专业知识技能,包括专业知识、护理技能操作测试、护理实践经验;综合能力,主要考核护理专业学生的沟通交流能力、评判性思维能力;动机、态度和自我控制能力,主要考核护理专业学生工作兴趣、求职动机、压力应对等。

（3）面试技巧:护理专业学生面试时要认真倾听,流利回答考官的问题,做到语气平和,语速适中,语调恰当。注意考官的反应,及时做出相应调整。回答问题时要把握重点,简洁明了,讲清原委,避免抽象或含糊作答。不清楚的问题要及时确认,并采用巧妙方式应答。遇有不懂问题要实事求是,不可牵强附会,不懂装懂。回答问题要有个人独到见解与特色。离场时要礼貌告辞,以示感谢。面试成功进入工作岗位后,个人即踏上职业生涯之旅。

（四）大学生创业

大学生创业是指大学生利用自己的知识、才能和技术,以自筹资金、技术入股、寻求合作等方式创立经济实体,实现自食其力的社会活动。大学生创业的主要类型包括自主创业、与家人联手创业、与他人合作创业、加盟特许经营等。创业资金可来自储蓄自备、借贷、合伙创业共同筹集资金、政府和公益组织资助等。大学生创业有利于缓解大学生就业压力,有利于谋求生存和自我价值实现,有利于培养创新精神。在校大学生可以通过参加国家大学生创新创业训练计划和"互联网+"大学生创新创业大赛等项目积累创新创业的经验,锻炼创新创业的能力,开启自主创新、自主创业的新篇章。

作为一名护理专业学生,只要你明确职业生涯规划的原则,掌握最精准的信息及资料,将护理作为终身的职业,合理地规划未来,在人生的旅途中少走弯路,扬长避短,一定会有色彩斑斓的职业发展道路。

（于明明）

思　考　题

1. 吴某生活在典型的专制型家庭,从小到大所有事情均由妈妈一手包办。高考时她想报考护理专业,但是妈妈却为她报考了临床专业。出于对护理的热爱,毕业时她想报考护理专业研究生,但是妈妈极力阻止和反对,认为做妇产科医生才是她应该追求的目标。如今快毕业的她很沮丧,只能为继续妈妈的梦想而努力。

请思考:

（1）吴某在职业选择过程中会受到哪些因素的影响?

（2）在职业选择过程中,你认为应更多考虑自己的兴趣特长还是家长的想法? 为什么?

2. 崔某,在校期间成绩优异,专业技能过硬。大三时参加某三甲医院面试,顺利通过并进入该医院实习一年,实习结束后未被录用。崔某心情十分压抑,遂向职业指导老师求助。老师向这家医院实习带教老师询问,得知崔某护理技能虽好,但人文素养不高,沟通能力欠缺。实习期间,曾几次与患者及其家属发生矛盾。医院经认真考虑,没有录取崔某。

请思考：

（1）崔某没有被录用的原因？

（2）你认为用人单位除考察专业知识和技能外还会关注哪些素质？

3. 秦某和辛某是某大学护理专业学生，小秦选择护理专业是因为好找工作，而小辛则是因为喜欢，毕业后二人同时进入某三甲医院工作。三年后，小秦因工作数次出现纰漏和差错，受到医院批评教育和处罚，赌气辞职回家。小辛则通过自己的不懈努力，几年后考取了 ICU 专科护士证书，成为主带教老师，参与了 2 项课题研究，工作五年后被提升为该病区护士长。

请思考：

（1）请分析小秦和小辛在职业价值观上有哪些不同？

（2）如果你是小秦将会做何改变？

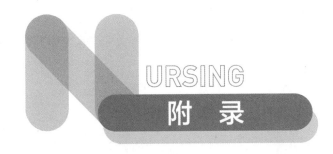

附录一　美国护士学会临床护理标准

护 理 标 准

标准Ⅰ　评估
护士收集患者健康的有关资料。
标准Ⅱ　诊断
护士对评估的资料进行分析,作出护理诊断。
标准Ⅲ　目标
护士确定个体化的护理目标。
标准Ⅳ　计划
护士制订护理计划,制订达到护理目标的干预措施。
标准Ⅴ　实施
护士根据护理计划实施干预措施。
标准Ⅵ　评价
护士评价患者的变化是否达到护理目标。

专业行为标准

标准Ⅰ　护理质量
护士要系统地评估护理措施的质量和有效性。
标准Ⅱ　行为评价
护士的行为要符合专业标准和相关的法律和规章制度的要求。
标准Ⅲ　教育
护士要不断地学习和巩固现有的护理知识。
标准Ⅳ　授权
护士要帮助同辈、同事和他人实现其专业发展。
标准Ⅴ　道德要求
护士代表患者所做的决定和行为要符合伦理要求。
标准Ⅵ　协作
护士要与患者、重要人物和卫生保健人员共同协作,提供照顾。
标准Ⅶ　科研
护士要将科研成果应用于护理实践。
标准Ⅷ　资源利用
护士在制订和实施护理计划的过程中,要考虑其安全性、有效性和成本。

附录二　入院患者护理评估单（供参考）

姓名＿＿＿＿性别＿＿＿＿年龄＿＿＿＿科别＿＿＿＿病室＿＿＿＿床号＿＿＿＿住院号＿＿＿＿＿＿

职业＿＿＿＿民族＿＿＿＿出生地＿＿＿＿＿＿婚姻＿＿＿＿信仰＿＿＿＿＿文化程度＿＿＿＿＿

入院时间＿＿＿＿＿＿＿入院方式:门(急)诊 步行 扶行 轮椅 平车　　费用:公费 自费

联系人＿＿＿＿＿＿＿关系＿＿＿＿＿＿＿地址＿＿＿＿＿＿＿＿＿联络方式＿＿＿＿＿＿＿＿

入院诊断＿＿＿＿＿＿＿＿＿＿＿＿＿＿＿＿＿＿＿＿＿＿＿＿＿＿＿＿＿＿＿＿＿＿＿＿＿＿＿

入院原因＿＿＿＿＿＿＿＿＿＿＿＿＿＿＿＿＿＿＿＿＿＿＿＿＿＿＿＿＿＿＿＿＿＿＿＿＿＿＿

既往史:无/有＿＿＿＿＿＿＿＿＿＿＿＿＿＿＿＿＿药物依赖:无/有＿＿＿＿＿＿＿＿＿＿＿＿＿

过敏史:无/有＿＿＿＿＿＿＿＿＿＿＿＿＿＿＿＿＿＿＿＿＿＿＿＿＿＿＿＿＿＿＿＿＿＿＿＿＿

吸烟:无/有(有＿＿＿＿＿年＿＿＿＿＿支/d)　饮酒:无/偶尔/经常(有＿＿＿＿＿年＿＿＿＿两/d)

体重:无改变/增加/减少＿＿＿＿＿＿＿＿kg/＿＿＿＿＿＿月　原因＿＿＿＿＿＿＿＿＿＿＿＿＿

饮食:正常/异常＿＿＿＿＿＿＿＿＿＿＿嗜好:面食 米 杂粮 肉食 鱼 蔬菜 咸 甜 辣

睡眠:正常/异常＿＿＿＿h/d　症状:入睡困难 多梦 易醒 失眠 辅助药物:无/有＿＿＿＿＿＿

排泄:大便:正常/异常＿＿＿＿＿＿＿辅助药物＿＿＿＿＿＿＿小便:正常/异常＿＿＿＿＿＿＿

皮肤及黏膜:正常/水肿 黄染 苍白 发绀 破损(部位/大小＿＿＿＿＿＿＿＿＿＿＿＿＿＿＿＿)

自理:正常/障碍(全部/部分＿＿＿＿＿＿＿＿＿＿＿＿＿)　活动:自如/改变＿＿＿＿＿＿＿

舒适:疼痛:无/有(部位＿＿＿＿＿＿＿＿＿＿＿＿)其他:＿＿＿＿＿＿＿＿＿＿＿＿＿＿＿＿＿

安全:视力:正常/异常＿＿＿＿＿＿＿＿＿＿听力:正常/异常＿＿＿＿＿＿＿＿其他:＿＿＿＿＿

对疾病了解:无/有＿＿＿＿＿＿＿＿＿＿＿＿＿＿＿＿＿＿＿＿＿＿＿＿＿＿＿＿＿＿＿＿＿＿＿

兴趣爱好:音乐 体育 绘画 跳舞 看书 其他＿＿＿＿＿＿＿＿＿＿＿＿＿＿＿＿＿＿＿＿＿＿

情绪:镇静 紧张 焦虑 沮丧 易激动 忧伤 恐惧＿＿＿＿＿＿＿＿＿＿＿＿＿＿＿＿＿＿＿＿＿

家庭对患者的健康需求:很重视 满足 不能满足 忽视 需要外援＿＿＿＿＿＿＿＿＿＿＿＿＿＿

单位/社区支持:无/有(经济 物质 人力 精神＿＿＿＿＿＿＿＿＿＿＿＿＿＿＿＿＿＿＿＿＿＿)

专科护理评估:体温＿＿＿＿℃ 脉搏＿＿＿＿次/min 呼吸＿＿＿＿次/min 血压＿＿＿＿mmHg

身高＿＿＿＿cm 体重＿＿＿＿kg

主要护理诊断/问题:＿＿＿＿＿＿＿＿＿＿＿＿＿＿＿＿＿＿＿＿＿＿＿＿＿＿＿＿＿＿＿＿＿＿

附录三　护理诊断一览表（中英对照）

领域 1　健康促进（Health promotion）

　　分类 1　健康意识（Health awareness）

　　　　从事娱乐活动减少（Decreased diversional activity engagement）

　　　　愿意加强健康素养（Readiness for enhanced health literacy）

　　　　静坐的生活方式（Sedentary lifestyle）

　　分类 2　健康管理（Health management）

　　　　虚弱的老年综合征（Frail elderly syndrome）

　　　　有虚弱的老年综合征的危险（Risk for frail elderly syndrome）

　　　　社区健康缺陷（Deficient community health）

　　　　有危险倾向的健康行为（Risk-prone health behavior）

　　　　健康维持无效（Ineffective health maintenance）

　　　　健康管理无效（Ineffective health management）

　　　　愿意加强健康管理（Readiness for enhanced health management）

　　　　家庭健康管理无效（Ineffective family health management）

　　　　保护无效（Ineffective protection）

领域 2　营养（Nutrition）

　　分类 1　摄入（Ingestion）

　　　　营养失衡：低于机体需要量（Imbalanced nutrition：less than body requirements）

　　　　愿意加强营养（Readiness for enhanced nutrition）

　　　　母乳分泌不足（Insufficient breast milk production）

　　　　母乳喂养无效（Ineffective breastfeeding）

　　　　母乳喂养中断（Interrupted breastfeeding）

　　　　愿意加强母乳喂养（Readiness for enhanced breastfeeding）

　　　　青少年进食动力无效（Ineffective adolescent eating dynamics）

　　　　儿童进食动力无效（Ineffective child eating dynamics）

　　　　婴儿喂养动力无效（Ineffective infant feeding dynamics）

　　　　婴儿喂养型态无效（Ineffective infant feeding pattern）

　　　　肥胖（Obesity）

　　　　超重（Overweight）

　　　　有超重的危险（Risk for overweight）

　　　　吞咽受损（Impaired swallowing）

　　分类 2　消化（Digestion）

　　　　该分类目前无诊断（This class does not currently contain any diagnoses）

　　分类 3　吸收（Absorption）

　　　　该分类目前无诊断（This class does not currently contain any diagnoses）

　　分类 4　代谢（Metabolism）

　　　　有血糖水平不稳定的危险（Risk for unstable blood glucose level）

　　　　新生儿高胆红素血症（Neonatal hyperbilirubinemia）

　　　　有新生儿高胆红素血症的危险（Risk for neonatal hyperbilirubinemia）

　　　　有肝功能受损的危险（Risk for impaired liver function）

有代谢失衡综合征的危险（Risk for metabolic imbalance syndrome）

分类 5　水电解质平衡（Hydration）

有电解质失衡的危险（Risk for electrolyte imbalance）

有体液容量失衡的危险（Risk for imbalanced fluid volume）

体液容量不足（Deficient fluid volume）

有体液容量不足的危险（Risk for deficient fluid volume）

体液容量过多（Excess fluid volume）

领域 3　排泄/交换（Elimination and exchange）

分类 1　泌尿功能（Urinary function）

排尿受损（Impaired urinary elimination）

功能性尿失禁（Functional urinary incontinence）

充盈性尿失禁（Overflow urinary incontinence）

反射性尿失禁（Reflex urinary incontinence）

压力性尿失禁（Stress urinary incontinence）

急迫性尿失禁（Urge urinary incontinence）

有急迫性尿失禁的危险（Risk for urge urinary incontinence）

尿潴留（Urinary retention）

分类 2　胃肠功能（Gastrointestinal function）

便秘（Constipation）

有便秘的危险（Risk for constipation）

感知性便秘（Perceived constipation）

慢性功能性便秘（Chronic functional constipation）

有慢性功能性便秘的危险（Risk for chronic functional constipation）

腹泻（Diarrhea）

胃肠运动功能障碍（Dysfunctional gastrointestinal motility）

有胃肠运动功能障碍的危险（Risk for dysfunctional gastrointestinal motility）

大便失禁（Bowel incontinence）

分类 3　皮肤功能（Integumentary function）

该分类目前无诊断（This class does not currently contain any diagnoses）

分类 4　呼吸功能（Respiratory function）

气体交换受损（Impaired gas exchange）

领域 4　活动/休息（Activity/rest）

分类 1　睡眠/休息（Sleep/rest）

失眠（Insomnia）

睡眠剥夺（Sleep deprivation）

愿意改善睡眠（Readiness for enhanced sleep）

睡眠型态紊乱（Disturbed sleep pattern）

分类 2　活动/运动（Activity/exercise）

有失用综合征的危险（Risk for disuse syndrome）

床上活动障碍（Impaired bed mobility）

躯体移动障碍（Impaired physical mobility）

轮椅移动障碍（Impaired wheelchair mobility）

坐位障碍（Impaired sitting）

　　　　站立障碍（Impaired standing）

　　　　移动能力受损（Impaired transfer ability）

　　　　步行障碍（Impaired walking）

　　分类 3　能量平衡（Energy balance）

　　　　能量场失衡（Imbalanced energy field）

　　　　疲乏（Fatigue）

　　　　漫游（Wandering）

　　分类 4　心血管/肺反应（Cardiovascular/pulmonary responses）

　　　　活动不耐受（Activity intolerance）

　　　　有活动不耐受的危险（Risk for activity intolerance）

　　　　呼吸型态无效（Ineffective breathing pattern）

　　　　心输出量减少（Decreased cardiac output）

　　　　有心输出量减少的危险（Risk for decreased cardiac output）

　　　　自主通气受损（Impaired spontaneous ventilation）

　　　　有血压不稳定的危险（Risk for unstable blood pressure）

　　　　有心肌组织灌注减少的危险（Risk for decreased cardiac tissue perfusion）

　　　　有脑组织灌注无效的危险（Risk for ineffective cerebral tissue perfusion）

　　　　周围组织灌注无效（Ineffective peripheral tissue perfusion）

　　　　有周围组织灌注无效的危险（Risk for ineffective peripheral tissue perfusion）

　　　　呼吸机戒断反应性功能障碍（Dysfunctional ventilatory weaning response）

　　分类 5　自理（Self-care）

　　　　家庭维持障碍（Impaired home maintenance）

　　　　沐浴自理缺陷（Bathing self-care deficit）

　　　　更衣自理缺陷（Dressing self-care deficit）

　　　　进食自理缺陷（Feeding self-care deficit）

　　　　如厕自理缺陷（Toileting self-care deficit）

　　　　愿意加强自理（Readiness for enhanced self-care）

　　　　自我忽视（Self-neglect）

领域 5　感知/认知（Perception/cognition）

　　分类 1　注意力（Attention）

　　　　单侧忽略（Unilateral neglect）

　　分类 2　定向力（Orientation）

　　　　该分类目前无诊断（This class does not currently contain any diagnoses）

　　分类 3　感觉/知觉（Sensation/perception）

　　　　该分类目前无诊断（This class does not currently contain any diagnoses）

　　分类 4　认知（Cognition）

　　　　急性精神错乱（Acute confusion）

　　　　有急性精神错乱的危险（Risk for acute confusion）

　　　　慢性精神错乱（Chronic confusion）

　　　　情绪控制不稳（Labile emotional control）

　　　　冲动控制无效（Ineffective impulse control）

　　　　知识缺乏（Deficient knowledge）

　　　　愿意加强知识（Readiness for enhanced knowledge）

记忆受损（Impaired memory）

分类 5　沟通（Communication）

愿意加强沟通（Readiness for enhanced communication）

语言沟通障碍（Impaired verbal communication）

领域 6　自我感知（Self-perception）

分类 1　自我概念（Self-concept）

绝望（Hopelessness）

愿意加强希望（Readiness for enhanced hope）

有人格尊严受损的危险（Risk for compromised human dignity）

个人身份障碍（Disturbed personal identity）

有个人身份障碍的危险（Risk for disturbed personal identity）

愿意加强自我概念（Readiness for enhanced self-concept）

分类 2　自尊（Self-esteem）

长期低自尊（Chronic low self-esteem）

有长期低自尊的危险（Risk for chronic low self-esteem）

情境性低自尊（Situational low self-esteem）

有情境性低自尊的危险（Risk for situational low self-esteem）

分类 3　体像（Body image）

体像受损（Disturbed body image）

领域 7　角色关系（Role relationship）

分类 1　照顾者角色（Caregiving roles）

照顾者角色紧张（Caregiver role strain）

有照顾者角色紧张的危险（Risk for caregiver role strain）

抚养障碍（Impaired parenting）

有抚养障碍的危险（Risk for impaired parenting）

愿意加强抚养（Readiness for enhanced parenting）

分类 2　家庭关系（Family relationships）

有依恋受损的危险（Risk for impaired attachment）

多重家庭作用功能障碍（Dysfunctional family processes）

多重家庭作用中断（Interrupted family processes）

愿意加强多重家庭作用（Readiness for enhanced family processes）

分类 3　角色扮演（Role performance）

关系无效（Ineffective relationship）

有关系无效的危险（Risk for ineffective relationship）

愿意加强关系（Readiness for enhanced relationship）

抚养角色冲突（Parental role conflict）

角色扮演无效（Ineffective role performance）

社交障碍（Impaired social interaction）

领域 8　性（Sexuality）

分类 1　性身份（Sexual identity）

该分类目前无诊断（This class does not currently contain any diagnoses）

分类 2　性功能（Sexual function）

性功能障碍（Sexual dysfunction）

无效性型态（Ineffective sexuality pattern）

分类 3　生殖（Reproduction）

分娩过程无效（Ineffective childbearing process）

有分娩过程无效的危险（Risk for ineffective childbearing process）

愿意加强分娩过程（Readiness for enhanced childbearing process）

有母婴关系受损的危险（Risk for disturbed maternal-fetal dyad）

领域 9　应对/压力耐受性（Coping/stress tolerance）

分类 1　创伤后反应（Post-trauma responses）

有复杂的移民过渡危险（Risk for complicated immigration transition）

创伤后综合征（Post-trauma syndrome）

有创伤后综合征的危险（Risk for post-trauma syndrome）

强奸创伤综合征（Rape-trauma syndrome）

住址改变应激综合征（Relocation stress syndrome）

有住址改变应激综合征的危险（Risk for relocation stress syndrome）

分类 2　应对反应（Coping responses）

活动计划无效（Ineffective activity planning）

有活动计划无效的危险（Risk for ineffective activity planning）

焦虑（Anxiety）

防御性应对（Defensive coping）

应对无效（Ineffective coping）

愿意加强应对（Readiness for enhanced coping）

社区应对无效（Ineffective community coping）

愿意加强社区应对（Readiness for enhanced community coping）

家庭应对受损（Compromised family coping）

家庭应对失能（Disabled family coping）

愿意加强家庭应对（Readiness for enhanced family coping）

死亡焦虑（Death anxiety）

否认无效（Ineffective denial）

恐惧（Fear）

哀伤（Grieving）

复杂性哀伤（Complicated grieving）

有复杂性哀伤的危险（Risk for complicated grieving）

情绪调节受损（Impaired mood regulation）

无能为力（Powerlessness）

有无能为力的危险（Risk for powerlessness）

愿意加强能力（Readiness for enhanced power）

韧性受损（Impaired resilience）

有韧性受损的危险（Risk for impaired resilience）

愿意加强韧性（Readiness for enhanced resilience）

长期悲伤（Chronic sorrow）

压力过多（Stress overload）

分类 3　神经行为压力（Neurobehavioral stress）

　　急性物质戒断综合征（Acute substance withdrawal syndrome）

　　有急性物质戒断综合征的危险（Risk for acute substance withdrawal syndrome）

　　自主神经反射异常（Autonomic dysreflexia）

　　有自主神经反射异常的危险（Risk for autonomic dysreflexia）

　　颅内适应能力下降（Decreased intracranial adaptive capacity）

　　新生儿戒断综合征（Neonatal abstinence syndrome）

　　婴儿行为紊乱（Disorganized infant behavior）

　　有婴儿行为紊乱的危险（Risk for disorganized infant behavior）

　　愿意加强婴儿行为的有序性（Readiness for enhanced organized infant behavior）

领域 10　生活原则（Life principles）

分类 1　价值（Values）

　　该分类目前无诊断（This class does not currently contain any diagnoses）

分类 2　信仰（Beliefs）

　　愿意加强精神健康（Readiness for enhanced spiritual well-being）

分类 3　价值/信仰/行为一致性（Value/belief/action congruence）

　　愿意加强决策（Readiness for enhanced decision-making）

　　决策冲突（Decisional conflict）

　　自主决策受损（Impaired emancipated decision-making）

　　有自主决策受损的危险（Risk for impaired emancipated decision-making）

　　愿意加强自主决策（Readiness for enhanced emancipated decision-making）

　　道德困扰（Moral distress）

　　宗教信仰受损（Impaired religiosity）

　　有宗教信仰受损的危险（Risk for impaired religiosity）

　　愿意加强宗教信仰（Readiness for enhanced religiosity）

　　精神困扰（Spiritual distress）

　　有精神困扰的危险（Risk for spiritual distress）

领域 11　安全/保护（Safety/protection）

分类 1　感染（Infection）

　　有感染的危险（Risk for infection）

　　有术区感染的危险（Risk for surgical site infection）

分类 2　躯体损伤（Physical injury）

　　气道清除无效（Ineffective airway clearance）

　　有吸入的危险（Risk for aspiration）

　　有出血的危险（Risk for bleeding）

　　牙齿受损（Impaired dentition）

　　有眼干的危险（Risk for dry eye）

　　有口干的危险（Risk for dry mouth）

　　有跌倒的危险（Risk for falls）

　　有角膜损伤的危险（Risk for corneal injury）

　　有受伤的危险（Risk for injury）

有尿道损伤的危险（Risk for urinary tract injury）

有围手术期体位性损伤的危险（Risk for perioperative positioning injury）

有烫伤的危险（Risk for thermal injury）

口腔黏膜完整性受损（Impaired oral mucous membrane integrity）

有口腔黏膜完整性受损的危险（Risk for impaired oral mucous membrane integrity）

有周围神经血管功能障碍的危险（Risk for peripheral neurovascular dysfunction）

有躯体创伤的危险（Risk for physical trauma）

有血管创伤的危险（Risk for vascular trauma）

有压力性溃疡的危险（Risk for pressure ulcer）

有休克的危险（Risk for shock）

皮肤完整性受损（Impaired skin integrity）

有皮肤完整性受损的危险（Risk for impaired skin integrity）

有婴儿猝死的危险（Risk for sudden infant death）

有窒息的危险（Risk for suffocation）

手术恢复延迟（Delayed surgical recovery）

有手术恢复延迟的危险（Risk for delayed surgical recovery）

组织完整性受损（Impaired tissue integrity）

有组织完整性受损的危险（Risk for impaired tissue integrity）

有静脉血栓栓塞的危险（Risk for venous thromboembolism）

分类3　暴力（Violence）

有女性割礼的危险（Risk for female genital mutilation）

有他人指向性暴力的危险（Risk for other-directed violence）

有自我指向性暴力的危险（Risk for self-directed violence）

自残（Self-mutilation）

有自残的危险（Risk for self-mutilation）

有自杀的危险（Risk for suicide）

分类4　与环境相关的灾害（Environmental hazards）

污染（Contamination）

有污染的危险（Risk for contamination）

有职业性损伤的危险（Risk for occupational injury）

有中毒的危险（Risk for poisoning）

分类5　防御过程（Defensive processes）

对碘化造影剂有不良反应的危险（Risk for adverse reaction to iodinated contrast media）

有过敏反应的危险（Risk for allergy reaction）

乳胶过敏反应（Latex allergy reaction）

有乳胶过敏反应的危险（Risk for latex allergy reaction）

分类6　体温调节（Thermoregulation）

体温过高（Hyperthermia）

体温过低（Hypothermia）

有体温过低的危险（Risk for hypothermia）

有围手术期体温过低的危险（Risk for perioperative hypothermia）

　　　　体温调节无效（Ineffective thermoregulation）

　　　　有体温调节无效的危险（Risk for ineffective thermoregulation）

　　领域 12　舒适（Comfort）

　　　　分类 1　躯体舒适（Physical comfort）

　　　　　　舒适受损（Impaired comfort）

　　　　　　愿意改善舒适（Readiness for enhanced comfort）

　　　　　　恶心（Nausea）

　　　　　　急性疼痛（Acute pain）

　　　　　　慢性疼痛（Chronic pain）

　　　　　　慢性疼痛综合征（Chronic pain syndrome）

　　　　　　分娩痛（Labor pain）

　　　　分类 2　与环境相关的舒适（Environmental comfort）

　　　　　　舒适受损（Impaired comfort）

　　　　　　愿意改善舒适（Readiness for enhanced comfort）

　　　　分类 3　社交舒适（Social comfort）

　　　　　　舒适受损（Impaired comfort）

　　　　　　愿意改善舒适（Readiness for enhanced comfort）

　　　　　　有孤独的危险（Risk for loneliness）

　　　　　　社交隔离（Social isolation）

　　领域 13　生长/发育（Growth/development）

　　　　分类 1　生长（Growth）

　　　　　　该分类目前无诊断（This class does not currently contain any diagnoses）

　　　　分类 2　发育（Development）

　　　　　　有发育迟滞的危险（Risk for delayed development）

附录四　常见医护合作处理的问题

1. 潜在并发症：心/血管系统

局部缺血性溃疡

心输出量减少

心律失常

肺水肿

心源性休克

深静脉血栓形成

血容量减少性休克

外周血液灌注不足

高血压

先天性心脏病

心绞痛

心内膜炎

肺栓塞

脊髓休克

2. 潜在并发症：呼吸系统

低氧血症

肺不张/肺炎

支气管狭窄

胸腔积液

呼吸机依赖性呼吸

气胸

喉水肿

3. 潜在并发症：泌尿系统

急性尿潴留

肾灌注不足

膀胱穿孔

肾结石

4. 潜在并发症：消化系统

肠麻痹性梗阻/小肠梗阻

肝功能异常

高胆红素血症

内脏切除术

肝脾大

柯林溃疡

腹水

胃肠出血

5. 潜在并发症：代谢/免疫/造血系统

低血糖/高血糖

负氮平衡

电解质紊乱

甲状腺功能障碍

体温过低(严重的)

体温过高(严重的)

败血症

酸中毒(代谢性、呼吸性)

碱中毒(代谢性、呼吸性)

甲状腺功能减退/甲状腺功能亢进

变态反应

供体组织排斥反应

肾上腺功能不全

贫血

血小板减少

免疫缺陷

红细胞增多

镰状细胞危象

弥散性血管内凝血

6. 潜在并发症：神经/感觉系统

颅内压增高

卒中

癫痫

脊髓压迫症

重度抑郁症

脑膜炎

脑神经损伤（特定性）

瘫痪

外周神经损伤

眼压增高

角膜溃疡

神经系统疾病

7. 潜在并发症：肌肉/骨骼系统

骨质疏松

腔隙综合征

关节脱位

病理性骨折

8. 潜在并发症：生殖系统

胎儿窘迫

产后出血

妊娠高血压

月经过多

月经频繁

梅毒

产前出血

早产

9. 潜在并发症：多系统

10. 潜在并发症：药物治疗副作用

肾上腺皮质激素治疗的副作用

抗焦虑治疗的副作用

抗心律失常治疗的副作用

抗凝治疗的副作用

抗惊厥治疗的副作用

抗抑郁治疗的副作用

抗高血压治疗的副作用

β-肾上腺素受体阻断治疗的副作用

钙离子通道阻断治疗的副作用

血管紧张素转换酶治疗的副作用

附录五　护理计划单

姓名　　　　科别　　　　病室　　　　床号　　　　住院号

日　　期	护理诊断	预期目标	护理措施	评　价	签　名

中英文名词对照索引

H

J

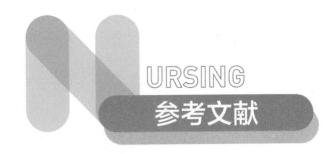

[1] 姜安丽.新编护理学基础[M].3 版.北京:人民卫生出版社,2018.

[2] 胡雁,郝玉芳.循证护理学[M].2 版.北京:人民卫生出版社,2018.

[3] 刘均娥,孟庆慧.护理人际沟通[M].北京:人民卫生出版社,2020.

[4] 周逸萍,单芳.临终关怀[M].北京:科学出版社,2018.

[5] 王康.医疗纠纷案例精析[M].上海:上海交通大学出版社,2017.

[6] 罗伯特 S. 费尔德曼.发展心理学[M].3 版.苏彦捷,等,译.北京:机械工业出版社,2017.

[7] 石建勋.职业生涯规划与管理[M].2 版.北京:清华大学出版社,2017.

[8] 张向东,李厚艳,林强.大学生就业与创业指导[M].西安:西安电子科技大学出版社,2019.

[9] 余金明,姜庆五.现代健康教育学[M].上海:复旦大学出版社,2019.

[10] 包家明.护理健康促进与健康教育[M].2 版.杭州:浙江大学出版社,2018.

[11] Heather Herdman. T, Shigemi Kamitsuru. NANDA-I 护理诊断:定义与分类(2018—2020)[M].李小妹,周凯娜,译.北京:世界图书出版公司,2020.

[12] 晏福宝.希望与教育———一种教育哲学的阐释[D].长沙:湖南师范大学,2018.

[13] 姜月平.协和医院来津护士对天津护理教育和发展的历史贡献[J].天津护理,2020,28(4):465-470.

[14] 刘秀琴.中西礼仪文化的语言差异研究[J].山西广播电视大学学报, 2019,(2):58-61.

[15] 王方星.阅读《天津近代护理发展史研究》的体会和思考[J].天津护理,2018,26(5):581-584.

[16] 世界卫生组织,国际护士理事会.2020 年世界护理状况报告[R/OL].(2020-04-06)[2020-04-06].https://www.who.int/publications/i/item/9789240003279.